抗病毒中草药的研究与应用

田景振　侯　林　主编

山东科学技术出版社

图书在版编目（CIP）数据

抗病毒中草药的研究与应用/田景振，侯林主编.
—济南：山东科学技术出版社，2019.4（2021.1重印）
ISBN 978-7-5331-9802-2

Ⅰ.①抗… Ⅱ.①田… ②侯… Ⅲ.①抗病毒药（中药）—研究 Ⅳ.① R286

中国版本图书馆 CIP 数据核字 (2019) 第 044763 号

抗病毒中草药的研究与应用

KANGBINGDU ZHONGCAOYAO DE YANJIU
YU YINGYONG

责任编辑：冯　悦
装帧设计：孙非羽

主管单位：山东出版传媒股份有限公司
出 版 者：山东科学技术出版社
　　　　　地址：济南市市中区英雄山路 189 号
　　　　　邮编：250002　电话：（0531）82098088
　　　　　网址：www.lkj.com.cn
　　　　　电子邮件：sdkj@sdpress.com.cn
发 行 者：山东科学技术出版社
　　　　　地址：济南市市中区英雄山路 189 号
　　　　　邮编：250002　电话：（0531）82098071
印 刷 者：北京时尚印佳彩色印刷有限公司
　　　　　地址：北京市丰台区杨树庄103号乙
　　　　　邮编：100070　电话：（010）68812775

规格：小 16 开（710mm×1000mm）
印张：25.25　字数：495 千　印数：1~1000
版次：2021 年 1 月第 1 版 第 2 次印刷
定价：98.00 元

主　编　田景振　侯　林

副主编　崔清华　容　蓉　巩丽丽

编　者　(按姓氏笔画排序)

丁嘉信　马　山　王　伟　任洪耀　刘　帆

许金珂　杨　扬　李万忠　李启燕　李思齐

李慧芬　张龙霈　张召宝　张晓平　张　敏

陈　智　周长凯　郑　丹　孟凡刚　侯雪雯

高　静　姬　闯　黄润云　崔伟亮

前　言

　　人类的历史就是与疾病斗争的历史，传染性疾病是影响最大的一种，自抗生素广泛应用以来，病毒感染性疾病对人类的健康危害就上升为传染性疾病中最重要的一类。据统计，传染性疾病有60%由病毒引起。迄今为止，全世界发现的病毒已经超过3 000种，其中能使人类致病的就超过1 200种，已经成为重大的科学问题。一是全球化导致病毒性疾病发病急，传染迅速，疫情严重，难以有效预防。二是从全球看，除疫苗外，有效的抗病毒药物稀少。疫苗是最有效的预防手段，但是对突发性病毒传播，疫苗研发速度慢，而且对无疫苗和未使用疫苗预防的病毒性疾病缺乏专属性强的药物和治疗手段，病毒容易变异使得人类抵抗病毒的任务更加艰巨。美国食品药品监督管理局批准的抗病毒药物一共42种，其中抗艾滋病病毒药物31种，其他治疗病毒性疾病的药物仅11种，人类迫切需要更多安全有效的药物来预防和治疗病毒引起的疾病。三是病毒致病机理和药物治疗机制仍然有很大的空白需要填补。

　　中医药用于防治病毒引起的瘟疫历史悠久，对中华民族的繁衍昌盛做出了重要贡献。东汉末年是我国瘟疫流行的高峰期，张仲景总结前人经验结合自己的医疗实践写成专著《伤寒论》，对多种传染性疾病的治疗方法做了详细论述，其方药沿用至今。清代以叶天士、薛雪、吴瑭、王士雄等医家为代表的温病学派，对外感温热病的病因、病机、证治规律进行系统阐发，丰富和发展了传染病防治理论。近些年来，尤其是2003年SARS暴发以来，我国先后经历了甲型H1N1流感、禽流感的流行，在与病毒流行性疾病抗争的过程中，中医药抗病毒的效果获得了广泛认可。现代临床与药理药效研究表明，中药具有抑制病毒复制和侵染细胞、提高抗病毒免疫活性以及调节病毒感染宿主细胞炎性因子合成和释放等作用，充分体现了中药治疗疾病的多组分、多靶点的特点和优势。

　　笔者在分析中医药抗病毒研究现状及存在的主要问题的基础上，提出了中医药抗病毒研究"三个必须"的基本取向和总体思路：其一，中医药抗病毒实践必须坚持中医药理论统领，全面保持中医药的科学内核；其二，中医药抗病毒临床必须建立"证病结合"诊疗体系，发挥中医药的优势特色；其三，中医药抗病毒研究必须合理引入现代生物科学，促进中医药的现代化。笔者在长期开展中医药抗病毒研究的过程中，探索出了以"证毒协辨，证病双应，药药协同，复方创新"为核心的证毒协辨理论。该理论既以中医辨证为主，坚持中医的主体地位，又注重将现代医学的辨病毒结合进来，辨证与辨病相互协同，互为补充，取长补短。本书在详细论述理论内涵的同时，对常用的具有抗病毒活性的中药根据抗病毒的具体环节进行了分类，并详细描述了其抗病毒的种类、作用环节以及相关药理机制，以期服务于中医临床和中药新药研究。

田景振

目　录

上篇 中医药抗病毒研究思路、理论创新与基本路径

千百年来，中医药在防治多种"疫病"（传染性疾病）的斗争中，发挥了重要作用。迄今为止，特别是 2003 年以来，中医药在抗击 SARS 病毒、甲型 H1N1、甲型 H7N9、MERS、EBOV 等病毒所致疾病过程中，发挥了有效作用，做出了举世公认的重要贡献。中医药与现代医学相比，在对事物认知、理论体系、诊疗模式、研究方法和手段等方面具有自己鲜明的特色，完全沿用现代医学的模式进行中医药抗病毒研究，既不符合中医规律，也难以适应中医临床的要求。因此，明确中医药抗病毒研究的基本思路与基本路径，是亟待解决的首要课题。本部分试图对此进行初步而概括的探讨，对中医药抗病毒研究的"证毒协辨"理论以及应用前景等进行简要阐述。

一、中医药抗病毒研究现状及存在的主要问题

（一）对病毒性疾病认识的中医学理论内涵

病毒（virus）是由一个核酸分子（DNA 或 RNA）与蛋白质构成的非细胞形态，靠寄生生活介于生命体与非生命体之间的有机物种。它是没有细胞结构的特殊生物体，由一个保护性外壳包裹的一段 DNA 或者 RNA，借由感染的机制，这些简单的有机体可以利用宿主的细胞系统进行自我复制，但无法独立生长和复制。病毒可以感染几乎所有具有细胞结构的生命体。第一个已知的病毒是烟草花叶病毒，由马丁乌斯·贝杰林克于 1899 年发现并命名，迄今已有超过 5 000 种类型的病毒得到鉴定。研究病毒的学科称为病毒学，是微生物学的一个分支。

"病毒"的这一具体概念虽然出现较晚，但人类对病毒性疾病的认识已有较悠久的历史，如"天花"（smallpox）这一疾病很早就被人类认知，它是由天花病毒感染人引起的一种烈性传染病。早在 2 000 多年以前，天花在罗马帝国肆虐了 15 年，夺走了数百万人的生命。由此可见，病毒性疾病是一个古老的疾病。在中医药典籍中虽然没有"病毒"这一概念，但中医药与病毒性疾病的防治相关的历史，至少可以追溯到东汉时期。如《伤寒论·序》中所载："余宗族素多，向余二百。建安纪年以来，犹未十稔，其死亡者三分有二，伤寒十居其七。"从其广泛的流行性和很高的致死率来分析，属病毒性疾病居多。中医学的"伤寒""温病""疫疠"等古病名中，均包含病毒性疾病。当代，将病毒性疾病更

多地归类于中医学"温病"范畴，是基于病毒性疾病的临床表现，与"温病"有更多相似之处。可以肯定地说，中医学的"温病"包含了大量的病毒性疾病。病毒性疾病绝大多数可归为中医学"瘟病"范畴。

从中医学的发展历史来考察，在与"温病"的斗争中，中医药学积累了丰富的临床实践经验，逐步形成了治疗温病较为系统的理、法、方、药，彰显着中医学整体观念、辨证论治（辨证施治）、复方配伍等思想的光辉，是中医药治疗温病理论的科学内核，这是我们必须传承和发扬光大的基本要素，也是我们研究中医药抗病毒进行创新与突破的理论基础。

中医药学面对治疗"温病"（其中包含某些病毒性疾病）的过程，虽然具有悠久的历史，丰富的临床经验，但由于受到历史条件的局限，其理论体系与现代科学差距甚远，成为游离于现代科学体系之外的学科。现代科学的研究成果、先进的技术不能被中医药应用，中医药处于孤军奋战的局面，导致中医药相较于其他自然科学学科发展严重迟缓，很难与现代科学并驾齐驱，在疾病防治方面也很难取得巨大突破。

如何实现中医药与现代科学特别是现代医药、现代生物技术的有机融合，已经成为中医药实现发展亟须解决的重大问题，也是首要问题。

（二）中医药抗病毒现代研究进展及存在的主要问题

中医药抗病毒现代研究，是运用现代医学和现代生物技术，进行中医药防治病毒性疾病的相关研究。此方面的研究工作，已经有了较多的积累，已经从对有效药物的筛选发展到对有效成分、有效部位的筛选；从单纯考察药物对病毒的直接抑制作用到考察药物对机体抗病毒免疫功能的影响[1]，有些研究已深入到分子靶点水平。这些研究成果对天然药物研究无疑是非常有益的，但由于中医学与现代医学理论体系具有根本差异，这些研究成果对中医临床的实际指导作用不大。

中医药抗病毒现代研究存在以下五个方面的问题：

1. 中医药抗病毒研究与中医临床实践脱节。以往的中医药抗病毒研究主要集中于对中药单味药、中药复方抗病毒谱、作用机理等方面的研究[2,3]，且多集中于实验室研究，缺少病证结合的症候学基础、基于RCT的多中心临床研究等，实验室研究也缺少病证结合的标准化动物模型，因此造成了大量基础研究成果的临床转化应用不够，或基础研究成果的临床应用不能突出中医特色，从而使中医药抗病毒临床应用出现了一定程度的"西医化"现象。

2. 中医药治疗病毒性疾病的综合性研究不够。近年来的研究表明[4,5]，中医药治疗病毒性疾病，具有抑制病毒增殖、免疫调节、抗炎、解热等方面的综合作用，复方中药之间的配伍关系又能进一步增强其综合作用。而对中药"药对"和"复方"治疗病毒性疾病的综合性作用研究还远远不够。

3. 中医理、法、方、药理论体系与现代研究成果的有机结合缺乏适用的理论指导。中医治疗疾病依靠理、法、方、药理论的指导，治疗病毒性疾病所造成的温病等，亦必须以中医理论指导为前提。在运用中医理、法、方、药理论指导临床的同时，如何有机地融合现代研究所取得的成果，使中医、西医、现代生物科学形成"三位一体"的有机结合，亟须行之有效的理论指导。不能与现代科学特别是现代生物科学有机融合，也是制约中医药抗病毒研究快速发展的瓶颈问题。

4. 基本临床表现和实验室微观指标的病毒性疾病的快速诊断技术尚未建立。与中医辨证论治相适应的病毒性疾病的快速诊断技术，是解决病毒性疾病临床治疗过程中运用中医、西医、现代生物科学三方面研究成果，形成"三位一体"诊断体系的关键技术。形成以适应中医辨证论治需要为基本取向，融合西医、现代生物科学研究成果为基本方法，以进一步提高中医药治疗病毒性疾病的精准化水平为基本目的。

5. 进行中西医结合抗病毒研究，基本停留在表面的结合，没有找准中西医有机融合、结合的切入点，错误地认为用西医诊断，然后既用中药治疗又用西药治疗就是中西医结合，或者认为西医诊断联合中药治疗就是中西医结合。这种表面的中西医结合的疗效也有一些提高，但始终不能实现突破，其研究也无法深入，研究成果很难得到中医、西医学界的共同认可。

二、中医药抗病毒研究的基本取向和总体思路

（一）中医药抗病毒实践必须坚持中医药理论统领，全面保持中医药的科学内核

抗病毒是中医药的优势领域，这种优势直接表现在临床疗效可靠、不良反应少、不易产生耐药性等方面，形成这种优势的根本原因是中医药的整体观念和辨证施治方法。因此，开展中医药抗病毒研究，必须坚持以中医药理论为统领，在中医药理论指导下，在遵循中医理法方药基本原则的前提下，去融合西医和现代生物科学的最新研究成果，为我所用，推进中医药在新时代的新发展。

特别要提出的是，中医药治疗病毒性疾病的研究对象是被病毒感染的人，研究的是人感染某种病毒后机体表现出的一系列症状，研究的是机体－病毒－药物三者之间的相互作用、相互关系，这里有别于西医西药抗病毒，即杀灭或抑制病毒。中医更重视的是调动宿主自身的免疫机制以防范病毒性疾病的发生与发展。中药方剂的作用机制是根据病情、病程直接抑杀病毒，通过免疫调节、炎性控制等通路来发挥治疗作用。

相对而言，中医药抗病毒研究涉及的领域更广、更复杂，中医药抗病毒是指药物进入体内所产生的有利于治疗病毒性疾病的全部药效作用，包括直接抑杀病毒、免疫调节、炎性控制等作用，可以称为广义抗病毒。而西药抗病毒是指药物

对病毒的直接抑杀作用，可以称为狭义抗病毒。由此可见中医药抗病毒研究对临床、新药研究开发意义更大。

那种抛开中医药理论，把中药当成天然药物来研究，把中医复方拆方，进行抗病毒活性筛选，寻找活性成分，然后进行产业化开发的研究模式，不仅搞不清楚中医药抗病毒的真谛，也实现不了抗病毒药物研究的重大突破。长此以往，将会丢掉中医药抗病毒的优势与特色。

当然，我们并不否定从天然药物中按照现代医药学的理论去筛选、发现、创制新药的途径，只是强调应遵循中医药的辨证施治、整体观念的理论去研究才能体现中医药的精髓，才能继承和发扬中医药。

中医药抗病毒研究、抗病毒中药新药的开发、抗病毒中药复方研究、抗病毒中成药二次开发研究、抗病毒中药新药的一致性评价，在课题设计、研究指标的选取、药效评价、疗效观察等方面都要充分考虑中医药的广义抗病毒的特性，开展有中医药特色、体现中医药优势的研究。

（二）中医药抗病毒临床必须建立"证病结合"诊疗体系，发挥中医药的优势特色

以中医药理论为统领，融合西医和现代生物科学的最新研究成果，根本体现是建立中医药治疗病毒性疾病的"证病结合"诊疗体系。所谓"证病结合"，就是以中医辨证为先导、为统领，通过辨证，明确疾病的病因、病机、治则和治法，在此基础上，通过辨"病"，明确或基本明确致病因素——病毒的种类，进而为处方用药提供更明确的依据。此处称"证病结合"，就是为了在研究和临床实践中突出中医理论的主导地位，强调在"辨证论治"的前提下，再结合现代医学的"辨病论治"，进而实现两者的有机融合。

中医药最显著的特色是"整体观念"，对于外邪所致疾病的发生，认为是外邪与正气相争的结果，并有"邪气所凑，其气必虚"之说。在治疗上，强调"祛邪"的同时要"扶正"，以求"正气存内，邪不可干"。中医治疗病毒性疾病的诸多经典名方，如麻黄汤、桂枝汤、银翘散等，无不体现了扶正祛邪的思想。以扶正祛邪立意的中药复方的抗病毒作用，具有多组分、多途径、多靶点的特点。综合分析中医药抗病毒研究文献，结合我们对中医药抗病毒研究的成果，我们认为：具有扶正祛邪作用的中药抗病毒复方，在直接杀灭或抑制病毒、通过免疫调节间接杀灭或抑制病毒、控制病毒感染引发的炎性反应三个方面（途径或通路）[5]具有更好的协同综合作用。这是我们强调"辨证论治"的主要依据。

不同的中药对抗不同类型的病毒的作用通路不同，对抗病毒与宿主相互作用而产生病理过程的作用机制不相同，为我们选药组方提供了更具针对性的指导。这是我们同时强调"辨病论治"的主要依据。

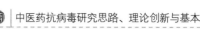

（三）中医药抗病毒研究必须合理引入现代生物科学，促进中医药的现代化

中医学虽然对温病等流行性疾病有长期的临床实践，也形成了丰富的理论，但是，由于受当时的社会整体认知水平的制约，传统中医对疾病的认识尚有局限性。传统中医学中尚无"病毒"的概念，不能对传染性疾病进行病毒、细菌等病原微生物层面的区分，这些不足也为中医学的进一步发展留下了巨大的空间。

随着现代生物技术在病毒学研究与临床领域的广泛应用，当代对病毒及其致病机理的认识已经达到了非常高的水平。坚持和发展中医药特色，不是拒绝现代科技，相反要积极引入现代医学和现代生物技术为我所用，用当代病毒学研究的最新成果和最新技术，如基因组学、蛋白组学、代谢组学、免疫组学等技术，深化对中医药抗病毒的认识；坚持和发展中医药特色，可破解制约瓶颈，进一步提高病毒性疾病的中医药精准防治水平，实现中医药抗病毒研究新突破。对中医药抗病毒的现代临床与药理药效研究发现，中药抗病毒的作用机制包括抑制病毒复制和侵染细胞、提高抗病毒免疫活性、调节病毒感染宿主细胞炎性因子合成和释放等，充分体现了中药治疗疾病的多组分、多靶点特点和优势。将其作为中医药与现代医药、现代生物科学的切入点，为此我们开展了探索，把着重点放在无缝隙融合上，寻求理论上的突破，进而指导中医药抗病毒研究的实践。

三、中医药抗病毒研究的"证毒协辨"理论

（一）中、西药抗病毒研究有机融合的切入点

中医药治疗病毒性疾病辨证施治的过程，离不开中医传统的望闻问切，这是中医药学的特色与优势。根据患者表现出的症候，实施辨证，确定病因病机，形成治法治则、组方原则，然后组方遣药。在整个过程中，从望闻问切、辨证论治到形成组方原则是一个严密的逻辑推理过程，但在组方遣药阶段，由于医生用药习惯、经验不同，同一个治法治则、组方原则形成的方药就会千差万别。如针对一个甲型 H1N1 感染的流感患者，组方原则可以是清热解毒、散寒解表，而清热解毒药有金银花、板蓝根、蒲公英等近百种，散寒解表药也有荆芥、羌活、防风等几十种之多，这样组方遣药就会出现既有多元选择又会有诸多不同处方的困惑，不同的医生开出的方药在遵循中医基本原则的情况下可以不同。换言之，开出的方药其精准性未必一致，其疗效也就未必具有一致性。传统中医更多的是重视个体的个性化处置。从事物的两面性而言，其个体化方案针对该单一病例可能具有精准性，但面对突如其来的流行性病毒性疾病，针对需要应对的群体，其方法与方案也有明显的局限性和缺乏普适性。

为了提高方药对暴发性疾病（病毒）的精准性，我们可以以组方遣药为切入点，将现代生物科学对中药抗病毒筛选的结果结合进来，在形成组方原则进行

组方遣药时，根据感染的病毒和清热解毒药、散寒解表药的抗病毒谱，选择其中抗该种病毒有效的药味进行组方遣药（这在一定程度上实现了处方选药的精准性），同时考虑其他药味针对该病毒的作用机制（是直接抑杀、免疫调节还是炎性控制等），配伍协同，进一步还可更细化地考虑抑制病毒不同增殖环节，调节不同免疫通路、不同抗炎通路的药物配伍，以实现更高层次的精准治疗。

（二）"证毒协辨"理论的提出与基本内涵

我们提出的"证毒协辨理论"，源于中西医结合研究的中医辨证与西医辨病相结合之"病证结合"的理念[6]。在中医药抗病毒研究领域，辨病更具体、更直接的是辨病毒，因此就有了辨证与辨病毒相结合。进一步分析简化，"证毒协辨"更能体现辨证与辨病毒的关系。这里证即中医辨证，毒即病毒。证毒协辨既强调了中医辨证为主，充分体现中医的主体地位，又注重将现代医学的辨病毒结合进来，辨证与辨病相互协同，互为补充，取长补短。

在国家重大新药创制重大专项、国家自然科学基金、山东省高等学校中医药抗病毒协同创新中心计划研究项目等数十个课题系统研究的基础上，在发挥抗病毒中医药治疗特色的基础上结合病毒性疾病现代研究思路与方法，我们提出了"证毒协辨"理论。该理论是在"证病结合"治疗病毒性疾病的总体思路指导下，在临床和基础研究的基础上产生的。"证毒协辨"理论可高度概括为中医药治疗病毒性疾病应当遵循"证毒协辨，证病双应，药药协同，复方创新"的原则，具体表现为：治疗病毒性疾病组方遣药应当辨证候与辨病毒相结合，方与证相应、药与病毒相应，药物与药物之间要发挥好药效协同作用，最终目的是创立与时代科技水平相适应的新的复方和新中成药。

（三）对"证毒协辨"内涵的阐释

有关证毒协辨的内涵："证"，即中医的"证候"；"毒"有两层含义，一是导致疾病的病原体——"病毒"，二是病毒与宿主相互作用，包括病理过程以及在病理过程中所产生的临床表现，重在西医学对病毒性疾病具体危害的"组织器官"和作用机制的认识。证毒协辨，即指遵循证病结合原则，采取辨别个体证候与辨识具体病毒互相结合的方法，进行临床诊断，明确病因病机，指导治则治法的确立。

"证毒协辨"包括"辨证"与"辨毒"两个既相互独立又相互联系的过程。其中，"辨证"是根本方法和根本要求，是中医的宏观思辨，体现了抗病毒研究的中医药学特色与优势；"辨毒"是必要的技术与辅助手段，是微观定位，也是深化辨证，是提高辨证水平不可或缺的重要环节。在"证毒协辨"过程中，"辨毒"是一个独特的过程，是病毒性疾病中医辨证论治方法的新发展，更是运用现代技术方法发展传统中医药、实现中医药现代研究创新的现实途径。

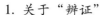

1. 关于"辨证"

辨证要首先区别伤寒和温病。现代医学已经充分认识到，不同类型的病毒性疾病的发生、发展与转归有各自的变化规律，这种规律对于临床诊断和治疗具有重要意义。由于病毒性疾病是感染病原体所致，临床上往往出现发热症状，所以中医学多将其归入"温病"范畴。张仲景在《伤寒论·序》中记载"余宗族素多，尚余二百。建安纪年以来，犹未十稔，其死亡者三分有二，伤寒者十居其七"，可见某些"伤寒"亦属流行性疾病。结合现代临床，《伤寒论》所称之"伤寒"，多属上呼吸道感染性疾病，其中包括上呼吸道病毒性疾病。由于伤寒、温病皆属于热病范畴，因此将病毒性疾病归之为中医"热病"可能更为贴切，如此认识可有效拓展病毒性疾病的中医药临床选药范围。

病毒性疾病的辨证，首先要辨别是温病还是伤寒。《伤寒论·辨太阳病脉证并治上》指出："太阳病，或已发热，或未发热，必恶寒，体痛，呕逆，脉阴阳俱紧者，名为伤寒。"又称："太阳病，发热而渴，不恶寒者为温病。若发汗已，身灼热者，名风温。风温为病，脉阴阳俱浮，自汗出，身重，多眠睡，鼻息必鼾，语言难出。"实践证明上述几类病证表现均可见于病毒性疾病，辨清是伤寒还是温病，对于确定其中医诊断与治疗的总体方向具有重大意义。

2. 关于"辨毒"

辨毒应当做到"三辨"。一是辨识病毒的具体种类。不但要辨病毒的类别，如流感病毒、肝炎病毒等，还应当尽可能地辨别病毒的亚型，以便在确定大的治疗原则的前提下，进行更精准的治疗。二是辨识病毒与宿主间的相互作用而产生的病理反应。病毒性疾病对人身的伤害，不但与病毒的性质有关，而且与每个人的体质有关。不同的病毒作用于人体，病理过程和临床表现固然不同；而同一种病毒作用于不同的人体，由于人的体质类型不同，也会有不同的临床表现，也会表现出病理反应的不同。以 SARS 为例，由于病毒感染者的应激反应不同，临床表现和疾病转归有很大不同，应激反应过度的患者病情剧烈，恶化迅速，预后不良，其治疗用药就必须有不同的处置。三是以西医的病理反应为基础辨识完善病机病证。不同的病理反应意味着不同的临床表现，我们可以根据这些临床表现，依据中医理论进行针对性更强的病机分析，发现和总结其中的规律，明确湿、痰、瘀等伴随或继发的病理产物，进一步阐明主证病机、兼证病机，完善中医辨证。从该角度看，对"毒"的"三辨"，是中西医融合的关键，也是对中医辨证论治理论的发展。

"证毒协辨"即辨证与辨毒相结合，相互印证，相互关联，相互辅助。以此为基础确定治则与治法，下一步进入方药相应、证病双应的治疗药物选择。最终实现兼顾药以应病、群体应对和精准诊断、精准治疗的现实需求。

（四）关于"证病双应，药药协同，创新复方"

"证病双应"中的"证"指中医的证候，"病"指现代医学的病毒性疾病。

"证病双应"指在治疗时，要以中医药理论为指导，遵循辨证论治原则，确定某一具体的病毒性疾病的治则治法；选方用药时，在符合治则治法的基础上，充分考虑方药针对不同病毒、不同的病理反应，以求达到"证病双应"的效果。即遵循组方原则，根据感染的病毒，选取抗病毒谱与感染病毒相应的中药。

"证病双应"是"证毒协辨"的进一步深化，是在证毒协辨的基础上，针对中医的"证"和西医的"病"两个因素考虑处方用药。由于中医学对热病的治疗有丰富的临床经验，现代医学对常见病毒性疾病的研究已有坚实基础和丰富资料，相关的现代生物技术也已深入应用，这是实施"证病双应"治疗的必要条件。

"药药协同"是药物之间的配合，既要考虑药物之间针对"证"的协同效应，又要考虑药物之间针对"病"的协同效应。采取"证病双应，药药协同"的方法进行组方用药，既能遵循中医规律，又能有机地运用病毒性疾病现代研究成果，真正做到药证相应、药病相应，在充分发挥中药整体治疗的前提下，进一步提高治疗的精准性。

"创新复方"是"证毒协辨"理论创新的落脚点，在"证毒协辨"理论指导下，基于中医药传统理论与现代医药生物科学技术无缝隙融合，与现代科学技术相适应的创新中药复方，是抗病毒中药实现精准治疗的有力保证。

四、"证毒协辨"理论的应用路径

（一）"证毒协辨"理论的应用方式

在"证毒协辨"理论指导下的临床实践，较之一般的诊疗方法，无疑会实现更好的精准治疗。但是，该方法较传统的辨证论治更为复杂，给临床应用增加了难度。该方法的应用，需要针对常见病毒性疾病进行系统研究，进行基于证病结合的临床分型，并根据各种分型设计优化的"证病双应，药药协同"的处方。由于该方法的难点在选方用药，因此建立人工智能选药组方辅助系统，借助人工智能技术协助临床医师解决复杂的临床问题，是一条切实可行的路径。在相关研究的系统深入程度还有待进一步丰富完善的情况下，目前更适合"复方"中药新药的研发。

为了建立"证毒协辨"理论的技术支撑体系，我们编写了《常用抗病毒中药抗病毒谱及其作用机制研究》一书，条件成熟时将建立常用抗病毒中药抗病毒谱及其作用机制数据库，以扩大研究平台，方便更多的研究者使用。

（二）"证毒协辨"应用的技术支撑体系

"证毒协辨"理论的应用，需要建立相应的技术支撑体系，主要包括临床常见病毒的快速检验技术、常用中药的抗病毒谱及其抗病毒作用机制数据库、病毒性疾病特异性症候群辨识技术、人工智能选药组方系统、中药抗病毒药效成分高效筛选技术（包括荧光蛋白标记病毒技术、免疫荧光法抗病毒谱研究技术、空斑法抗病毒研究技术等）、免疫和炎性机制研究技术等。借助上述技术，对中药抗病毒谱和作用机制进行系统深入的研究，有助于临床处方用药建立智能化辅助系统，有效破解相关技术瓶颈，实现病毒性疾病治疗的新突破。

五、"证毒协辨"理论的现实意义及应用前景

（一）开启中医药抗病毒研究与现代科学技术无缝隙融合的新途径

"证毒协辨"理论在全面传承中医药的整体观念、辨证施治科学内核前提下，将中医药理论与现代生物学对中药抗病毒研究的成果以及相关的科学技术巧妙地嵌入中医药治疗过程，没有牵强附会，这种融合是有机的、充分的，对于深化中医药抗病毒研究并取得突破性成果具有深远意义。这种融合可以在充分体现中医药特色的基础上，为中医药的研究与应用插上现代科学的翅膀、增添新的动能，使中医药不再游离于现代科学体系之外，能够更加有效地利用现代科学技术成果，实现新的突破，从而形成集中优势科技力量全方位研究中医药的崭新局面。这一研发思路和技术路径，对于其他疾病的中医药治疗研究（如抗肿瘤领域）也将有重要的参考价值。

（二）为抗病毒中药新药的研究与开发、中药新药的发现与评价、中成药的一致性评价提供了新方法

"证毒协辨"理论不但可以应用于指导中医药临床的辨证论治、处方遣药，同时对抗病毒中药新药的研究与开发、中药新药的发现与评价、中成药的一致性评价等也有重大意义。基于"证毒协辨"理论形成新的证候体系，将使中医疗效评价更为精准；组方用药体现"证病双应，药药协同"的原则，有助于优化处方、评价处方的合理性，也有助于药效物质的筛选，可有效提高中药新药的研发效率和研发水平。

（三）为中医基础理论研究与发展提供新模式

中医辨证论治理论的形成，源自历代医家对疾病的临床观察、理论思辨和临证实践，虽然已经形成了较为完整的、行之有效的理论体系，但由于时代的局限性，其对病症的观察、分析、归纳、概括与总结的精确性有待提高。"证毒协辨"理论与方法，为我们对病毒性疾病的临床症状观察提供了更为精细的基于病毒种类的科学分类依据，在此基础上的临床症状观察、实验室微观指标的整合应用，为证候要素的观察、提取、归纳与概括提供了更为精准的分析范畴，对于完善病机理论、进一步提高中医临床辨证水平具有重要意义，同时对于运用中医理论阐明生命科学的重大问题有重要的促进作用。

❖ 参考文献

[1] 郑李锐，刘兰林. 近10年温病方药抗流感病毒实验研究进展 [J]. 中国中医药现代远程教育，2014，12（5）：162－163.

[2] 周雅萍，王明艳. 中医药抗病毒感染的研究进展 [J]. 中医学报，2012，10（27）：1300－1303

[3] 郑敏，陈鸿珊. 中草药及其有效成分抗病毒研究进展 [J]. 1998（9）：632－635.

[4] 邢世华，李晓波. 清热解毒类中药抗病毒活性及作用机制研究 [J]. 中国药理学通报，2014，30（4）：464－468.

[5] 陈亚乔，侯林，崔清华. 中药抗病毒活性剂作用机制研究进展 [J]. 中国医药导报，2017（22）：103－106.

[6] 赖小平，林琳，左俊岭. 中西医防治流感——从基础到临床 [M]. 中国中医药出版社，2010，3：265－272.

下篇 常用抗病毒中草药

第一章 具有直接抑杀病毒作用的抗病毒中药

艾 叶

来 源 始载于《名医别录》。为菊科植物艾的干燥叶。

炮制加工 夏季花未开时采摘，采摘叶片，晒干为"艾叶"；嫩叶晒干，敲打或轧碾成粗粉，称为"艾绒"。

性味归经 辛、苦、温，有小毒。归肝、脾、肾经。

功效主治 温经止血，散寒止痛；外用祛湿止痒。用于吐血，衄血，崩漏，月经过多，胎漏下血，少腹冷痛，经寒不调，宫冷不孕；外治皮肤瘙痒。醋艾炭温经止血，用于虚寒性出血[1]。

化学成分

1. 挥发油类

挥发油是艾叶的主要化学成分，25年来国内外学者对艾叶挥发油进行了深入研究。水蒸气蒸馏法提取艾叶挥发油的含量为0.76%，有机溶剂萃取法为0.82%。主要包括单萜类化合物、单萜类衍生物、倍半萜类化合物及其衍生物，其中30种单萜类衍生物占挥发油的79.2%，是挥发油的主要组成部分，包括桉树脑（27.58%）、松油醇（13.96%）等[2]。

2. 黄酮类成分

黄酮类成分是艾叶的主要药效物质，主要包括二羟基-6，3，4′-三甲氧基黄酮，5-羟基-6，7，3，4′-四甲氧基黄酮，槲皮素和柚皮素等[3]。

3. 三萜类成分

艾叶富含三萜类化合物，主要包括α及β-香树脂醇、β-谷甾醇、豆甾醇、α及β-香树脂醇的乙酸酯、羽扇烯酮等[4]。

4. 其他成分

艾叶含有大量鞣质以及7种微量元素（钾、钠、钙、镁、铜、铁、锌），并且发现除了钾、钠的溶出率较高，其余元素的溶出率均较低。

药理作用

1. 抗病毒及抗菌作用

韩轶等[5]通过微量细胞病变抑制法,发现艾叶挥发油对呼吸道合胞病毒(RSV)有体外抑制作用,而对流感病毒没有抑制作用。王丽阳[6]研究艾叶乙酸乙酯提取物不同极性部位抗乙肝病毒活性筛选及成分分析,结果表明:EA-1、EA-2、EA-3 和 EA-4 的四个浓度组均对 HBsAg 和 HBeAg 有抑制作用,呈剂量依赖性,其对 HBsAg 和 HBeAg 的半数抑制浓度(IC_{50})依次为 2.63 μg/mL 和 7.33 μg/mL,7.57 μg/mL 和 16.34 μg/mL,3.67 μg/mL 和 18.98 μg/mL,16.88 μg/mL 和 31.42 μg/mL;四个部位对 HepG2.2.15 细胞 HBV DNA 均有抑制作用,并呈剂量依赖关系。其中 EA-1 对细胞上清的 HBV DNA 的半数抑制浓度为 39.18 μg/mL,其他三个部位的抑制能力则较弱。吴生兵等[7]对艾叶挥发油抗真菌及抗带状疱疹病毒的实验研究,结果表明:艾熏 30 min 可杀灭絮状表皮癣菌,40 min 可杀灭白色念珠菌,60 min 可杀灭新型隐球菌;艾叶挥发油各浓度组均能明显抑制带状疱疹的细胞病变,其中尤以大剂量组(120 μL/mL)效果最好。刘巍等[8]以蕲艾为原药材,用其水煎液对妇科阴道炎中常见的金黄色葡萄球菌、肺炎双球菌、大肠埃希菌、白色念珠菌、表皮葡萄球菌进行体外抑菌实验研究,结果证明艾叶水煎液对这 5 种致病菌均有明显的抗菌作用。尹彬彬[9]对艾叶有效成分的提取及生物活性进行了研究,结果显示,艾叶精油具有很强的抑菌能力,而水提液抑菌效果较差。王伟[10]对 10 味中药制剂抗猪流感病毒作用研究,结果显示山根水煎液、青蒿艾叶水煎液和苦参水煎液的综合抗病毒效果较好,对病毒既有抑制、阻断作用,还有一定的直接灭活作用。

2. 对呼吸系统的作用

艾叶油能够促进小鼠气道酚红排泄,降低肺溢流压力,延长咳嗽潜伏期,从而具有镇咳、平喘、祛痰作用[11]。另有研究发现艾叶油能抑制致敏豚鼠气管 Schultz-Dale 反应,明显降低氨甲酰胆碱或组胺引起的豚鼠气管收缩 PD2 值,抑制大鼠 5-羟色胺和被动皮肤过敏引起的大鼠皮肤毛细血管通透性增强反应,拮抗 SRS-A 对豚鼠回肠的收缩,抑制豚鼠肺组织释放 SRS-A,因此艾叶油具有抗过敏作用,这是其治疗支气管哮喘和慢性气管炎的作用机制之一[12]。

3. 对免疫系统的作用

黄青等[13]的研究结果显示蕲艾挥发油灌胃,脾脏指数和胸腺指数明显上升,并能显著抑制小鼠迟发型超敏反应,说明其可以促进小鼠细胞免疫功能;蕲艾挥发油对有丝分裂原植物血凝素诱导的小鼠脾淋巴细胞有明显促进增殖作用,提示其可以增强细胞免疫功能。另有研究发现蕲艾的热水提取物(多糖)能使血清补体值下降,并证明这是补体激活的结果。

4. 抗炎、抗过敏、镇痛作用

蒋涵等[14]采用二甲苯致炎法、细菌致菌法、小鼠热板法、2,4-二硝基氯苯致敏法、大鼠甩尾法、小鼠扭体法、大鼠子宫镇痛法等方法，发现：蕲艾挥发油能够明显抑制二甲苯引起的小鼠耳壳炎症；抑制金黄色葡萄球菌，大肠杆菌，绿脓杆菌，变形杆菌等细菌生长；小鼠热板反应潜伏期延长，抑制小鼠扭体次数，能提高大鼠甩尾痛阈；抑制2，4-二硝基氯苯诱导的迟发型超敏反应；对抗己烯雌酚和缩宫素引起的大鼠子宫收缩作用。因而蕲艾挥发油具有明显的抗炎、抗过敏和镇痛作用。

5. 抗肿瘤作用

刘延庆等[15]采用 MTT 法观察艾叶的各种提取物对多种人癌细胞株生长的影响，结果表明野艾叶、蕲艾的正丁醇提取物和乙酸乙酯提取物具有不同程度的抑制人癌细胞株 SMMC-7721、SGC-7901、Hela 细胞的作用，并呈明显的量效关系。

6. 其他作用

止血抗凝作用：醋艾炭能缩短小鼠出、凝血时间，并对热板和醋酸所致小鼠疼痛反应有明显的抑制作用[16]。艾叶煎剂能兴奋家兔离体子宫产生强直性收缩[17]。

用法用量 3～9 g。外用适量，供灸治或熏洗用。

临床应用

1. 治疗肺癌

某肿瘤医院治疗肺癌60例，用生艾叶20 g，大蒜20瓣，木瓜、百部各12 g，陈皮、山豆根、全蝎、蜂房、生姜各10 g，生甘草3 g，瓦楞子39 g，并以平消丹配合服用。结果：肺癌后期31例中显效5例，有效18例，无效8例，总有效率为74.19%；肺癌末期29例，显效3例，有效16例，无效10例，总有效率为65.52%。

2. 治疗支气管炎

报道显示，与对照组相比，哮喘型支气管炎在常规治疗基础上佐以艾叶外敷，能明显缓解喘息、咳嗽症状，缩短患者住院时间[18]。

3. 治疗感染

艾叶煎洗液熏洗会阴伤口部位1次，次日再熏洗2次，可取得较明显疗效。中药（黄柏、艾叶、苦参、金银花、蚤休等）外洗，祛腐生肌散、生肌玉红膏联合应用治疗小腿大面积皮肤缺损44例，显效42例，无效2例，总有效率为95.45%[17]。

4. 治疗皮肤瘙痒症

用艾叶汁熏洗皮肤治疗中期妊娠皮肤瘙痒症9例，显效6例，有效3例，总有效率为100.00%。

常用制剂

1. 艾叶油软胶囊

止咳，祛痰。用于慢性支气管炎的咳嗽痰多。

2. 艾条

温经散寒，行气血，逐寒湿。用于风寒湿痹，肌肉酸麻，关节四肢疼痛，脘腹冷痛。

不良反应

药理、毒理实验表明，艾叶毒性较低。艾叶中毒后动物表现为易激怒，好斗，咬人，进食量少，体重增加慢。

❖ 参考文献

[1] 国家药典委员会.中华人民共和国药典：2010 年版一部［S］.北京：中国医药科技出版社，2010：82-83.

[2] 严泽群，张秀兰.艾蒿挥发油化学成分的研究［J］.信阳师范学院学报，2008，21（02）：206-209.

[3] 陆海峰，罗建华，张丽丹，等.桂西艾叶总黄酮的超声波提取工艺研究［J］.微量元素与健康研究，2007，24（5）：21-23.

[4] 王锦军，黄兆文，李瑶瑶.艾叶化学成分的研究［J］.药学服务与研究，2008，8（06）：465-466.

[5] 韩轶，戴璨，汤璐瑛.艾叶挥发油抗病毒作用的初步研究［J］.氨基酸和生物资源，2005，27（02）：14-16.

[6] 王丽阳.艾叶乙酸乙酯提取物不同极性部位抗乙肝病毒活性筛选及成分分析［D］.郑州大学，2014.

[7] 吴生兵，曹健，汪天明，周美启.艾叶挥发油抗真菌及抗带状疱疹病毒的实验研究［J］.安徽中医药大学学报，2015，34（06）：70-71.

[8] 刘巍，刘萍，袁铭.艾叶水提液的体外抗菌试验［J］.中国药师，2009，12（08）：1159-1160.

[9] 尹彬彬.艾叶有效成分的提取及生物活性研究［D］.合肥工业大学，2015.

[10] 王伟.10 味中药制剂抗猪流感病毒作用研究［D］.河南农业大学，2014.

[11] 黄学红，谢元德，朱婉萍，等.艾叶油治疗慢性支气管炎的实验研究［J］.浙江中医杂志，2006，41（12）：734-735.

[12] 谢强敏，唐法娣，王砚，等.艾叶油的呼吸系统药理研究Ⅱ：抗过敏作用［J］.中国现代应用药学杂志，1999，16（05）：3-6.

[13] 黄菁，陈友香，侯安继，等.蕲艾挥发油对小鼠的免疫调节作用［J］.中药药理与临床，2005，21（2）：21-22.

[14] 蒋涵，侯安继，项志学.蕲艾挥发油对鼠的抗炎、抗过敏和镇痛作用［J］.医学新知杂志，2005，15（02）：36-39.

[15] 刘延庆，戴小军，高鹏，等.艾叶提取物抗肿瘤活性的体外实验研究［J］.中药材，2006，29（11）：1213-1215.

[16] 宋文涛，孙立立，戴衍鹏.生艾叶及醋艾炭挥发油成分研究［J］.四川中医，2013，31

(06)：63-65.

[17] 孙智明. 艾叶煎剂对家兔离体子官的作用 [J]. 云南医学杂志, 1961, 2 (02): 64.

[18] 何亚萍. 艾叶煎洗液防治会阴部伤口感染 [J]. 湖北中医杂志, 2002, 24 (03): 43.

▶▶ 白花蛇舌草 ◀◀

来　源 始载于《广西中药志》。茜草科植物白花蛇舌草的干燥全草。

炮制加工 夏秋季采收全草, 洗净, 晒干或鲜用。

性味归经 性寒, 味苦、甘, 归心、肝、脾经。

功效主治 清热解毒、利尿消肿、活血止痛、抗菌消炎和抗肿瘤等功效[1]。

化学成分

1. 黄酮类化合物

采用多种色谱分离方法（包括常压硅胶柱层析、加压硅胶柱层析、减压硅胶柱层析、凝胶层析、反相柱层析和聚酰胺柱层析等），从白花蛇舌草中分离得到了多个黄酮类化合物，经光谱数据分析鉴定其结构，主要为山奈酚，山奈酚-3-O-β-D-吡喃葡萄糖苷，槲皮素，槲皮素-3-O-β-D-吡喃葡萄糖苷，槲皮素-3-O-［2-O-（6-O-E-阿魏酰基）-β-D-吡喃葡糖基］-β-D-吡喃半乳糖苷，山奈酚-3-O-［2-O-（6-O-E-阿魏酰基）］-β-D-吡喃葡糖基-β-D-吡喃半乳糖苷等[2]。

2. 蒽醌类

目前从白花蛇舌草提取分离到的蒽醌类化合物有：2-羟基-1-3-二甲氧基蒽醌，2-甲基-3-甲氧基蒽醌，2-羟基-3-甲-1-甲氧基蒽醌，2-羟基-7甲基-3-甲氧基蒽醌，2，6-二羟基-3-甲基-4-甲氧基蒽醌，2，6-二羟基-1-甲氧基-3-甲基蒽醌，2-羟基-1-甲氧基-3-甲基蒽醌，2-羟基-3-甲基蒽醌，2-甲基-3-羟基蒽醌，2-甲基-3-羟基-4-氧基蒽醌，2，3-二甲氧基-6-甲基蒽醌[3]。

3. 萜类化合物

E-6-O-香豆酰、阿魏酸、齐墩果酸、熊果酸、10-乙酰基鸡矢藤苷、车叶草苷、车叶草苷酸、去乙酰基车叶草苷酸、都槲子酸、鸡矢藤次苷、鸡矢藤次苷甲酯、6-O-对羟基桂皮酰鸡矢藤次苷甲酯、6-O-对甲氧基桂皮酰鸡矢藤次苷甲酯、6-O-阿魏酰桂皮酰鸡矢藤次苷甲酯、胡萝卜苷、10-去氢京尼平苷、山柑子酮、异山柑子醇[4]。

4. 含酸的化合物

白花蛇舌草主要含有对香豆酸、车叶苷酸、乙酰车叶苷酸、土当归酸、京尼平苷酸、都槲子酸、4，4'-二甲氧基-古柯间二酸、4，4'-二羟基2-古柯间二酸、咖啡酸、3，4-二羟基苯甲酸，其中咖啡酸、3，4-二羟基苯甲酸为首次从该植物中分离得到。另外，白花蛇舌草还含有P-香豆酸、阿魏酸等[5]。

5. 多糖类

以热水浸提－乙醇沉淀法从白花蛇舌草中提取多糖，以薄层层析法鉴定该多糖的组成成分，发现白花蛇舌草中多糖由鼠李糖、葡萄糖、半乳糖及甘露糖等组成，以苯酚－硫酸显色法测定白花蛇舌草多糖含量，含量为 15.10%，回收率达 95.68%[6]。

药理作用

1. 抗病毒作用

杨俊等[7]对白花蛇舌草抗乙肝病毒化合物体外筛选，结果显示白花蛇舌草乙酸乙酯提取物在半数毒性浓度下对乙肝病毒表面抗原（HBsAg）和乙型肝炎 e 抗原（HBeAg）的 50% 抑制浓度（IC_{50}）分别为 236.4 $\mu g/mL$ 和 396.2 $\mu g/mL$，治疗指数（TI）分别为 3.40 和 2.03。得出结论：白花蛇舌草乙酸乙酯提取物属于低毒有效部位，其抗病毒机制值得进一步研究与开发。白海群等[8]对白花蛇舌草抗烟草花叶病毒作用机理的研究结果显示：白花蛇舌草对心叶烟的抑制率为 84.6%，对系统寄主 K326 的防效为 76.6%；在接种病毒前 24 h 喷施药剂，枯斑抑制率和对系统寄主的防效分别为 62.2% 和 61.5%；接种病毒后 24 h 喷药，药剂能抑制植株体内病毒的增殖。电镜观察结果表明，病毒粒子有断裂现象，混合时间越长，破坏作用越强。因此白花蛇舌草对 TMV 还具有较强的体外抑制作用，作用时间越长，抑制率越高。

2. 抗肝癌作用

于春艳等[9]用蒸馏水（70℃）对白花蛇舌草功效成分进行提取，以肝癌细胞株 Bel-7402 为研究对象，通过体外细胞毒试验、细胞转化试验、集落形成试验以及透射电镜检查，发现作用后的细胞体积变小，细胞核固缩，异染色质块状聚集浓染，核分裂现象显著减少，线粒体变大变圆，基质变淡，线粒体嵴变短变少甚至消失，极度肿胀的线粒体转化为小空泡状结构，有细胞膜破裂受损现象，肿瘤细胞内出现大量的脂褐素，提示提取物可能影响线粒体内糖代谢中酶的活性，干扰肿瘤细胞的能量代谢而达到抑制肿瘤细胞增殖的作用。

3. 抗菌消炎活性

王宇翎等[10]和边才苗通过不同研究均发现白花蛇舌草中的黄酮类成分具有一定的抗炎及杀菌作用，同时发现不同提取方法提取的总黄酮成分针对不同的菌株抑杀效果也不同；李涛等重点观察了白花蛇舌草提取物对革兰阳性菌和革兰阴性菌的抑制效果，发现白花蛇舌草 95% 乙醇提取物对各种供试菌的抑制能力不同，对镰刀菌的作用最强，大肠杆菌最弱，且对革兰阴性菌的抑菌作用较革兰阳性菌明显。何湘蓉等对白花蛇舌草中的有效成分及对应的抗菌作用进行了研究，结果：白花蛇舌草所含黄酮类和有机酸类成分对五种病原菌均有较强的抑菌作用，其中对金黄色葡萄球菌的抑菌作用和杀菌作用最明显。

4. 抗氧化作用

白花蛇舌草具有降低大鼠胃黏膜损伤（由吲哚美辛引起）的作用。其机理是通过白花蛇舌草提高大鼠血清和胃组织中超氧化物歧化酶的活力，降低丙二醛（MDA）含量，最终达到降低由此造成的氧化损伤[11]。

5. 对免疫调节的作用

从白花蛇舌草中提取的多糖具有明显增强免疫活性的作用。白花蛇舌草可刺激小鼠抗体的产生，使抗体分泌量增加，对淋巴细胞增殖有明显促进作用，可明显促进抗体形成细胞的作用[12]。

6. 其他

白花蛇舌草还具有抗衰老、神经系统保护作用，抑制精子生长，以及异常功能状态下调节胃肠功能的作用[13]。

用法用量 15～30 g。外用适量。

临床应用

1. 治疗上呼吸道感染

白花蛇舌草注射液治疗急性上呼吸道感染 62 例，治疗组用白花蛇舌草注射液肌注与对照组（50 例）用青霉素加病毒灵口服治疗比较，且两组治疗前主要临床表现、年龄、性别等均无显著差异。治疗组显效 38 例，有效 16 例，无效 8 例，总有效率 87.1%；对照组显效 22 例，有效 12 例，无效 16 例，总有效率 68%。由此可见白花蛇舌草注射液治疗急性上呼吸道感染疗效确切[14]。

2. 治疗胃肠炎

伊春锦等[15]以白花蛇舌草、夏枯草为主，根据辨证组方，3 个月为一疗程，治疗慢性萎缩性胃炎 126 例，结果治愈 17 例，好转 91 例，无效 18 例，总有效率为 85.7%。用白花蛇舌草（白花蛇舌草 30 g、柴胡 8 g、白芍 8 g 等）治疗慢性结肠炎（右下腹胀痛，局部压痛，日解黏液稀便 2～4 次，舌红，苔薄、微黄腻，脉弦滑略数），每日一剂，分 3 次服，2 剂后解细条状大便，再服 3 剂诸症消失。

3. 急性阑尾炎

鲜白花蛇舌草 80 g，日煎服一次，另用鲜白花蛇舌草 100 g 捣烂，加少许食盐，混合后外敷局部，药渣干则另换。上述疗法对阑尾脓肿、穿孔均有很好疗效。

4. 治疗癌症

白花蛇舌草辅以小剂量化疗药物经动脉介入灌注对晚期消化道肿瘤具有一定抑制作用，并可减少化疗不良反应。白花蛇舌草为君药的中肺合剂治疗中晚期非小细胞肺癌有临床意义[16]。

常用制剂

1. 白花蛇舌草注射液

清热解毒，利湿消肿，用于湿热蕴毒所致的呼吸道感染、扁桃体炎、肺炎、胆囊炎、阑尾炎、痈疖脓肿及手术后感染，亦可用于癌症辅助治疗。

2. 白花蛇舌草胶囊

抗肿瘤作用。

❖ 参考文献

[1] 国家药典委员会. 中华人民共和国药典：2005 年版一部 [S]. 北京：化学工业出版，2005：附录 22.

[2] 张海娟，陈业高，黄荣. 白花蛇舌草黄酮成分的研究 [J]. 中药材，2005，28 (05)：385.

[3] 张永勇，罗佳波. 白花蛇舌草化学成分研究 [J]. 中药材，2008，31 (04)：522–524.

[4] 刘晶芝，王莉. 白花蛇舌草化学成分的研究 [J]. 河北医科大学学报，2007，28 (03)：188–189.

[5] 斯建勇，陈迪华，潘瑞乐，等. 白花蛇舌草的化学成分研究 [J]. 天然产物研究与开发，2006，18 (06)：942–944.

[6] 凌育赵. 白花蛇舌草多糖的分离提取及含量测定 [J]. 生物技术，2005，15 (04)：48.

[7] 杨俊，许军，刘燕华，杨悠. 白花蛇舌草抗乙肝病毒化合物体外筛选 [J]. 时珍国医国药，2013，24 (06)：1402–1403.

[8] 白海群，田泽华，杨明，等. 白花蛇舌草抗烟草花叶病毒作用机理的研究 [J]. 安徽农业科学，2010，38 (29)：16154–16155.

[9] 于春艳，李薇，刘玉和，等. 白花蛇舌草体外对人肝癌多药耐药细胞 Bel7402 抗肿瘤活性的研究 [J]. 北华大学学报（自然科学版），2004，5 (03)：221–223.

[10] 王宇翎，张艳，方明，等. 白花蛇舌草总黄酮的抗炎及抗菌作用 [J]. 中国药理学通报，2005，21 (03)：348–350.

[11] 高超，刘颖，蔡晓敏，等. 白花蛇舌草对正常器官氧化损伤防护效应的实验研究 [J]. 徐州医学院学报，2007，27 (05)：294–297.

[12] 罗先钦，兰波，杨雪，胡荣. 白花蛇舌草抗肿瘤和免疫调节作用研究进展 [J]. 重庆中草药研究，2011，7 (01)：35–37.

[13] 朱大诚，高永涛，马晓鹏. 白花蛇舌草化学成分的研究进展 [J]. 江西中医学院学报，2011，23 (02)：84–88.

[14] 谢慧民，谢微杳. 白花蛇舌草注射液治疗急性上呼吸道感染62 例 [J]. 中国中医急症，2003，12 (01)：76.

[15] 伊春锦，黄德清，黄昉萌，金一顺. 夏枯草、白花蛇舌草治疗慢性萎缩性胃炎"癌前病变"初探 [J]. 福建中医药，2007 (04)：34.

[16] 全渐强. 白花蛇舌草及其有效组分对癌症的治疗作用 [J]. 中医学报，2011，26 (10)：1155–1157.

▶▶▶ 白茅根 ◀◀◀

来 源 ▌▌ 始载于《神农本草经》。为禾本科植物白茅的干燥根茎。

炮制加工 春、秋二季采挖，洗净，晒干，除去须根和膜质叶鞘，捆成小把。

性味归经 甘，寒。归肺、胃、膀胱经。

功效主治 凉血止血，清热利尿。用于血热吐血，衄血，尿血，热病烦渴，湿热黄疸，水肿尿少，热淋涩痛[1]。

化学成分

1. 三萜类

白茅根中分离得到九个三萜类化合物，其中以芦竹素和白茅素等羊齿烷和乔木萜烷型三萜类化合物为主，包括羊齿烯醇、西米杜鹃醇、乔木萜醇、异乔木萜醇、乔木萜醇甲醚、乔木萜酮以及木栓酮等。之后又有人从白茅根中分离到α-香树素[2]。

2. 黄酮及色原酮类

埃及学者 G. A. Mohamed 等[2]从白茅根中分离得到四个具有细胞毒活性的黄酮类化合物，分别为麦黄酮、六羟黄酮-3，6，3′-三甲基醚、六羟黄酮-3，5，6，3′-四甲基醚和3，5-二氧甲基山奈酚。此外，从白茅根中分离得到了5-羟基-2-苯乙烯基色原酮以及具有抗谷氨酸盐诱导新生鼠皮层细胞的神经毒活性物质5-羟基-2-苯乙基色原酮和5-2-[2-(2-羟基苯基)乙基]色原酮。

3. 内酯类

王明雷等[3]首次从白茅根中分得4，7-二甲氧基-5-甲基香豆素。另有报道从白茅根中分离得到白头翁素和薏苡素等内酯类成分。

4. 糖类

糖类是白茅根的主要化学成分，初步研究表明，白茅根中糖的含量占总提取物的80%以上。V. Pi-nilla 确定白茅根中存在着6种单糖苷，如葡萄糖苷、半乳糖苷、树胶醛糖苷、甘露糖苷、木糖苷、鼠李糖苷等，其他研究也有报道从中发现了蔗糖和果糖[4]。

5. 有机酸以及甾体类

白茅根含有大量的有机酸，如草酸、苹果酸、柠檬酸、酒石酸、对羟基桂皮酸、棕榈酸，以及大量的有机酸钾盐和钙盐，也含有部分甾体类成分，如谷甾醇、油菜甾醇、豆甾醇、胡萝卜苷，以及具有细胞毒活性的 β-谷甾醇-3-O-D-葡萄糖苷-6-十四烷酸盐等[5]。

6. 木脂素类

两个木脂素类成分，分别为 graminonesA 以及具有抑制兔主动脉收缩的活性物质 graminonesB。

药理作用

1. 抗病毒作用

研究发现，白茅根具有一定的抗乙型肝炎病毒能力，对提高乙型肝炎表面抗原阳性转阴率有显著效果，临床乙肝患者的治愈率为 35.0%，好转率为 45.2%，总有效率为 89.7%，并可同时改善患者的自觉症状。邱荣仙等[6]对白茅根煎剂联合干扰素和利巴韦林治疗慢性丙型肝炎的临床研究，对照组仅予以聚乙二醇干扰素联合利巴韦林治疗，治疗组在对照组治疗基础上辅以白茅根煎剂治疗。结果显示：与对照组比较，治疗组 ETVR、SVR 及血清 ALT 指标恢复情况均优于对照组（$P < 0.05$），治疗组不良反应较对照组轻（$P < 0.05$）。得出结论，白茅根煎剂联合聚乙二醇干扰素、利巴韦林治疗慢性丙型肝炎在提高 SVR 率、护肝降酶、减轻不良反应方面较单纯应用聚乙二醇干扰素和利巴韦林治疗具有更好的疗效。

2. 抗炎、抗菌作用

白茅根煎剂在试管内对弗氏、宋内痢疾杆菌有明显的抑制作用，对流感杆菌、金黄色葡萄球菌等也有抑制作用，而对志贺及舒氏痢疾杆菌却无作用；对角叉菜胶引起的大鼠足肿胀有抗炎作用。

3. 抗炎、镇痛作用

小鼠灌饲白茅根水煎剂，连续 7 日能明显抑制醋酸致毛细血管通透性增加，对醋酸引起的扭体反应也有明显的抑制作用，表明白茅根具有明显的抗炎和镇痛作用。

4. 免疫调控作用

小鼠给生药白茅根水煎液每日 1 次，连续 20 日，结果：两剂量组小眼腹腔巨噬细胞的吞噬率和吞噬指数均较生理盐水对照组显著提高，细胞的百分率均明显高于对照组，但未见随药物剂量增加而提高，且对 TS 细胞的影响不明显；对脾细胞产生白细胞介素 2 表现出促生作用，显著提高白细胞介素 2 的水平；对脾细胞产生的溶血抗体形成能力无明显影响[7]。

5. 止血作用

白茅根对凝血第二阶段（凝血酶生成）有促进作用，可抑制肝病出血倾向并治疗先天性凝血因子缺乏性疾病，而白茅根则可缩短出血时间和凝血时间，并降低血管通透性。白茅根的生品和炭品均能明显缩短小鼠的出血时间、凝血时间和血浆的复钙时间，炒炭后止血作用提高[8]。

6. 利尿作用

白茅根水浸剂经动物实验证明有显著的利尿作用，其利尿作用可能与本品含有丰富的钾盐有关，其主要作用在于缓解肾小球血管痉挛，从而使肾血流量及肾小球滤过率增加而产生利尿效果，同时改善肾缺血，减少肾素产生，使血压恢复正常。临床用于治疗急性肾炎效果较好，对慢性肾炎亦有较好疗效[9]。

用法用量 9～30 g。

临床应用

1. 治疗急、慢性肾炎

白茅根治疗急、慢性肾小球肾炎，有利尿消肿、凉血止血作用，但对肝源性和心源性水肿疗效不显著，因此推测其作用主要在于缓和肾小球血管痉挛，以致肾小球血流量和滤过率增加，使尿量增多。取白茅根（鲜品）30～60 g、赤小豆100 g，煎汁，每日1剂，分2次服下。此方对急、慢性肾炎所致的水肿效果尤佳。

2. 治疗肝炎

白茅根多用于治疗消化道肿瘤，如食管癌、胃癌、直肠癌，亦可治疗肺、膀胱、鼻咽部肿瘤。清热凉肝，利湿退黄，黄疸型和无黄疸型肝炎均可使用。病情较轻者，单用白茅根，每日1剂，水煎，分2次服；若配虎杖、苦参、茵陈蒿、大黄等，可增强清热利湿退黄作用。白茅根临床治疗急性传染性肝炎，主要症状大多在10天内消失，肝脾肿大在20天左右消失，谷丙转氨酶45天后有80%的患者降至正常，黄疸指数平均20.15天全部正常，未见不良反应[10]。

3. 治疗肿瘤

抗肿瘤的作用可能与其清热生津、增强免疫功能有关。临床多在辨证与辨病的基础上与其他抗肿瘤药配伍组成复方使用。

4. 治疗淋证及血尿

王钦茂等[11]用尿感汤（白茅根20 g，苦参15 g，石韦30 g，车前草20 g，木通6 g，瞿麦15 g，萹蓄15 g，栀子10 g，蒲公英30 g，柴胡10 g，六一散30 g，黄柏9 g，白花蛇舌草30 g）治疗126例淋证患者，结果：痊愈82例，好转38例，无效6例，总有效率为95.2%。

5. 其他

白茅根可用于治疗小儿外感发热不退或退而复发，过敏性紫癜，眼科热病，如巩膜炎，麻疹，还可用于治疗口腔炎、关节炎、乳糜尿等。

不良反应 急性毒性实验表明，白茅根毒性较小，静脉注射 $LD_{50} > 20$ g/kg，表明白茅根临床用药比较安全。

❖ 参考文献

［1］国家药典委员会. 中华人民共和国药典：2010年版一部 ［S］. 北京：中国医药科技出版社，2010：99.

［2］王明雷，王素贤，孙启时，等. 白茅根化学成分的研究 ［J］. 中国药物化学杂志，1996，6（3）：192.

［3］PINILLA V. 白茅根中多糖物质的分离及其部分免疫刺激作用的研究［J］. 国外医学中医中药分册，2004，22（6）：365.

［4］王明雷，王素贤. 白茅根化学及药理研究进展［J］. 沈阳药科大学学报，1997，14（1）：67-69.

［5］邱荣仙，王晓东，何雄志，等. 白茅根煎剂联合干扰素和利巴韦林治疗慢性丙型肝炎的临床研究［J］. 中医临床研究，2012，4（21）：5-8.

［6］付嘉，熊斌，白丰沛，等. 白茅根对小白鼠细胞免疫功能影响［J］. 黑龙江医药科学，2004，23（2）：17-18.

［7］宋劲诗，陈康. 白茅根炭炒后的止血作用研究［J］. 中山大学学报论丛，2000，20（5）：45-48.

［8］焦坤，陈佩东，等. 白茅根研究概括［J］. 江苏中医药，2008，40（1）：91-93.

［9］马宝山. 白茅根治肾炎［N］. 民族医药报，2003-11-21（002）.

［10］王钦茂，许振燕. 尿感汤治疗尿路感染126例报告［J］. 中国基层医药，2002（03）：49.

▶▶ 白 芍 ◀◀

来　源　始载于《神农本草经》。本品为毛茛科植物芍药的干燥根。

炮制加工　夏、秋二季采挖，洗净，除去头尾和细根，置沸水中煮后除去外皮或去皮后再煮，晒干。

性味归经　苦、酸，微寒。归肝、脾经。

功效主治　养血调经，敛阴止汗，柔肝止痛，平抑肝阳。用于血虚萎黄，月经不调，自汗，盗汗，胁痛，腹痛，四肢挛痛，头痛眩晕[1]。

化学成分

1. 单萜及其苷类化合物

主要有芍药苷、苯甲酰羟基芍药苷、氧化芍药苷、羟基芍药苷、苯甲酰芍药苷、芍药新苷、芍药内酯、芍药二酮、白芍苷R1及乙酰芍药苷。另外白芍中见报道的单萜及其苷类化合物还有没食子酰基芍药苷、芍药苷亚硫酸酯、白芍新苷和4-O-乙基芍药苷[2]。

2. 三萜类化合物

齐墩果酸、常春藤皂苷元、白桦酸、23-羟基白桦酸等[3]。

3. 其他成分

此外白芍中还有挥发油、鞣质、多糖、软脂酸、d-儿茶素、邻苯三酚、酶抑制剂，以及金属元素锰、铁、铜、镉和17种氨基酸等成分。

药理作用

1. 抗病毒作用

肖尚喜等[4]对白芍总苷促干扰素诱生及抗病毒作用的研究，结果表明：白芍总苷 10 mg/L 在试管内无直接诱生干扰素（IFN）作用。可促进鸡新城疫 I 系弱毒冻干疫苗诱生 αIFN，其最适浓度为 10 mg/L。可促进 ConA 诱生 γIFN：当 ConA 为亚适剂量时，最适浓度为 1 ~ 10 mg/L；当 ConA 为最适剂量时，其最适浓度为 0.1 ~ 1 mg/L，皆可提高 IFN 效价 1 ~ 2 倍。具有直接抗病毒作用，白芍总苷 250 mg/L 能使水疱性口炎病毒效价下降 2.22 个对数值。对白芍水煎剂和总苷促干扰素诱生及抗病毒作用的研究，结果表明白芍水煎剂 10 g/L 在试管内无直接诱生干扰素作用，可促进 NDV 诱生 αIFN，其最适浓度为 1 g/L。可促进 ConA 诱生 γIFN：当 ConA 为亚适剂量时，其最适浓度为 5 ~ 10 g/L；当 ConA 为最适剂量时，其最适浓度为 2.5 ~ 10 g/L，皆可提高干扰素效价 1 ~ 2 倍。白芍水煎剂比白芍总苷具有直接抗水疱性口炎病毒（VSV）作用，所试最小剂量的白芍水煎剂（1.25 g/L）能使 VSV 下降 1.9 个对数值，最适浓度（5 g/L）时，能使 VSV 效价下降 5.22 个对数值[5]。

2. 抗炎作用

研究白芍抗炎作用的动物模型有二甲苯所致耳郭肿胀小鼠模型、角叉菜胶致足肿胀大鼠模型、醋酸致腹膜炎小鼠模型和苯酚胶浆所致盆腔炎大鼠模型等。研究发现，白芍总苷（TGP）对大鼠多发性关节炎有明显的防治作用，对大鼠交叉性足肿胀及小鼠自身免疫性肝炎有明显的抑制作用。病理学组织观察表明，由弗氏完全佐剂（每毫升石蜡含 7.5 mg 人 H37RV 型结核杆菌）足趾皮内注射诱导佐剂性关节炎大鼠，经 TGP 治疗后，趾关节的纤维素渗出，验证细胞的浸润及滑膜的增生均明显低于对照组，并可增加胸腺皮质厚度和髓质淋巴细胞密度。大鼠灌胃给予 TGP，发现 TGP 可降低大鼠血清肌酸、尿素氮和尿蛋白，提高血清蛋白含量[6]。

3. 免疫系统作用

白芍对免疫系统的作用主要表现为对免疫的双向调节。白芍中的 TGP 及主要有效成分芍药苷是研究的主要对象。早期研究已证实，TGP、芍药苷或 TGP 中除芍药苷外的其他成分能在不同的环节对细胞免疫和体液免疫进行调节，从而对免疫性炎症和自身免疫系统疾病等进行治疗。TGP 可抑制白三烯 B4 的产生，由此推测出 TGP 可能对关节局部过强的免疫反应进行调节，控制膝关节骨关节炎（OA）的发展。此外，TGP 还可能从清除自由基、增强关节局部组织耐受缺氧能力、降低骨内压等方面发挥对膝关节 OA 的作用[7]。

4. 护肝作用

对 CCl_4 诱导的化学性肝损伤的小鼠进行 TGP 灌胃给药，发现 TGP 可以降低血浆中转氨酶水平，病理检查也发现其可以明显降低肝组织坏死的范围及程度，减少炎细胞浸润，同时发现 TGP 可以降低肝匀浆中升高的 MDA 水平，使降低的肝匀浆 SOD、GSH-Px 酶活性增强而发挥护肝作用[8]。

5. 其他药理作用

近年来，对白芍的其他药理作用研究十分广泛，包括对中枢神经系统、消化系统的作用以及抗病原微生物、抗应激、滋补等作用。研究认为，白芍通过对大脑皮层的抑制而起到镇静、镇痛、抗惊厥等作用；通过抑制副交感神经的兴奋从而起到解痉等作用，可抑制胃肠道电运动及保护肝脏，治疗腹泻和便秘；具有较强的广谱抗菌作用，能抑制真菌和大肠杆菌等致病菌[9]。

用法用量 6 ~ 15 g。

临床应用

1. 治疗肝气不和，胁肋脘腹疼痛

如逍遥散以白芍配伍当归、白术、柴胡等，治血虚肝郁胁肋疼痛；柴胡疏肝散以白芍配柴胡、川芎、香附、枳壳等，治肝气郁结之胁肋疼痛，寒热往来；芍药甘草汤以白芍与甘草同用，治肝脾失和、脘腹挛急作痛和血虚引起的四肢拘挛作痛；痛泻要方以本品配伍防风、白术、陈皮，治肝郁脾虚之腹痛泄泻；芍药汤以本品配伍木香、槟榔、黄连等治下痢腹痛。

2. 治疗阴虚血虚的月经不调、经行腹痛、崩漏

本品能养血调经，常用于妇科疾病。如补血调经的基本方四物汤，即由白芍配伍当归、川芎、熟地黄组成。经行腹痛可加香附、延胡索，崩漏不止加阿胶、艾炭。若血虚有热可配黄芩、黄柏、续断等，如保阴煎；若血瘀不行，可加丹参、鸡血藤、桃仁、红花等逐瘀行血。

3. 治疗肝阳上亢所致头痛、眩晕之证

白芍能平抑肝阳，多配伍生地黄、牛膝、代赭石等，治肝阳上亢引起的头痛、眩晕，如镇肝熄风汤、建瓴汤。配阿胶、龟甲、生牡蛎、鸡子黄等滋阴熄风，治神倦瘛疭，脉气虚弱，如大定风珠。

4. 治疗阴虚盗汗及营卫不和的表虚自汗证

治阴虚盗汗，可配伍生地黄、牡蛎、浮小麦等敛阴止汗；治营卫不和，表虚自汗，常配伍桂枝、甘草等，如桂枝汤，可以调和营卫，治外感风寒、表虚自汗而恶风。

常用制剂

1. 白芍总苷胶囊

用于类风湿关节炎。

2. 妇康片

补气，养血，调经。妇康片用于疲乏无力，心慌气短，行经腹痛，经血

不畅。

不良反应 用量过多可出现肠鸣腹泻，泻水样便。

✧ 参考文献

［1］国家药典委员会．中华人民共和国药典：2010 年版一部［S］．北京：中国医药科技出版社，2010：96－97．

［2］高小荣，田庚元．白芍化学成分研究进展［J］．中国新药杂志，2006，15（6）：416－418．

［3］谭菁菁，赵庆春，杨琳．白芍化学成分研究［J］．中草药，2010，41（8）：1245－1248．

［4］肖尚喜，张咏南，史百芬．白芍总苷促干扰素诱生及抗病毒作用的研究［J］．中国药理学通报，1993，9（01）：58－60．

［5］肖尚喜，张咏南，史百芬．白芍水煎剂促干扰素诱生及抗病毒作用的研究［J］．安徽医科大学学报，1991，26（04）：250－253．

［6］李宜川，张玉霞，刘国玲，等．白芍总苷对实验性关节炎大鼠足爪组织基质金属蛋白 9 表达及关节浸液一氧化氮和地诺前列酮水平的影响［J］．中国药理学与毒理学杂志，2011，25（3）：280－284．

［7］吴慧丽，李慧．白芍总苷对溃疡性结肠炎大鼠细胞因子影响的研究［J］．中南药学，2010，8（2）：128－131．

［8］詹可顺，卫华，魏伟．白芍总苷对小鼠化学性肝损伤的保护作用及机制［J］．安徽医科大学学报，2006，41（6）：664．

［9］张建军，李伟，王丽丽，等．赤芍和白芍品种、功效及临床应用述评［J］．中国中药杂志，2013，38（20）：3595－3601．

▶▶ 白 头 翁 ◀◀

来 源 始载于《神农本草经》。为毛茛科植物白头翁的干燥根。

炮制加工 春、秋二季采挖，除去泥沙，干燥。

性味归经 苦、寒。归胃、大肠经。

功效主治 清热解毒，凉血止痢。用于热毒血痢，阴痒带下[1]。

化学成分

1. 白头翁

白头翁中提取了多种新的化学成分，主要为皂苷类成分，分属于羽扇豆烷型和齐墩果烷型。包括白头翁皂苷 A、B、C、D，白头翁皂苷 A3、B4，皂苷 1、2，白桦脂酸-3-O-α-L 阿拉伯吡喃糖苷，白桦脂酸，3-氧代白桦脂酸，胡萝卜苷，白头翁素，原白头翁素[2]。

2. 朝鲜白头翁

含威灵仙表二糖皂苷，威灵仙二糖皂苷，皂苷 Ⅱ 及皂苷 Ⅲ。

3. 钟萼白头翁

含白头翁苷 A、B、C、D，牡丹草苷 A、B、D，驴蹄草苷 D，威岩仙皂苷 D、F。

药理作用

1. 抗病毒、抗菌作用

牛文斐[3]研究中药白头翁体外抗病毒作用，结果显示白头翁的水、乙醇、乙酸乙酯 3 种总提取物中，水总提取物对呼吸道合胞病毒（RSV）的抑制效果最好；再用水提醇沉法将白头翁水总提取物分离后，沉淀物的治疗指数 TI > 97.01；白头翁大孔树脂水洗脱液 2 号具有显著的抗 RSV 活性，治疗指数 TI > 112.99。结论：白头翁水部位具有良好的抗 RSV 活性。白头翁水浸液能延长患流感病毒 PR8 小白鼠的存活日期，对其肺部损伤亦有轻度减轻。白头翁鲜汁、煎剂及乙醇提取物体外实验，对金黄色葡萄球菌、绿脓杆菌、痢疾杆菌、枯草杆菌、伤寒杆菌、沙门杆菌等都有明显抑制作用。其抗菌的有效成分为原白头翁素。时维静等[4]用白头翁根的 3 种不同的提取物（原白头翁素、白头翁总皂苷、白头翁浸膏）进行体外抑菌实验发现均有不用程度的抑菌作用，抑菌效果随着浓度的增加而增加，不同提取物均有浓度依赖关系。原白头翁素的抑菌效果最明显，但对大肠埃希菌的抑菌效果较弱，白头翁总皂苷有一定的抑菌效果，白头翁浸膏抑菌效果介于二者之间。

2. 抗阿米巴原虫作用

体外实验表明，白头翁煎剂 1:60，皂苷 1:500 时能减少阿米巴原虫的繁殖，培养液中出现圆缩的囊前型；煎剂 1:40，皂苷 1:200 时能完全抑制阿米巴原虫的生长，皂苷 1:1 000 时出现滋养体[5]。

3. 增强免疫功能

戴玲等[6]在体外培养的小鼠腹腔巨噬细胞中加入不同浓度白头翁糖蛋白，发现白头翁糖蛋白能显著增强小鼠腹腔巨噬细胞吞噬中性红的能力。对巨噬细胞分泌 IL-1 也有一定的提高作用。路西明等用白头翁水提液给小鼠连续灌胃 6 天，结果发现灌胃量为 1 000 mg/kg 时，小鼠腹腔巨噬细胞的吞噬率为 55.82%，吞噬指数为 1.2，脾指数为 38.4，比对照组分别增加 20.3%、29.0% 和 14.1%；PWE 灌胃量为 100 mg/kg 时，巨噬细胞的吞噬率为 51.8%，吞噬指数为 1.10，脾指数为 35.63，比对照组分别增加 10.3%、18.3% 和 5.9%。这表明白头翁对正常小鼠的免疫功能具有增强作用。

4. 保肝作用

白头翁对异烟肼和利福平引起的血清谷丙转氨酶升高有对抗作用，且能对抗药物引起的肝细胞死亡，具有保肝作用。故白头翁可作为保肝剂，与一线药物联合应用，减少对肝脏的损害[7]。

5. 杀精作用

体外杀精研究表明白头翁皂苷具有较强的杀精作用，使精子瞬间失活的最低有效浓度为 0.73 mg/nd。杀精效果比 TS-88 强，稍弱于萜烯基苯氧聚乙烯乙醇。随着对其杀精机理、临床应用效果及安全性方面的进一步研究，白头翁皂苷有望成为一种理想的阴道杀精药[8]。

6. 抗肿瘤作用

白头翁注射液（PWAE）能抑制 3H-TdR、3H-UR 渗入 S180 瘤细胞形成 DNA、RNA，轻度抑制荷瘤小鼠脾组织 DNA、RNA 的生物合成，用药后小鼠腹腔巨噬细胞对 EAC 瘤株的杀伤力明显增加。而 CH50 测定未发现 PWAE 有促进小鼠溶血素形成作用，揭示其抗肿瘤作用机制是干扰肿瘤细胞核酸代谢。此外，PWAE 既能轻度抑制荷瘤小鼠脾脏功能，又能增强巨噬细胞活性而发挥抗肿瘤作用[9]。

用法用量 9～15 g，煎服。

临床应用

1. 治疗细菌性痢疾

用清热解毒、利湿止痢的菌痢方治疗本病 250 例，方以白头翁 20 g 为主，配葛根、槟榔各 15 g，秦皮、黄柏、黄芩、白芍各 10 g，黄连、木香、甘草各 5 g，每日 1 剂，水煎 3 次分服。里急后重甚者加大黄、枳壳、厚朴；兼表证者加荆芥、银花、连翘；脱水者，补液、纠正酸中毒、维持水和电解质平衡[10]。

2. 治疗真菌性肠炎

多发于长期应用抗生素的小儿，临床特点以腹痛腹泻，排便多泡沫、黏腻、稀便、血便为主。内服加灌肠治疗本病 18 例。内服方：以白头翁 20 g 为主，配党参、茯苓、白芍、槟榔各 10 g，防风、乌梅、陈皮各 9 g，每日 1 剂。有热象者加刘寄奴、秦皮、地锦、黄连，气虚者加黄芪，阳虚有寒者加荜澄茄、肉桂、附片，湿重者加薏苡仁、泽泻，腹胀者加大腹皮、枳壳，久泻不止者加诃子、罂粟壳。灌肠方：白头翁、地榆、苦参各 30 g，水煎至 150～200 mL，过滤后取 100～150 mL 保留灌肠，每晚 1 次。在用药 1～4 个疗程后全部治愈[11]。

3. 治疗前列腺病

白头翁复方对前列腺病有缓解症状、改善体征的作用。采用清淋露（白头翁、苦参、青果、丹参、王不留行、白芷、乳香、没药等）保留灌肠治疗前列腺炎、前列腺增生及二者合并症 518 例，结果治愈 77 例，显效 207 例，有效 189 例，无效 45 例，总有效率 91.3%[12]。

4. 治疗癌症

采用内服中药（白头翁、马齿苋、山慈姑、黄柏等）和灌肠的方法治疗晚期直肠癌 18 例，患者的临床症状改善，生存期延长。白头翁加甘草阿胶汤治疗宫颈癌放疗后并发症 25 例，治疗结果显示，服药 6～24 剂后，25 例中 19 例治愈（诸症消失），6 例好转（诸症减轻）。放疗后放射物质灼伤胃肠道，致热毒蕴结，久则气阴耗损，出现腹泻、便血、后重、脱肛等不良反应，白头翁可清解肠中余毒，辅之益气补中、养血止血的中药，使药证相合，故能获良效[13]。

常用制剂

白头翁汤

治热毒痢疾。表现为腹痛，里急后重，肛门灼热，下痢脓血，赤多白少，渴欲饮水，舌红苔黄，脉弦数。

不良反应 过量服用白头翁具有一定的毒性作用。

❖ 参考文献

[1] 国家药典委员会. 中华人民共和国药典：2010 年版一部 [S]. 北京：中国医药科技出版社，2010：96.

[2] 丁秀娟，陈重，李夏，等. 白头翁化学成分研究 [J]. 中草药，2010，41 (12)：1953－1954.

[3] 牛文斐，王清，张加泽，侯宝山，周长征. 中药白头翁体外抗病毒作用 [J]. 暨南大学学报（自然科学与医学版），2016，37 (04)：345－349.

[4] 时维静，路振香，李立顺. 白头翁不同提取物及复方体外抑菌作用的实验研究 [J]. 中国中医药科技，2006，13 (3)：166－168.

[5] 张覃沐，江明性，吕富华. 滁州巴头翁以外的几种白头翁的抗阿米巴作用 [J]. 武汉医学院学报，1958，1 (01)：7－9.

[6] 戴玲，王华，陈彦. 白头翁糖蛋白对小鼠腹腔巨噬细胞免疫的增强作用 [J]. 中国生化药物杂志，2000，21 (5)：230－232.

[7] 王单，王淑英，吴银萍，等. 白头翁提取物对 CCl_4 大鼠肝损伤的保护作用 [J]. 现代中药研究与实践，2008，22 (5)：34－36.

[8] 黄芳，李娟，韩林涛. 西南白头翁不同提取物的抗肿瘤作用研究 [J]. 湖北中医学院学报，2008，10 (3)：12－13.

[9] 孟祥虎，卢灿峰，臧光辉，等. 苦参/白头翁不同配比乙醇提取物体外杀精的实验研究 [J]. 中华男科学杂志，2012，18 (01)：83－87.

[10] 余日霞. 白头翁汤治疗细菌性痢疾的观察与护理 [J]. 长春中医药大学学报，2009，25 (2)：285－285.

[11] 汪远平. 白头翁汤治疗溃疡性结肠炎 48 例 [J]. 实用中医内科杂志，2007，21 (5)：49－52.

[12] 魏述炎. 张勋友治疗慢性前列腺病经验 [J]. 江西中医药，2009，40 (07)：13.

[13] 朱树宽，王紫君. 白头翁加甘草阿胶汤治疗宫颈癌放疗后并发症 25 例 [J]. 浙江中医杂志，1996，(9)：395.

百 部

来　源　始载于《名医别录》。为百部科植物直立百部、蔓生百部或对叶百部的干燥块根。

炮制加工　春、秋二季采挖，除去须根，洗净，置沸水中略烫或蒸至无白心，取出，晒干。

性味归经　甘、苦，微温。归肺经。

功效主治　润肺下气止咳，杀虫灭虱。用于新久咳嗽，肺痨咳嗽，顿咳；外用于头虱，体虱，蛲虫病，阴痒。蜜百部润肺止咳，用于阴虚劳嗽[1]。

化学成分

百部的主要化学成分为生物碱类。

1. 直立百部

直立百部碱、对叶百部碱、霍多林碱、原百部碱等[2]。

2. 蔓生百部

百部碱、次百部碱、异次百部碱、蔓生百部碱、异蔓生百部碱及原百部碱等。

3. 对叶百部

对叶百部碱、异对叶百部碱、次对叶百部碱、氧化对叶百部碱及百部次碱等化学成分[3]。

药理作用

1. 抗病毒、抗菌作用

王国霞[4]对中草药抗 H9N2 亚型禽流感病毒的研究结果表明，百部能够降低病毒滴度。体外试验表明，百部煎剂及对叶百部酒精浸液对多种致病菌如对肺炎球菌、溶血性链球菌、脑膜炎球菌、金黄色葡萄球菌、白色葡萄球菌、结核杆菌、痢疾杆菌、伤寒杆菌、副伤寒杆菌、大肠杆菌、变形杆菌、白喉杆菌、肺炎杆菌、鼠疫杆菌、炭疽杆菌、绿脓杆菌等均有不同程度的抗菌作用。丛晓东等研究了直立百部、蔓生百部、大百部、金沙江百部、细花百部、小叶百部、天门冬、密齿天门冬、湖北大百部等 9 种百部类药材的抑制结核杆菌的实验，结果表明 9 种百部类药材和各提取物在 1~4 周内其抑菌作用无明显变化，说明它们的抑菌作用比较稳定持久。抑菌由强到弱的顺序为小叶百部、大百部、细花百部、直立百部、密齿天门冬、蔓生百部、湖北大百部、金沙江百部[5]。

2. 杀虫作用

百部具有较好的杀虫作用。50%百部浸液体外 20 h 内可杀死鼠蛲虫，5%~

50%醇浸液及水浸液对头虱、体虱、阴虱及动物虱均有一定的杀灭作用，其醇浸液较水浸液的灭虫作用强。百部对头虱的杀灭作用最强，能杀死虱卵，其70%乙醇提取液治疗头虱的效力较DDT、除虫菊强。百部粉浸液对臭虫、蝇蛆、柑橘蚜、地老虎等十余种害虫也有杀灭作用。百部浸剂或50%煎剂对疥癣有一定疗效，亦常用于驱除肠道钩虫、蛲虫及阴道滴虫。百部、除虫菊制成的酊剂可作为较好的杀虫剂用于中药储藏[6]。

3. 止咳、化痰、平喘作用

百部生物碱能降低呼吸中枢的兴奋性，抑制咳嗽反射，因而具有镇咳作用。采用机械刺激引起豚鼠咳嗽的方法进行研究，结果显示百部碱具有镇咳作用。离体豚鼠气管试验表明，百部还有平喘作用。临床应用百部糖浆或百部丸剂治疗小儿百日咳、慢性气管炎及肺结核等病症疗效满意。动物体内试验研究表明，新对叶百部碱和新斯替宁碱具有显著的镇咳作用。百部生物碱提取液对组胺所致的离体豚鼠支气管平滑肌痉挛有松弛作用，其作用缓和而持久；同时也能降低动物呼吸中枢的兴奋性，抑制咳嗽反射。作用强度与氨茶碱相当，但较缓和而持久[6]。

4. 其他治疗作用

百部有一定的中枢镇静、镇痛作用，抗结核作用。百部流浸膏对实验动物的多种免疫功能具有促进作用，并能拮抗环磷酰胺降低机体免疫功能[7]。

用法用量 3~9 g。外用适量，水煎或酒浸。

临床应用

1. 治疗百日咳

用百部250 g制成糖浆800 mL，小儿每次3~5 mL，4小时1次；或每次用百部糖浆10~15 mL，每日3次，连服1周。亦可将百部晒干研粉，炼蜜为丸，如梧桐子大，日服3次，1岁以下每次服3~10丸，2~4岁20~30丸，5~8岁40~50丸。据百余例的观察，有效率在85%以上，对痉咳期效果特别显著。一般用药2~4日即可见效，治愈时间最快3天左右，最慢15~19天。有合并症者须加用其他药物。百部糖浆亦可作预防用药。另有报道以百部配合其他中药组成复方应用[8]。

2. 治疗肺结核

百部晒干研粉，以童雌鸡（未产卵的）加水煨汁，调和为丸（每500 g百部粉约需净鸡500 g煨成鸡汁600 g），每次9 g，早晚各服1次，20~30天为一疗程，视病情需要可以继续服用。此方用于慢性发作的肺结核效果较好，对长期应用西药抗结核效果不佳的病例，疗效尤为显著。

3. 治疗慢性气管炎

以百部为主（每剂18~24 g），配伍甘草、紫菀、白果、黄芩、麻黄等，组成几个不同方剂，治疗老年慢性气管炎100例，经过1年随访观察，总有效率为75%，其中初步治愈率为25%，显效率为9%，好转率为41%。服药后1～2天即觉咳嗽减轻，连服10天可出现最佳效果。男性及喘息型患者效果较差。少数病例服药后有口干、腹痛、眼睑浮肿等轻微反应，不影响治疗。此外，有用百部配伍等量麻黄、杏仁，以蜂蜜制成丸剂（每丸6g），早晚各服2丸，10天为一疗程。于夏季观察181例，经1～2个疗程后，有效率达88.3%（临床治愈率23.1%，显效率21%，好转率44.2%）。一般在5～10天即见明显疗效[9]。

4. 治疗蛲虫病

小儿每次用百部50g，加水浓煎成30 mL（成人用量加倍），于夜间11时左右保留灌肠，10～12天为一疗程。通过133例观察，治愈者占62%。如辅以使君子粉和大黄浸泡液内服，则疗效可显著提高。或用20%百部煎液每次30 mL灌肠，每日1次，7天为一疗程，多数病例在1个疗程内即获治愈。另报告52例，用百部250g，配合苦楝皮100g、乌梅9g，加水800 mL，煎成400 mL，每次用20～30 mL于临睡前作保留灌肠，结果51例治愈。为了使用方便，以后改为百部15g，苦楝皮50g，鹤虱15g，研粉混合装入胶囊，于临睡前取1粒插入肛门内，连用7～10天[10]。

常用制剂

1. 小儿百部止咳糖浆

清肺、止咳、化痰。小儿百部止咳糖浆常用于治疗小儿痰热蕴肺所致的咳嗽、顿咳痰多、痰黄黏稠、咯吐不爽等证。

2. 百部蜜

百部蜜能润肺止咳，治疗急性或慢性气管炎，对小儿百日咳也有效。又因蜂蜜含有大量葡萄糖，有很高的营养价值，所以本制剂对小儿和结核病患者的咳嗽很适用。

不良反应 服用过量中毒，常引起呼吸中枢麻痹。解救方法：应立即给氧或人工呼吸，注射山梗菜碱或尼可刹米等呼吸兴奋剂，静脉滴注葡萄糖盐水等对症治疗。

❖ 参考文献

[1] 国家药典委员会. 中华人民共和国药典：2010年版一部［S］. 北京：中国医药科技出版社，2010：123－124.

[2] 吕丽华，叶文才，赵守训，等. 直立百部的化学成分［J］. 中国药科大学学报，2005，36（5）：408－410.

[3] 张亚中，薛玉梅，陶建生. 百部生物碱的研究现状和思考［J］. 中成药，2008，30（2）：248－251.

［4］王国霞．中草药抗 H9N2 亚型禽流感病毒的研究［D］．华中农业大学，2005.

［5］金岩．百部流浸膏对环磷酰胺模型小鼠的免疫调节作用［D］．辽宁中医学院硕士论文．2003.

［6］朱建育，燕惠芬．百部生物碱的研究进展及其药理作用［J］．上海应用技术学院学报（自然科学版），2010，10（01）：26－33.

［7］樊兰兰，陆丽妃，王孝勋，田慧．百部药理作用与临床应用研究进展［J］．中国民族民间医药，2017，26（08）：55－59.

［8］王廷兆．百部合剂治疗百日咳［J］．江苏医药，1976，22（02）：41.

［9］李园白．中医医案文献特殊性评价方法研究［D］．中国中医科学院，2010.

［10］刘超英，郭如兰．中药保留灌肠治疗小儿蛲虫病［J］．四川中医，1990（11）：15.

败 酱 草

来　源　始载于《神农本草经》。为败酱科植物黄花败酱或白花败酱的干燥全草。

炮制加工　多在夏季采收，将全株拔起，除去泥沙后晒干。

性味归经　辛、苦，微寒。归胃、大肠、肝经。

功效主治　清热解毒，利湿排脓，活血化瘀，镇心安神。具有清热解毒、消痈排脓、祛瘀止痛的功效，在临床上主要治疗肠痈、肺痈、痈肿疮毒以及产后瘀阻腹痛、赤白带下等症[1]。

化学成分

1. 黄酮类

山奈酚-3-O-β-D-吡喃半乳糖苷、山奈酚-3-O-β-D-吡喃半乳糖（6-1）-α-L-鼠李糖苷、5-羟基-7，3′，4′-三甲氧基黄酮、5-羟基-7，4′-二甲氧基黄酮、木犀草素、槲皮素、异荭草苷、异牡荆苷、8-C-葡萄糖基-7-甲氧基-4′，5-二羟基黄酮、3′-异戊烯基-芹黄素、洋芹素、芦丁[2]。

2. 皂苷类

齐墩果酮酸、常春藤素、齐墩果酸-3-O-β-D-吡喃葡萄糖（1→3）-α-L-吡喃鼠李糖（1→2）-β-D-吡喃木糖苷、常春藤皂苷元-3-O-β-D-葡萄吡喃糖基（1→3′）-（2′-O-乙酰基）-α-L-阿拉伯吡喃糖苷、3-O-（2′-O-乙酰基）-α-L-阿拉伯吡喃糖基常春藤皂苷元-28-O-β-D-葡萄吡喃糖基（1→6）-β-D-葡萄吡喃糖酯苷、常春藤皂苷元-3-O（2′-O-乙酰基）-α-L-阿拉伯吡喃糖苷[3]。

3. 挥发油类

黄花败酱草挥发油中鉴定出 28 种化合物，占挥发油总量的 97.21%。其中酮类化合物 5 个，占 7.69%；醇类化合物 4 个，占 11.93%；酸类化合物 5 个，占 17.15%；烯烃类化合物 1 个，占 5.59%；烷烃类化合物 7 个，占 16.71%；呋喃类化合物 3 个，占 33.37%；苯的衍生物 3 个，占 4.77%。相对含量较高的主要有：呋喃类化合物、酸类化合物、醇类化合物。三者都具有很强的抗菌杀菌能力[4]。

4. 环烯醚萜类

黄花败酱中有败酱苷，白花败酱中有白花败酱醇、白花败酱醇苷、棕榈酸、齐墩果酸等四个化合物。吕扬等对白花败酱醇苷的结构加以修正。番木鳖苷、莫诺苷也存在于白花败酱草植物中[5]。

5. 香豆素类

黄花败酱中有东莨菪内酯、七叶内酯等香豆素类化合物。

6. 有机酸类

黄花败酱草的种子分离得到了多种有机酸类化合物，主要包括棕榈油酸、油酸、亚油酸、二十二酸、癸酸、亚麻酸等。败酱草的根茎部位中主要是脂肪酸及其酯类，其中十八碳烯酸的含量最高，可达 30%，其次是油酸乙酯、十四酸和亚油酸乙酯，含量分别为 16.0%、10.8% 和 8.37%。

7. 其他成分

除上述主要成分之外，败酱草中还含有环烯醚萜苷、β-谷甾醇、β-胡萝卜苷、豆甾醇、麦角甾-6，22-二烯-3β，5α，8α-三醇、鞣质、糖类和生物碱等化合物。

药理作用

1. 抗病毒作用

败酱草有效成分 AP4（败酱草多糖），具有明显抑制呼吸道合胞病毒（RSV）增殖的作用，其治疗指数为 114，且其抗病毒指数明显高于病毒唑败酱草全草的水提浓缩液（AP1）。经乙醇沉淀法提取后，得到的沉淀物经大孔吸附树脂柱分离提纯后得到 AP3。AP3 经抗病毒试验检测，对呼吸道合胞病毒有明显的抑制作用，而且 AP3 经 Molish 反应检测呈阳性，可以确定 AP3 为败酱草抗呼吸道合胞病毒的有效部位。张凤梅等[6]对败酱草多糖体外抗呼吸道合胞病毒作用的研究，结果显示：败酱草抗病毒多糖 AP4 半数中毒浓度（TC_{50}）为 11.07 mg/mL，抑制呼吸道合胞病毒的半数有效浓度（EC_{50}）为 0.097 mg/mL，治疗指数（TI）为 114；病毒唑半数中毒浓度（TC_{50}）为 2.087 mg/mL，抑制呼吸道合胞病毒的半数有效浓度（EC_{50}）为 0.0385 mg/mL，治疗指数（TI）为 54。因此败酱草抗病毒有效部位 AP4 在 Hela 细胞中对呼吸道合胞病毒有明显的抑制作用。张涛等[7]研究白花败酱草对 U14 荷瘤鼠肿瘤细胞周期和 PCNA 表达的影响，结果显示白花败酱草是败酱科草本植物的根茎及带根全草，具有清热利湿、解毒排脓、活血化瘀、改善肝功能、抑菌和抗病毒等作用。

2. 抗菌作用

败酱草能增强网状细胞和白细胞的吞噬能力，促进抗体形成及提高血清溶菌酶的水平,从而达到抗菌消炎的目的。白花败酱及其制剂对金黄色葡萄球菌、伤寒杆菌、大肠杆菌、枯草杆菌、链球菌、变形杆菌等亦有抑制作用。黄花败酱蒸馏液对金黄色葡萄球菌、链球菌、大肠杆菌、巴氏杆菌、沙门杆菌有一定的抑菌作用,而黄花败酱醇提取液的抑菌作用较弱[8]。

3. 保肝利胆作用

黄花败酱草的提取物能够促进肝细胞的增殖、防止肝细胞的变性和坏死、针对肝炎病毒也有很好的抑制作用,可以疏通毛细胆管,使肝炎的病灶消退,进一步改善肝脏功能。白花败酱的浸膏有促进肝细胞再生及抑制细胞变性的作用,齐墩果酸被认为是抗肝炎的强活性成分。白花败酱对大鼠离体肝脏脂质过氧化有抑制作用且呈量效关系[9]。

4. 抗肿瘤作用

在体外实验中采用小鼠肉瘤 S180 和艾氏腹水瘤的实验模型,筛选黄花败酱草抗肿瘤的有效部位。实验结果表明,黄花败酱草根部的提取物和正相硅胶柱层析所得在小鼠肉瘤 S180 的动物模型中有较强的抑瘤作用;而根部提取物的30%、60%甲醇洗脱部位和 H 部位对艾氏腹水瘤的实验模型无影响。黄花败酱总皂苷对艾氏腹水瘤的小鼠存活时间有一定的延长作用,说明黄花败酱总皂苷有一定的体内抗肿瘤活性[10]。

5. 镇静作用

现已通过药理实验证明,黄花败酱草的挥发油组分,灌胃后可对小白鼠起到明显的镇静作用,并能加强镇静催眠类药物戊巴比妥钠的催眠作用,推测其镇静作用是直接作用于中枢神经系统而完成的。白花败酱草水提取液对小鼠自发活动有明显的抑制作用,可以缩短由戊巴比妥钠诱导的入睡时间及延长睡眠时间,由此可知白花败酱具有明显的中枢抑制作用,与戊巴比妥钠的中枢抑制功能有协同作用,并且表现为剂量加大时其镇静、中枢抑制作用也增强[11]。

用法用量 煎服,6~15 g。外用适量。

临床应用

1. 治疗妇科疾病

败酱草在妇科疾病的应用十分广泛,用于治疗急、慢性盆腔炎,宫颈糜烂,外阴溃疡,外阴赘生物,附件炎,子宫内膜炎,顽固性带下病,妇科手术后发热以及乳腺炎,输卵管积水,输卵管不通导致的不孕不育,卵巢囊肿,子宫内膜异位症,经行鼻衄等。如:丹参、败酱草各 20 g,赤芍、桃仁、三棱、莪术、香附各 15 g,王不留行、炮山甲、丹皮各 12 g,蒲公英、甘草各 10 g,煎服治疗附件炎性包块效果良好。对于宫内节育器引起的月经过多可采用茜草、败酱、五灵脂、白术、蒲黄、党参、续断各 10 g,益母草 12 g 治疗。

2. 治疗消化系统疾病

用于治疗慢性胃炎、直肠炎、溃疡性结肠炎、腹腔脓肿、鼓胀、慢性阑尾炎等。如：败酱草 40 g，蒲公英 20 g，刀豆 15 g，半夏 15 g，枳实 15 g 治疗胃食管反流疗效满意。

3. 治疗流行性腮腺炎

中医认为，流行性腮腺炎主要因风瘟邪毒从口鼻而入，与卫气相争，故见发热、恶寒之表证。腮腺肿胀系由邪传少阳经脉，郁而不散，结于腮部所致。治宜清热解毒凉血、软坚消肿。采用仙人掌 30 g，败酱草、土大黄、青黛各 10 g，芒硝 5 g，冰片 5 g。水煎液湿敷疗效确切。

4. 治疗皮肤及外阴瘙痒症

先重用本品 50 g 配白鲜皮、地肤子、百部、蛇床子、苦参各 30 g，加水 4 000 mL，煎沸 20 min。待温后用药液擦洗患处，每日 2 次，每次 20 min。另取本品 50 g，当归 20 g 煎水内服，每日 1 次。治疗神经性皮肤瘙痒症、外阴瘙痒症、疥癣等皮肤病以及蚊虫叮咬所致的瘙痒症效果显著。

5. 治疗其他疾病

此外，还用于治疗前列腺炎、类风湿性关节炎、痤疮、慢性湿疹、扁平疣、白塞病、鼻窦炎、不寐。

常用制剂

1. 舒眠片

舒肝解郁，养血柔肝，宁心安神。

2. 败酱片

用于以失眠为主要症状的神经衰弱患者。

不良反应　黄花败酱大剂量使用时伴有轻度不良反应。

✧ 参考文献

［1］国家药典委员会. 中华人民共和国药典 ［S］. 北京：化学工业出版社，2000：附录 35.

［2］彭金咏，范国荣，吴玉田. 白花败酱草化学成分的分离与结构鉴定 ［J］. 药学学报，2006，41（3）：256 – 260.

［3］李延芳，楼凤昌. 黄花败酱中三萜皂苷类成分的分离鉴定 ［J］. 华西药学杂志，2007，22（5）：438 – 486.

［4］田智勇，曹继华. 黄花败酱和异叶败酱挥发油的研究 ［J］. 河南大学学报（医学版），2004，23（1）：35 – 39.

［5］高亮，张琳，刘江云，等. 黄花败酱的化学成分研究 ［J］. 中草药，2011，42（8）：1477 – 1480.

［6］张凤梅，李洪源，李霞，等. 败酱草多糖体外抗呼吸道合胞病毒作用的研究 ［J］. 黑龙江医药科学，2006，29（01）：48 – 50.

［7］张涛，田黎明，王昭，田丽华. 白花败酱草对 U14 荷瘤鼠肿瘤细胞周期和 PCNA 表达的

影响［J］. 黑龙江医药科学，2011，34（03）：84－85.

［8］史凯凯，段徐华，杨静. 败酱复方对混合菌液所致大鼠慢性盆腔炎的治疗作用［J］. 数理医药学杂志，2006，19（2）：169－171.

［9］王盈. 白花败酱的化学成分及药理作用研究进展［J］. 齐鲁药事，2009，28（4）：222－225.

［10］沈德凤，杨波，李进京. 黄花败酱总皂苷提取物抗肿瘤作用的实验研究［J］. 黑龙江医药科学，2007，30（3）：35.

［11］陈燕萍，曾靖，叶和扬. 白花败酱草水提取液中枢抑制作用的研究［J］. 中国药物与临床，2005，5（6）：439－440.

斑 蝥

来源 始载于《神农本草经》。为芫青科昆虫南方大斑蝥或黄黑小斑蝥的干燥体。夏、秋二季捕捉，闷死或烫死，晒干。

性味归经 辛，热；有大毒。归肝、胃、肾经。

功效主治 破血逐瘀，散结消癥，攻毒蚀疮。

炮制加工 生斑蝥除去杂质。

化学成分 斑蝥素，结合斑蝥素，如斑蝥酸镁、斑蝥酸钙、斑蝥酸钾、斑蝥酸钠；另有脂肪、蜡质、蚁酸、色素和多种微量元素等。

药理作用

1. 抗病毒作用

王日卫等[2]对用脂溶性斑蝥素治疗鸡新城疫，出现惊人的疗效。对"急性型"病鸡每日填喂 0.6～1.0 mg 脂溶性斑蝥素，90% 以上的病鸡在三天左右治愈，而不用该疗法的病鸡，则 90%～100% 死亡。从此，我们假设"斑蝥素是一种抗病毒抗生素"，并具有脂溶性的特点。经过自身内服和外敷斑蝥素油剂试验，发现它对治疗病毒性肝炎有特殊作用。

2. 抗肿瘤作用

斑蝥素能引起小鼠腹水肝癌细胞明显萎缩退化，胞浆多空泡等形态学改变，能抑制癌细胞的蛋白质合成，影响 RNA 和 DNA 合成，抑制癌细胞的生长分裂。去甲斑蝥素能抑制肿瘤血管生成，通过诱导肿瘤细胞凋亡，或通过抑制细胞 PCNA 表达而遏制肿瘤细胞增殖[3]。

3. 抗炎作用

文洁等[4]研究抗病毒口服液（AOL）对兔眼结膜炎模型的抗炎作用，结果显示：抗病毒口服液对家兔细菌性结膜炎具有明显抑制作用，连续给药 4 天后细菌转阴率 >90%，其结膜充血及水肿症状比模型组明显减轻。AOL 对刺激性兔眼结膜炎具有明显抗炎作用，给药 1 天后眼结膜充血、水肿症状明显减轻；给药 4 天后，炎症已基本消失。因此抗病毒口服液对家兔金黄色葡萄球菌性结膜炎及刺激性结膜炎具有良好的疗效。

4. 免疫抑制作用

去甲斑蝥素能显著抑制体外刺激因子 CoA 或脂多糖引起的小鼠淋巴细胞的增殖及混合淋巴细胞反应，而对没有促细胞分裂素刺激的淋巴细胞无作用，去甲斑蝥素的抑制作用通过有选择地作用于激活的淋巴细胞而产生[5]。

5. 抗微生物作用

斑蝥素 1∶4 水浸剂体外可抑制黄色毛癣菌等 12 种致病皮肤真菌，还可杀死丝虫幼虫[6]。

6. 升高白细胞作用[7]

7. 抗纤维化和抗氧化损伤作用[8]

8. 促雌激素样作用

用法用量　0.03～0.06 g，炮制后多入丸散用。外用适量，研末或浸酒醋，或制油膏涂敷患处，不宜大面积用。

临床应用

1. 治疗皮肤病

（1）治疗传染疣

有报道用斑蝥素膏（商品名尤洛斯）涂患处，治疗尖锐湿疣 53 例，1 个疗程的有效率 100%，治愈率达 94.33%[9]。

（2）治疗神经性皮炎

用斑蝥酒（斑蝥，土槿皮，樟脑）涂患处，10 min 后再涂 1 次，待结痂后，外用洗药（陈茶叶、陈艾叶、老姜、紫皮蒜、食盐）擦洗[10]。

（3）治疗疥疮、疥癣等。

2. 治疗病毒性肝炎

用万分之一斑蝥素油纱外敷肝区 5～20 cm^2/kg，1～2 天更换 1 次。治疗甲型肝炎 100 例（黄疸和非黄疸型各半），用药 2～5 天症状消失者占 70%，其余 6～8 天症状消失[11]。

3. 治疗牙痛

取斑蝥 1 个去头、翅、足，研末，置伤湿止痛膏中间，贴于牙痛侧颊车穴处。24 h 后揭去膏药，将患处的水泡用消毒针挑破，出尽黄水即可[12]。

4. 治甲沟炎

斑蝥少许（如米粒大）撒患处，外用黑药膏贴敷，8～20 h，有微黄色液渗出即除去，外涂 2% 龙胆紫，一次可全部治愈[13]。

5. 治疗风湿痛、神经痛

取斑蝥 12.5 g、雄黄 2 g 共研细末，加蜂蜜适量，制成粒状。用时贴于患处穴位，胶布固定，24 h 后揭去，1 次贴 1~3 个穴位，据数百例观察，有效率90% 以上。

6. 治疗梅核气

7. 治疗鼻炎[14]、斑秃[15]、酒糟鼻、面瘫[16]、偏头痛等

常用制剂 复方斑蝥胶囊由斑蝥、人参、黄芪、刺五加、三棱、半枝莲、莪术、山茱萸、女贞子、熊胆粉、甘草等组成，具有破血消瘀，攻毒蚀疮之功，临床主要用于原发性肝癌、肺癌、直肠癌、恶性淋巴瘤、妇科恶性肿瘤（卵巢癌、子宫内膜癌、绒毛膜癌等）等。

不良反应 斑蝥为大毒之品，外用1%浓度斑蝥液，表皮即出现发疱、流黄水现象，夏日用药更明显，超剂量内服伤肾，可见尿闭、尿血等症状，严重可致肾功能衰竭，有致人死亡的报道。有报道称某患者因颈部瘙痒使用斑蝥酒浸剂外擦，用药 30 min 后出现局部皮肤红、起水疱、疼痛。用西药抗过敏对症处理，于次日水疱消失，第 3 日疼痛消失，皮肤逐渐恢复原样[17]。

✿ 参考文献

[1] 王日卫，梅玉秀. 斑蝥素——抗病毒抗生素 [J]. 自然杂志，1980，3 (06)：60-62.

[2] CARREL J E, MCCAIREL M H, SLAGL A J, et al. Cantharidin production in a blister beetle [J]. Experientia, 1993, 49 (2)：171-174.

[3] 高丽君. 去甲斑蝥素的抗肿瘤和免疫干预作用的实验研究 [D]. 广州中医药大学，2011.

[4] 文洁，俞励平，孙素兰，等. 抗病毒口服液对兔眼结膜炎模型抗炎作用的研究 [J]. 中成药，2006 (08)：1160-1163.

[5] 江励华，王明艳. 斑蝥的研究进展 [J]. 医药导报，2004，23 (6)：385-386.

[6] 云月利，徐冠军. 斑蝥素对植物病原菌抑制作用的研究 [J]. 湖北大学学报（自然科学版），2003 (04)：342-345.

[7] 李森林，肖文海，黄岩. 斑蝥的现代药理研究和临床应用 [J]. 社区用药指导，2007，9 (109)：16.

[8] 高振梅，万鲲，王丙，等. 斑蝥素抑制 NIH/3T3 细胞增殖对防治器官组织纤维化的作用. 中国临床康复 [J]. 2004，8 (02)：294-295.

[9] 王丽，刘彩虹，刘俊芳. 斑蝥临床应用 [J]. 中医中药，2006，9 (9)：72-73.

[10] 李庆. 斑蝥临床应用及中毒治疗进展 [J]. 中医药信息，1993，6 (9)：26-27.

[11] 郭常巢，刘杰，王英照. 斑蝥的抗癌作用以及临床应用 [J]. 丹东医药，2002，4 (6)：42-43.

[12] 郭培森，杨全. 斑蝥应用 3 则 [J]. 中国民间疗法，2002，3 (10)：60.

[13] 胡明灿，宋炳兴. 斑蝥敷贴治疗甲沟炎 [J]. 中西医结合杂志，1984，25 (6)：50-51.

[14] 王丽, 刘彩虹, 刘俊芳. 斑蝥临床应用 [J]. 中医中药, 2006, 9 (9)：72-73.

[15] 周庆. 单味斑蝥治疗斑秃58例 [J]. 中医药临床, 2003, 38 (1)：67-70.

[16] 马晓勇, 丁玉梅, 陈纬. 斑蝥外敷治疗难治性周围性面瘫26例 [J]. 陕西中医, 2008, 60 (4)：20-22.

[17] 付志珍, 向国华, 黄怀吉. 斑蝥酒浸剂外擦致皮肤不良反应1例 [J]. 时珍国医国药 2002, 13 (12)：74.

板 蓝 根

来　源　始载于《神农本草经》。为十字花科植物菘蓝的干燥根。秋季采挖, 除去泥沙, 晒干。

性味归经　苦, 寒。归心、胃经。

功效主治　清热解毒, 凉血利咽。

炮制加工　除去杂质, 洗净, 润透, 切厚片, 干燥。

化学成分　靛蓝、靛玉红、靛苷、靛红；腺苷、1-磺基芥苷、芥苷、新芥苷；板蓝根甲素、乙素、丙素、丁素；色胺酮、1-硫氰酸-2-羟基-3-丁烯、表告伊春、黑芥子苷；2, 4 (1H, 3H) 喹唑二酮、4 (3H) -喹唑酮等生物碱、β-谷甾醇、γ-谷甾醇等甾醇；精氨酸、谷氨酸、酪氨酸、脯氨酸、缬氨酸、γ-氨基丁酸等氨基酸；另有亚油烯酸、芥酸、有机酸等多糖[1]。

药理作用

1. 抗病毒作用

板蓝根对柯萨奇B3病毒、肾综合征出血热病毒、甲型流感病毒、乙型脑炎病毒、腮腺炎病毒、单纯疱疹病毒以及乙型肝炎病毒[2]均有抑制感染并抑制增殖作用。何立巍等[3]对板蓝根正丁醇部位抗病毒活性组分及相关化学成分研究, 结果显示按照化学成分的相似性, 利用色谱法将板蓝根正丁醇部位分为20个组分, 其中10个组分具有明显抗病毒活性, 以吲哚类生物碱、有机酸、核苷及氨基酸类成分为主, 其中的单吲哚类、硫苷类、糖及氨基酸衍生物与抗病毒活性密切相关。于明鹤等[4]研究黄芪和板蓝根超微粉的粒径及其抗鸡新城疫病毒效果, 结果显示板蓝根超微粉的粒度分布中心D50为8.31 μm, 板蓝根超微粉对新城疫病毒最小抑制剂量分别为781.2 μg/mL, 抗病毒效果较好。张李唯等[5]对板蓝根提取物体外抗呼吸道合胞病毒机制研究, 结果显示药物治疗组和预防组在0.25~1 mg/mL浓度时均表现出抑制RSV的作用, 其中0.5 mg/mL药物对RSV的抑制率分别是34.2%和52.2%, 药物没有显示出直接杀伤和抑制RSV的效应。因此板蓝根活性提取物具有预防和早期抗病毒复制的效应, 但未显示出直接杀伤RSV的功能。陈素珍等[6]对板蓝根提取液抗病毒活性的生物评价方法研究, 结果显示，板蓝根提取液可致红细胞凝集，效价平均值为 4.75，RSD 为 10.5%；板蓝根提取液在体外可与 H1N1 病毒竞争受体，拮抗 H1N1 的促红细胞凝集作用，实验定性观察可见板蓝根提取液抗病毒作用；板蓝根具有抑制 NA 酶的活性，抑制作用呈浓度依赖性。孙东东等[7]对板蓝根有效组分的抗病毒活性研究，结果显示，板蓝根不同部位提取物，即 30%醇沉多糖 I、50%醇沉多糖 II、70%醇沉多糖 III，以及板蓝根水提取液的大孔树脂水洗脱部位 IV、10%醇洗脱部位 V、30%醇洗脱部位 VI、50%醇洗脱部位 VII，分离得到的单体落叶松脂素 VIII、异落叶松脂醇 IX均可明显延长甲型流感病毒感染小鼠存活天数，与病毒模型组比较，具有显著性差异（$P < 0.05$），II、III、IV、V、VI、VII、VIII及IX可减少感染小鼠死亡率；同时 II、VI、VII及单体VIII可明显降低肺指数（$P < 0.05$），肺指数抑制率分别为 31.4%、28.5%、30.5%和 34.0%。因此板蓝根有效组分 II ~ IX对甲型流感病毒感染小鼠具有较好的保护作用，提示其中化合物 CB 可作为抗病毒的主要有效及指标性成分。

2. 抑菌作用

水浸液能抑制多种细菌的生长，如金黄色葡萄球菌、肺炎双球菌、甲型链球菌、流感杆菌、大肠杆菌、伤寒杆菌、痢疾杆菌及钩端螺旋体等[8]。

3. 抗内毒素作用

板蓝根氯仿提取物有抗大肠杆菌 $O_{111}B_4$ 内毒素作用，使内毒素结构破坏、失活，试剂与内毒素之间的凝聚反应受到抑制[9]。

4. 免疫增强作用

腹腔注射板蓝根多糖可显著促进小鼠免疫功能[10]。

5. 抗炎作用

板蓝根 70%乙醇提取液经实验证实有抗炎作用，表现在对二甲苯致小鼠耳肿胀、角叉菜胶致小鼠足跖肿、小鼠棉球肉芽组织增生及醋酸致小鼠毛细血管通透性增加的抑制作用。

6. 抗肿瘤作用[11]

7. 活血作用[12]

8. 其他

板蓝根可影响低密度脂蛋白刺激的小鼠体内组织 moesin mRNA 表达程度[13]，其有效部位对脂多糖刺激小鼠体内释放肿瘤坏死因子-α（TNF-α）和一氧化氮（NO）有抑制作用[14]。

用法用量 9 ~ 15 g。

临床应用

1. 上呼吸道感染

板蓝根以及以其为主药的多种制剂可治疗上呼吸道感染，尤其是病毒性感染。本品配伍羌活、防风、黄芩、甘草、夏枯草治疗感冒；配伍羌活、柴胡、黄芩治疗外感发热；配伍金银花、连翘、黄芩治疗流行性感冒；配伍金银花、大青叶、连翘、甘草治疗小儿腮腺炎。

2. 流行性乙型脑炎

以板蓝根注射液 2 mL，每日 3 次肌肉注射，重症加用皮质激素、脱水剂、冬眠合剂、解痉药物。

3. 防治流行性腮腺炎

板蓝根配成 30% 溶液涂患处。根据 387 例观察结果，除 5 例好转、5 例显效外，其余均治愈。对伴有并发症者效果较差。

4. 流行性结膜炎

以板蓝根水煎剂（纱布过滤）滴眼。

5. 治疗传染性肝炎

用板蓝根 50 g，每日 1 剂煎服；或用板蓝根 3 kg、蒲公英 1.5 kg，糖适量，制成煎剂 1 000 mL，日服 2 次，每次 50 mL，15 ~ 20 天为一疗程。单味煎剂治疗 8 例均获效果，症状消失平均时间为 6 天，肝功能恢复时间为 15.7 天，肝脏缩小时间为 13 天。疗效优于茵陈蒿汤对照组。复方煎剂治疗 50 例，经一个疗程后有 50% 病例肝功能恢复正常，两个疗程累计肝功能恢复正常者达 92%。

6. 治疗单纯性疱疹性口炎

7. 治疗扁平疣

常用制剂 以板蓝根为原料的中成药制剂很多，如板蓝根颗粒剂、板蓝根注射液、板蓝根片、板蓝根干糖浆、抗病毒口服液、清开灵注射液等。这些制剂都是采用板蓝根中的水溶性成分制成。功效均为清热解毒，化痰通络，醒神开窍。用于热病神昏、中风偏瘫、神志不清，亦可用于急、慢性肝炎，乙型肝炎，上呼吸道感染，肺炎，高热，以及脑血栓形成、脑出血见上述症候者。

不良反应

1. 过敏反应

滥用板蓝根冲剂和针剂，会发生过敏反应和其他不良反应。有报道称 1 例上呼吸道感染患者肌肉注射板蓝根注射液 2 mL，15 min 后即出现头晕眼花，胸闷气短，心慌烦乱，四肢麻木、发胀、奇痒，两前臂及两小腿满布荨麻疹等过敏反应现象，经及时处理后恢复[15]。

2. 血小板减少性紫癜

曾有报道某患者因流行性感冒服用板蓝根冲剂，治疗第 3 天患者双上肢及大腿内侧出现红紫色片状斑块，并有疼痛[16]。

3. 肾损害

临床报道一女童因呼吸道感染肌注板蓝根注射液后呈现血尿症，诊断为药物性肾损害。

❖ 参考文献

[1] 肖珊珊，金郁，孙毓庆．板蓝根化学成分、药理及质量控制研究进展 [J]．沈阳药科大学学报．2003，20（6）：455－446．

[2] 何立巍，杨婧妍，侯宪邦．板蓝根正丁醇部位抗病毒活性组分及相关化学成分研究 [J]．中草药，2017，48（14）：2843－2849．

[3] 于明鹤，史秋梅，柴铁瑛，柴楠楠，王会敏，高光平，高桂生，张艳英，高景龙．黄芪和板蓝根超微粉的粒径观察及其抗鸡新城疫病毒效果 [J]．河南农业科学，2017，46（05）：140－143．

[4] 张李唯，何立巍，张军峰，等．板蓝根提取物体外抗呼吸道合胞病毒机制研究 [J]．辽宁中医杂志，2017，44（05）：1007－1011．

[5] 蒋锡源，杨珍珠，胡志军，等．50种治疗肝炎中草药制剂体外抑制HBsAg活性的比较 [J]．现代应用药学，1992，9（5）：208－211．

[6] 映君．中药药理学 [M]．北京：人民卫生出版社，2006：247－250．

[7] 陈素珍，李瑾翡，曾秋敏，等．板蓝根提取液抗病毒活性的生物评价方法研究 [J]．中药新药与临床药理，2015，26（02）：198－201．

[8] 孙东东，严世海，陈建伟，等．板蓝根有效组分的抗病毒活性研究 [J]．南京中医药大学学报，2013，29（01）：53－55．

[9] 刘云海．板蓝根抗内毒素作用研究 [J]．中国药科大学学报，1995，26（5）：297－299．

[10] 映君．中药药理学 [M]．北京：人民卫生出版社，2006：247－250．

[11] 单风平．板蓝根注射液对小鼠Friend红白血病细胞3CL-8体内外的杀伤作用 [J]．中草药，1994，25（8）：417－418．

[12] 游松，姚新生，陈英杰，等．中药板蓝根中活血有效成分的研究 [J]．中药通报，1998，13（2）：31－32．

[13] 梁永红，侯华新，黎丹戎，等．板蓝根二酮B体外抗癌活性研究 [J]．中草药，2000，31（7）：531－533．

[14] 侯华新，秦箐，黎丹戎，等．板蓝根高级不饱和脂肪酸的体外抗人肝癌BEL-7402细胞活性 [J]．中国临床药学杂志，2002，11（1）：16－19．

[15] 周海平．中药临床应用 [M]．北京：人民军医出版社，2007：325－435．

[16] 刘安祥，顾艺华，宋晓燕．板蓝根冲剂致血小板减少性紫癜1例 [J]．中国医药药学杂志，2005，25（2）：192．

》 薄 荷 《

来源 始载于《新修本草》。为唇形科植物薄荷的干燥地上部分。夏、秋二季茎叶茂盛或花开至三轮时，选晴天，分次采割，晒干或阴干。

性味归经 辛，凉。归肺、肝经。

功效主治 疏散风热，清利头目，利咽，透疹，疏肝行气。《新修本草》曰："主贼风伤寒。发汗，治恶气心腹胀痛。"《本草纲目》谓："薄荷利咽喉口齿诸病，治瘰疬、疥疮、瘰痒瘾疹。"清代黄宫绣《本草求真》中云："薄荷气味辛凉，辛能发散，而于头痛、头风、发热、恶寒则宜。辛能通气，而于心腹恶气痰结则治。凉能清热，而于咽喉、口齿、眼耳瘾疹、疮疥、惊热骨蒸、衄血则妙。"《用药法象》曰："清头风，除风热。"

炮制加工 去老茎和杂质，略喷清水，稍润，切短段，及时低温干燥。

化学成分 主要有效成分为挥发油类，挥发性油中主要成分为左旋薄荷醇、还含左旋薄荷酮、异薄荷酮、胡薄荷酮、胡椒酮、胡椒烯酮、二氢香芹酮、乙酸薄荷酯等。另有黄酮类（薄荷异黄酮苷、异瑞福灵）；有机酸类（迷迭香酸、咖啡酸）；氨基酸（甘氨酸、天冬氨酸、缬氨酸）等。

药理作用

1. 抗真菌、抗病毒作用

薄荷油、薄荷醇可剂量依赖性地抑制核盘菌，匍茎根霉菌、毛霉菌的生长和繁殖[1]。在体外蚀斑抑制实验中，薄荷油对单纯疱疹病毒的两种亚型（HSV21和HSV22）均显示较强的抑制作用[2]。李佩佩等[3]对薄荷多糖的提取工艺及其抗氧化、抗病毒活性进行研究，结果显示薄荷多糖具有显著的DPPH自由基清除能力和还原能力，对呼吸道合胞病毒具有较强的抑制作用，IC_{50}为281.36 μg/mL。陈飞[4]对薄荷抗呼吸道合胞病毒的有效物质进行基础研究，结果显示薄荷水提液对呼吸道合胞病毒、流感病毒、单纯疱疹病毒均有一定的治疗作用，其治疗指数分别是25.99、9.28、14.85。体内实验说明该有效部位具有很好的体内抗病毒的作用。

2. 抗炎镇痛作用

高、低剂量的浓薄荷水对二甲苯引起的小鼠耳肿胀和蛋清引起的大鼠足跖肿胀均有明显抑制作用，证明浓薄荷水对早期急性炎症的充血水肿过程有明显抑制作用[5]。王晖等[6]利用薄荷提取物灌胃对小鼠醋酸扭体反应有明显抑制作用。

3. 促进透皮吸收作用

薄荷醇和薄荷脑作为皮肤外用制剂具有促进药物渗透的作用。薄荷醇作用机理是通过皮肤角质层的结构改变来促进药物吸收。

4. 对中枢神经系统的作用

兴奋中枢神经，使皮肤毛细血管扩张，促进汗腺分泌，增加散热，有发汗解热作用。

5. 对消化系统和平滑肌的作用

薄荷提取物样品对D-氨基半乳糖所致小鼠急性肝损伤有明显的保护作用。

薄荷提取物样品能显著增加大鼠胆汁分泌量，对大鼠有明显利胆作用[7]。

6. 对生殖系统的作用

杨世杰等[8]实验表明薄荷油对家兔具有终止早孕和抗着床作用。

7. 对呼吸系统的作用

薄荷醇的刺激作用导致气管产生新的分泌物，使稠厚的黏液易于排出。薄荷醇用于支气管炎时，能减少呼吸道的泡沫痰，使有效通气腔增大，而表现为祛痰作用[9]。

8. 抗肿瘤作用

用法用量 3～6 g，后下。

临床应用 发汗解热之功效，作为常用中药，临床上常用于治疗流行性感冒，头痛，目赤，身热，咽喉肿痛，牙龈肿痛等症，还可用于神经痛、皮肤瘙痒、皮疹和湿疹等。

常用制剂

1. 胆舒胶囊为天然植物薄荷中提取的薄荷油单一成分中药制剂。临床研究证实：其治疗胆囊炎、胆石症和胆道感染的总有效率达76.9%[10]。

2. 复方薄荷油滴剂对改善外科病区留置胃管行胃肠减压的患者因留置胃管引起的咽部干燥性疼痛效果明显[11]。

3. 清凉油由薄荷油、薄荷脑、樟脑、桉叶油等精制而成，具有消炎退肿、止痛止痒等功效[12]。

4. 复方薄荷滴鼻液除了具有除臭、消炎、止痛、润滑鼻腔作用外，对治疗萎缩性和干燥性鼻炎及鼻出血等也有疗效[13]。

不良反应 薄荷在临床应用中发现的不良反应多由服用薄荷油引起，不良反应主要发生在中枢神经系统和消化系统，过量服用甚至可致死亡，过量服用薄荷油会出现胃肠不适，1～2 h内出现中枢神经系统毒性。在3例死亡病例中，1例发现广泛性肝中心小叶坏死，1例发现轻微肝小叶细胞浊肿，这两例患者在服用过量薄荷油24 h后实验室检查提示肝损伤和肾损伤。另有4例过量服用薄荷油中毒的病例，其中1例死于多脏器衰竭；另1例在服用薄荷油1 h后的血清中检测到胡薄荷酮的毒性代谢产物薄荷呋喃[4]。Behrends M 等[5]报道了1例静脉注射薄荷油致急性肺水肿的病例。倪建国等[6]报道了2例薄荷致过敏性肺泡炎的病例，胡祥珍等[7]报道了薄荷油引起迟发型药物过敏1例。

✿ 参考文献

[1] EDRIS A E, FARRAG E. Antifungal activity of peppermint and-sweet basil essential oils and their majoraromaconstituents on some plant pathogenic fungi from the vapor phase. Nahrung,

2003. 47（2）：117 – 121.

［2］ SCHUHMACHER A，REIEHLING J，SEHNITZLER P. Viruddal effect ofpeppermintoil on the enveloped viruses herpes simplex virustypel and type2 in vitro. Phytomedieine，2003. 10（6 – 7）：1504 – 1510.

［3］ 李佩佩，杨子君，陈荫，张小军，郭远明. 薄荷多糖的提取工艺及其抗氧化、抗病毒活性的研究［J］. 食品科技，2014，39（12）：196 – 201.

［4］ 陈飞. 薄荷抗呼吸道合胞病毒的有效物质基础研究［D］. 山东中医药大学，2015.

［5］ 梅全喜，钟希文，高玉桥，等. 浓薄荷水抗炎作用实验研究［J］. 中国药业，2008，17（21）：11 – 12.

［6］ 王晖，许卫铭，王宗锐. 薄荷醇对柴胡镇痛作用的影响［J］. 中医药研究，1996. 12（3）：1 – 2.

［7］ 彭蕴茹，钱士辉，石磊，等. 薄荷非挥发性提取部位的药理活性研究［J］. 中药材. 2008，31（1）：104 – 106.

［8］ 杨世杰，吕怡芳，王秋晶，等. 薄荷油终止家兔早期妊娠及其机理初探［J］. 中草药，1991，22（10）：454 – 457.

［9］ 阴健. 中药现代研究与桩床应用［M］. 北京：学苑出版社，1994：681.

［10］ 黄欣，张哲永，曹大春，等. 胆舒胶囊治疗胆石症的疗效观察［J］. 中国全科医学，2005. 8（1）：55 – 56.

［11］ 曹文娟，凌九人，李敏华，等. 薄荷油对留置胃管引起的咽部疼痛的效果观察［J］. 中国实用医学研究杂志，2002，1（4）：65 – 66.

［12］ 鲍大荣. 清凉油治疗丘疹性荨麻疹 30 例临床分析［J］. 右江民族医学院学报，2003，25（4）：575.

［13］ 陈桂才. 复方薄荷油滴鼻剂治疗儿童鼻出血疗效观察［J］. 中国中西医结合耳鼻咽喉科杂志，2003. 11（4）：166.

［14］ HENE B，ANDERSON，WALTER H，et al. Pennyroyal toxicity：measurement of toxic metabolite levels intwo cases and review ofthe literature［J］. Ann Intern Med. 1996，124（8）：726 – 734.

［15］ BEHRENDS M，BEIDEDINDEN M，PETERS J. Acute lung injury aftgrpeppermint oil injection［J］. Anesth Analg. 2005，101（4）：1160 – 1162.

［16］ 倪建国，赵凯围. 薄荷所致过敏性肺泡炎 1 例［J］. 临床内科杂志. 1998，15（4）：附页 2.

［17］ 胡祥珍，赵燕瑜. 薄荷油引起迟发型药物过敏 1 例［J］. 药物流行病学杂志，1994，3（2）：97.

扁 豆

来源 始载于《名医别录》。本品为豆科植物扁豆的干燥成熟种子。秋、冬二季采收成熟果实，晒干，取出种子，再晒干。

性味归经 甘，微温。归脾、胃经。

功效主治 健脾化湿，和中消暑。用于脾胃虚弱，食欲不振，大便溏泻，白带过多，暑湿吐泻，胸闷腹胀。炒白扁豆健脾化湿。用于脾虚泄泻，白带过多。

炮制加工 除去杂质，用时捣碎。

化学成分 种子含油 0.62%，内有棕榈酸 8.33%，亚油酸 57.95%，反油酸 15.05%，油酸 5.65%，硬脂酸 11.26%，花生酸 0.58%，山萮酸 10.40%。又含葫芦巴碱、蛋氨酸、亮氨酸、苏氨酸、维生素 B_1、维生素 C、胡萝卜素、蔗糖、葡萄糖、水苏糖、麦芽糖、棉籽糖、L-2-哌啶酸和具有毒性的植物凝集素。另含甾体。

药理作用

1、抗病毒作用

詹家琮[1]应用现代医学对慢阻肺致病机理的认识研发新型治疗用中药方剂，结果显示白扁豆等多种药物具有干预流感病毒感染的作用。

2. 抗氧化活性

刘富岗等[2]通过体外实验证明，白扁豆中的多糖对超氧阴离子自由基和羟基自由基有不同程度的清除作用。

3. 对神经细胞的保护作用

白扁豆多糖对体外培养的胚鼠大脑皮层神经元缺氧性坏死和凋亡具有保护作用[3]。

用法用量 9~15 g。

临床应用

1. 腹泻

白扁豆 100 g，葛根 50 g，车前草 150 g。上药加水适量，煎煮 20 min，将药液倒入盆内，待药液转温时，用以浸泡双足，治疗腹泻。

2. 急性肠胃炎

白扁豆 60 g，洗净，煮汁。一日 2~3 次分服。

3. 妇女带下、胎动不安、呕逆等

白扁豆 100 g，水煎煮，连汤带豆同服。功能：固胎止带。

4. 解毒

主解一切草木毒，生嚼及煎汤服，取效。

常用制剂 药食同源，单用为主。

⟡ 参考文献

[1] 詹家琮. 应用现代医学对慢阻肺致病机理之认识研发新型治疗用中药方剂 [D]. 广州中

医药大学，2015.

［2］刘富岗，弓建红，杨云．白扁豆等4种中药多糖的体外抗氧化活性研究［J］．河南科学2009，27（10）：1212－1216.

［3］姚于飞．白扁豆多糖对体外培养的胎鼠大脑皮层神经细胞缺氧性凋亡的保护性研究［D］．南昌大学．2011.

槟　榔

来　源　始载于《名医别录》，列为中品。为棕榈科植物槟榔的干燥成熟种子。春末至秋初采收成熟果实，用水煮后，干燥，除去果皮，取出种子，干燥。

性味归经　苦、辛，温。归胃、大肠经。

功效主治　杀虫，消积，行气，利水，截疟。

炮制加工　除去杂质，浸泡，润透，切薄片，阴干。

化学成分　槟榔中主要有效成分为生物碱，分别为槟榔碱、槟榔次碱、去甲基槟榔碱、去甲基槟榔次碱、异去甲基槟榔次碱、高槟榔碱。槟榔中的鞣质为缩合鞣质，即黄烷醇衍生物，与槟榔碱结合存在，含量约15%。

药理作用

1. 抗细菌、真菌和病毒作用

槟榔中所含的鞣质，对堇色毛癣菌、许兰黄癣菌、奥杜益小芽孢癣菌、抗流感病毒PR3等均有不同程度的抑制作用。槟榔水煎剂对许兰黄癣菌等皮肤真菌有抑制作用；鸡胚实验表明槟榔有抗流感病毒作用。对内氏放线菌的产酸具有一定的抑制能力[1]，对血链球菌的生长和产酸都有一定的抑制作用[2]，对牙龈卟啉菌和福赛类杆菌也有明显的抑菌作用[3]。提取液浓度低于 8.0 mg/mL 时，对黏性放线菌的生长有抑制作用[4]。作用于变形链球菌表面的黏结素和获得性膜中的受体成分，阻碍变形链球菌的黏附，而产生有效的抗龋作用[5]。

2. 驱虫作用

槟榔对多种寄生虫有抑制或杀灭作用。研究发现，槟榔对体外培养的猪囊尾蚴有良好的驱虫效果[6]。对肝吸虫也有明显的抑虫作用，其作用机理与影响肝吸虫的神经系统功能有关[7]。槟榔煎剂对鼠蛲虫具有麻痹作用。槟榔碱是槟榔的有效驱虫成分，对猪肉、牛肉绦虫有较强的致瘫痪作用，对棘球蚴虫有杀伤作用，氢溴酸槟榔碱有排蛲虫效果[8]。槟榔碱对钉螺也有杀灭作用。较低浓度的槟榔碱可增加钉螺足跖平滑肌的收缩活动，这可能与槟榔碱直接开放钙通道，促使钙离子内流有关[9]。

3. 对神经系统的作用

槟榔碱具有兴奋 M 胆碱受体的作用，嚼食槟榔可使胃肠平滑肌张力升高，增加肠蠕动，使消化液分泌旺盛，食欲增加，腺体分泌增加，瞳孔缩小，支气管收缩，心率减慢，并可引起血管扩张，血压下降；槟榔碱也能兴奋 N 胆碱受体，表现为兴奋骨骼肌、神经节。槟榔碱水溶液有明显缩瞳作用[10]。

4. 对消化系统的作用

槟榔水提醇注射液对犬或猫的离体或在体胆囊均能起到兴奋胆囊肌的作用，与大黄注射液合用，能增强胆总管收缩力，加速胆汁排出。槟榔对功能性消化不良模型大鼠胃平滑肌有显著的促收缩作用，主要增强收缩振幅[11]。

5. 其他作用

槟榔水煎剂可增加大鼠膀胱逼尿肌的收缩活动，表现为增加张力和收缩波平均振幅，并呈剂量依赖性[12]。槟榔的水和醇提液可明显抑制小鼠分离血浆中的淀粉酶活性，并呈剂量依赖性。同时，槟榔醇提液对小鼠的餐后血糖值有降低作用[13]。以槟榔碱为先导的新型莨菪类化合物 MA9701 具有促智作用，作为治疗阿尔茨海默病的新药已进入临床试验阶段[14]。

用法用量 　3～10 g；驱绦虫、姜片虫 30～60 g。

临床应用 　常用于虫积、食滞、脘腹胀痛、泻痢后重、疟疾、水肿、脚气病等的治疗，以及支气管哮喘、病毒性心肌炎、胃及十二指肠溃疡、小儿腹痛、慢性结肠炎、类风湿性关节炎、手足癣、青光眼、化脓性中耳炎、金疮等症。

常用制剂

1. 槟榔四消丸

功效消食导滞，行气泻水。用于食积痰饮，消化不良，脘腹胀满，嗳气吞酸，大便秘结。

2. 槟榔十三味丸

主要成分有槟榔、沉香、肉豆蔻、丁香、木香、广枣、制草乌、干姜、荜拨、胡椒、紫硇砂、当归、葶苈子。具有清热泻火，豁痰开窍，养血安神，调理脏器间相互平衡协作功能。槟榔十三味丸服用方便，见效快，是目前针对抑郁症、强迫症、精神分裂症、更年期综合征、神经衰弱、癔症的蒙药。

不良反应 　常见不良反应为恶心呕吐、腹痛、头晕、心慌，冷服可减少呕吐。另有报道槟榔可致癌，咀嚼槟榔会导致口腔黏膜下纤维化，并随时可能转化为癌症[15]。槟榔碱可对 S. Typhimurium 菌株 TA_{100}、TA_{98}、TA_{1535} 和 TA_{1538} 及中国仓鼠 V_{79} 细胞引起突变[16]。槟榔能通过睾丸屏障影响小鼠的精子发育过程，对小鼠的生殖细胞有一定的遗传毒性[17]。

✧ 参考文献

[1] 黄正蔚，周学东 . 部分天然药物对内氏放线菌生长和产酸影响的体外研究 [J]. 牙体牙

髓牙周病学杂志, 2002, 12 (1): 4.

[2] 肖悦, 刘天佳, 黄正蔚, 等. 天然药物对血链球菌生长和产酸影响的体外研究 [J]. 中国微生态学杂志, 2001, 13 (5): 278.

[3] 黄冰冰, 樊明文, 杨祥良, 等. 中草药对牙周病菌生长的影响 [J]. 第四军医大学学报, 2003, 24 (5): 424.

[4] 肖悦, 刘天佳, 黄正蔚, 等. 天然药物对黏性放线菌生长和产酸影响的体外研究 [J]. 华西医大学报, 2002, 33 (2): 253.

[5] 肖悦, 刘天佳, 黄正蔚, 等. 5 种天然药物对变形链球菌在唾液获得性膜黏附的影响. 四川大学学报 (医学版), 2004, 35 (5): 687-689.

[6] 赵文爱, 李泽民, 王伯霞. 槟榔与白胡椒对猪囊尾蚴形态学改变的影响 [J]. 现代中西医结合杂志, 2003, 12 (3): 237.

[7] 田喜凤, 戴建军, 董路, 等. 槟榔南瓜子合剂对猪带绦虫作用的超微结构观察 [J]. 中国寄生虫病防治杂志, 2002, 15 (6): 363.

[8] 郑虎占. 中药现代研究与应用 [M]. 北京: 学苑出版社, 1999: 4565.

[9] 李泱, 夏国瑾, 姚伟星, 等. 低浓度槟榔碱对钉螺足跖平滑肌收缩和对豚鼠心室肌细胞钙内流作用的实验研究 [J]. 中国血吸虫病防治杂志, 2000, 12 (2): 94.

[10] 刘玲, 古彦杰. 四种中药对瞳孔作用的药理实验 [J]. 中西医结合眼科杂志, 1998, 16 (4): 210.

[11] 邹百仓, 魏睦福, 魏睦新. 槟榔对功能性消化不良模型大鼠胃运动的影响 [J]. 中国中西医结合消化杂志, 2003, 11 (1): 6.

[12] 邱小青, 张英福, 瞿颂义, 等. 槟榔对大鼠逼尿肌肌条运动的影响 [J]. 中成药, 2000, 22 (2): 155.

[13] KOBAYASHI K, SAITO Y, NAKAZAWA I, et al. Screening of crude drugs for influence on amylase activity and postprandial blood glucose inmouse plasma [J]. Biol Pharm Bull, 2000, 23 (10): 1250.

[14] 崔永耀, 冯菊妹, 刘慧中, 等. 新型 M 受体激动剂 MA9701 的促智作用 [J]. 中国临床药理学与治疗学, 2003, 8 (5): 503.

[15] 王敬诚. 咀嚼槟榔致癌 [J]. 中国中医药报, 2003, 8 (18).

[16] PANIGRAHI G B, RAO A R. Induction of in vivo sister chromatid ex. changes by arecaidine, a betel nut alkaloid, in mouse bone-marrowcells [J]. Cancer Lettem, 1984, 23 (2): 189.

[17] 臧雪冰, 胡怡秀, 丘丰, 等. 槟榔的遗传毒性研究 [J]. 实用预防医学, 1989, 6 (4): 265.

冰 片

来源 始载于《中华本草》, 冰片的来源主要有三种: 一是龙脑香冰片, 也称"梅片", 系龙脑香科常绿乔木龙脑香树树脂经蒸馏冷却而得的结晶, 其主要成分为右旋龙脑; 二是艾纳香冰片, 也称"艾片", 系菊科植物多年草本植物艾纳香叶提取的结晶，主要成分为左旋龙脑；三是合成龙脑，俗称"机制冰片"，系由松节油、樟脑等经化学方法合成，主含外消旋龙脑（含量不低于55.0%）及异龙脑（含量约为35%）[1]。目前常使用合成龙脑。

炮制加工 《圣惠方》："细研。"《本草述钩元》："轻轻捶研。"现法，取原药材，除去杂质，用时研成粉。

性味归经 辛、苦，微寒。归心、脾、肺经。

功效主治 开窍醒神、清热止痛。用于热病神昏，惊厥，中风痰厥，气郁暴厥，中恶昏迷，胸痹心痛，目赤，口疮，咽喉肿痛，耳道流脓。

化学成分 右旋龙脑。

药理作用

1. 抗病毒作用

研究者将 I 型单纯疱疹病毒暴露于一定浓度的异龙脑 30 min，病毒可被灭活；0.06%的异龙脑可以完全抑制病毒复制，但不影响病毒吸附[4]。可能的机制为抑制病毒多肽的糖基化。隽会英[3]对西药抗病毒结合中药外敷治疗带状疱疹临床研究，结果显示，给予西药抗病毒结合自拟中药粉剂（药物组成：雄黄、青黛、枯矾、冰片、地龙）外用治疗，对照组给予西药抗病毒治疗，观察两组的临床疗效。结果：治疗 2 个疗程后，观察组的综合疗效显著优于对照组，差异有统计学意义（$P < 0.05$）。因此，西药抗病毒结合自拟中药粉剂外用疗法对带状疱疹患者的症状有明显改善作用，其疗效优于单纯西药抗病毒疗法。

2. 双向调节中枢神经系统作用[4]

冰片既有镇静抗惊厥又有醒脑的作用。研究表明其可以缩短戊巴比妥钠持续睡眠时间，且能延长苯巴比妥钠入睡时间，冰片的作用可能参与诱导了肝脏药物代谢酶，冰片还可明显改善长时间连续作业大鼠的觉醒水平。

3. 抗菌、抗炎、镇痛作用

用冰片进行体外抗菌实验，结果表明冰片在较低浓度时有抑菌作用，在高浓度时有杀菌作用[5]。侯佳芝等[6]用动物实验探讨了冰片对激光烧伤创面的镇痛及抗炎作用，冰片的镇痛机制在于外周镇痛，可能与抑制炎性介质有关，也可能与缓解外周神经的紧张有关。

4. 保护脑缺血作用

脑缺血复灌损伤可以导致记忆障碍，冰片对小鼠脑缺血后记忆障碍具有改善作用，推测冰片作用主要是通过改善缺血脑区能量代谢来实现。

5. 提高其他药物的生物利用度

正如《本草衍义》记载冰片"独行则势弱，佐使则有功""芳香走窜，引药上行"。现代研究表明其"佐使"作用与冰片促渗透或增效作用有关[6]，冰片可提高羟基红花黄色素 A（HSYA）的血脑屏障透过率。推断可作为 HSYA 的脑靶向载体引经入脑。

6. 逆转肿瘤多药耐药

7. 保护心脑等器官组织

用法用量 0.15~0.3 g。入丸散用。外用研粉点敷患处。

临床应用

冰片除具有抗菌、抗炎、止痛的功效外，还有促进血脑屏障开放、促进其他药物透过血脑屏障、保护脑缺血、诱导肝微粒体酶等作用。

该药在临床上广泛应用于五官科、皮肤科、心血管科疾病。

常用制剂

1. 复方丹参片

活血祛瘀、通经理气及止痛等功效，广泛用于治疗心脑血管疾病。还具有清热止痛，开窍醒神，明目祛瘀等作用。

2. 牛黄解毒片

用于火热内盛，咽喉肿痛，牙龈肿痛，口舌生疮，目赤肿痛，方中冰片有清热的功效[7]。

不良反应 研究发现，冰片眼部用药后高剂量组中部分家兔滴眼后产生短暂闭目现象。

✿ 参考文献

[1] 国家药典委员会.中华人民共和国药典（一部）[S].北京：化学工业出版社，2010：136.

[2] 魏楚蓉，综述，伍赶球等.冰片的药理作用及其机制研究进展 [J].国际病理科学与临床杂志，2010，30（4）：447－451.

[3] 隽会英.西药抗病毒结合中药外敷治疗带状疱疹临床研究 [J].世界最新医学信息文摘，2017，17（27）：163－164.

[3] 孙晓萍，欧立娟，宓穗卿，等.冰片抗炎镇痛作用的实验研究 [J].中药新药与临床药理，2007，18（9）：353－355.

[4] 吴纯洁，黄勤挽，齐红艺，等.中药冰片眼部用药的局部毒性研究 [J].中国药学杂志，2005，40（22）：1710－1713.

[5] 吴雪，欧阳丽娜，向大位，等.冰片及石菖蒲促进羟基红花黄色素A透过血脑屏障的实验研究 [J].中草药，2011，42（4）：734－737.

[6] 石巧娟，陈琴华，戴方伟，等.复方丹参片中冰片的GC-MS法测定 [J].中国医药工业杂志，2006，37（10）：706－707.

[7] 张宜凡，李瑾.牛黄解毒片中冰片的化学鉴别及薄层色谱鉴别 [J].中医药导报，2011，17（6）：95－96.

》》苍耳子《《

来 源 始载于《神农本草经》，其名出自《千金·食治》，为菊科植物苍耳的干燥成熟带总苞的果实[1]。

炮制加工 秋季果实成熟时采收，干燥，除去梗、叶等杂质，清炒至黄褐色[2]。也有人研究砂烫与烘制。

性味归经 辛、苦，温，有毒。归肺经。

功效主治 散风寒，通鼻窍，祛风湿。用于风寒头痛，鼻塞流涕，鼻衄，鼻渊，风疹瘙痒，湿痹拘挛。

化学成分

1. 水溶性苷类化合物

苍耳子中水溶性苷类主要指苍术苷与羧基苍术苷，苍术苷是苍耳子的主要毒性物质基础，毒性反应与苍耳子水煎剂的毒性反应基本一致[3]。

2. 倍半萜内酯类化合物

主要是愈创木烷型和裂愈创木烷型。其中苍耳素是活性研究比较多的一个化合物，另外还有黄质宁（隐苍耳内酯）、苍耳明（苍耳内酯）、苍耳醇及他们的衍生等。

3. 挥发油成分

主要挥发油成分为 δ-柠檬烯，香芹醇，α-紫罗兰酮，萜品油烯，β-石竹烯，散花烃等。苍耳子挥发油主要以烷烃类物质为主，其次为烷醇类物质。而烯、醛类物质的量相对较少。

4. 脂肪油成分

脂肪酸中含亚油酸、油酸、棕榈酸、硬脂酸，不皂化物中含有蜡醇、β-谷甾醇、γ-谷甾醇、ε-谷甾醇。丙酮不溶性脂中有卵磷脂，脑磷脂。

5. 蛋白质类物质

苍耳种子中含有丰富的蛋白质如苍耳子凝集素。

6. 其他成分

酚酸类、生物碱类等。

药理作用

1. 抗病毒作用

用苍耳子醇提物研究其抗病毒作用，结果表明苍耳子提取液对疱疹病毒有明显的抑制作用。刘颖[11]对苍耳子提取物抗鸭乙型肝炎病毒作用的实验研究，结果显示，苍耳子提取物（1 g/kg/d）剂量组对延缓鸭肝病理改变有一定的作用，但对 DHBV DNA 无作用。结论：苍耳子提取物对控制鸭乙型肝炎病毒引起的病理改变有一定作用。

2. 抗菌、抗肿瘤活性

主要成分为倍半萜类[5]，倍半萜内酯为菊科植物的特征性成分，含有 α，β-不饱和羧基-γ 内酯结构片段决定了其生物活性[6]。

3. 抗炎、镇痛作用

咖啡酰苍耳子噻嗪双酮苷具有很强的抗炎镇痛活性，2-羟基-苍耳子噻嗪双酮苷具有抗炎活性，但无镇痛活性。绿原酸和 1，5-O-二咖啡酸奎宁酸具有抗炎镇痛活性[7]。

4. 对心血管系统和呼吸系统的作用

苍耳子的水溶液中的苷类能够增加血管通透性，而对血压也仅有轻度影响。苍耳子能够促进呼吸兴奋，而过度则具有抑制作用。

5. 降血糖作用

有文献报道，苍耳子所含一种白色结晶性苷羧基苍耳苷可使正常家兔血糖下降[9]。

6. 抗氧化活性

苍耳子具有的止血、抑菌、抗氧化等药理作用可能与其乙酸乙酯部位含有的 5，7，3′，4′-四羟基异黄酮，3′-甲基杨梅黄酮，法卡林二醇等抗氧化活性的化学成分有关。

用法用量 3～10 g。

临床应用

临床上用以治疗鼻渊流涕、腰腿痛、慢性气管炎、荨麻疹及泌尿系统感染、腮腺炎等。近年来，曾有人用苍耳子液治疗扁平疣获得较好疗效[4]。

1. 消炎镇痛

苍耳子对金黄色葡萄球菌等多种微生物有较强的抑制作用，具有消炎镇痛，提高超氧化物歧化酶（SOD）的活性，增强机体对自由基的清除能力，减少自由基对机体的侵害等功效[5]。

2. 治鼻炎

现代临床应用多取其疏风通窍之功，复方或单用治疗过敏性及急慢性鼻炎，常与辛夷、白芷等配伍[10]。

3. 治疗皮肤癌

采用夏日的鲜嫩苍耳及其茎叶、冰片制成膏剂的方法最好[8]。

不良反应 临床中常因长期、过量、反复使用苍耳子以及炮制不当或者未经炮制使用而发生中毒。毒理学研究提示其对多脏器均有损伤，主要对肝脏和肾脏的损害较为严重。

❖ 参考文献

[1] 国家药典委员会. 中华人民共和国药典（一部）[S]. 北京：化学工业出版社，2010：151.

[2] 张婷婷，鄢良春，赵军宁，等. 苍耳子"毒性"及现代毒理学研究进展 [J]. 药物评价研究，2010，33（5）：361-366.

[3] 曹丽萍，臧志和，廖洪利，等. 苍耳子毒性成分及炮制工艺研究进展 [J]. 中国医药导报，2008，5（8）：22-23.

[4] 姜克元，黎维勇，王岚. 苍耳子提取液抗病毒作用的研究 [J]. 时珍国药研究，1997，8（3）：217.

[5] 王淑萍，张桂珍，高英. 苍耳子挥发油化学成分分析 [J]. 长春工程学院学报（自然科学版），2007，8（2）：81-83.

[6] 阮贵华，李攻科. 苍耳子的化学成分及其分离分析研究进展 [J]. 中成药，2008，30（3）：421-426.

[7] 韩婷，汪洋，张巧艳，等. 苍耳子活性部位中抗炎镇痛化学成分的研究 [M]. 中华中医药学会第九届中药鉴定学术会议论文集. 上海：第二军医大学药学院. 2004.

[8] 杨雨晴，苍耳子的药理作用 [J]. 医学信息，2011，1645-1646.

[9] 苏新国，宓穗卿，王宁生，等. 苍耳子药用研究进展 [J]. 中药新药与临床药理，2006，17（1）：68-72.

[10] 熊颖，刘启德，宓穗卿. 苍耳子化学研究进展 [J]. 广东药学，2005，15（6）：65-68.

[11] 刘颖，吴中明，兰萍. 苍耳子提取物抗鸭乙型肝炎病毒作用的实验研究 [J]. 时珍国医国药，2009，20（07）：1776-1777.

▶▶ 柴 胡 ◀◀

来　源 为伞形科植物柴胡或狭叶柴胡的干燥根。按性状不同，分别习称"北柴胡"和"南柴胡"[1]。

炮制加工 柴胡春、秋二季采挖，除去茎叶和泥沙，干燥[1]。

性味归经 辛、苦，微寒。归肝、胆、肺经。

功效主治 疏散退热，疏肝解郁，升举阳气。用于感冒发热，寒热往来，胸胁胀痛，月经不调，子宫脱垂，脱肛。

化学成分

1. 主要含柴胡皂苷

2. 甾醇

主要为α-菠菜甾醇，豆甾醇等。

3. 挥发油

柴胡醇、丁香酚、己酸、r-十一酸内酯、对-甲氧基苯二酮等。

4. 脂肪油

油酸、亚麻油酸、棕榈酸、硬脂酸等的甘油酯。

5. 其他成分

含多糖、生物碱、葡萄糖、氨基酸等，茎叶含黄酮类和山奈苷等[2]。

药理作用

1. 抗病毒作用

柴胡中的有效成分柴胡皂苷 a，d 和二次生成的柴胡皂苷 Sb_1，Sb_2，Sb_3，Sb_4 对于 Na-K-ATP 酶有很强的抑制作用，能引起能量和水盐代谢的变化从而起到抗病毒作用[3]。柴胡的水提物具有抗人乳头瘤病毒的作用。柴胡治疗尖锐湿疣的有效物质属于可溶于水的强极性物质，为探讨其抗病毒的物质基础做了初步研究[4]。北柴胡注射液对流行性感冒病毒有强烈的抑制作用；从此种注射液馏出的油状未知成分对该病毒也有强烈抑制作用。同时其具有抗细菌内毒素的作用。

2. 抗肿瘤作用

柴胡提取物腹腔给小鼠后，其第 1、2 h 的含药血清对体外培养的人肝癌细胞 SMMC-7721 和乳腺癌癌细胞 MCF-7 生长细胞增殖有明显的抑制作用，且这种抑制率表现出明确的浓度依赖性。夏薇等[2]报道，柴胡皂苷 d 可以抑制 K562 细胞（白血病细胞之一）的增殖。这些结果为临床用柴胡治疗癌症、白血病提供了科学依据[5]。

3. 免疫调节作用

柴胡皂苷 d 能改善红细胞免疫功能，增强其对抗肾小球基膜型肾炎免疫复合物的运输和吞噬能力，从而延缓肾病进程。柴胡提高机体免疫力的有效成分为柴胡多糖，柴胡多糖能够明显增加脾系数、腹腔巨噬细胞百分数及吞噬指数，能提高病毒特异抗体滴度，明显增加淋巴细胞转化率和皮肤迟发型超敏反应。

4. 解热作用

柴胡的挥发油、皂苷、皂苷元都有解热作用。同时认为柴胡的解热是一种结果，是因为病原体的抑制或被杀灭产生的结果。柴胡针对的这些病原体所引起的疾病大多都有一个共同特点就是发热，而且病变会波及内脏影响到肋间神经、膈神经。

5. 抗炎作用

ALR-b 抗炎的有效成分为柴胡皂苷，柴胡皂苷的抗炎作用是通过活跃 HPO 轴（下丘脑－垂体－肾上腺轴），促进内源性糖皮质激素释放，提高受体水平和糖皮质激素功能来实现的。

6. 抗惊厥

柴胡皂苷和柴胡挥发油均有抗惊厥作用。

用法用量 3~10 g。

临床应用

1. 用于退热

北柴胡对普通感冒、流行性感冒、疟疾、肺炎等有较好的退热效果，临床上常用柴胡制成的柴胡注射剂治疗各种热症，如感冒发热、癌症发热等。

2. 治疗病毒性流感和病毒性呼吸道感染

有文献报道用柴胡治疗流行性腮腺炎，症状消失快，腮腺肿胀明显好转为显效，没有出现并发症，未见不良反应。近期还有人使用柴胡治疗病毒性心肌炎，也取得了很好的疗效。

3. 内科疾病

柴胡具有解表退热、疏肝解郁、升阳举陷等作用，为治疗少阳证、肝气不舒、气虚下陷、产后发热之要药。

4. 外用治疗痹症[6]

煮汤敷洗患处，可疏通经络，治疗骨劳烦疼、风湿痹证。

常用制剂

1. 小柴胡汤

以柴胡和黄芩二味为主药，治伤寒半表半里，邪在肝胆经[7]。治伤寒五六日，中风，往来寒热，胸胁苦满，默默不欲食，心烦喜呕，或胸中烦而不呕，或渴，或腹中痛，或胁下痞硬，或心下悸、小便不利，或不渴、身有微热，或咳者。

2. 柴胡散

治邪入经络，体瘦肌热，推陈致新；解利伤寒、时疾、伏暑。

3. 逍遥散

治血虚劳倦，五心烦热，肢体疼痛，头目昏重，心悸颊赤，口燥咽干，发热盗汗，减食嗜卧，以及血热相搏，月水不调，脐腹胀痛，寒热如疟；又治女子血弱阴虚，营卫不和，痰嗽潮热，肌体羸瘦，渐成骨蒸。

不良反应 常规剂量使用柴胡无毒性作用，大剂量使用可出现恶心、呕吐、腹泻等现象[8]。

✧ 参考文献

［1］国家药典委员会. 中华人民共和国药典（一部）[S]. 北京：化学工业出版社，2010：263.

［2］程玲. 柴胡主要活性成分的药理作用研究 [J]. 河南省医疗器械检验所，464－467.

［3］白宗利，王岩，贾天柱. 柴胡的药理作用研究进展 [M]. 辽宁中医药大学药学院：中华中医药学会四大怀药与地道药材研究论坛暨中药炮制分会第二届第五次学术会议与第三

届会员代表大会论文集，287 - 291.

［4］李劲，罗奎章，林奕. 柴胡对人乳头瘤病毒杀灭作用的实验研究［J］. 中国中西医结合皮肤性病学杂志，2005，4（3）：171 - 173.

［5］刘殿菊，关霞. 柴胡含药血清的体外抗肿瘤作用的实验研究［J］. 内蒙古中医药，2011：76 - 77.

［6］张英杰，苑述刚，苏桂花，等. 柴胡的中药学及临床应用文献研究概述［J］. 甘肃中医学院学报，2011，28（1）：74 - 77.

［7］王胜春，党峻英，贾旭东. 柴胡与黄芩伍用清热与抗病毒作用［J］. 中草药，1997，29（1）：27 - 29.

［8］刘茜. 柴胡注射液不良反应原因分析［J］. 陕西中医学院学报，2010，33（1）：59 - 60.

蝉　蜕

来源　始载于《神农本草经》，列为中品。为蝉科昆虫黑蚱的幼虫羽化时脱落的皮壳。夏、秋二季收集，除去泥沙，晒干[1]。

炮制加工　除去杂质，洗净，干燥。

性味归经　甘，寒。归肺、肝经。

功效主治　疏散风热，利咽消肿，止痒透疹，明目退翳，镇惊解痉。用于风热感冒，咽痛音哑，麻疹不透，风疹瘙痒，目赤翳障，惊风抽搐，破伤风。

化学成分

1. 氨基酸类

蝉蜕中含有大量的氨基酸类成分，其中游离氨基酸 12 种，水解氨基酸 17 种[2]。2000 年，日本学者 Naoki Noda 等[3]从蝉蜕中分离得到 2 个乙酰多巴胺二聚体成分：（2R，3S）-2-（3′，4′-二羟苯基）-3-乙酰氨基-7-（N-乙酰基-2″-氨乙基）-1，4-哌氧环烷、（2R，3S）-（3′，4′-二羟苯基）-3-乙酰氨基-6-（N-乙酰基-2″-氨乙基）-1，4-哌氧环烷；以及 4 个酚类化合物单体：3，4-二羟基苯甲醛、3，4-二羟基苯甲酸、N-乙酰多巴胺和 2-O-N-乙酰多巴胺。2006 年，韩国学者 Ming-Zhe Xu 等[4]分离得到 1 个新的乙酰多巴胺二聚体成分：（2R，3S）-2-（3′，4′-二羟苯基）-3-乙酰氨基-7-（N-乙酰基-2″-氨乙烯基）-1，4-哌氧环烷。

2. 其他成分

蝉蜕中还含有大量蛋白质、甲壳素、可溶性钙及 24 种微量元素[2]。

药理作用

1. 抗病毒作用

钟菊迎[10]研究了由金银花、柴胡、蝉蜕等药物组成的金柴抗病毒胶囊的抗病毒作用机制后认为金柴抗病毒胶囊在流感病毒感染早期即可调节机体产生跨膜蛋白（IFITM3）发挥抗病毒作用，并且在其后几天内与模型组比较，其含量一直维持在一个较高水平，提示金柴抗病毒胶囊可调节机体免疫机制产生更多的干扰素诱导 IFITM3 发挥抗流感病毒作用。孔卫乾等[11]对羚羊蝉蜕汤联合新鲜冰冻血浆治疗小儿重症手足口病临床观察。将患者分为 3 组，A 组给予羚羊蝉蜕汤联合新鲜血浆治疗；B 组给予静脉注射人血免疫球蛋白（IVIG）0.4 g/（kg·d），连用 3 天；C 组给予静脉注射 IVIG 1.0 g/（kg·d），连用 2 天。结果显示，3 组发热缓解时间、皮疹基本消退时间、白细胞明显减少时间、住院时间比较，差异均无显著性意义（$P > 0.05$）；住院费用 A 组明显低于 B、C 组，差异有非常显著性意义（$P < 0.01$）。因此羚羊蝉蜕汤联合新鲜冰冻血浆治疗重症手足口病患儿疗效确切，并可显著降低住院费用。

2. 抗惊厥作用

蝉蜕的醇提物和水提物均有抗惊厥作用，其中水提物的直接抑制作用显著，且抗惊厥作用强度明显强于醇提物[5]。蝉蜕醇提物能降低士的宁引起的小鼠惊厥死亡率，延长破伤风毒素所致惊厥小鼠的存活期，并具有显著镇静作用，与苯巴比妥钠联用可明显延长存活时间，但不能避免内毒素所致的惊厥小鼠的死亡[6]。

3. 镇静、镇痛、解热作用

蝉蜕醇提物具有明显的镇静作用，能显著减少正常小鼠的自发活动，拮抗咖啡因的兴奋作用，与戊巴比妥类药物协同发挥催眠效力[7]。小鼠扭体法测定结果表明，蝉蜕各部分均有明显的镇痛作用，其强度大小为蝉蜕整体 > 身 > 头、足[8]。对过期伤寒杆菌所致的发热兔和角叉菜胶致热大鼠，蝉蜕煎剂有显著的解热作用[9]。

4. 抗炎、抗氧化作用

蝉蜕醇提物具有较强的抑菌活性，推测其消炎功效与抑菌活性有关。研究证实[10]，从蝉蜕中分离得到的 2 个乙酰多巴胺二聚体成分均有抗炎和抗氧化活性。

5. 免疫抑制作用

蝉蜕具有非特异性免疫抑制作用，能降低碳粒廓清速度，抑制腹腔巨噬细胞的功能，减轻脾脏和胸腺重量。蝉蜕提取物可诱导活动期 SLE 患者淋巴细胞活化后凋亡，作用时间呈浓度依赖关系，药物浓度增加，作用时间延长，T 淋巴细胞活化增强，细胞凋亡数目增多[11]。

6. 抗肿瘤作用

小鼠体内试验证实，蝉蜕水提物对艾氏腹水癌细胞有高度的抗肿瘤活性。

7. 其他作用

研究报道[12]，蝉蜕对高脂血症患者的血液流变学具有明显改善。蝉蜕还具有镇咳、祛痰、平喘的作用。

用法用量 3～6 g。透表发疹用 3～6 g，祛风定惊可用 30～60 g。无风热或表虚多汗及孕妇忌用。

临床应用 ▶

1. 用于外感风热、发热恶寒、咳嗽以及风疹、皮肤瘙痒等症。蝉蜕具有疏散风热、祛风止痒的作用，用于风热表证[13]。

2. 用于咽喉肿痛、音哑等症。因其具有疏风热、利咽喉的作用，蝉蜕所治咽喉肿痛一般以外感风热引起者为宜。治疗音哑，则以风邪郁肺、肺气失宣者为宜。

3. 用于目赤翳障。蝉蜕对风热引起的目赤肿痛、翳障，具有明目退翳的作用。

4. 用于麻疹透发不畅。蝉蜕主要作用为疏散风热，故蝉蜕透发而具有清热的作用，用于麻疹初起透发不畅者居多。

5. 小儿惊风、夜啼及破伤风等症。蝉蜕能祛外风、息内风而定惊解痉，可用于破伤风出现的四肢抽搐；配伍钩藤用于惊风、小儿夜啼出现惊痫不安。

✛ 参考文献

[1] 国家药典委员会．中华人民共和国药典（一部）[S]．北京：化学工业出版社，2010：346.

[2] 杨璐，李国玉，王金辉，等．蝉蜕化学成分和药理作用的研究现状 [J]．农垦医学，2011，33（2）：184-186.

[3] Naoki Noda, Shinichi Kubota, Yoko Miyata, et al. Optically Active N-Acetyldopamine dimers of the Crude Drug "Zentai" the Cast-off Shell of the Cicada, Cryptotympana sp [J]. Chem Pharm Bull, 2000, 48（11）：1749-1752.

[4] Ming-Zhe Xu, Woo Song Lee, Jong-Min Han, et al. Antioxidant and anti-inflammatory activities of N-acetyldopamine dimers from Periostracum Cicadae [J]. Bioorganic & Medicinal Chemistry, 2006, 14：7826-7834.

[5] 安磊．蝉蜕的抗惊厥作用 [J]．中国医药报道，2008，5（15）：35-36.

[6] 钟菊迎，崔晓兰，时宇静，郭姗姗，高英杰，金亚宏，曹洪欣．金柴抗病毒胶囊防治甲型 H1N1 流感病毒 PR8 株感染小鼠肺炎的实验研究 [J]．世界中西医结合杂志，2010，5（04）：297-299.

[7] 孔卫乾，王金华，黄向晖，黄洁兴．羚羊蝉蜕汤联合新鲜冰冻血浆治疗小儿重症手足口病临床观察 [J]．新中医，2013，45（07）：97-98.

[8] 李俊义．蝉蜕的临床应用和药理作用 [J]．临床药学，2011：89.

[9] 肖培根，李大鹏，刘勇，等．新编中药志 [M]．北京：化学工业出版社，2002，（4）：363-364.

[10] 徐明哲．基于 DPPH 自由基清除能力的蝉蜕成分抗氧化活性研究 [J]．安徽农业科学，2013，41（24）：10017-10018.

[11] 谢达莎，曾振兴，陈秀芬，等．蝉枣汤解热抗炎及免疫作用的实验研究 [J]．现代中药研究与实践，2007，22（3）：25-27.

［12］任月红．四种祛风通络虫药在慢性肾脏病应用的文献研究［D］．山东中医药大学，2011.

［13］钟菊迎．透邪解毒法抗流感病毒作用机制研究［D］．中国中医科学院，2010.

▶▶ 大青叶 ◀◀

来　源　始载于《名医别录》。为十字花科植物菘蓝，入药用其叶。

炮制加工　除去杂质，抢水洗，切碎，干燥[1]。

性味归经　苦，寒。归心、胃经。

功效主治　清热解毒，凉血消斑。用于温病高热，神昏，发斑发疹，痄腮，喉痹，丹毒，痈肿。

化学成分　大青叶都含有靛蓝、靛玉红、4（3H）喹唑酮，菘蓝叶中含菘蓝苷 B（有的也称大黄素 B 和靛红烷 B）、芸苔葡萄糖硫苷（芥苷）、新芸苔葡萄糖硫苷（新芥苷）、1-磺基芸苔葡萄糖硫苷（1-磺基芥苷）、5-二甲氧基-对羟基苯甲酸、烟酸、5-羟基-2-吲哚酮、异牡荆素、琥珀酸、水杨酸、1-硫氰酸-2-羟基-3-丁烯和邻氨基苯甲酸、苯甲酸、丁香酸、水杨酸、棕榈酸等有机酸类化合物，另外还含有 β，γ-谷甾醇、腺苷、多种氨基酸及挥发性成分。马蓝叶中含异靛蓝，马菘蓝叶和蓼蓝叶含 2，4（1H，2H）喹唑二酮和色胺酮。蓼大青叶中含有 N-苯基-2-萘胺和虫漆蜡醇等[2,3]。

药理作用

1. 抗病毒作用

大青叶对甲型流感病毒、单纯性疱疹病毒、柯萨奇病毒、巨细胞病毒、呼吸道合胞病毒、登革病毒、乙型脑炎病毒、腮腺炎病毒等有抑制感染并抑制增殖作用。

（1）抗流行性感冒病毒

大青叶对甲型流感病毒有直接作用、治疗作用和预防作用，但不同产地药材的抗病毒程度差异在几倍到十几倍之间[4]。大青叶有效单体对流感病毒无直接灭活作用，也不能阻止流感病毒的吸附，而能抑制流感病毒在 MDCK 细胞内的生物合成。其抗流感病毒效果优于病毒唑和抗病毒口服液[5]。邓幼平[6]对大青叶提取物抗呼吸道病毒作用的药效学研究结果显示，大青叶四种提取物具有较好的体外抗多种病毒（RSV、Ad7、CVB3 和 IAV）的活性。其作用方式主要通过影响病毒穿入细胞后发挥抑制作用。大青叶有效部位Ⅲ能提高流感病毒感染小鼠的存活率，减缓小鼠体重的下降，减轻小鼠肺组织病变程度，降低肺炎小鼠的肺指数和流感病毒 RNA 水平，证明大青叶有效部位Ⅲ具有较好的体内抗甲型流感病毒的作用。

（2）抗单纯疱疹病毒

大青叶Ⅱ～Ⅴ部位对单纯疱疹病毒 1 型（HSV-1）有直接灭活作用；各部位

均不能阻止 HSV-1 侵入细胞；除Ⅲ、Ⅴ部位外，其余部位均有抑制 HSV-1 生物合成作用；Ⅳ部位能显著降低 HSV-1 脑炎小鼠死亡率，具有较强的体内外抗 HSV-1 病毒活性[7]。大青叶提取物在体外对单纯疱疹病毒 2 型（HSV-2）无直接灭活作用，也无抗 HSV-2 吸附细胞的作用，但能抑制 HSV-2 在细胞内的复制增殖，其作用机制主要是通过抑制病毒在细胞内的复制增殖而发挥作用[8]。

（3）抗巨细胞病毒

大青叶在体外具有良好的抗豚鼠巨细胞病毒的活性，体外对豚鼠巨细胞病毒的抑制率为 96.28%[9]。

（4）抗柯萨奇病毒

小鼠病毒性心肌炎早期，大青叶可能通过抑制病毒合成、增强白细胞吞噬作用、降低毛细血管通透性等作用改善和保护心肌细胞，这有助于柯萨奇病毒心肌炎的治疗[10]。大青叶有效单体在体外对抗柯萨奇病毒 B3（CVB3）无直接灭活作用，也不能阻止 CVB3 的吸附，而能抑制 CVB3 在 Hep-2 细胞内的生物合成[11]。

（5）抗呼吸道合胞病毒

大青叶单体对呼吸道合胞病毒（RSV）无直接灭活作用，也不能阻止 RSV 的吸附，而能抑制 RSV 在 Hep-2 细胞内的生物合成，其抗病毒效果优于病毒唑和抗病毒口服液[12]。邓幼平[13]对大青叶提取物抗呼吸道病毒作用的药效学研究结果显示，大青叶四种提取物具有较好的体外抗多种病毒（IAV、RSV、Ad7 和 CVB3）的活性，其作用方式主要通过影响病毒穿入细胞后发挥抑制作用。大青叶有效部位能提高流感病毒感染小鼠的存活率，减缓小鼠体重的下降，减轻小鼠肺组织病变程度，降低肺炎小鼠的肺指数和流感病毒 RNA 水平，证明大青叶有效部位具有较好的体内抗甲型流感病毒的作用。

（6）抗登革病毒

大青叶提取物在体外对登革病毒Ⅱ型（DENV-Ⅱ）无直接灭活作用，也无抗 DENV-Ⅱ吸附细胞的作用；但能抑制 DENV-Ⅱ在细胞内的复制增殖[14]。

2. 抗菌作用

大青叶类药材具有广谱的抑菌作用[15]。大青叶水煎剂在体外对金黄色葡萄球菌、白色葡萄球菌、甲型链球菌、乙型链球菌均有明显抑菌作用[16]。大青叶的各级提取物对金黄色葡萄球菌、肠炎杆菌和大肠杆菌分别有不同程度的抑制作用，其中对金黄色葡萄球菌的抑菌作用最为明显；各提取物的抑菌强度依次为正丁醇萃取液、乙醇提取液、水提液[17]。大青叶水浸液对革兰阳性菌有较强的抑制作用，对革兰阴性菌也有一定的抑制作用[18]，对沙门菌、李斯特菌、炭疽杆菌均有较强的抑制效应，但对猪粪链球菌和大肠杆菌的抑制效果较差[19]。大青叶与鱼腥草和黄连合用对供试菌株表现为协同、部分协同或相加作用，对金黄色葡萄球菌、大肠埃希菌、沙门菌的抗菌活性较强[20]。

3. 抗内毒素活性

大青叶性味苦寒，具有清热解毒、凉血利咽的功效。现代医学关于清热解毒功效的阐释目前主要集中于以下两点：一是抗细菌内毒素作用；二是抗病原微生物作用，尤其是抗内毒素活性为该类中药的重要特征。大青叶的正丁醇萃取部位能直接中和降解内毒素，显著降低内毒素的致热性和致死性，说明其具有显著的体内、外抗内毒素活性[21]。

4. 对免疫系统的作用

大青叶水煎剂对小鼠脾淋巴细胞的增殖反应具有上调作用，同时大青叶与脂多糖协同对小鼠脾淋巴细胞增殖活性有促进作用，并且能促进小鼠腹腔巨噬细胞的吞噬功能，推断大青叶的抗炎、抗病毒作用可能在于调动机体内的其他抗感染功能[22]。大青叶水煎剂通过促进淋巴细胞 IL-2 的分泌可以上调小鼠免疫功能，同时对巨噬细胞分泌 TNF 致炎效应和免疫病理损伤无明显影响[23]。

5. 抗癌作用

6. 抗炎作用

7. 利胆作用

8. 保肝作用

用法用量 9～15 g。

临床应用

1. 治疗流行性乙型脑炎

大青叶，配以羚羊角粉、生地黄、黄连、栀子、黄芩、紫草、生石膏、知母、赤芍、玄参、牡丹皮、连翘、全蝎（研末冲服）、蜈蚣（研末冲服），水煎服、鼻饲、高位保留灌肠或静脉滴注，治疗重型流行性乙型脑炎有显著疗效[24]。

2. 治疗手足口病

方用大青叶 10 g，紫草 8 g，石膏 15 g，板蓝根 10 g，野菊花 6 g，萆薢 6 g，甘草 5 g，珍珠粉 3 g，总有效率 96.67%，能够缩短病程，减轻症状，预防传变[25]。

3. 治疗流行性感冒

大青叶 15 g，配以柴胡 15～30 g，葛根 15 g，黄芩 10 g，白芍 10 g，羌活 8 g，白芷 8 g，板蓝根 15 g，石膏 20 g，甘草 10 g，生姜 3 片，大枣 3 枚。每日 1 剂，水煎日服 3 次。治疗流行性感冒总有效率为 94.12%[26]。

4. 治疗流行性腮腺炎

采用口服复方大青叶合剂（由大青叶、金银花、羌活、拳参、大黄组成），5～10 mL/次，3 次/日，并早晚对肿痛的腮腺外敷仙人掌 1 次，对头痛、发热则予以对症处理，疗效确切[27]。

5. 治疗单疱病毒性角膜炎

中药病毒灵（大青叶、柴胡、酒黄芩、赤芍、防风、蝉衣、荆芥、茺蔚子、白芷、薄荷各 10 g，黄连 3 g）每日 1 剂，水煎，早晚分服。配合 0.1% 疱疹净或 0.1% 阿昔洛韦滴眼液，角膜实质型加滴 1% 阿托品滴眼液散瞳。治疗肝经风热型单疱病毒性角膜炎总有效率为 97.5%[28]。

6. 治疗小儿上呼吸道感染发热

大青叶 12 g，柴胡、金银花、太子参各 10 g，青蒿 6 g，竹叶 6 g。水煎服，每日 1 剂，日服 2 次。106 例患儿体温均恢复正常，其中服药 1 剂退热者 38 例，2 剂退热者 52 例，3 剂退热者 16 例[29]。

7. 治疗尖锐湿疣

治疗组用棉签液氮冷冻法治疗，待 3～7 天疣体脱落且创面愈合后，用中药汤剂外洗或坐浴。中药方剂：大青叶 30 g，板蓝根 30 g，香附 30 g，木贼 30 g，土贝母 30 g。大火煮沸后文火煮 15～20 min，取煎出液晾至温热后外洗患处或坐浴。每晚 1 次，每次 30 min，连用 4 周，治疗后总复发率为 24%[30]。

常用制剂

1. 新复方大青叶片

功能主治：清瘟，消炎，解热。用于伤风感冒，发热头痛，鼻流清涕，骨节酸痛。

2. 清火片

功能主治：清热泻火，通便。用于咽喉肿痛，牙痛，头目眩晕，口鼻生疮，风火目赤，大便不通。

3. 小儿退热口服液

功能主治：清热透表，解毒利咽。主治小儿上呼吸道感染、流行性感冒、流行性腮腺炎引起的发热恶风，或表里俱热，头痛目赤，咽喉肿痛，疖腮，喉痹，舌质红，苔薄或黄，脉浮数或数等症。其他感染引起的发热亦可配合使用此药。

4. 金莲清热颗粒

功能主治：清热解毒，利咽生津，止咳祛痰。用于流行性感冒、上呼吸道感染，症见发热，口渴，咽干，咽痛，咳嗽，痰稠。

5. 复方大青叶颗粒

功能主治：清热解毒，祛风解表。用于风热感冒及流感、腮腺炎。

不良反应 复方大青叶片可致水疱样药疹[31]。

❖ 参考文献

[1] 国家药典委员会. 中华人民共和国药典（一部）[S]. 北京：化学工业出版社，

2010：224.

［2］李微，陈发奎，尹相武，刘晓秋．大青叶的化学成分［J］．沈阳药科大学学报，2005，22（1）：15－16，44.

［3］仲卫国，许清华，孟繁德．大青叶的研究进展［J］．人参研究．2011（3）：38－41.

［4］刘盛，陈万生，乔传卓，郑水庆，曾明，张汉明，宋赵军．不同种质板蓝根和大青叶的抗甲型流感病毒作用［J］．第二军医大学学报，2000，21（3）：204－206.

［5］刘钊，杨占秋，肖红．中药大青叶有效单体抗流感病毒作用［J］．中南民族大学学报（自然科学版），2009，28（3）：42－46.

［6］邓幼平．大青叶提取物抗呼吸道病毒作用的药效学研究［D］．武汉大学，2013.

［7］方建国，胡娅，汤杰，王文清，杨占秋．大青叶抗单纯疱疹病毒1型的活性研究［J］．中国中药杂志，2005，30（17）：1343－1346.

［8］喻淑庆，陈湘漪，余凌．大青叶提取物抗单纯疱疹病毒2型的体外实验研究［J］．医药导报，2008，27（4）：394－396.

［9］刘海智，陈素华，王昕荣，乔福元，凌霞珍．大青叶抑制巨细胞病毒致细胞病变的药效实验初探［J］．中国优生与遗传杂志，2006，14（1）：58－60.

［10］李小青，张国成，许东亮，卫文峰，李如英．黄芪和大青叶治疗小鼠病毒性心肌炎的对比研究［J］．中国当代儿科杂志，2003，5（5）：439－442.

［11］刘钊，杨占秋，肖红．中药大青叶有效单体抗柯萨奇病毒作用［J］．中南民族大学学报（自然科学版），2009，28（2）：41－45.

［12］刘钊，杨占秋，肖红．大青叶有效单体抗呼吸道合胞病毒作用的实验研究［J］．时珍国医国药，2009，20（8）：1977－1979.

［13］邓幼平．大青叶提取物抗呼吸道病毒作用的药效学研究［D］．武汉大学，2013.

［14］洪文艳，唐博恒，刘金华，刘建伟，方美玉．大青叶提取物抗登革病毒Ⅱ型的体外实验研究［J］．中国现代药物应用，2010，4（20）：161－162.

［15］孙立新，宁黎丽，毕开顺，罗旭等．板蓝根和大青叶质量的化学模式识别研究［J］．中药材，2000，23（10）：609－613.

［16］张连同，邱世翠，吕俊华，王志强，邸大琳，等．大青叶体外抑菌作用研究［J］．时珍国医国药，2002，13（5）：283－284.

［17］郑剑玲，王美惠，杨秀珍，等．大青叶和板蓝根提取物的抑菌作用研究［J］．中国微生态学杂志，2003，15（1）：18－19.

［18］李国旺．大青叶体外抑菌试验［J］．甘肃畜牧兽医，2008（4）：18－20.

［19］胡永金，乔金玲，朱仁俊，葛长荣．紫草与大青叶提取物体外抑菌效果研究［J］．安徽农业科学，2010，38（9）：4565－4567.

［20］包俊．鱼腥草、黄连、大青叶体外联合抑菌作用的研究［J］．中国中医药科技，2011，18（3）：200－201.

［21］方建国，施春阳，汤杰，王文清，刘云海．大青叶抗内毒素活性部位筛选［J］．中草药，2004，35（1）：60－62.

［22］张淑杰，赵红，顾定伟，马立人，等．大青叶水煎剂对小鼠细胞免疫功能的体外研究［J］．中国公共卫生，2003，19（9）：1091.

[23] 赵红，张淑杰，马立人. 大青叶水煎剂调节小鼠免疫细胞分泌 IL-2、TNF-α 的体外研究 [J]. 陕西中医，2003，23（8）：757 - 759.

[24] 涂晋文，董梦久，刘志勇. 清热解毒法治疗重型流行性乙型脑炎 42 例 [J]. 中医研究，2012，25（8）：15 - 17.

[25] 成永明，任小红，文洁珍，奎瑜. 自拟大紫方治疗手足口病 60 例 [J]. 中国中医急症，2010，19（4）：675.

[26] 孙建国. 柴葛解肌汤治疗流行性感冒 51 例 [J]. 中国中医急症，2011，20（4）：636.

[27] 李宝重，刘曰儒. 复方大青叶合剂联合仙人掌外敷治疗流行性腮腺炎的疗效观察 [J]. 社区医学杂志，2005，3（4）：45 - 46.

[28] 朱春光. 中西医结合治疗肝经风热型单疱病毒性角膜炎 36 例 [J]. 中国中医药科技，2010，17（3）：277.

[29] 王春华，曹佩科. 大青柴银汤治疗小儿上感发热 106 例 [J]. 光明中医，2010，25（1）：106.

[30] 樊卓，长孙娟. 冷冻联合中药外洗抑制尖锐湿疣复发的临床观察 [J]. 中国医药导报，2011，8（24）：82 - 83.

[31] 赵益莉，利宪云，张兰达. 复方大青叶片致水疱样药疹 1 例 [J]. 中国临床药学杂志，2008，17（1）：53.

丹 参

来　源　始载于《神农本草经》。为唇形科植物丹参，入药用其根及根茎[1]。

炮制加工　除去杂质和残茎，洗净，润透，切厚片，干燥。

性味归经　味苦，性微寒。归心、肝经。

功效主治　活血祛瘀，通经止痛，清心除烦，凉血消痈。用于胸痹心痛，脘腹胁痛，癥瘕积聚，热痹疼痛，心烦不眠，月经不调，痛经经闭，疮疡肿痛。

化学成分　丹参中的化学成分主要分为脂溶性成分和水溶性成分[2~4]。

1. 脂溶性成分

丹参酮 I，丹参酮 II A，丹参酮 II B，羟基丹参酮，隐丹参酮，二氢丹参酮 I，丹参羟基酯，异隐丹参酮，异丹参酮 I，异丹参酮 II，二氢异丹参酮 I，丹参螺旋缩酮内酯，丹参酚，丹参醛，柳杉酚，丹参新醌甲、乙、丙、丁等。

2. 水溶性成分

丹参素，琥珀酸，丹参酚酸 A，丹参酚酸 B，丹参酚酸 C，丹参酚酸 D，丹参酚酸 E，丹参酚酸 G，丹参酸 A，丹参酸 B，丹参酸 C，紫草酸乙酯，原儿茶醛，紫草酸 B，咖啡酸，异阿魏酸。

药理作用

1. 抗病毒作用

丛向明[5]对丹参酮ⅡA磺酸钠体外抗鸡马立克病毒分子机制的研究，结果显示，当天然化合物丹参酮ⅡA磺酸钠（STS）的浓度为0.25 mg/mL时对MDV的抑制率最大，达到92.24%，且呈现浓度依赖关系；转录水平上，STS加入细胞体系后的24~96 h对Meq和UL49基因的表达有着持续的抑制效果。在药毒同时加药方式中，与病毒对照组相比，试验组Meq拷贝数在48 h、72 h和96 h显著降低（$P < 0.05$），在24 h差异不显著（$P > 0.05$）；UL49拷贝数在四个时间点均显著降低（$P < 0.05$）；试验组Meq和UL49基因的拷贝数在48 h达到最低，分别是19.1copies和21.4copies。在先毒后药加药方式中，与病毒对照组相比，试验组Meq拷贝数在24 h、48 h和72 h时显著降低（$P < 0.05$），在96 h时差异不显著（$P > 0.05$）；UL49拷贝数在四个时间点均显著降低（$P < 0.05$）；在24 h时试验组两种基因的拷贝数最低，分别是1.72×10^2copies和5.01×10^2copies；在VP22蛋白的抑制试验中，VP22蛋白条带均变弱；在间接免疫荧光中，两种加药方式下试验组VP22蛋白的荧光噬斑个数和面积明显少于病毒对照组。因此STS具有抗MDV的生物活性，在CEFs上对MDV的抑制率达92.24%，可显著抑制MDV的Meq和UL49基因及VP22蛋白的表达，阐明了STS抗MDV的一种分子机制。龚诗等[6]对复方丹参片联合核苷类抗病毒药物对乙型肝炎肝硬化患者纤维化指标及网织红细胞参数的影响研究，结果显示，治疗前两组患者的纤维化指标及网织红细胞参数差异均无统计学意义，而治疗后第3个月、6个月及12个月观察组患者血清Ⅴ型胶原（Ⅳ-C）、层粘连蛋白（LN）、透明质酸（HA）及Ⅲ型前胶原（PCⅢ）水平均低于对照组，观察组的网织红细胞参数均低于对照组（$P < 0.05$），复方丹参片联合核苷类抗病毒药物治疗乙型肝炎肝硬化效果相对更好，其对于该类患者的纤维化指标及网织红细胞参数均有积极的改善作用。

2. 抗菌消炎作用

丹参提取物对耐青霉素、金霉素、红霉素的金黄色葡萄球菌具有较高的敏感性；丹参利用对PGE水平产生影响以及对白细胞趋化性进行抑制而产生较为明显的抗菌作用[7]。丹酚酸B能抑制脂多糖诱导ROS的产生及血红素氧合酶-1、诱导型-氧化氮合酶、TNF-α和IL-1βmRNA的表达，抑制转录因子NF-κB的活性，并剂量依赖性增加巨噬细胞精氨酸酶的活性[8,9]。

3. 抗氧化作用

丹参可降低急性胰腺炎模型大鼠血浆丙二醛水平，升高超氧化物歧化酶水平，并降低氧自由基水平[10]。应用丹参对缺氧缺血性脑病模型大鼠进行实验性治疗后，发现丹参可明显降低脑病模型大鼠丙二醛水平，升高谷胱甘肽过氧化物酶水平，发挥抗氧化作用[11]。

4. 抗肿瘤作用

丹参能够调整肿瘤宿主凝血－纤维－血小板系统的功能紊乱及对宿主免疫系统产生正向影响，能明显增强巨噬细胞的细胞毒作用，从而抑制肿瘤细胞生长[12]。

5. 对脑梗死有保护作用[13]

6. 抗衰老作用[14]

7. 抗肝损伤作用[15]

用法用量 10～15 g。

临床应用

1. 病毒性角膜炎

用5%葡萄糖注射液（GS）250 mL加丹参注射液20 mL，5% GS 250 mL加黄芪注射液50 mL静脉点滴，同时应用抗病毒滴眼液治疗病毒性角膜炎，效果较好[16]。

2. 治疗扁平疣

采摘的新鲜丹参叶片，用凉水洗净，手拿丹参叶反复用力摩擦扁平疣区的皮损，直到扁平疣与皮肤明显发红，感到灼痛难受。使丹参叶渗入扁平疣内，擦完后勿用水洗涤，每天早晚各1次。治疗的26例疣体均全部消失，皮肤光滑，不留痕迹，表明丹参叶外用治疗扁平疣无不良反应，且疗效显著，治愈率达90%以上[17]。

3. 溃疡性结肠炎

在给予硫氮磺吡啶4～6 g/d的基础上给予生丹参，每天60 g，加水200 mL浸泡15 min后再加水500 mL文火煎煮，将药液浓缩至100 mL分2次口服。在第4周时有87.5%的患者腹部压痛改善，说明丹参辅助治疗缓解里急后重、腹胀的疗效较好[18]。

4. 骨关节炎

用丹参冻干粉针0.4 g加0.9%氯化钠注射液10 mL，每周注射1次，4周为1个疗程治疗骨关节炎，远期疗效较好，安全性较高[19]。

5. 消化性溃疡

复方丹参注射液16 mL加5%～10%葡萄糖盐水液250 mL上午滴注，一日一次，晚上睡前加用复方丹参注射液4 mL，3周之后改为口服（早晚各4 mL），4周为一疗程，治愈率可达86.7%[20]。

常用制剂

1. 丹参注射液

功能主治：活血化瘀，通脉养心。用于冠心病胸闷、心绞痛。

2. 冠心丹参片

功能主治：活血化瘀，理气止痛。用于气滞血瘀所致的胸闷，胸痹，心悸气短；冠心病见上述症候者。

3. 复方丹参注射液

功能主治：扩张血管，用于心绞痛，亦可用于心肌梗死等。

4. 参莲胶囊

功能主治：清热解毒、活血化瘀、软坚散结。用于由气血瘀滞、热毒内阻而致的中晚期肺癌、胃癌患者。

5. 参麦注射液

功能主治：益气固脱，养阴生津，生脉。治疗气阴两虚型休克、冠心病、病毒性心肌炎、慢性肺心病、粒细胞减少症。

6. 香丹注射液

功能主治：扩张血管，增强冠状动脉血流量。用于心绞痛，亦可用于心肌梗死等。

7. 参丹散结胶囊

功能主治：益气健脾、理气化痰、活血祛瘀。具有改善原发性非小细胞肺癌、胃肠癌、乳腺癌脾虚痰瘀证所致的气短、面色㿠白、胸痛、纳谷少馨、胸胁胀满等症。

8. 冠心宁注射液

功能主治：活血化瘀，通脉养心。用于冠心病心绞痛。

9. 芪蛭通络胶囊

功能主治：益气，活血，通络，适用于中风恢复期后遗症表现为半身不遂，肢体麻木，口眼歪斜，语言不利，身体倦怠的辅助治疗。

不良反应 个别患者对丹参有过敏反应，使用丹参后，可出现恶心、呕吐、口咽干燥，有的表现为皮肤瘙痒、皮疹、荨麻疹等。

◈ 参考文献

［1］国家药典委员会.中华人民共和国药典（一部）［S］.北京：化学工业出版社，2010，70－71.

［2］徐丽君，黄光英.丹参的化学成分及其药理作用研究概述［J］.中西医研究结合，2009，1（1）：45.

［3］赵小亮，雷浩东，张继，丹参有效成分提取的研究概述［J］.安徽农业科学，2007，35（6）：1795.

［4］朱嘉蓉，罗厚蔚.丹参酮ⅡA的抑菌活性研究［J］.中国药科大学学报，2009，35（14）：368－370.

［5］丛向明.丹参酮ⅡA磺酸钠体外抗鸡马立克氏病毒分子机制的研究［D］.山西农业大学，2013.

［6］龚诗，苏海飞，苏雪梅，李任，邱泉珍．复方丹参片联合核苷类抗病毒药物对乙型肝炎肝硬化患者纤维化指标及网织红细胞参数的影响研究［J］．中华医院感染学杂志，2016，26（15）：3370－3372.

［7］洪新如，吴爱琼．丹参对新生期大鼠缺氧缺血性脑损伤神经肽Yl-36和降钙素基因相关肽的影响［J］中国中西医结合杂志，2008，22（18）：607－609.

［8］JOE Y S，ZHENG M，KIM H J，et al. Salvianolic Acid B Exerts Vasoprotective Effects through the Modulation of Heme Oxy-genase-1 and Arginase Activities［J］. JPET，2012，341：850－858.

［9］WANG S X，HU L M，GAO X M，et al. Anti-inflammatory Activity of Salvianolic Acid B in Microglia Contributes to its Neuroprotective Effect［J］. Neurochem Res，2010，35：1029－1037.

［10］张铁，陈铁良．丹参对急性胰腺炎大鼠氧自由基水平的影响［J］．中国中西医结合外科杂志，2004，10（1）：34－36.

［11］徐立新，何绘敏，曲云霞．新生大鼠缺氧缺血性脑病脑组织内脂质过氧化改变及丹参保护作用探讨［J］．新生儿科杂志，2000，15（2）：63－65；2000，15（2）：67.

［12］何根云．丹参的药理作用与临床应用［J］．浙江中西医结合杂志，2011，21（2）：124－125.

［13］王贤军，夏青，蔡洪信．白花丹参叶制剂对局灶性脑梗死HSP70及细胞凋亡的影响［J］．中西医结合心脑血管杂志，2005，3（2）：140.

［14］张益嘉，吴铁，周湘君，等．丹参和丹酚酸B对抗泼尼松致大鼠皮肤衰老作用的观察［J］．中国医院药学杂志，2008，28（20）：1767－1770.

［15］甘萍，聂桂丽，李艾珊．丹酚酸B对被动吸烟大鼠肝损伤的保护作用［J］．天津中医药大学学报，2009，28（3）：130－132.

［16］柏向峰．丹参、黄芪注射液联合治疗病毒性角膜炎34例疗效分析［J］．2011，1（14）：90.

［17］马继榕，岳玲，公海玲．浅谈丹参叶治疗扁平疣26例疗效观察［J］．中国社区医师，2002，18（13）：9.

［18］王玉凤．丹参佐治溃疡性结肠炎的效果观察［J］．山东医学高等专科学校学报，2009，31（6）：439－440.

［19］代亚林，吴迪，郝颖．膝关节内注射丹参、玻璃酸钠以及关节内封闭治疗膝关节骨性关节炎的临床比较［J］．中国现代药物应用，2009，5（3）9：64－65.

［20］丰成相．丹参的化学成分及药理作用概况［J］．中国民族民间药，2012，02：25－26.

地 龙

来源 本品为钜蚓科动物参环毛蚓、通俗环毛蚓、威廉环毛蚓或栉盲环毛蚓，入药用其干燥全体[1]。

炮制加工 除去杂质，洗净、切段、干燥。

性味归经 咸，寒。归肝、脾、膀胱经。

功效主治 清热定惊，通络，平喘，利尿。用于高热神昏，惊痫抽搐，关节痹痛，肢体麻木，半身不遂，肺热喘咳，水肿尿少。

化学成分 地龙主要含氨基酸、核苷酸、微量元素等成分。

1. 氨基酸类

亮氨酸，丙氨酸，缬氨酸，苯丙氨酸，酪氨酸，赖氨酸，天冬氨酸，苏氨酸，丝氨酸，谷氨酸，甘氨酸，组氨酸，精氨酸，脯氨酸等氨基酸，其中以亮氨酸和谷氨酸的含量最高[2]。

2. 核苷酸类

黄嘌呤、次黄嘌呤、腺嘌呤、鸟嘌呤、尿嘧啶等[3]。

3. 微量元素

锌、铜、铁、铬、硒、钼、镁等微量元素。

4. 其他类

蚯蚓素、蚯蚓解热碱、蚯蚓毒素，血小板活化因子，脂肪酸，类脂化合物、胆固醇，胆碱，维生素 B，胍、磷等[4]。

药理作用

1. 抗病毒作用

以地龙外敷，配以内服清热解毒散肿的中药可以有效抗腮腺炎病毒[5]。张加泽[6]等对地龙抗呼吸道合胞病毒有效部位筛选，结果显示，将地龙醇提水沉物的沉淀过大孔树脂 DM130 发现，75% 乙醇 2 号水溶液冲洗的洗脱液抑制呼吸道合胞病毒的效果最好，TI = 63.05，地龙的醇溶性成分对 RSV 病毒具有明显的抑制作用。

2. 抑菌作用

地龙的不同提取物对人型结核杆菌均有明显抗菌作用[7]。

3. 增强免疫与抗肿瘤作用

地龙活性蛋白明显提高了巨噬细胞的吞噬功能，能促进淋巴细胞的转化和 B 细胞反应，有明显促进骨髓造血祖细胞的作用[8]。

研究证明，地龙具有明显促进免疫细胞，即巨噬细胞活化的作用。药物浓度过高或过低都不能促使其活化或作用减弱，只有浓度适中时才能促进巨噬细胞活化，表明地龙对巨噬细胞具有双向调节作用[9]。一定剂量的地龙肽具有调节免疫、拮抗环磷酰胺引起的免疫抑制的作用[10]。有关试验证明，地龙能显著降低糖尿病肾病大鼠 24 h 尿微量白蛋白水平，减轻肾小球硬化及肾小管损伤的程度，减少肾脏 IV 型胶原蛋白表达，对肾脏有一定的保护作用[11]。

4. 解热镇痛、抗炎作用

地龙对小鼠冰醋酸刺痛具有明显的镇痛作用，而且与扑热息痛有良好的协同作用；在大鼠甩尾试验中，地龙给药后 15 ~ 60 min 内对热辐射致痛具有明显的镇痛作用，与扑热息痛合用具有协同镇痛作用，且作用维持时间延长[12]。

地龙提取物对二甲苯致小鼠耳郭肿胀、角叉菜胶致小鼠和大鼠足跖肿胀、蛋清致大鼠足肿胀均有较好效果，可显著抑制肿胀程度；地龙提取物可显著抑制醋酸所致小鼠腹腔毛细血管通透性，具有显著的抗炎和镇痛作用[13]。

5. 降压作用

地龙降压蛋白可明显降低自发性高血压大鼠（SHR）血压、血浆血管紧张素Ⅱ水平和血浆、肾脏醛固酮水平；同时显著升高血浆、肾脏局部 6-Keto-PGFla 的含量，从而达到一定的降压作用[14]。

6. 促进伤口及骨折愈合作用

地龙可促进肉芽组织中肌纤维母细胞增生，加快促使伤口收缩的重要物质——肌动蛋白[15]的分泌。广地龙凝胶剂能促进小鼠深二度烫伤创面愈合，减轻小鼠烫伤组织水肿的作用[16]。

7. 抗动脉粥样硬化与抗血栓作用

地龙冻干粉针明显降低家兔血浆黏度、全血高切和低切黏度，明显抑制红细胞聚集，增强红细胞变形能力，有效抑制血栓生成[17]。地龙的水提取物对大鼠大脑缺血再灌注诱导的氧自由基、脂质过氧化、各种炎性因子损伤具有良好的保护作用[18]。

8. 平喘作用

地龙的平喘止咳作用与抗炎、抗组胺和解痉等密切相关，它可以调节 LTB4 和 IFN-1 等细胞因子，从而影响全血细胞总数、EOS 和淋巴细胞计数[19]。整体动物平喘药理实验分析，地龙提取物 5% ~ 15% 甲醇的乙酸乙酯洗脱部分可明显延长哮喘发作潜伏期[20]。

【用法用量】 煎服，5 ~ 15 g。鲜品 10 ~ 20 g。研末吞服，每次 1 ~ 2 g。外用适量。

【临床应用】

1. 治疗肾炎

对于慢性肾小球肾炎患者，给予疏血通注射液（4 ~ 6 mL/d）以及黄芪注射液治疗，2 周为 1 个疗程，共 2 个疗程，疗程间歇 3 ~ 5 天，其总有效率为 86.84%[21]。

2. 治疗慢性支气管炎、支气管哮喘

给予支气管哮喘急性发作期患者用地龙细辛止喘颗粒配合吸入舒利迭治疗，2 周后总有效率为 90%[22]。

3. 治疗心脑血管疾病

对急性脑梗死患者在常规治疗联用地龙胶囊治疗两周后，患者的血浆纤维蛋白原含量开始下降，到第 8 周维持在一定的水平[23]。对于糖尿病患者，在常规治疗基础上注射前列腺素和疏血通注射液，患者下肢动脉阻抗血流图波幅、每搏流入容积、每分流入容积等指标均有显著改善，总有效率 87%[24]。

对于原发性高血压患者采取单纯服用地龙胶囊治疗，疗程 30 天，治疗后收缩压下降总有效率为 74.2%，舒张压下降总有效率为 67.7%[25]。

复方地龙胶囊治疗急性脑梗死能够改善急性脑梗死患者的临床症状，具有较好疗效[26]。

4. 治疗脂肪肝、肝硬化

脂肪肝患者服用复方地龙胶囊，连续 90 天，根据 TC、TG、肝功能恢复情况，以及 B 超检查脂肪肝好转情况，总有效率为 91.7%[27]。

5. 抗炎、抗病毒

地龙液联合痰热清注射液和病毒唑外敷治疗流行性腮腺炎合并睾丸炎取得了较好的效果[28]；以地龙外敷为主，配以内服清热解毒散肿的中药治疗流行性腮腺炎得到较好的效果，疗效确切[5]。

6. 带状疱疹后遗神经痛

地龙制剂 - 止痛饮（地龙、柴胡、郁金、香附、桃仁、延胡索、青皮、枳壳、甘草）治疗带状疱疹后遗神经痛取得较好效果，其中治疗组 42 例，治愈 28 例，好转 12 例，无效 2 例，总有效率 95.2%；与对照组总有效率 73.3% 相比，存在显著性差异[29]。

7. 促进骨折愈合

在临床上证实地龙有消肿止痛，促进骨痂生长，加速骨折愈合的作用[30]。

常用制剂

1. 地龙注射液

功能主治：平喘止咳。用于支气管哮喘所致的咳嗽、喘息。

2. 复方地龙胶囊

功能主治：化瘀通络，益气活血。用于缺血性中风中经络恢复期气虚血瘀证。症见半身不遂，口眼㖞斜，言语謇涩或失语，偏身麻木，乏力，心悸气短，流涎，自汗等。

3. 蛭龙血通胶囊

功能主治：活血祛瘀，益气通络。适用于中风恢复期及后遗症期，症见语言欠利，偏身麻木，头晕，疲劳。

不良反应 头痛、头昏，口、唇、鼻腔发痒，脸色苍白，大汗淋漓，血压先高而后突然降低，腹痛，胃肠出血，心悸，脉弱，呼吸困难等。

✦ 参考文献

[1] 国家药典委员会. 中华人民共和国药典（一部）[S]. 北京：化学工业出版社，2010：

113 – 114.

[2] 金晓薇, 李文玲. 老年 2 型糖尿病患者自我护理能力的效果观察 [J]. 实用临床医药杂志, 2007, 2 (2): 29.

[3] 程能能, 马越鸣. 地龙中降压的类血小板活化因子物质 [J]. 中国中药杂志, 1993, 18 (12): 747.

[4] 徐凤彩, 高向阳, 王炜军, 等. 蚯蚓体内营养和药物有效成分的研究 [J]. 华南农业大学学报, 2001, 22 (3): 86 – 89.

[5] 杨海燕. 地龙外敷为主治疗流行性腮腺炎 38 例 [J]. 浙江中医药杂志, 2011, 46 (5): 336.

[6] 张加泽, 任莹, 王清, 侯宝山, 牛文斐, 姜爱雯, 周长征. 地龙抗呼吸道合胞病毒的有效部位筛选 [J]. 中国现代中药, 2016, 18 (09): 1125 – 1128.

[7] 刘凯, 张宇寰, 姚琳. 中药地龙的化学成分及药理作用研究概况 [J]. 哈尔滨医药, 2010, 30 (1): 57.

[8] 郭建, 高福云, 靳耀英, 等. 地龙活性蛋白对免疫造血功能的影响及其抗肿瘤作用 [J]. 中华中医药杂志, 2009, 24 (5): 670 – 672.

[9] 张风春, 陈云峰, 苏颜珍, 等. 地龙对巨噬细胞免疫活性的增强作用 [J]. 中国药学杂志, 1998, 33 (9): 532 – 535.

[10] 唐小云, 梁再赋, 丽群, 等. 地龙肽对小鼠免疫功能的影响 [J]. 中国医科学报. 2003, 32 (1): 21 – 23.

[11] 戈娜, 李顺民, 孙惠力, 等. 地龙对糖尿病肾病人鼠肾脏保护作用的研究 [J]. 上海中医药杂志. 2010, 44 (6): 103 – 105.

[12] 陈斌艳, 张蕾, 虞礼敏, 等. 地龙粉剂对小鼠、大鼠与兔的镇痛解热作用 [J]. 上海医科大学学报, 1996, 23 (3): 225 – 226.

[13] 吕金胜, 吴畏, 孟德胜, 等. 地龙醇提物抗炎及镇痛作用的研究 [J]. 中国药师, 2003, 6 (1): 16 – 18.

[14] 李承德, 毛淑梅, 康白, 等. 地龙降压蛋白对血管紧张素Ⅱ、醛固酮、6-酮-前列腺素-Fla 含量的影响 [J]. 中医药临床杂志, 2008, 20 (5): 458 – 459.

[15] 张风春, 陈云峰, 苏彦珍, 等. 地龙促进大白兔背部创伤伤口收缩的实验研究 [J]. 中国中药杂志, 1998, 23 (9): 560 – 561.

[16] 何琳, 刘意, 张国兴, 等. 广地龙凝胶剂治疗烫伤的药效学研究 [J]. 海峡药学, 2009, 21 (4): 39 – 41.

[17] 陈军霞, 龚冬梅, 蔡本志, 等. 地龙冻下粉针对家兔血液流变学的作用 [J]. 中国药理学通报, 2009, 25 (4): 557 – 558.

[18] 肖移生, 侯吉华, 伍庆华, 等. 地龙对大鼠大脑局灶性脑缺血损伤保护作用研究 [J]. 中药药理与临床, 2009, 25 (6): 62 – 64.

[19] 李祥华, 涂献玉, 张德新, 等. 五味地龙汤对哮喘豚鼠炎症细胞和细胞因子的影响 [J]. 中医杂志, 2008, 49 (6): 543 – 545

[20] 黄荣增, 吴娟, 陶群. 等. 地龙提取物柱层析各部位的平喘活性研究 [J]. 中国药师, 2010, 13 (11): 1557 – 1558.

［21］向少伟，贺西南，赖申昌．水蛭地龙注射液合黄芪注射液治疗慢性肾炎的临床观察［J］．实用中西医结合杂志，2007，7（4）：25－26.

［22］程世和．地龙细辛止咳颗粒合舒利迭吸入治疗支气管哮喘急性发作期疗效观察［J］．四川中医，2008，26（6）：72－73.

［23］赖光强，韩正雪，张维，等．地龙胶囊对急性脑梗死患者血浆纤维蛋白原的影响［J］．深圳中西医结合杂志，2008，18（4）：240－241.

［24］田芳．疏血通注射液联合前列腺素 E1 治疗糖尿病下肢动脉病变 38 例分析［J］．中国误诊学杂志，2008，8（21）：5227－5228.

［25］陈氏洪翠，范子扬，范文郑，等．地龙胶囊治疗原发性轻、中度高血压 31 例临床观察［J］．吉林中医药，2004，24（3）：11－12.

［26］李淑芝．80 例急性脑梗死治疗分析［J］．中国实用医药．2010，5（1）：84－85.

［27］郭朋．复方地龙胶囊治疗脂肪肝 60 例临床观察［J］．吉林中医药，2003，23（3）：17.

［28］于新芳，刘兴凯，庄金田，等．地龙结合中西医药物治疗流行性腮腺炎并睾丸炎 62 例临床观察［J］．海峡药学，2012，24（10）：183－184.

［29］谭春明．止痛饮治疗带状疱疹后遗神经痛 42 例［J］．陕西中医药，2004，3（1）：499－500.

［30］李岩，韩秋玲，赵文超．地龙治疗闭合性骨折 78 例疗效分析［J］．当代医学，2009，15（16）：133.

▶▶ 地 榆 ◀◀

来 源 本品为蔷薇科植物地榆或长叶地榆的干燥根。后者习称"绵地榆"。春季将发芽时或秋季植株枯萎后采挖，除去须根，洗净，干燥，或趁鲜切片，干燥[1]。

性味归经 苦、酸、涩，微寒。归肝、大肠经。

功效主治 凉血止血，解毒敛疮。用于便血，痔血，血痢，崩漏，水火烫伤，痈肿疮毒[1]。

炮制加工

地榆：除去杂质；未切片者，洗净，除去残茎，润透，切厚片，干燥。

地榆炭：取净地榆片，照炒炭法（附录Ⅱ D）炒至表面焦黑色、内部棕褐色。

化学成分

1. 三萜皂苷类化合物

3β-O-α-L-阿拉伯糖基-19α-羟基-齐墩果-12-烯-28-酸-28β-D-葡萄吡喃糖基酯、3β-0-α-L-阿拉伯糖基-乌苏-12，19（29）-二烯-28-酸-28β-D-葡萄吡喃糖基酯、3β-0-α-L-阿拉伯糖基-23 羟基-乌苏-12，19（29）-二烯-28-酸-28-β-D-葡萄吡喃糖基酯、3β-O-α-L-阿拉伯糖基-乌苏-12，18-二烯-28-酸、3β-0-α-L-阿拉伯糖基-19α-羟基-乌苏-12-烯-28-酸-（6-0-没食子酰基-葡萄吡喃糖基）酯[2]、3β-0-阿拉伯糖基-19a-羟基-乌苏-12-烯-28-酸、3β-0-阿拉伯糖基-乌苏-12，19-二烯-28β-D-葡萄糖基酯、3β-O-阿拉伯糖基-19α-羟基-乌苏-12-烯-28-β-D-葡萄糖基酯[3]、3β-O-α-L-阿拉伯糖基-19β-羟基-乌苏-12，20（30）-二烯-28-酸、3β-O-α-L-阿拉伯糖基-乌苏-11，13（18）-二烯-28-酸-28-β-D-葡萄吡喃糖基酯、2α，3α，23-三羟基-乌苏-12-烯-24，28-二羧酸-28-β-D-葡萄吡喃糖酯、3β-0-α-L-阿拉伯糖基-乌苏-12，19（20）-二烯-28-酸、3β-0-αL-阿拉伯糖基、乌苏-12，19（29）-二烯-28-酸、3β-0-α-L-阿拉伯糖基-19α-羟基-齐墩果-12-烯-28-酸[4]二聚三萜皂苷类化合物 Sanguidioside A，B，C，D[5]、降八碳达玛烷-1，1，13（17）-三烯-17-羟基-3，16-二酮、羽扇烷-15α，19β-二羟基-3，11-二酮-12-烯-28-酸-19α-羟基乌苏酸-28-O-β-D-葡萄糖苷[6]。

2. 鞣质类化合物

3-O-甲基没食子酸甲酯、4，5-O-二甲基没食子酸甲酯-3-O-α-D-葡萄糖苷、没食子酸、3，4′-O-二甲基逆没食子酸、3，3，4′-O-三甲基逆没食子酸、3，3，4′-O-三甲基逆没食子酸-4-O-β-D-木糖苷、3，4″-O-二甲基逆没食子酸-4-O-β-D-木糖苷[6]、阿魏酸[7]。

3. 其他成分

从地榆中提取分离出槲皮素、儿茶素、槲皮素-3-半乳糖-7-葡萄糖苷、山奈素-3，7-二鼠李糖苷、β-谷甾醇、胡萝卜苷等[6-10]。

药理作用

1. 抗病毒作用

（1）抗人类免疫缺陷病毒（HIV）

在多种鞣质及多元酚中发现，其中可水解的鞣质具有很强的抗 HIV 活性，能减少 HIV 抗原的表达，抑制 HIV-1 和 MT-4 细胞的结合，并呈量效关系[11]。紫地榆根的醇提取物有拮抗艾滋病的活性，通过对其化学成分的研究表明，地榆化学成分中的五倍子酸甲酯有抗艾滋病毒的活性，EC_{50} 为 2.43 μg/mL，治疗指数为 8.40[12]。

（2）抗乙肝病毒（HBV）

地榆的提取物具有抑制 HBV DNA 聚合酶的活性和结合乙型肝炎表面抗原（HBsAg）的作用[13]。王大勇[14]对地榆升白片治疗病毒性肝炎白细胞减少的临床研究，结果显示，治疗组总有效率 92.31% 与对照组 68.0% 比较差异有统计学意义，$P < 0.05$；治疗 2 周后，治疗组白细胞计数为 $(3.84 \pm 0.78) \times 10^9$/L，治疗 4 周后白细胞计数为 $(4.02 \pm 1.01) \times 10^9$/L，与对照组比较差异有统计学意义（$P < 0.05$）。采取地榆升白片治疗病毒性肝炎所致白细胞减少的临床效果显著优

于口服利可君片。

2. 抗菌作用

体外抑菌试验表明，地榆对金黄色葡萄球菌、绿脓杆菌、溶血性链球菌、枯草杆菌均有明显的抑制作用，地榆煎液可使噬菌体灭活，并可在噬菌体内抑制噬菌体繁殖，但不能阻止噬菌体与细菌的吸附[15]。此外，配伍的抑菌能力与配伍的比例有关，较之单味药有增强、不变和降低3种情况[16]。

3. 抗肿瘤作用

地榆提取液对3种癌细胞HepG2、Hela、BGC823克隆形成率的影响，表明地榆提取液可明显抑制这3种癌细胞的生长增殖，且呈剂量依赖性[17]。

4. 抗氧化作用

地榆提取物连续给药40天，能逆转老化加速SAM小鼠肾脏和肝脏中谷胱甘肽下降和二硫化谷胱甘肽上升的趋势，血清、肾脏及肝脏中丙二醛含量下降到接近正常水平，提示地榆提取物具有改善氧化应激和氧化损伤的作用[18]。

5. 抗炎作用

大鼠腹腔注射地榆水提取液、醇提取液均可明显抑制正常大鼠甲醛性足肿胀，推测是降低了毛细血管通透性，减少了渗出，从而减轻了组织水肿[19]。

6. 其他作用

地榆有增强免疫，镇吐，止泻和抗溃疡等作用，可抑制紫外线导致的大鼠皮肤光损伤[20]，对过氧化亚硝酸盐所致的肾损伤也有保护作用[21]。

用法用量 内服：10～15 g，入汤剂，大剂量可用至30 g，亦入丸、散。研末吞服，每次1.5～3 g，每日1～3次；鲜品可捣汁饮。外用适量。

临床应用

1. 止血

地榆治疗血崩取得了较好的效果[22]，其次，大黄地榆汤可治疗上消化道出血，其中地榆性味苦涩微寒，功能凉血止血，解毒敛疮，配以白芨性味苦涩微寒，能收敛止血，促进了溃疡出血点愈合[23]。

2. 治疗烧伤

用10%地榆水提剂涂抹于大鼠实验性人工伤口，伤口面积迅速缩小，可促进伤口愈合[19]；地榆的有效成分鞣质作用于黏膜、创面溃疡，既可使蛋白质沉淀凝固成为不溶解的保护膜，覆盖创面，预防细菌侵袭；又能抑制分泌细胞的分泌，减少局部炎症渗出。地榆的有效成分维生素A类物质还可促进上皮生长，加速创面和溃疡愈合[24]。

3. 抗炎、抗病毒

用自拟地榆汤汁治疗慢性溃疡性结肠炎，收到较好效果[25]。用黄柏地榆溶液治疗面部激素依赖性皮炎，疗效满意[26]。用地榆大黄寒冰散治疗带状疱疹，经临床验证疗效显著[27]。

常用制剂

1. 地榆升白片

功能主治：具有益气养血、补肾化瘀的功效。

2. 复方黄连肠炎宁胶囊

功能主治：具有清热解毒、燥湿敛疮、健脾益肾、消肿止痛、通络生肌的功效，主治湿热蕴结所致的溃疡性结肠炎。

3. 槐榆舒胃胶囊

功能主治：清热止血、益气消炎，主治由胃溃疡引起的胃出血、便血。

不良反应 未见报道。

✧ 参考文献

[1] 国家药典委员会. 中华人民共和国药典（一部）[S]. 北京：化学工业出版社，2010：117 – 118.

[2] MIMAKI Y, FUKUSHIMA M, YOKOSUKA A, et al. Triterpene glycosides from the roots of Sanguisorba officinalis [J]. Phytochemistry, 2001, 57: 773 – 779.

[3] 张东方. 中药地榆质量标准的规范化研究 [D]. 沈阳：辽宁中医学院，2001：23 – 24.

[4] LIU X, CUI Y X, YU Q, et al. Triterpenoids from Sanguisorba officialis [J]. Phytochemistry, 2005, 66: 1671 – 1679.

[5] LIU X, SHI B F, YU B. Four new dimeric triterpene glucosides from Sanguisorba offwinalis [J]. Tetrahedron, 2004, 60: 11647 – 11654.

[6] 张帆. 两种乌头及地榆的化学成分研究 [D]. 成都：中科院成都有机化学研究所，2005：68 – 69.

[7] 程东亮，曹小平，邹佩秀. 中药地榆黄酮等成分的分离与鉴定 [J]. 中草药，1995，26（11）：570 – 571.

[8] 孙文基，绳金房. 天然活性成分简明手册 [M]. 北京：中国医药科技出版社，1998：580.

[9] 曹爱民，张东方，沙明，等. 地榆中皂苷类化合物分离、鉴定及其含量测定 [J]. 中草药，2003，34（5）：397 – 399.

[10] 王晓丹，宋希明，蒋志杰. 地产黄芪、防风、地榆、苦参中微量元素的测定 [J]. 佳木斯医学院学报，1997，20（1）：15.

[11] NAKASHI H, et al. Inhibition of human immunodeficiency viral replication by tannins and related compounds. Antiviral Research, 1992, 18（2）：91 – 103

[12] 杨国红，陈道峰. 紫地榆的化学成分及抗艾滋病病毒活性 [J]. 中药学，2007，（3）：352 – 354.

[13] 周国忠，朱磊，刘婉莹，姜莉莉，刘学敏. 地榆药材的研究与探讨 [J]. 北京药学，

2012, 9 (4): 30 – 32.

[14] 王大勇. 地榆升白片治疗病毒性肝炎白细胞减少的临床研究 [J]. 中外医疗, 2016, 35 (32): 144 – 146.

[15] 王浴生. 中药药理与应用 [M]. 北京: 人民卫生出版社, 1983. 406.

[16] 黄雪芳, 彭宣宪, 傅文红. 甘草或冰片与虎杖和地榆配伍对其抑菌能力的影响 [J]. 江西医学院学报, 1998, 16 (2): 92.

[17] 王振飞. 大蓟、小蓟、地榆提取液对四种癌细胞抑制作用的研究 [D]. 呼和浩特: 内蒙古大学, 2007: 13 – 14.

[18] 聂淑琴. 地榆提取物对老化加速小鼠抗氧化保护能力的影响 [J]. 国外医学中医中药分册, 2001, 23 (2): 89 – 90.

[19] 叶聚荣, 林大杰, 张丽华. 地榆的抗炎作用 [J]. 中药药理与临床, 1985, (创): 153.

[20] TSUKAHARA K, MORIWAKI S, FUJIMURA T, et al. Inhibitory effect of an extract of Sanguisorba offtcinalis L. on ultraviolet-B-induced photodamage of rat skin [J]. Bio Pharm Bull, 2001, 24 (9): 998 – 1000.

[21] 陈锡. 地榆对过氧化亚硝酸盐所致肾损害的保护作用 [J]. 和汉医药学杂志, 2001, 18 (1): 1.

[22] 孟景春. 地榆为治血崩良药 [J]. 江苏中医, 1996, 17 (12): 25.

[23] 陈国桃. 自拟大黄地榆汤治疗上消化道出血72例 [J]. 黑龙江中医药, 2003, (1): 26 – 27.

[24] 王玉, 成心莲, 何新华, 等. 复方三黄酊与复方地榆酊联合治疗创伤感染的临床疗效探讨 [J]. 滨州医学院学报, 1997, 20 (5): 433 – 434.

[25] 李瑞. 地榆汤治疗慢性溃疡性结肠炎疗效观察 [J]. 中医外治杂志, 1998, 7 (4): 30.

[26] 张美芳, 李莉. 黄柏地榆液冷湿敷治疗面部激素依赖性皮炎 [J]. 山东中医杂志, 2001, 20 (11): 665.

[27] 董晓利. 地榆大黄寒冰散治疗带状疱疹120例 [J]. 中国中西医结合外科杂志, 2001, 7 (6): 362.

冬虫夏草

来源 本品为麦角菌科真菌冬虫夏草菌寄生在蝙蝠蛾科昆虫幼虫上的子座和幼虫尸体的干燥复合体。夏初子座出土、孢子未发散时挖取，晒至六七成干，除去似纤维状的附着物及杂质，晒干或低温干燥[1]。

性味归经 甘，平。归肺、肾经。

功效主治 补肾益肺，止血化痰。用于肾虚精亏，阳痿遗精，腰膝酸痛，久咳虚喘，劳嗽咯血。

炮制加工

取原药材去除杂质，洗净，低温干燥，低温灭菌即得。

化学成分

冬虫夏草中的化学成分主要含有：核苷类、氨基酸、D-甘露糖、甾醇类、无机盐、多糖成分、维生素等成分。

1. 核苷类

冬虫夏草中分离出 3-去氧腺苷（虫草素）、尿嘌呤、次黄嘌呤、尿苷、腺嘌呤、肌苷、鸟苷、腺苷等核苷类成分，其中虫草素和腺苷是虫草主要活性成分。核苷类化合物、核苷类物质（腺苷、尿苷、鸟苷）为冬虫夏草有效成分之一，尤以腺苷具有明显的药理作用[2]。

2. 氨基酸类

含有蛋白质 20.06% ~ 26.40%，由天门冬氨酸、苏氨酸、丝氨酸、谷氨酸、脯氨酸、甘氨酸、缬氨酸、蛋氨酸、亮氨酸、异亮氨酸、酪氨酸、苯丙氨酸、赖氨酸、组氨酸、精氨酸、胱氨酸、半胱氨酸、色氨酸组成，其中包括了 8 种人体必需氨基酸。天然冬虫夏草以谷氨酸、色氨酸及酪氨酸为主[3]。

3. 无机元素

磷、钾、镁、铁、钙的含量较高，砷、镉、锑、汞的含量较低，另外还有镱、铷、溴[4]。

4. 其他成分

冬虫夏草中含有麦角甾醇，以及维生素 A，维生素 E，维生素 B_1、B_2、B_{12} 和维生素 C 等多种维生素，还含有 4 种烷烃、1 个三烷基取代苯酚、1 个烯醇、1 个烯醛、5 种多胺类成分，以及 12 种有机酸。另外，有报道冬虫夏草含有单质硫和硫黄、磷脂酰胆碱[5]。

药理作用

1. 抗病毒作用

（1）抗人巨细胞病毒

冬虫夏草可以有效抑制人巨细胞病毒的复制，具有较强的抗人巨细胞病毒活性，通过抑制细胞活性的升高，而抑制人巨细胞病毒的复制[6]。

（2）抗乙型肝炎病毒

虫草及其菌丝体在对乙型病毒性肝炎和病毒性心肌炎的试验中显示出抗病毒的作用[7]。

（3）抗甲型流感病毒

冬虫夏草中分离出来的多糖可以降低甲型流感病毒感染小鼠肺泡灌洗液中流感病毒滴度，升高血清中的细胞因子的水平，具有较强的抗流感病毒的活性[8]。

（4）抗新城疫病毒

体外实验发现冬虫夏草的水提物对病毒具有预防和抑杀作用，而对细胞没有毒性，是一种低毒的体外抗新城疫病毒物质，具有潜在的抗鸡新城疫病毒临床应用价值[9]。

（5）抗人类免疫缺陷病毒

朱莹[10]等对野生冬虫夏草水提物体外抗 HIV-1 病毒作用的初步研究，结果显示，虫草水提物均具有显著的体外抗 HIV-1 病毒活性，抑制 HIV-1 逆转录酶的活性，新鲜子座水提物与 Vif 蛋白有良好的体外结合力。

2. 抗菌、抗炎作用

虫草中的虫草素具有明显抑菌作用，虫草发酵液中含有耐热的广谱抗菌物质，能够拮抗革兰阴性及阳性菌、芽孢菌和非芽孢菌、链霉菌[11]。

人工发酵虫草菌丝体的水提液对小鼠、天然虫草对大鼠都具有明显的抗炎作用[12]。冬虫夏草提取液治疗患有病毒性心肌炎的小鼠，可以提高小鼠血清中 IFN-γ 的水平及脾脏中 T 细胞亚群的百分率[13]。

3. 抗肿瘤作用

冬虫夏草醇提取物可抑制小鼠静脉接种 B16 黑色素瘤细胞形成的肺部瘤灶转移。其抗肿瘤活性成分通过抑制核酸、蛋白质和/或葡萄糖跨膜转运，直接抑制肿瘤细胞的生长。冬虫夏草多糖类成分能促进免疫细胞的增殖、分泌，增强免疫细胞的功能，通过宿主介导而发挥抗肿瘤作用[14]。

4. 提高免疫作用

冬虫夏草通过提高机体单核 - 巨噬细胞系统的吞噬功能[15]及双向调节细胞免疫功能、体液免疫功能、NK 细胞的活性等对机体的免疫系统产生影响[16]。

5. 调节心血管系统作用

冬虫夏草中的腺苷有兴奋 M 受体及松弛血管平滑肌的作用，从而扩张血管，增加麻醉犬冠脉血流量，降低冠脉、脑及外周血流量，从而降低血压[17]。

天然虫草醇提物和虫草提取物具有明显抗心律失常及抗缺血再灌注损伤的作用，增加心输出量和冠脉流量，对心律失常具有双向调节作用，能提高各种缓慢型心律失常的窦性心动过缓及各种传导阻滞的窦房结自律性，加快房室传导；降低快速型心律失常窦房结自律性，抑制快速异位起搏心律，改善心脏功能[18]。

冬虫夏草能够抗心肌缺血缺氧，扩张冠状动脉，增加心输出量和冠脉流量，增加心脑组织对氧的摄取利用，改善心肌缺血，降低心肌耗氧量及抗氧化作用，可显著减轻乳鼠心肌细胞再给氧时细胞内脂质过氧化作用[19]。

6. 对呼吸系统作用

虫草水提液还具有明显的增强肾上腺素分泌、扩张动物支气管、平喘、祛痰等作用，进而明显后延哮喘发作时间，对老年慢性哮喘、肺气肿、肺心病均能减轻症状，延缓复发时间，对肺心病呼吸衰竭有辅助治疗作用[20]。

7. 镇静和抗惊厥作用

冬虫夏草可明显抑制小白鼠自发性活动及睡眠时间，延长无巴比妥钠睡眠时间和抗惊厥作用。醇提取物还可拮抗苯丙胺的中枢兴奋作用，对抗烟碱和戊四唑所致小鼠惊厥，显著延长士的宁所致惊厥的潜伏期[21]。

8. 抗氧化作用

冬虫夏草水提液对心肌细胞缺氧再给氧时细胞内丙二醛（MDA）含量、超氧化物歧化酶（SOD）活性及细胞膜脂质流动性均有影响，能明显减轻缺氧再给氧时细胞内脂质过氧化作用，且呈良好的量效关系[22]。

9. 保护肾脏作用

冬虫夏草能有效降低血肌酐和血尿素氮水平、降低尿蛋白排泄量以及肾组织中的 TGF-β 蛋白和 CTGF 的表达，最终抗肾小球纤维化，保护糖尿病肾病患者的肾脏[23]。

用法用量　煎汤或炖服，5 ~ 10 g。

临床应用

1. 治疗慢性乙型病毒性肝炎

冼氏以虫草胶囊（心肝宝）口服，成人每次 5 ~ 6 粒，儿童每次 3 粒，每日 3 次，连服一个月为一疗程，使用 4 ~ 8 个疗程，治疗慢性乙肝 126 例，结果 104 例慢性迁延性肝炎临床症状改善率为 81.1% ~ 94.3%，血清总蛋白有所升高，血清白蛋白复常率为 66.7%，麝香草粉浊度试验复常率为 75%，HBsAg 阴转率为 20.6%，HBeAg 阴转率为 39.5%。用虫草头孢菌丝治疗 83 例乙肝无症状带病毒者，3 个月的疗效结果是：虫草菌丝对乙型肝炎表面抗原有较好的清除作用，总有效率为 86.7%，好转率占 39.7%，无效 3.3%。用冬虫丸治疗乙型病毒性肝炎 100 例，总有效率 99%。

2. 治疗小儿病毒性心肌炎

用冬虫蛤蚧散治疗小儿病毒性心肌炎，疗效满意。

3. 治疗肾虚久咳虚喘、劳嗽咯血

配伍贝母、沙参、杏仁、麦冬煎服。

4. 治疗阳痿遗精、腰腿痛

冬虫夏草 30 g 炖鸡服，或配伍益肾药入丸剂。

5. 治疗肝炎后肝硬化

常用制剂

1. 百令胶囊

功能主治：补肺肾，益精气。用于肺肾两虚引起的咳嗽、气喘、腰背酸痛；以及慢性支气管炎的辅助治疗。

2. 至灵胶囊

功能主治：补肺益肾。用于肺肾两虚所致咳喘、浮肿等症，亦可用于各类肾病、慢性支气管炎哮喘、慢性肝炎及肿瘤的辅助治疗。

3. 金水宝胶囊（片）

功能主治：补益肺肾，秘精益气。用于肺肾两虚，精气不足，久咳虚喘，神疲乏力，不寐健忘，腰膝酸软，月经不调，阳痿早泄等症；慢性支气管炎、慢性肾功能不全、高脂血症、肝硬化见上述症候者。

4. 宁心宝胶囊

功能主治：本品有提高窦性心律，改善窦房结和房室传导功能，改善心脏功能。

5. 至灵菌丝胶囊

功能主治：补肺益肾。用于肺肾两虚，精气不足引起的咳喘、水肿、神疲乏力、腰膝酸软；亦可用于各类肾病，支气管哮喘，慢性肝炎及肿瘤的辅助治疗。

不良反应

冬虫夏草的毒性极低，但它却可以引起过敏，出现皮疹、皮肤瘙痒、月经紊乱或闭经等，还可导致慢性肾功能不全，表现为头痛、烦躁、四肢红肿加重。专家推测，其致敏机制可能与虫草所含的蛋白有关。

❖ 参考文献

［1］ 国家药典委员会. 中华人民共和国药典（一部） ［S］. 北京：化学工业出版社，2010：106.

［2］ 李绍平，季晖，等. 发酵培养冬虫夏草中核普类成分的含量及其变化 ［J］. 药学学报，2001，36（6）：436.

［3］ 张士善，张丹参. 冬虫夏草氨基酸成分的药理分析 ［J］. 药学学报，1991，26（5）：326－330.

［4］ 仲伟鉴，张小强. 冬虫夏草与人工虫草菌丝体无机元素含量的比较 ［J］. 环境与职业医学，2004，21（4）：330－331.

［5］ 雷万生，谢联斌，陈和平. 冬虫夏草的研究概况 ［J］. 海军医学杂志，2006（03）：262－269.

［6］ 王茂水. 冬虫夏草水提取物抗人巨细胞病毒研究，广西医科大学. 硕士研究生学位论文. 2009：1－72.

［7］ 敖艳青，敖其尔. 蒙中医常用药材冬虫夏草的研究进展 ［J］. 中国民族医药杂志，2008，12：66－76.

［8］ OHTAY, LEE J B, HAYASHI K, et al. In vivo anti-in-fluenza virus activity of an immunomodulatory acidic polysac-charide isolated from Cordyceps militaris grown on germinated soybeans ［J］. J Agric Food, 2007, 55 (25)：10194－10199.

［9］ 刘彦威，王斌，刘娜，刘利强，林燕，等. 冬虫夏草菌丝体水提取物的抗新城疫病毒作用 ［J］. 河北工程大学学报（自然科学版），2011，14（1）：87－90.

［10］ 朱莹，马莉，胡秦，李劲涛，陈玉龙，贾润清，沈思嗣，曾毅. 野生冬虫夏草水提物体

外抗 HIV-1 病毒作用的初步研究 [J]. 病毒学报, 2016, 32 (04): 417 - 422.

[11] 程显好, 白毓草. 冬虫复草菌丝体及发酵液中抗菌活性物质的初步研究 [J]. 中国食用菌, 1995, 14 (3): 37.

[12] 卢岚. 冬虫夏草和青蒿素抑制狼疮性肾炎复发的研究 [J]. 中国中西医结合杂志, 2002, 22 (3): 169.

[13] 李峰, 高兴玉, 饶邦复, 等. 冬虫夏草提取液对实验性病毒性心肌炎小鼠免疫功能的影响 [J]. ISSN1007-8738 细胞与分子免疫学杂志, 2006, 22 (3): 321 - 323.

[14] NAKAMURA K, YAMUCHI Y, KAGOTA S. et al. Inhibitory effect of Cordyceps sinens on spontaneous liver metastasis of Lewis lung carcinoma and B16 melanoma cells in syngenejc mice. Jpn J Pharmacol, 1999, 79: 335 - 341.

[15] 崔之贵. 冬虫夏草及人工草菌的药理研究对单核—巨噬细胞系统吞噬功能的影响 [J]. 中草药, 1982, 13 (3): 17.

[16] 陈晓燕. 冬虫夏草的药理作用与临床研究进展 [J]. 中医药导报, 2009, 15 (2): 91 - 92.

[17] 冯鸣国, 厨前贵, 冯高闳, 等. 人工培养虫草菌丝体对麻醉犬血管的扩张作用 [J]. 中国中药杂志, 1987, 12 (12): 41 - 45.

[18] 索志荣, 刘效珍. 宁心宝治疗室性早搏的临床观察 [J]. 中西医结合脑血管病杂志, 2005, 3 (7): 643.

[19] 吴垠. 虫草菌粉有效部位的主要药效学及作用机理研究 [D]. 杭州: 浙江中医药大学, 2006.

[20] 赵力维. 复方蛹虫草菌粉胶囊治疗慢性支气管炎的临床与实验研究 [D]. 哈尔滨: 黑龙江中医药大学, 2002.

[21] 梁宗琦. 我国虫草真菌研究开发的现状及思考 [J]. 食用菌学报, 2001, 8 (2): 53 - 62.

[22] 俞宙. 冬虫夏草水提液抗心肌细胞脂质过氧化的影响 [J]. 第一军医大学学报, 1998, 18 (2): 110.

[23] 张莉. 冬虫夏草对大鼠糖尿病肾病的保护作用 [D]. 南昌: 南昌大学医学院, 2007.

莪 术

来 源 本品为姜科植物蓬莪术、广西莪术或温郁金, 入药用其根茎[1]。

性味归经 辛、苦、温。归肝、脾经。

功效主治 行气破血, 消积止痛。用于癥瘕痞块, 瘀血经闭, 胸痹心痛, 食积胀痛[1]。

炮制加工

莪术: 除去杂质, 略泡, 洗净, 蒸软, 切厚片, 干燥。

醋莪术: 取净莪术, 照醋煮法煮至透心, 取出, 稍凉, 切厚片, 干燥。

化学成分

莪术中含有挥发油类（1%～2.5%）和姜黄素类两大类成分。

1. 挥发油类

莪术中含挥发油约2%，油中的主要成分为莪术醇、β-榄香烯、蓬莪术环氧酮、蓬莪术酮、蓬莪术环二烯、姜黄醇酮、姜黄环氧奥烯醇等半萜烯类[2]。

2. 姜黄素类

姜黄素类化合物可溶于甲醇、乙醇、碱、醋酸、丙酮和氯仿等有机溶剂，主要包括姜黄素（Ⅰ）、脱甲氧基姜黄素（Ⅱ）、双脱甲氧基姜黄素（Ⅲ）三种[3-6]。

药理作用

1. 抗病毒作用

莪术的主要成分莪术油对流感病毒、副流感病毒、呼吸道合胞病毒、腺病毒有轻微的抑制作用，对副流感Ⅱ型病毒有较强的抑制作用[7]。叶寿山[8]等对莪术油软胶囊抗病毒作用研究，结果显示，莪术油对流行性感冒病毒 A3 及腺病毒 7 型半数有效浓度（IC_{50}）分别为 0.000 8 mg/mL 和 0.000 4 mg/mL；治疗指数（TI）分别为 15 和 30。莪术油软胶囊 160 mg/kg、80 mg/kg 和 40 mg/kg 灌胃，对流感病毒鼠肺适应株（FM1 株）和合胞病毒引起的小鼠肺炎，能明显降低肺指数，降低死亡率，莪术油对流行性感冒病毒 A3 及腺病毒 7 型有一定的抑制作用。

莪术油注射液对病原体 AdV7、AdV3、流感病毒 A、副流感病毒、呼吸道合胞病毒等采用单克隆抗体桥联酶标示剂测定，显示其对呼吸道病毒有抑制作用[9]。

2. 抗菌作用

莪术油对肺炎支原体地方株有抑制作用，莪术油与红霉素联用可增强抑菌效果[10]。温莪术挥发油能在试管内抑制金黄色葡萄球菌、β-溶血性链球菌、大肠杆菌、伤寒杆菌、霍乱弧菌等的生长[11]。徐建泓[12]等对莪术油滴眼液体内外抗菌和抗病毒作用的药效学研究，结果显示莪术油滴眼液（ZTO）完全抑制 HSV-1 和 ADV-3，对细胞 CPE 的最低浓度均为 64 μg/mL；ZTO 对 50 株革兰阳性菌 MIC90 和 MBC 值分别为 128 μg/mL 和 256 μg/mL，对 100 株革兰阴性菌的 MIC90 和 MBC 值分别为 64～512 μg/mL 和 128～512 μg/mL。2 mg/mL 或 1 mg/mL 的 ZTO 分别治疗金黄色葡萄球菌感染和 HSV-1 感染兔眼结膜炎的有效率均可达 100%，与抗菌对照药氯霉素滴眼液和抗病毒对照药阿昔洛韦滴眼液的疗效无显著性差异（$P > 0.05$）。ZTO 体外抗菌和抗病毒作用较弱，但体内抗菌和抗病毒作用较强，具有进一步开发为能同时抗菌和抗病毒的治疗眼结膜炎外用新药的良好前景。

3. 抗肿瘤作用

莪术醇通过抑制 CASKI 细胞的增殖或诱导细胞凋亡而达到治疗宫颈癌的作

用[13]；莪术对小鼠 Lewis 肺癌具有明显抑制作用，并能明显降低瘤组织微血管密度，提示其可能是通过抑制瘤组织中微血管的形成而达到抑制肿瘤生长及抗肿瘤转移作用的[14]；莪术醇构建的 SGC-7091 瘤苗能显著抑制皮下肿瘤结节形成，明显阻止胃癌细胞的肺转移，延长荷瘤鼠的生存时间；莪术油对小鼠肝癌细胞具有明显抑制作用，能有效降低小鼠肝癌细胞 bcl-2 的表达，诱导细胞凋亡[15]。

用法用量 6~9 g。

临床应用

1. 用于上呼吸道感染

用莪术油葡萄糖注射液加青霉素治疗 160 例成人急性上呼吸道感染，与用病毒唑加青霉素治疗的 76 例作对照，试验结果显示：治疗组临床总有效率为 98.75%，明显优于对照组[16]。

2. 病毒性肺炎

试验治疗小儿病毒性肺炎，治疗组 21 例用莪术油注射液加氨苄青霉素或先锋霉素；对照组 21 例用氨苄青霉素或先锋霉素。两组均对症处理，显示治疗组在治愈天数、退热天数、咳嗽消失天数，肺部啰音消失天数方面均优于对照组[17]，表明莪术油对病毒性肺炎有一定的疗效。

3. 用于嗜淋巴细胞性疱疹病毒（EB 病毒）

在临床治疗 EB 病毒感染患儿，治疗组 68 例用莪术油葡萄糖注射液，对照组 60 例用病毒唑、聚肌胞、病毒灵、干扰素等。治疗组体温恢复时间为 3~14 天，平均 4.9 天，对照组为 4~40 天，平均 12.5 天。表明治疗组体温恢复时间明显优于对照组[18]。

4. 用于病毒性肠炎

采用莪术油葡萄糖注射液治疗轮状病毒性肠炎，治疗组总有效率达到 87.8%，而对照组为 47.06%，治疗组较对照组在止泻天数、退热天数、总病程时间方面均明显缩短[19]。

5. 用于病毒性肝炎

张穗等治疗小儿急性甲型病毒性肝炎，治疗组 39 例给予莪术油注射液，对照组给予能量合剂（ATP、辅酶 A、肌苷、维生素 C），两组均用栀黄口服液，结果治疗组治愈率为 95%[20]。

6. 用于病毒性心肌炎

在利用莪术油葡萄糖注射液治疗病毒性心肌炎的患儿中，治疗组患儿的心肌酶学、心功能改善等方面均优于对照组，病程明显缩短，提示莪术油除对呼吸道合胞病毒有直接抑制作用外，还有活血化瘀，改善患儿微循环的作用。

7. 用于小儿流行性腮腺炎

用莪术油治疗小儿流行性腮腺炎退热时间缩短，腮腺及颌下腺开始消肿时间

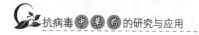
及完全消肿时间均缩短。睾丸炎、附睾炎等并发症消肿时间缩短[21]。

8. 对心血管系统的作用

莪术增加股动脉血流量的作用在活血化瘀药中最为明显，以莪术油注射液静脉给药治疗冠心病疗效满意，患者均有显著好转，且有速效作用，并能改善心肌收缩力[22]。

9. 用于眼科病毒性感染

莪术油治疗眼科的常见疾病单纯疱疹病毒性角膜炎（HSK）及流行性角结膜炎（EKC）具有较好的效果。经阿昔洛韦滴眼液等抗病毒药物治疗效果不佳的32 例 HSK 给予莪术油滴眼液治疗 2 周后，治愈 24 例，好转 5 例，无效 3 例，治愈率 80%，有效率 90.6%，提示 HSK 的治疗可优先选用莪术油滴眼液[23]。

10. 其他

用莪术油栓塞剂治疗霉菌性阴道炎[24]，用莪术油霜剂治疗真菌性银屑病等都取得良好的治疗效果[25]。

常用制剂

1. 复方莪术油乳膏

功能主治：行气破血，消积止痛。常用于治疗寻常痤疮、银屑病、鱼鳞病等疾病。

2. 木香槟榔丸

功能主治：行气导滞，攻积泄热。用于痢疾，食积。赤白痢疾，里急后重，或食积内停，脘腹胀满，大便秘结，舌苔黄腻，脉沉实。行气导滞，泻热通便以及赤白痢疾里急后重，胃肠积滞，脘腹胀痛，大便不通。

3. 金芍胶囊

功能主治：理气化瘀止痛，燥湿健脾。用于气滞血瘀所致妇女下腹胀痛或刺痛、腰骶酸痛、经行加重、白带异常等症，以及慢性盆腔炎。

4. 心脉康片

功能主治：软坚散结，化痰通络。用于防治动脉粥样硬化疾病属痰瘀胶结型。

不良反应 除过敏样反应、皮疹外，还有呼吸困难、过敏性休克。孕妇禁用。

❖ 参考文献

[1] 国家药典委员会. 中华人民共和国药典（一部）[S]. 北京：化学工业出版社，2010：257-258.

[2] 陈佩东，陆兔林，等. 莪术的化学成分研究 [J]. 中药材.2006, 29 (7)：675.

［3］彭炳先，周欣，王道平，等．HPLC 法测定姜黄、莪术、郁金香中三种姜黄色素的含量
　　［J］．中药材，2004，27（11）：813－815.

［4］崔晶，翟光喜，姜红祥．姜黄素的研究进展［J］．中南药学，2005，3（2）：108－111.

［5］许刚，黄文．姜黄素防止肿瘤的机制研究进展［J］．国外医学·生理、病理科学与临床
　　分册，2003，23（2）：152－154.

［6］王琰，胡文言，王慕皱．HPLC 法测定中药莪术中 3 种姜黄素的含量［J］．药学学报，
　　1999，34（6）：467－470.

［7］黄亚东，项琪，姚崇舜，等．莪术油喷雾剂的研制及抗病毒作用的实验研究［J］．2007，
　　3：324－345.

［8］叶寿山，盛晓蓉，王萍，倪光玉，贾德云，李心伟．莪术油软胶囊抗病毒作用研究［J］.
　　中药药理与临床，2005（03）：20－23.

［8］阎广信，傅文水，全攓敏，等．莪术油注射液治疗急性上呼吸道感染疗效观察［J］．白
　　求恩医科大学学报，1993，19（4）：383－384.

［9］辛德莉，侯安存等．中药莪术油对肺炎支原体地方株的体外抑制实验研究［J］．临床和
　　实验医学杂志，2003，2（4）：228.

［10］张惠俭，等．应用莪术油阴道栓治疗霉菌性阴道炎疗效观察［J］．辽宁中医杂志，
　　　1985，（12）：57.

［11］高艳娥，郭金珠，惠慧，等．莪术醇对人宫颈癌 CASKI 细胞增殖抑制及促凋亡作用的研
　　　究［J］．现代肿瘤医学，2009，17（10）：1836－1839.

［12］徐建泓，孙爱华．莪术油滴眼液体内外抗菌和抗病毒作用的药效学研究［J］．微生物学
　　　杂志，2008（02）：77－81.

［13］倪娅，邱幸凡．人参瓜蒌莪术汤对小鼠 lewis 肺癌瘤组织微血管密度的影响［J］．中国
　　　实用医药，2009，4（26）：42－43.

［14］徐立春，边可君，刘志敏，等．天然药物莪术醇抑制肿瘤细胞生长及 RNA 合成影响的
　　　初步研究［J］．肿瘤，2005，25（6）：570.

［15］张维彬，谭敏，等．莪术油诱导小鼠 Hepa 肝癌细胞凋亡及其对 bel-2 蛋白表达的影响
　　　［J］．现代中西医结合杂志，2009，18（4）：370－371.

［16］刘春雨，王东杰，张奇，等．莪术油葡萄糖注射液治疗成人急性上呼吸道感染 160 例临
　　　床体会［J］．黑龙江医药科学，1999，22（1）：51.

［17］贾静伟，胡佳辉．莪术油葡萄糖注射液治疗小儿病毒性肺炎 21 例疗效观察［J］．黑龙
　　　江医药科学，1999，22（1）：92.

［18］徐霖，徐文．莪术油与西药对比治疗小儿 EB 病毒感染［J］．黑龙江医药，1998，11
　　　（4）：237－238.

［19］邱燕玲，廖万清，陈宝雄．莪术油葡萄糖注射液治疗轮状病毒肠炎临床观察［J］．中国
　　　中西医结合杂志，1997，17（6）：363－364.

［20］张穗，黄又新，高素军．莪术油注射液治疗小儿急性甲型病毒性肝炎 39 例［J］．中西
　　　医结合肝病杂志，1994，4（1）：36－41.

［21］程国平，刘明海．莪术油治疗流行性腮腺炎的临床对照试验［J］．药物流行病学杂志，
　　　1999，8（4）：203.

［22］程益春，等．莪术油对冠心病临床疗效观察．山东中医学院［J］，1978，（5）：58.

［23］张辉，杨卫民．莪术油滴眼液的制备及临床应用［J］．西北药学杂志，2000，15（4）：168－169.

［24］张惠俭，张文义．应用莪术油阴道栓治疗霉菌性阴道炎疗效观察［J］．辽宁中医杂志，1985，（12）：37.

［25］宋智琦，林熙然．外用莪术油霜剂治疗银屑病［J］．中华皮肤科杂志，1998，31（2）：124－125.

儿　茶

来　源　该品为豆科合欢属植物儿茶树的去皮枝、干的干燥煎膏。冬季采收枝、干，除去外皮，砍成大块，加水煎煮，浓缩，干燥。

性味归经　苦、涩、凉。归心、肺经。

功效主治　收湿生肌敛疮。用于溃疡不敛，湿疹，口疮，跌扑伤痛，外伤出血。

炮制加工　一般于12月至翌年3月，采收干枝，剥去外皮，劈成小块，置土钵或铜锅中加水煎煮，收集煎液过滤，滤液浓缩至糖浆状，冷却，倒入特制的模型中，即成儿茶膏。

化学成分　含儿茶鞣酸、左旋及消旋儿茶精、左旋及消旋表儿茶精、红鞣质以及非瑟素、槲皮素、槲皮万寿菊素等黄酮醇和山奈酚、二氢山奈酚、花旗松素、异鼠李素、右旋阿夫儿茶精、双聚原矢车菊素等。

药理作用

1. 抗病毒作用

（1）抗流感病毒

用流感病毒鼠肺适应株 A/FM/1/47（H1N1）感染小鼠，制备小鼠肺炎模型，研究儿茶提取物对流感病毒感染小鼠死亡的保护作用。结果显示儿茶提取物12.5 g/L对感染小鼠具有很好的死亡保护作用，儿茶提取物6.25 g/L即可明显延长感染小鼠的平均存活时间。表明儿茶提取物在小鼠体内具有有效的抗流感病毒作用。同时，研究表明儿茶提取物可增强流感病毒感染机体的细胞免疫和体液免疫功能，儿茶提取物可显著增强2,4-二硝基苯酚诱发的小鼠DTH反应，增强小鼠T细胞免疫功能。儿茶提取物可增强流感病毒感染小鼠中和抗体的水平，增强小鼠体液免疫功能。

（2）抗艾滋病病毒

儿茶成分 EGCG（没食子儿茶素、没食子酸酯）可以抑制 HIV 病毒的感染，如果阴道凝胶含有一定浓度的 EGCG，可能有效地防治 HIV 病毒的感染。

（3）抗乙肝病毒[2,3]

在对 338 名慢性肝炎患者的临床实验中，其中 174 人每周服用（＋）－儿茶素，连续 14 周，另外 164 人服用安慰剂。结果显示它对乙型肝炎表面抗原具有清除作用，对乙型肝炎抗原/抗乙型肝炎系统有改善作用，证实了（＋）－儿茶素对病毒引起的慢性病毒性肝炎有效。用 1 日龄北京雏鸭制备鸭乙型肝炎病毒（DHBV）模型，设置儿茶素类给药组（60、120 和 240 mg/kg）、阳性药物对照组（Are-AMP）、模型组和阴性对照组。取血清用斑点杂交法（dig 标记探针）测定 DHBV DNA，用单抗夹心 ELISA 法测定 DHBsAg，观察肝功能变化，并做肝组织病理切片观察形态学改变，结果发现儿茶素类各给药组鸭血清含量均有所降低，给药后肝组织病理变化有明显改善。王玲[4]等研究拉米夫定联合原儿茶酸对鸭乙肝病毒的体外抑制，结果显示，原儿茶酸（PA）、拉米夫定（3TC）单用及合用，分别于 DHBV 感染前、感染的同时及感染后给药，均可有效抑制 DHBV 对鸭原代肝细胞的感染。PA 与 3TC 合用对 DHBV 的吸附与进入，感染活性与复制能力，以及肝细胞中 AST、ALT 酶活性的抑制能力均显著强于单用 3TC 组，PA 与 3TC 药物组合不仅有比二者单用更强的抗 DHBV 作用，而且对 DHBV 所致鸭原代肝细胞损伤也有更强的保护作用。

2. 对心血管系统作用

儿茶素是植物体内产生的一种重要的非酶抗氧化剂，具有清除活性氧自由基、抗凝、促纤溶、改善血流动力学的功能[5]。

3. 抗肿瘤作用[6]

儿茶素氧化聚合物对人肝癌细胞株 SMMC7721 和艾氏腹水癌实体型肿瘤均有明显的抑制作用，并可明显增强正常小鼠细胞免疫和非特异性免疫功能，能显著提高老龄小鼠红细胞 SOD 活力，降低血清 MDA 含量。另外儿茶素在防治前列腺癌方面已经显示出令人兴奋的效果，可以抑制前列腺癌细胞增殖，诱导前列腺癌细胞凋亡，对前列腺癌形成中的关键酶进行调控。

4. 对其他病原体作用

体外抑菌实验表明[7]，本品对葡萄球菌、乙型溶血性链球菌、白色念珠菌、绿脓杆菌、白喉杆菌、痢疾杆菌、伤寒杆菌等均有抑制作用。对皮肤真菌也有一定的抑制作用。

5. 抗血小板作用

儿茶素可直接或间接对前列腺素合成酶进行功能调节，抑制血小板释放血栓素 A2（TXA2），降低血浆 TXB2，升高血浆 6-酮-PGF1 水平和 6-酮-PGI1/TXB2 比值[8]。儿茶素还可显著地抑制大鼠实验性血栓的形成。

6. 清除自由基的作用

自由基不仅与人类肿瘤有密切关系，而且与人的衰老进程也有重要联系。实验表明儿茶素在体内外都能有效清除自由基、NO 等，提高小鼠体内超氧化物歧化酶和谷胱甘肽过氧化物酶活性，降低脂质过氧化物和脂褐质含量[9,10]。儿茶素具有很强的清除自由基的作用，它可降低血浆中丙二醛的含量，增加红细胞 SOD 的活性，抑制脂质过氧化作用及致癌作用。

用法用量 内服：煎汤，1 ～ 3 g，或入丸、散。外用：适量，研末撒或调敷。

临床应用

1. 鼻炎、鼻窦炎。可用儿茶研末吹鼻。

2. 口腔炎、咽喉炎。可用儿茶 6 g，银花 9 g，连翘 9 g，煎水含漱。

3. 鼻衄和痔疮出血。可用儿茶末外敷，或用儿茶 7.5 g、桂皮 1.5 g 研末，沸水 240 g，浸半小时滤净后外洗痔疮；或用棉花浸药水置于鼻孔压迫止血。

4. 外伤出血。用儿茶末或加三七末外敷，加压包扎，可以止血。破溃伤口创面伴出血、分泌物增加时，用儿茶煎水外洗或湿敷，有止血止痛作用。褥疮分泌物多，久不收口，用儿茶末外敷或煎水外洗，有收敛生肌作用。

5. 白带过多。可用儿茶 9 g，蛇床子 15 g，煎水外洗和注药。

6. 皮肤湿疹、溃疡、分泌物多时，可用儿茶配轻粉、冰片、龙骨、炉甘石等外敷，方如儿轻散。

常用制剂

1. 龙骨儿茶散(《本草纲目》)

治皮肤湿疮，黄水淋漓：煅龙骨 3 g，儿茶 1.5 g，轻粉 1 g，冰片 0.1 g。共为细粉，掺敷患处。方中儿茶活血疗伤，止血生肌敛疮，为君药。

2. 人中白散(《金匮要略》)

治口疳，走马牙疳：人中白（煅）60 g，孩儿茶 30 g，黄柏、青黛、薄荷各 18 g，冰片 2 g。共研粉，吹患处。方中儿茶活血疗伤，止血生肌敛疮，为君药。

3. 验方

用于急性腰扭伤：血竭、儿茶各等分，研末。早晚各服 6 g，用 100 mL 温热黄酒送服。方中儿茶活血疗伤，止血生肌敛疮，为君药。

✧ 参考文献

[1] 抗病毒中药学 [S]．北京：化学工业出版社，2007.9.

[2] SUZUKI H, YAMAMOTO S, HIRAYAMA C, et al. Cianidanol therapy for H Beantigen-positive chronic hepatitis: a multicentre, double-blind study. Liver, 1986, 6: 35 –44.

[3] 李建祥，周立人，章瑜，等．儿茶素类抗乙型肝炎病毒的效果观察 [J]．中华预防医学杂志，2001，35（6）：404 – 406.

[4] 王玲，潘琪，孟沫然，陈勇，韩凤梅．拉米夫定联合原儿茶酸对鸭乙肝病毒的体外抑制

[J]. 中华中医药杂志，2012，27（09）：2308－2313.

[5] 朱永兴，Herve Huang，等. 茶与健康 [M]. 北京：中国农业科学技术出版社，2004.

[6] 尹志萍，张古英，王建军. 儿茶及儿茶素的研究进展 [J]. 河北医药，2008，30（3）：360－362.

[7] 神奇的抗病毒中草药 [S]. 北京：中国中医药出版社，2004.1.

[8] 章云涛，徐勤. 茶多酚对高血压患者前列腺素及血栓素的影响 [J]，高血压杂志，1998，6（2）：131.

[9] LEE S R, IM K J, SUH S I, et al. Protective effect of green tea polyphenol（－）epigallocate-chin-3-gallate and other antioxidants on lipid peroxidation in gerbil brain homogenates [J]. Phytother Res，2003，17（3）：206－209.

[10] NAKAGAWAT, YOKOZAWAT. Direct scavenging of nitric oxide and superoxide by green tea [J]. Food Chem Toxicol，2002，40：1745－1750.

防 风

来　源　史载于《神农本草经》。伞形科植物防风的干燥根。

炮制加工

1. 防风

除去残茎，用水浸泡，捞出，润透切片，晒干。

2. 炒防风

取防风片，置锅内微炒至深黄色，取出放凉。

3. 炭制

取防风片置锅内，用中火炒至外呈黑色，内呈黄褐色为度。喷洒清水适量，灭尽火星，取出，晾一夜。

4. 蜜炙

取防风，加蜜炒至蜜被吸尽，放冷即可。

性味归经　味辛、甘，性微温。归膀胱、肝、脾经。

功效主治　祛风解表、胜湿止痛、解痉、止痒。

化学成分　含多糖，香豆素如欧芹属素乙、补骨脂素等，挥发油（辛醛等15种），色原酮类如升麻素等。

药理作用

1. 抗菌、抗病毒、抗炎作用

防风及其复方水煎液具有一定的抑制流感病毒 A3 的作用。在平板法体外抑菌实验中，防风对金黄色葡萄球菌、乙型溶血性链球菌、肺炎双球菌及两种霉菌（产黄青霉、杂色曲霉）等均有抑制作用。另外，防风水煎液对痢疾杆菌、枯草杆菌、某些皮肤真菌及流感病毒、哥伦比亚病毒也有抑制作用[1]。并且有文献报道[2]，防风煎液、醇浸液给大鼠灌胃，对蛋清性足肿胀有一定的抑制作用，防风煎剂给小鼠灌胃或腹腔注射，可明显抑制巴豆油引起的耳部炎症，对腹腔毛细血管的通透性有明显减低作用。姚梅悦[3]等对白芷、防风、紫苏叶配伍进行体外抗病毒追踪，结果显示，白芷、防风、紫苏叶对呼吸道合胞病毒的抑制指数分别为2.66、6.10、13.54，配伍后防风和紫苏叶的抑毒指数为20.63，其他效果均不明显，白芷、防风、紫苏叶配伍中，防风和紫苏叶共同作用效果最为理想。

2. 镇痛、镇静作用

给小鼠灌胃防风煎剂，腹腔注射防风醇浸剂，皮下注射防风醇浸剂均可明显抑制醋酸引起的扭体反应。有文献报道，防风的镇痛部位与吗啡类似，主要在中枢[4]。对戊巴比妥钠阈下睡眠剂量的影响和对小鼠自发活动的影响实验表明，防风水煎剂有明显的镇静作用。防风中的亥茅酚苷及甘油酯均可抑制小鼠扭体，亥茅酚苷在小鼠压尾实验和炎症致痛实验中能提高痛阈值，且镇痛作用可被纳洛酮拮抗[4,5]。

3. 解热作用

用伤寒混合菌苗静注家兔致其发热，分别给予防风煎液与醇浸液 10 mg/kg 灌胃，半小时后出现中等强度解热作用。防风煎液 4.4 g/kg 给家兔腹腔注射，发现对伤寒、副伤寒菌苗和破伤风毒素的混合制剂引起的发热有明显解热作用，醇提液 2 g/kg 给小鼠腹腔注射后，对三联菌苗（百日咳、白喉、破伤风杆菌）引起的发热有明显解热作用[6]。

4. 抗过敏作用

防风对药物所致小鼠皮肤瘙痒，组胺所致豚鼠局部瘙痒，组胺引起的毛细血管通透性增加及二甲基亚砜所致的豚鼠耳肿胀有抑制作用[7-10]。

5. 抗惊厥作用

6. 提高非特异性免疫能力作用

药理实验表明，防风可明显提高正常小鼠腹腔巨噬细胞的功能[11]。

7. 抗凝血作用

8. 抗变态反应

用法用量 内服：煎汤，5~10 g；或入丸、散。外用：适量，煎水熏洗。一般生用，止泻炒用，止血炒炭用。

临床应用

1. 皮肤病

防风通圣散加减可治顽固性湿疹、带状疱疹、扁平疣等。

2. 急性卡他性结膜炎

防风通圣散加减，水煎服。

3. 治疗上呼吸道感染

4. 治疗小儿惊风

小儿热盛动风，手足抽搐，甚至角弓反张。用《小儿药证直诀》介绍的凉惊丸。防风在方中可祛风止痉，因其温而不燥，且不会动火伤津。

5. 止泻止血

6. 治便血、崩漏

常用制剂

1. 防风通圣散

功效：疏风解表，泻热通便。主治风热壅盛，表里俱实。症见恶寒壮热，头目昏眩，目赤睛痛，口苦口干，咽喉不利。

2. 九味羌活汤

主治外感风寒湿邪。症见恶寒发热，身重无汗，头项强痛，肢体酸楚疼痛，口苦等。

3. 玉屏风散

功效：益气固表。主治表虚自汗，易感风邪。

4. 消风散

功效：疏风养血，清热除湿。主治风疹、湿疹。症见皮肤疹出色红，或遍身云片斑点，瘙痒，抓破后渗出津水，苔白或黄，脉浮数有力。

5. 川芎茶调散

功效：疏风止痛。主治外感风邪头痛。偏正头痛或巅顶作痛，恶寒发热，目眩鼻塞，舌苔薄白，脉浮者。

6. 玉真散

功效：祛风化痰。主治口唇紧闭，身体强直，角弓反张。

❖ 参考文献

[1] 孙晓红，邵世和，李洪涛，等. 防风的临床应用及研究［J］. 北华大学学报，2004，5（2）：138-140.

[2] 程红科. 防风的药理作用［J］. 安徽中医临床杂志，2009，14（4）：229.

[3] 姚梅悦，周长征，陈飞，张霞. 白芷、防风、紫苏叶配伍的体外抗病毒追踪［J］. 世界中西医结合杂志，2015，10（06）：782-784.

[4] 杨波，曹玲，王喜军. 防风超临界萃取物的药效学研究［J］. 中医药学报，2006，34（1）：14-15.

[5] 李文，李丽. 防风有效部位的药理作用研究［J］. 中国实验方剂学杂志，2006，12（6）：29-31.

[6] 医学科学院药物研究所，中药志Ⅲ［M］. 北京：人民卫生出版社，2010.620.

［7］薛宝云，李文，李丽，等. 防风色原酮苷的药理活性研究［J］. 中国中药杂志，2000，25（5）：297－299.

［8］俞秀廉，龚传美，刘喜玉，等. 防风通圣丸醇提液的抑菌作用及对小白鼠免疫机能的影响［J］. 微生物学杂志，1991（2）：57－59.

［9］朱惠京，张红英，姜美子，等. 防风正丁醇萃取物对家兔血小板黏附功能及实验性血栓形成的影响［J］. 中国中医药科技，2004，11（1）：37－38.

［10］高鸿霞，邵世和，王国庆. 中药防风的研究进展［J］. 井冈山医专学报，2004，11（4）：12－13.

［11］骆和生，罗鼎辉主编. 免疫中药学［M］. 北京：北京医科大学、中国协和医科大学联合出版社，1999.29.

［12］徐杰军主编. 病毒病常用中药药理与临床［M］. 四川：四川科学技术出版社，2007，9（109）：16.

浮 萍

来　源　　本品为浮萍科植物紫背浮萍的干燥全草。6～9月采收，洗净，除去杂质，晒干。

炮制加工　　净制拣去杂质，筛去灰屑，洗净，晒干即得。

性味归经　　辛，寒。归肺经。

功效主治　　宣散风热，透疹，利尿。用于麻疹不透，风疹瘙痒，水肿尿少。

化学成分　　紫萍全草含荭草素，木犀草素-7-单糖苷，牡荆素，芹菜素-7-单糖苷，β-胡萝卜素，叶黄素，环氧叶黄素，蓳黄质及新黄质。还含脂类8%及蛋白质24.4%，脂类所含脂肪酸主要为亚麻酸、棕榈酸及亚油酸，蛋白质中亮氨酸、天冬氨酸、谷氨酸含量占9.05%～9.79%，必需氨基酸指数为52.2～52.7。浮萍全草含反式-1，3-植二烯、十氢番茄红素、谷甾醇、植醇等。

药理作用

1. 抗菌、抗病毒作用

对卡那球菌、白色葡萄球菌、孤儿病毒以及金黄色葡萄球菌有抑制作用。文献报道[1]，1:20 浮萍体外实验中，对肠道孤儿病毒有抑制作用，其给药选择在感染的同时或者感染后，都能延缓人胚肾原代单层细胞病变的出现时间。

2. 抗肿瘤作用

任鹏[2]对浮萍总黄酮抗肝癌的体外活性及其机理进行研究，用 MTT 法测定浮萍总黄酮对人肝癌 SMMC-772 细胞和人正常肝细胞 HL-7702 的生长抑制情况，实验结果表明，浮萍总黄酮对体外培养的 SMMC-7721 细胞的生长有明显的抑制作用，同时对 HL-7702 细胞的生长也有一定抑制作用，且均呈时间、浓度依赖性。但浮萍总黄酮对 SMMC-7721 的细胞增殖的抑制作用强于对正常细胞增殖的影响。

3. 对心血管系统的作用

青萍水浸膏对奎宁引起衰竭的蛙心有强心作用，钙可增强之，大剂量使心脏停止于舒张期；并能收缩血管使血压上升。

4. 保护内皮细胞作用

彭亮等[3]通过提取紫萍提取物，利用 MTT 比色法筛选提取物能够作用于内皮细胞的安全剂量，并建立了过氧化氢对内皮细胞损伤模型，研究紫萍提取物对内皮细胞的保护作用，结果发现，紫萍提取物能够有效保护内皮细胞。

5. 利尿作用

其有效成分一般认为是其中所含的醋酸钾和氯化钾。凌云等[4]对三种浮萍利尿作用进行比较，用大鼠代谢笼法测出紫萍和青萍都有利尿作用，并且都有明显的排钠排钾作用。

6. 解热作用

7. 灭蚊作用

用法用量 内服：煎汤 3 ~ 9 g，鲜品 15 ~ 30 g；或捣汁饮；或入丸、散。外用：适量，煎水熏洗；研末撒或调敷。

临床应用

1. 周世群[5]运用丹参浮萍汤加减治疗法研究了丹参浮萍汤治疗青春期痤疮，获得良好疗效。

2. 王集智等[6]研究发现，用桂枝浮萍汤治疗荨麻疹，有效率达80%以上。

3. 刘桂华等[7]通过自制的浮萍散面膜治疗痤疮，取得了很好的疗效，为处于青春期的男女青年们祛除粉刺痤疮提供了一种简单有效的方法。

4. 缠双鸢等[8]在观察槐米浮萍胶囊治疗下肢深静脉血栓形成的临床疗效试验中，将 240 例患者随机分成两组，一组西药治疗作对照，另一组西药治疗加用槐米浮萍胶囊。结果：治疗组总有效率97.2%，而对照组只有69.6%。他们的研究表明，用槐米浮萍胶囊治疗下肢深静脉血栓形成在临床具有较好疗效，安全可靠，无不良反应。

常用制剂

1. 治时行热病，发汗

浮萍草50 g，麻黄、桂心、附子各25 g。四物捣细筛。每服9 g，以水一中盏，入生姜半分，煎至六分，不计时候，和滓热服。

2. 治皮肤风热，遍身生瘾疹

牛蒡子、浮萍等分。以薄荷汤调下9 g，日二服。

3. 治身上虚痒

浮萍末3 g，黄芩3 g。同四物汤煎汤调下。

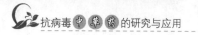

不良反应　治疗剂量的浮萍一般不会造成严重的损伤。

✧ 参考文献

[1] 国家中医药管理局《中华本草》编委会. 中华本草 [M]. 上海：上海科学技术出版社，1998：2220.

[2] 任鹏. 浮萍总黄酮抗肝癌的体外活性及其机理研究 [D]. 重庆：重庆大学，2006.

[3] 彭亮，李知敏. 紫萍提取物对过氧化氢诱导内皮细胞氧化损伤的保护作用研究 [J]. 时珍国医国药，2009，20（4）：996－998.

[4] 凌云，鲍燕燕，吴奇，等. 三种浮萍利尿作用比较 [J]. 中药材，1998，10（21）：526－537.

[5] 周世群. 丹参浮萍汤治疗痤疮18例 [J]. 河南预防医学杂志，2001，11（1）：43.

[6] 王集智，林海峰. 桂枝浮萍汤治疗荨麻疹50例 [J]. 中医药学报，1998，（3）：43.

[7] 刘桂华，孙经善，张丽芹. 浮萍散面膜治疗痤疮220例 [J]. 中医外治杂志，1997，（2）：24.

[8] 缠双鸾，崔茂香，刘丽华，等. 槐米浮萍胶囊治疗下肢深静脉血栓形成240例疗效观察 [J]. 新中医，2005，37（5）：22－23.

▶▶ 甘　草 ◀◀

来　源　本品为豆科植物甘草、胀果甘草或光果甘草的干燥根。春、秋二季采挖，除去须根，晒干。

炮制加工　除去杂质，洗净，润透，切厚片，干燥。

性味归经　甘，平。归心、肺、脾、胃经。

功效主治　补脾益气，清热解毒，祛痰止咳，缓急止痛，调和诸药。用于脾胃虚弱，倦怠乏力，心悸气短，咳嗽痰多，脘腹、四肢挛急疼痛，痈肿疮毒，缓解药物毒性、烈性。

化学成分　根及根状茎含有甘草甜素6%～14%，为甘草的甜味成分，是一种三萜皂苷。甘草酸水解产生一分子甘草次酸及二分子葡萄糖醛酸。并含少量甘草黄苷、异甘草黄苷、二羟基甘草次酸、甘草醇、5-0-甲基甘草醇、异甘草醇。此外，尚含有甘露醇、葡萄糖3.8%、蔗糖2.4%～6.5%、苹果酸、桦木酸、天冬酰胺、微量挥发油及淀粉等。

药理作用

1. 抗病毒作用

抗病毒作用是甘草的主要药理作用之一。近年来对甘草抗病毒重点围绕甘草酸、甘草甜素进行，取得了较好的效果。许多研究表明[1-7]，甘草酸和甘草次酸有抗艾滋病病毒、SARS 病毒、乙肝病毒、单纯疱疹病毒、水痘－带状疱疹病毒和人乳头瘤病毒等作用。其中甘草甜素片具有甜度高、低热量、起泡性和溶血作用低等优点，已经正式应用于临床治疗乙肝患者。有文献报道[8]用小鼠模型研究甘草甜素的抗流感作用，结果发现给药组小鼠 100％ 生存，而未接种者均感染流感后死亡。体外实验未发现甘草甜素对流感病毒有抑制作用，其作用机理认为与甘草甜素诱导体内 T 淋巴细胞产生 γ 干扰素有关。方炳虎等[9]利用 H9N2 亚型流感病毒鼠肺适应株感染小鼠，研究甘草酸单铵盐、甘草次酸、甘草黄酮等甘草中 3 种主要成分和甘草粗提取物对感染 H9N2 亚型流感病毒小鼠的防治作用，结果表明，甘草粗提取物和甘草酸单铵盐口服均能显著抑制 H9N2 亚型流感病毒鼠肺适应株引起的小鼠肺炎实变。甘草粗提物组能明显延长流感病毒感染小鼠的生存时间。张建军等[10]对甘草活性成分抗呼吸道合胞病毒作用研究表明，甘草抗病毒活性成分的半数中毒浓度（TC_{50}）为 460.00 μg/mL，半数有效抑制浓度（EC_{50}）为 23.53 μg/mL，治疗指数（TI）为 19.55；在呼吸道合胞病毒（RSV）感染 Hela 细胞 2 h、4 h、6 h、8 h、10 h 后给药，发现甘草对 RSV 复制均有明显的抑制作用（$P < 0.01$）；并且对 RSV 有中和作用。结论：甘草在体外对 RSV 复制有明显的抑制作用。谢志平等[11]研究甘草抗病毒有效部位（GC3-1-4）体外抑制副流感病毒（Ⅲ 型）的作用。结果显示 GC3-1-4 半数中毒浓度（TQ_{50}）为 144.17 μg/mL；抑制副流感病毒（Ⅲ 型）的半数有效浓度（EC_{50}）为 12.82 μg/mL，治疗指数（TI）为 11.25；GC3-1-4 对副流感病毒（Ⅲ 型）的抑制作用存在量效反应关系；在感染后 6 h 以内给药，GC3-1-4 对副流感病毒（Ⅲ 型）均有抑制作用。得出结论，GC3-1-4 在 Hela 细胞中对副流感病毒（Ⅲ 型）有抑制作用。

2. 抗炎作用

文献报道[12,13]，甘草甜素能够改善右旋糖酐硫酸酯钠导致的结肠炎，明显减少促炎症因子和趋化因子的表达，抑制结肠髓过氧化物酶，减少活性氧化物质导致的脂质蛋白变性和器官损伤。甘草酸还能明显改善三硝基苯磺酸导致的结肠组织病理变化，降低丙二醛水平，提高血清和组织中的超氧化物歧化酶活性和抗炎细胞因子 IL-10 水平。

3. 抗衰老作用

甘草总黄酮对四种主要活性氧：超氧阴离子自由基、羟自由基、单线态氧、过氧化氢有清除作用。吴碧华等[14]实验证明甘草总黄酮在体外具有直接清除活性氧自由基的作用，并能抑制脂质过氧化反应。在动物体内的抗氧化途径可能有两种：一种是甘草总黄酮直接清除过多的自由基；另一种是通过提高动物抗氧化酶活力的间接作用来清除自由基。

4. 抗肿瘤作用

王英俊等[15]通过实验发现，甘草甜素能诱导前列腺癌细胞株 DU145 的凋亡，且能明显抑制癌细胞增殖，作用与剂量成正相关。杨道科[16]发现，甘草甜素能诱导胃癌细胞 SGC-7901 的凋亡，凋亡率与剂量成正相关，且明显抑制癌细胞增殖。

5. 解毒作用

从古至今，一直作为解毒的常用药，其解毒机理为吸附毒物，通过物理、化学沉淀毒物以减少吸收；有肾上腺皮质激素样作用，并改善垂体－肾上腺系统的调节作用，提高机体对毒物的耐受能力。甘草对误食毒物（毒蕈），药物中毒（敌敌畏、喜树碱、顺铂、咖啡因、巴比妥）均有一定的解毒作用，能缓解中毒症状，降低中毒动物的死亡率。研究发现[17]，服用甘草酸盐的健康志愿者中咪达唑仑的血药浓度高峰要比对照组低，而且吸收加速，说明甘草酸能诱导细胞色素 CYP3A 酶。

6. 免疫调节作用

甘草酸能诱导小鼠肝微粒体氧化酶，使其含量及活性增加。

7. 保肝作用

8. 免疫调节作用

用法用量 内服：煎汤，3～9 g（大剂量 30～60 g）。外用：适量，煎水洗渍；或研末敷。

临床应用

1. 脾胃气虚、食少乏力，常与人参、茯苓、白术等同用，如四君子汤。

2. 心气不足的心动悸、脉结代，配人参、阿胶、桂枝等，如炙甘草汤。

3. 阴血不足、筋挛作痛，常与芍药同用，即芍药甘草汤；脾胃虚寒，中腹作痛，配饴糖、桂枝、白芍等，如小建中汤。

4. 风寒咳嗽，配麻黄、桂枝、杏仁，即麻黄汤；肺热咳喘，配石膏、麻黄、杏仁等；寒痰停饮喘嗽，配干姜、细辛等，如小青龙汤；湿痰咳嗽，配半夏、茯苓等，如二陈汤。

5. 热毒疮疡，生品与金银花、天花粉、白芷等同用，如仙方活命饮；咽喉肿痛，与桔梗同用，即桔梗汤；药物及食物中毒，常与绿豆或大豆同用，如甘豆汤。

不良反应

1. 过敏反应

主要是过敏性皮肤反应及过敏性休克。

2. 假性醛固酮增多症

主要表现为全身乏力、四肢麻木、不能站立行走、头痛、胸闷、血压升高、水肿、腹胀；血钾降低严重者可出现软瘫、肌溶解、肾功能衰竭；更甚者出现严重的心律失常、呼吸困难、低血钾、高血压、水肿、低醛固酮。

3. 消化系统不良反应

表现为恶心、呕吐、腹泻等症状。

❖ 参考文献

［1］ SASAKI H, TAKEI M, KOBAYASHI M, et al. Effect of glycyrrhizin, an active component of licorice roots, on HIV replication in cultures of peripheral blood mononuclear cells from HIV-seropositive patients ［J］. Pathobiology, 2002 – 2003, 70 (4): 229 – 236.

［2］ 陈宇萍, 刘新记, 刘克峰, 等. 复方甘草酸苷注射液治疗传染性非典型肺炎的临床观察 ［J］. 中国药房, 2004, 15 (5): 294 – 295.

［3］ HOEVER G, BALTINA L, MICHAELIS M, et al. Antiviral Activity of glycyrrhizic acid derivatives against SARS-coronavirus ［J］. J Med Chem, 2005, 48 (4): 1256 – 1259.

［4］ WU C Y, KING K Y, KUO C J, et al. Stable henzotriazole esters as mechanism-based inactivators of the severe acute respiratory ayndrome3CL protease ［J］. Chemistry and Biology, 2006, 13 (3): 261 – 268.

［5］ MATSUO K, TAKENAKA K, SHIMOMURA H, et al. Lamivudine and glycyrrhizin for treatment of chemothreapy—induced hepatitis B virus hepatitis in a chronic HBV carrier with non-Hodgkin Lymphoma ［J］ Leuk Lymphoma, 2001, 41 (1 – 2): 191 – 195.

［6］ 张压西. 复方甘草酸苷治疗慢性乙型肝炎的临床疗效及抗病毒作用观察 ［J］. 传染病信息, 2005, 18 (2): 89 – 90.

［7］ 何卫东, 徐秉坤. 复方甘草酸苷注射液治疗带状疱疹疗效观察 ［J］. 中国药房, 2004, 15 (11): 688.

［8］ UTSUNOMIYA T, KOBAYASHI M, POLLARD R B, et al. Glycyrrhizin, an activ componet of licorice root, reduce morbidity and mortality of mice infected with lethal dose of influenza virus ［J］. Antimicrob Agents Chemother, 1997, 41 (3): 54 – 55.

［9］ 方炳虎, 邱灵才, 陈建新, 等. 甘草主要成分抗 H9N2 亚型流感病毒作用研究 ［J］. 广东农业科学, 2007, (3): 66 – 69.

［10］ 张建军, 李洪源, 王吉锡, 等. 甘草活性成分抗呼吸道合胞病毒作用 ［J］. 中国公共卫生, 2007, 23 (06): 723 – 724.

［11］ 谢志平, 李洪源, 岳晓宏, 等. 甘草抗病毒有效部位体外抗副流感病毒 (Ⅲ型) 作用的研究 ［J］. 中医药信息, 2007, 24 (03): 37 – 39.

［12］ KUDO T, OKAMURA S, ZHANG Y Y, et al. Topical application of glycyrrhizin preparation ameliorates experimentally induced colitis in rats ［J］. World J Gastroenterol, 2011, 17 (17): 2223 – 2228.

［13］ LIU Y, XIANG J, LIU M, et al. Protective effects of glycyrrhizic acid by rectal treatment on a TNBS-induced rat colitis model ［J］. J Pharm Pharmacol, 2011, 63 (3): 439 – 446.

［14］ 吴碧华, 龙存国, 王晓明, 等. 甘草总黄酮清除自由基作用的体外实验探讨 ［J］. 川北医学院学报, 2001, 16 (1): 3 – 5.

［15］ 王英俊, 刘方州, 侯勇谋. 甘草甜素诱导前列腺癌细胞株 DU145 凋亡的体外研究 ［J］. 中国医药导报, 2007, 4 (11): 145 – 146.

［16］ 杨道科. 甘草甜素对胃癌细胞株 SGC-7901 凋亡影响的体外研究 ［J］. 中国现代药物应

用, 2008, 2 (11): 32 – 33.

[17] TU J H, HE Y J, CHEN Y, et al. Effect of glycyrrhizin on the activity of CYP3A enzyme in humans [J]. Eur J Clin Pharmacol, 2010, 66 (8): 805 – 810.

葛 根

来 源 为豆科植物野葛的根。

炮制加工 拣去杂质, 洗净, 用水浸泡, 捞出, 润透, 及时切片, 晒干。煨葛根: 先以少量麸皮撒入热锅内, 待冒烟后, 将葛根片倒入, 上面覆盖剩下的麸皮, 煨至下层麸皮呈焦黄色时。随即以铁铲将葛根与麸皮不断翻动, 至葛根片呈深黄色, 取出, 筛去麸皮, 凉透。

性味归经 性凉, 味甘、辛。归肺、胃经。

功效主治 发表解肌, 升阳透疹, 解热生津。用于外感发热, 项背强痛, 麻疹不透, 湿热泻痢, 脾虚泄泻, 热病烦渴, 消渴。

化学成分 葛根含异黄酮成分葛根素、葛根素木糖苷、大豆黄酮、大豆黄酮苷及 β-谷甾醇、花生酸, 又含多量淀粉 (新鲜葛根中含量为 19% ~ 20%, 甘葛藤的干根含淀粉 37%, 三裂叶野葛藤的根部含淀粉 15% ~ 20%)。

药理作用

1. 抗病毒作用

Chang JS 等发现[1], 葛根汤在体外具有抗 RSV 活性。在抑制病毒吸附的过程中可与肝素起协同作用。葛根汤可刺激 RSV 感染的 Hep2 细胞分泌更多的 IFN-β, 然而却可抑制 TNF-α 升高, 这可能是葛根汤体外抗 RSV 的间接途径。

Nagasaka K 等发现[2], 葛根汤可通过增强迟发型超敏反应来限定 HSV-I 模型小鼠皮肤病灶范围, 降低死亡率。

Wu MS 等[3]发现葛根汤在体外具有广谱抗甲型流感病毒和肠道病毒 71 型的活性。可在 A549 细胞中抑制由流感病毒蛋白引起的 PI3K-PKB 通路激活, 减少子代病毒的产生。因葛根汤可直接拮抗由血清引起的 PKB 磷酸化激活, 认为 PKB 是葛根汤的直接作用靶点。

有研究指出, 葛根汤可以减缓流感病毒感染小鼠早期的体重减轻, 减缓肺组织病变及肺炎的发展, 降低死亡率。通过抑制 IL-1α 的升高而发挥解热作用, 但对肺组织匀浆及肺泡灌洗液 (BALF) 中的病毒量没有影响[4]。然而, 也有研究指出葛根汤可以显著降低模型小鼠 BALF 中病毒载量, 可能是通过上调局部 IL-12 的表达、促进感染早期局部 TH1 型反应、激活 NK 细胞而实现的[5]。

2. 抗肿瘤作用

张蕾等[6]研究表明, 一定浓度的葛根素可以诱导人小细胞肺癌 H446 的细胞凋亡，显著下调 Bel-2 蛋白表达水平，显著上调 Bax 蛋白表达水平，降低 Bel-2/Bax 的比值。有研究表明[7]，葛根素对多种肿瘤具有抑制作用，如 ESC 癌、Lewis 肺癌、S180 肉瘤等。张清琴等研究表明[8]，葛根素可通过下调基质金属蛋白酶-16 的表达，抑制 MCF-7 乳腺癌细胞的增殖并促进细胞凋亡行为。

3. 抗炎、镇痛作用

刘梅等[5]用不同方法萃取葛根汤水煎液，并且将其分为两两组合，用二甲苯致小鼠耳肿胀法筛选抗氧化有效部位，用热板法筛选止痛有效部位。试验结果认为，乙醚和正丁醇部位为该方抗炎、镇痛的有效组分。周军等[9-11]的研究表明，葛根汤可显著抑制佐剂性关节炎大鼠急性足爪肿胀，对于继发性的足肿胀也有明显抑制作用。葛根汤可以降低佐剂性关节炎大鼠关节液中的 IL-1β、TNF-α 的活性及 PGE2 的含量，通过抑制炎症区域炎性细胞因子的释放而达到抗炎的作用。研究还发现，葛根汤可通过抑制 COX 的活性来降低退变性颈椎间盘模型大鼠颈椎间盘中 PGE2 的含量，而起到抗炎止痛的功效。

4. 肝肾功能损伤的保护作用

吕俊华[12]等经实验证明葛根素具有抑制 D-半乳糖诱导的糖基化反应，恢复胰岛素敏感性，并对糖基化诱发的肝脏和肾脏功能损伤具有保护作用。

5. 免疫调节及抗过敏

久保道德等报道[13]，葛根汤可能通过增加小鼠脾脏巨噬细胞及肝脏库普弗细胞的吞噬能力而提高机体的免疫应答。Muraoka K 等[14]发现葛根汤可使正常犬的巨噬细胞吞噬颗粒数及吞噬率升高。Ishijima Y 等[15]研究发现葛根汤中的高分子组分（主要是多糖）在体外可经 TLR4 受体信号通路激活鼠腹腔巨噬细胞，产生 TH1 型炎性细胞因子，如 TNF-α、IL-1β、INF-γ、IL-6。

有临床报道葛根汤用于治疗荨麻疹，治愈率高达 90%[16]，这提示葛根汤可能有抗 I 型变态反应的功效。么雅娟等[17]研究发现葛根汤能够抑制小鼠耳部异种和同种间被动皮肤过敏反应（PCA），可以降低组胺所致离体豚鼠回肠收缩幅度，说明葛根汤具有抗变态反应重要介质——组胺的活性。还发现葛根汤在体外和体内均具有抑制大鼠肥大细胞脱颗粒的作用，推测葛根汤能抑制抗原与 IgE 结合从而减轻或消除过敏症状。志贺隆等通过 SRBC 致敏小鼠，发现葛根汤可明显抑制迟发型过敏反应，减轻小鼠迟发型足肿胀程度。而这种作用可被低剂量环磷酰胺的免疫促进作用所拮抗，推测葛根汤对超敏反应的抑制可能是活化调节性 T 细胞所致[18,19]。

6. 抗心律失常作用

罗超等[20]研究发现给大鼠侧脑室内注射葛根素可导致心率和血压显著下降。但对大鼠静脉注射同样剂量的葛根素却无此效果。认为葛根素的这种作用可能是通过中枢神经-β 肾上腺素能受体系统实现的。

7. 扩张冠状动脉作用

有研究表明，葛根素具有降低心率、减少心肌耗氧量、降低血黏度、抗动脉粥样硬化和脂质过氧化、增加冠状动脉和脑动脉血流量、改善心肌缺血和周围循环血液供应等功效，在临床中广泛应用于心脑血管疾病的治疗[21]。

8. 抗心绞痛作用

有研究指出[22]，对 92 例不稳定型心绞痛患者在常规药物治疗的基础上应用葛根素进行静脉输注，治疗总有效率为 91.3%，高于单纯使用常规药物治疗的73.91%。表明葛根素能有效缓解心绞痛的一些临床症状，减少心绞痛发作的概率，对于心绞痛具有良好的疗效。

9. 改善脑循环作用

张义兵等[23]发现，3′-甲氧基葛根素可降低 MCAO 模型大鼠脑梗死范围，降低体内血栓模型大鼠尾部血栓长度、全血黏度、血浆黏度、血小板聚集率，减少纤维蛋白含量。表明 3′-甲氧基葛根素具有脑保护作用，其机制可能与改善其血液流变学指标有关。

10. 保肝作用

王洪生[24]对 276 例慢性乙型肝炎患者的随访结果显示，葛根素联合降酶保肝药物无论在肝功能恢复及肝纤维化指标的改善还是治疗后远期复发方面均优于单纯使用降酶保肝药。徐茂红研究发现[25]，葛根黄酮能减弱 CCl_4 诱导的化学性肝损伤小鼠血清中 ALT、AST 含量和肝匀浆中 MDA、IFN-γ、TNF-α 的活性，提高肝匀浆中 SOD 的活力。推测其保肝护肝作用机制可能与抗氧化能力提高和下调肝组织中 IFN-γ、TNF-α 表达量有关。众所周知，葛根具有解酒的功效。研究发现[26]，葛根素可显著降低急性酒精性肝损伤大鼠血清中 TG、ALT、AST，降低肝脏系数。可以预防大鼠急性酒精性肝损伤，对肝脏具有保护作用。

用法用量 内服：煎汤，4.5~9 g；或捣汁。外用：捣敷。

临床应用

1. 用于感冒、发热、恶寒、无汗、项强等症

葛根有发汗、退热作用，与柴胡等配伍可用于表热证；与麻黄、桂枝、芍药同用治风寒表证而见项背强痛、无汗、恶风者。

2. 用于麻疹透发不畅

葛根有透发麻疹作用，因其兼有生津、止泻功能，所以麻疹发热口渴，或伴有腹泻等症，常与升麻等配合应用。

3. 用于胃热口渴等症

本品能生津止渴，对热病口渴，或消渴等症，可配麦冬、天花粉等同用。

4. 用于脾虚泄泻、湿热泻痢等症

本品性能升发清阳，鼓舞脾胃阳气上升，有止泻的作用，临床常配伍党参、

白术等治疗脾虚泄泻；但又可配黄连、黄芩等，用于湿热泻痢。

不良反应 葛根素注射液因其临床应用疗程长，易发生药物蓄积，产生毒性。本品所致的不良反应主要表现为各种类型的过敏反应，以药物热、皮疹、过敏性哮喘、全身性过敏反应包括过敏性休克等表现为主。

❖ 参考文献

［1］ CHANG J S, WANG K C, SHIEH D E, et al. Ge-Gen-Tang has anti-viral activity against human respiratory syncytial virus in human respiratory tract cell lines ［J］. J Ethnopharmacol, 2012, 139 (1): 305 – 310.

［2］ NAGASAKA K, KUROKAWA M, IMAKITA M, et al. Efficacy of kakkon-to, a traditional herb medicine, in herpes simplex virus type1 infection in mice ［J］. J Med Virol, 2010, 46 (1): 28 – 34.

［3］ WU M S, YEN H R, CHANG C W, et al. Mechanism of action of the suppression of influenza virus replication by Ko-Ken Tang through inhibition of the phosphatidylinositol3-kinase/Akt signaling pathway and viral RNP nuclear export ［J］. J Ethnopharmacol, 2011, 134 (3): 614 – 623.

［4］ KUROKAWA M. Kakkon-to suppressed interleukin-1α production responsive to interferon and alleviated influenza infection in mice ［J］. J Traditional Medicines, 1996, 13.

［5］ KUROKAWA M, TSURITA M, BROWN J, et al. Effect of interleukin-12 level augmented by Kakkon-to, a herbal medicine, on the early stage of influenza infection in mice ［J］. Antiviral Res, 2002, 56 (2): 183 – 188.

［6］ 张蕾, 李娟, 王彦平, 等. 葛根素对人小细胞肺癌 H446 细胞增殖与凋亡的影响及其作用机制研究 ［J］. 中国实用医药, 2009, 4 (34): 17 – 19.

［7］ FIORDALISO F, LI B, LATINI R, et al. Myocyte death in strep-tozotocin-induced diabetes in rats in angiotensin II-dependent ［J］. Lab Invest, 2005, 80 (4): 513 – 527.

［8］ 张清琴, 崔艳慧, 靳彩玲, 等. 葛根下调基质金属蛋白酶-16 表达影响乳腺癌细胞的生物学行为 ［J/OL］. 中国医院药学杂志, 2018 (19): 1 – 5.

［9］ 周军, 方素萍, 霍海如, 等. 葛根汤对大鼠退变颈椎间盘组织前列腺素 E2 及环氧合酶的影响 ［J］. 中国骨伤, 2002 (12): 26 – 28.

［10］ 周军, 方素萍, 齐云, 等. 葛根汤对佐剂性关节炎大鼠关节液炎症介质的影响 ［J］. 中国实验方剂学杂志, 2001 (3): 29 – 31.

［11］ 周军, 方素萍, 齐云, 等. 葛根汤对大鼠佐剂性关节炎防治作用研究 ［J］. 中国实验方剂学杂志, 2001 (2): 29 – 30.

［12］ 吕俊华, 张世平, 潘竞锵. 葛根素对 D-半乳糖诱导糖基化模型大鼠血糖和肝肾功能的影响 ［J］. 中国新药杂志, 2006, 15 (18): 1548 – 1551.

［13］ 久保道德, 周德文. 葛根及其方剂的药理 ［J］. 国外医药 (植物药分册), 1993 (04): 25 – 27.

[14] MURAOKA K, YOSHIDA S, HASEGAW A K, et al. A pharmacologic study on the mechanism of action of Kakkon-to: body temperature elevation and phagocytic activation of macrophages in dogs [J]. J Altem Complement Med, 2004 (10): 841 – 849.

[15] ISHIJIMA Y, KAWAMURA T, KIMURA A, et al. Toll-like receptor4-dependent adjuvant activity of Kakkon-to extract exists in the high molecular weight polysaccharide fraction [J]. International Journal of Immunopathology & Pharmacology, 2011, 24 (1): 43.

[16] 刘法清. 葛根汤治疗荨麻疹 51 例临床观察 [J]. 中医杂志, 1984 (09): 57.

[17] 么雅娟, 李云, 刘艳丽, 等. 葛根汤抗过敏药理作用的实验研究 [J]. 沈阳药科大学学报, 1995 (04): 283 – 286.

[18] 志贺隆, 小松靖弘, 细谷英吉, 等. 葛根汤对 Arthus 反应及迟发性变态反应的作用 [J]. 国外医学·中医中药分册, 1989, 11 (2): 30 – 41.

[19] MOTOYOSHI Y, KAMINODA K, SAITOH O, et al. Different mechanisms for anti-tumor effects of low-and high-dose cyclophosphamide [J]. Oncol Rep, 2006, 16 (1): 141 – 146.

[20] 罗超, 程德森, 彭吉霞, 等. 侧脑室内注射葛根素对大鼠血压和心率的影响 [J]. 大同医学专科学校学报, 2004, 24 (2): 18 – 19.

[21] 吴先平, 冯俊光, 陈浩铭, 等. 葛根素对高血压患者围手术期心肌损伤的保护作用 [J]. 中国中西医结合杂志, 2006, 26 (3): 255 – 257.

[22] 王星. 葛根素对不稳定型心绞痛的治疗作用 [J]. 中国实用乡村医生杂志, 2015 (18): 27 – 28.

[23] 张义兵, 杜贵友, 熊玉兰, 等. 3′-甲氧基葛根素对大鼠局灶性脑缺血及血液流变学的影响 [J]. 中药药理与临床, 2009, 25 (2): 29 – 31.

[24] 季红, 郭鑫, 尹鹏. 葛根素对急性酒精性肝损伤的预防作用 [J]. 医学综述, 2016, 22 (15): 3048 – 3049.

[25] 徐茂红, 王菲菲, 高燕, 等. 大别山区产葛根黄酮对 CCL_4 诱导的小鼠化学性肝损伤保护作用 [J]. 皖西学院学报, 2012, 28 (05): 92 – 94.

[26] 王洪生, 刘广兰. 葛根素联合降酶保肝药物能有效治疗慢性乙型病毒性肝炎 [J]. 中国现代药物应用, 2010, 4 (05): 130 – 131.

贯　众

来源　主要为鳞毛蕨科植物粗茎鳞毛蕨，蹄盖蕨科植物蛾眉蕨，球子蕨科植物荚果蕨，紫萁科植物紫萁，乌毛蕨科植物乌毛蕨、苏铁蕨、狗脊蕨等的根茎。春、秋采挖，削去叶柄、须根，除净泥土，晒干。

炮制加工　贯众：用清水稍浸，取出，早晚各洒水一次，润软，切片，晒干。贯众炭：取净贯众片炒至焦黑色为度，喷洒清水，放凉。

性味归经　苦、涩、微寒，有小毒。归肝、胃经。

功效主治　杀蛔虫、绦虫、蛲虫，清热解毒，凉血止血。治风热感冒，温热斑疹，吐血，衄血，肠风便血，血痢，血崩，带下，疮疡，尿血，月经过多，刀伤出血，蛔虫、蛲虫、绦虫病，人工流产，产后出血。

化学成分 粗茎鳞毛蕨的根茎含绵马酸，黄绵马酸以及白绵马素。还含东北贯众素，α-D-葡辛糖-δ-内脂-烯二醇，异戊烯腺苷。又含三萜成分，包括里白烯，9（11）-羊齿烯，铁线蕨酮，29-何帕醇，里白醇，雁齿烯等。

药理作用

1. 抗病毒作用

孙科峰等[1]用鸡胚实验进行抗病毒中药的筛选发现，绵马贯众提取物对流感病毒有显著抑制作用，通过离体实验发现绵马贯众提取物对呼吸道合胞病毒、流感病毒、副流感病毒、腺病毒都有抗病毒作用。并且绵马贯众提取物能够降低感染流感病毒的昆明种小鼠的肺指数，并且能够减轻病毒引起的肺损伤。阴健[2]指出贯众对柯萨奇及埃可病毒（ECHO）有对抗作用，并且水煎液对疱疹病毒有明显抑制作用，对 ECHO-11 型病毒有抑制作用。另外，蒋压生等[3]发现贯众具有抑制 HIV 作用。司慧敏[4]对贵州大叶贯众提取物抗水疱口炎病毒有效成分的研究显示，贯众各萃取部位的最高安全浓度为 250 μg/mL。将各萃取部位用细胞培养液分别从 250 μg/mL 倍比稀释至 15.625 μg/mL，5 个浓度，测试体外抗水疱口炎病毒（VSV）效果。结果表明：先加各萃取部位组和与病毒同时加入细胞组相比，水部位、二氯甲烷部位和乙酸乙酯部位的抗病毒作用较显著，其中水部位的抗病毒作用显著（$P < 0.05$），且浓度在 125 μg/mL 时抗 VSV 病毒效果最好。邹月红[5]对东北贯众抗 H1N1 亚型猪流感病毒有效组分的研究结果表明，60% 乙醇组分抗 H1N1 亚型 SIV 活性与浓度相关，60% 乙醇组分抗 H1N1 亚型 SIV 活性显著，30% 乙醇组分抗 H1N1 亚型 SIV 活性不显著。因此，确定东北贯众 60% 乙醇组分为抗 H1N1 亚型 SIV 的主要活性组分。

2. 抗菌作用

贯众抑菌作用明显，对多种细菌有抑制作用，包括痢疾杆菌、大肠杆菌、伤寒杆菌、绿脓杆菌、变形杆菌等。陈红云等[6]以多组实验空白对照纸片弥散比较法进行药敏实验，对绵马贯众的甲醇总提取物及不同活性提取部位进行抗菌活性测定，结果发现有明显抗金黄色葡萄球菌、大肠杆菌的活性。

3. 驱虫作用

有文献证明[7,8]，贯众对动物血吸虫病有较好的防治作用，并且能够去除绦虫。鲁因义等[9]实验证明贯众对日本血吸虫、猪蛔虫、绵羊肺线虫、肝吸虫等均有一定抑制作用。

4. 保肝作用

5. 抗动脉粥样硬化作用

6. 抗白血病作用

用法用量 内服：煎汤 3 ~ 10 g，或研粉冲开水服。

临床应用

1. 预防感冒

将贯众制成冲剂内服，每人每次 12 g，每周 2 次。预防性服药观察 306 人，观察期间发病者占 12.02%，而对照组 340 例中发病者占 33.2%。亦可用贯众 9 g、桑叶 4.5 g 煎服，每天 1 次，每周连服 2 天，共服 3 周。服药者 671 人，发病者占 3.56%；对照组 649 人，发病率为 8.32%。

2. 预防流行性脑脊髓膜炎

内服粉剂或片剂，成人每次 2 g，10 岁以下 1 g，1 岁以下 0.5 g，每周服药 1 次，连服 2 周。在 4 764 人中检出健康带菌者（咽拭子培养阳性）59 例，按上法服药后，复查均转为阴性。以后每月再按上法服药 2 周，经 3 个月后再次复查，仍为阴性。

3. 治疗胆道蛔虫病

用贯众、苦楝根皮各 75 g（15 岁以下儿童每次各 5 g），水煎两次，煎液混合浓缩成 100 mL 左右，空腹时 1 次顿服，连服 2 日。病情急剧者可日服 2 次，连服 2 次后需间隔 1 ~ 2 天再服，以防中毒。除便秘者外，不必服泻药。观察 34 例，服药 2 ~ 6 次，症状、体征消失者 30 例，显著减轻者 4 例，所有病例均在服药后 1 ~ 4 天内连续排出蛔虫。

4. 用于收缩子宫

用粗茎鳞毛蕨制成注射液，每 2 mL 相当于原药 1 g，行肌肉注射或子宫颈局部注射，重症剂量加倍。治疗产后出血、流产后出血、人工流产、剖腹产及葡萄胎手术共 48 例，有效率 91.6%。一般在用药后 10 min 左右出现明显子宫收缩，随即流血减少直至停止。另有报道用乌毛蕨制成注射液，轻症 2 mL（相当于生药 5 g），重症 4 mL，肌肉注射，用于人工流产及产后流血 52 例，均在注射后 3 ~ 5 min 出现明显的子宫收缩，无一例失败，且注射后无任何不良反应。

❖ 参考文献

［1］孙科峰，于艳，李丽静，等. 绵马贯众水和乙醇提取物抗病毒的实验研究 ［J］. 中国中西医结合儿科学，2010，2（4）：319 - 321.

［2］阴健. 中药现代研究与临床应用 ［M］. 北京：学苑出版社，1994.

［3］蒋压生，杨宁. 贯众的药理研究进展 ［J］. 药学实践杂志，2001，18（1）：17 - 18.

［4］司慧民. 贵州大叶贯众提取物抗水疱口炎病毒有效成分的研究 ［D］. 南京农业大学，2014.

［5］邹月红. 东北贯众抗 H1N1 亚型猪流感病毒有效组分的研究 ［D］. 黑龙江大学，2011.

[6] 陈红云，蒋金元，王超芬，等．绵马贯众的抗菌活性研究，大理学院学报，2005，4（3）：22－23．

[7] 肖培根．新编中药志［M］．北京：化学工业出版社，2002．

[8] 国脚中医药管理局（中华本草）编委会．中华本草精选本（上册）［M］．上海：上海科学技术出版社，1996．

[9] 鲁因义，孙吉林．贯众对绵羊肺线虫的驱虫效果实验［J］．中国兽医科技，1991，21（4）：36．

桂 枝

来源 始见于《神农本草经》。为樟科樟属常绿乔木植物肉桂的干燥嫩枝。春、夏二季采收，除去叶，晒干，或切片晒干。

炮制加工 除去杂质，洗净，润透，切厚片，干燥。

性味归经 辛、甘，温。归心、肺、膀胱经。

功效主治 发汗解肌，温通经脉，助阳化气，平冲降气。用于风寒感冒，脘腹冷痛，血寒经闭，关节痹痛，痰饮，水肿，心悸，奔豚。

化学成分

1. 挥发油类

桂皮醛、苯甲酸苄酯、乙酸肉桂酯、β-荜澄茄烯、菖蒲烯、香豆素、桂皮酸、2-甲氧基桂皮酸、1，4-二苯基-丁二酮、丁香醛等。

2. 甾体类

β-谷甾醇、5α，8α-过氧化麦角甾醇、6β-羟基-4-烯-3-豆甾酮。此外还含有原儿茶酸，胡萝卜苷等。

药理作用

1. 抗病毒作用

桂枝煎剂对亚甲型流感病毒和孤儿病毒均有显著抑制效果。刘蓉等[1]对桂枝挥发油抗甲型流感病毒作用研究表明，桂枝挥发油和桂皮醛对 MDCK 细胞的半数中毒浓度（TC_{50}）分别为 5.38×10^{-3} mg/mL 和 5.49×10^{-3} mg/mL，最大无毒浓度（TC_0）均为 2.5×10^{-3} mg/mL。桂枝挥发油和桂皮醛能抑制流感病毒在 MDCK 细胞内的增殖，其有效浓度（IC_{50}）分别为 5.80×10^{-5} mg/mL 与 5.31×10^{-5} mg/mL，治疗指数（TI）分别为 92.82 和 103.35。桂枝挥发油 0.174 mg/kg 和桂皮醛 0.132 mg/kg 连续灌胃 5 天，明显降低病毒感染小鼠的肺指数，抑制率分别为 26.7% 和 27.4%，并对病理组织形态有改善作用。结论：桂枝挥发油与桂皮醛体外明显抑制甲型流感病毒（H1N1）在 MDCK 细胞中的增殖，并对流感病毒株感染小鼠有较好的治疗作用。表明桂枝挥发油及桂皮醛具有抗甲型流感病毒作

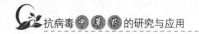

用，桂皮醛是桂枝挥发油抗病毒效应的主要有效成分之一。

2. 解热镇痛作用

相关文献表明[2]，桂枝具有明显的解热镇痛解痉作用，与作用于大脑感觉中枢、提高痛阈值有关。桂皮内的桂皮醛、桂皮酸钠可以扩张皮肤血管、增加散热、提高痛阈值促进发汗。桂枝内的桂皮醛可以扩张血管使散热增加、调节血液循环、并使血液流向体表，加强麻黄的发汗作用。桂枝对热致痛小鼠可明显延长其痛阈时间，对小鼠醋酸所致的疼痛有显著的拮抗作用。文献表明[3]，桂枝醇提液镇痛明显，研究认为桂枝中镇痛的有效成分在乙醇中的溶解性大于在水中的溶解性。

3. 抗菌作用

桂枝对多种细菌如霉菌、炭疽杆菌、金黄色葡萄球菌、沙门杆菌、结核杆菌、大肠杆菌、伤寒杆菌、霍乱弧菌等均有较强的抑制作用，其醇提物在体外能较好抑制枯草杆菌、大肠杆菌。《中华本草》记载，用琼脂稀释法药敏试验，测定桂皮醛对牙周主要致病菌牙龈卟啉单胞菌、中间普氏菌、具核梭杆菌、二氧化碳噬纤维菌等均具有抗菌活性。因此，桂枝在临床上应用较为广泛。

4. 抗炎、抗过敏作用

聂奇森等[5]研究发现桂枝提取物具有很高的透明质酸酶抑制率，桂枝中强过敏成分为缩合类单宁，桂枝对感染性及非感染性炎症均有显著的抑制作用，桂枝挥发油对急、慢性和免疫损伤性炎症均有显著的拮抗作用，其作用与抑制花生四烯酸代谢、影响炎症介质生成及抗氧化等有关，并有抑制补体活性和较强的抗过敏作用，相关研究表明[6]桂枝对角叉菜胶致大鼠足趾炎性肿胀有明显抑制作用。

5. 利尿作用

桂枝温通阳气，能化阴寒。若阴寒阻遏，阳气不宣，致津液不能输布、水湿停滞，形成痰饮支满，可配茯苓，温阳利水，导水从小便而出。

6. 其他作用

桂枝中的桂皮醛具有良好的体内外抗肿瘤效果，在适当剂量范围内可以保护和恢复荷瘤小鼠的免疫功能，对人癌细胞体外增殖有抑制作用。桂皮醛对麻醉大鼠的心率也有显著抑制作用，具有显著降血压作用，相关研究表明[7]，桂皮醛对氧自由基诱导的自发性高血压大鼠离体主动脉收缩也有抑制作用。研究发现[8]，桂皮醛在体外能够明显抑制胶原蛋白和凝血酶诱导的大鼠血浆中血小板的聚集，具有明显抗血小板聚集和体内抗血栓作用，抑制血小板聚集。

用法用量 3～10 g。

临床应用

1. 风寒感冒

本品开腠发汗之力较麻黄温和，对于外感风寒，不论表实无汗、表虚有汗及阳虚受寒者，均可使用。治疗外感风寒、表实无汗，常与麻黄同用；治外感风寒、表虚有汗，当与白芍同用；治素体阳虚、外感风寒，可与黄芪、附子、细辛等配伍。

2. 寒凝血滞诸痛证

用治胸阳不振、心脉瘀阻、胸痹心痛，桂枝能温通心阳，常与枳实、薤白同用；治中焦虚寒、脘腹冷痛，桂枝能温中散寒止痛，每与白芍、饴糖等同用；治妇女寒凝血滞、月经不调、经闭痛经、产后腹痛，多与桃仁、牡丹皮等同用；治风寒湿痹、肩臂疼痛，可与附子同用。

3. 痰饮、蓄水证

用治脾阳不运、水湿内停所致的痰饮病眩晕、心悸、咳嗽者，常与茯苓、白术同用；治膀胱气化不行之水肿、小便不利，每与茯苓、猪苓、泽泻等同用。

4. 心悸

用治心阳不振，不能宣通血脉，而见心动悸、脉结代者，每与甘草、人参、麦冬等同用。治阴寒内盛、引动下焦冲气、上凌心胸所致奔豚者，常重用本品。

常用制剂

1. 桂龙咳喘宁颗粒

止咳化痰，降气平喘。用于外感风寒、痰湿阻肺引起的咳嗽、气喘、痰涎壅盛；急、慢性支气管炎见上述症候者。

2. 桂芍镇痫片

调和营卫，清肝胆。用于治疗各种发作类型的癫痫。

3. 桂枝茯苓丸

活血，化瘀，消癥。用于妇人宿有癥块，或血瘀经闭，行经腹痛，产后恶露不尽。

4. 桂枝茯苓胶囊

活血，化瘀，消癥。用于妇人瘀血阻络所致癥块，经闭、痛经、产后恶露不尽；子宫肌瘤，慢性盆腔炎包块；也可用于女性乳腺囊性增生病属瘀血阻络证，症见乳房疼痛、乳房肿块、胸胁胀闷；或用于前列腺增生属瘀阻膀胱证，症见小便不爽、点滴而下、小腹胀痛者。

不良反应

桂枝辛温助热，力善温通，容易伤阴动血，凡外感热病、阴虚火旺、血热妄行等，均当忌用。孕妇及月经过多者慎用。

✿ 参考文献

[1] 刘蓉，何婷，陈恬，等．桂枝挥发油抗甲型流感病毒作用 [J]．中药药理与临床，2012，

28（02）：76－79.

［2］沈金鳌. 要药分剂［M］. 北京：中医古籍出版社，2010.

［3］肖培根. 新编中药志［M］. 北京：化学工业出版社，2002.

［4］国家中医药管理局《中华本草》编委会. 中华本草. 中华本草（精选本）［M］. 上海：上海科技出版社（第1版），1998：464.

［5］聂奇森，腾建文，黄丽，等. 桂枝中抗过敏活性成分的研究［J］. 时珍国医国药，2008，19（7）：1594－1596.

［6］陈士铎. 本草新编［M］. 北京：中国医药出版社，2008.

［7］陶弘景. 本草经集注［M］. 北京：人民卫生出版社，1994.

［8］JONG HEE PARK. Historical and Herbalogical Studies on the Gye Ji ［J］. Kor. J. Pharmacoggm，2008，39（2）：135－136.

海 藻

来源 始载于《神农本草经》。为马尾藻科水生植物海蒿子或羊栖菜的干燥藻体。前者习称"大叶海藻"，后者习称"小叶海藻"。春、秋二季采捞，除去杂质，洗净，晒干。

炮制加工 除去杂质，洗净，稍晾，切段，晒干。

性味归经 苦、咸，寒。归肝、胃、肾经。

功效主治 消痰软坚散结，利水消肿。主治瘿瘤，瘰疬，睾丸肿痛，痰饮水肿，脚气浮肿。

化学成分

1. 蛋白质

粗蛋白等活性蛋白质。

2. 糖类

马尾藻多糖、D-半乳糖、D-甘露糖、D-木糖、L-岩藻糖、葡萄糖、D-葡萄糖醛酸和多肽、羊栖菜多糖A、羊栖菜多糖B、羊栖菜多糖C，以及褐藻淀粉即海带淀粉。

3. 脂类

以脑磷脂为主的磷脂类化合物：磷脂酰胆碱、磷脂酰乙醇胺、磷脂酰甘油、甜菜碱酯，单半乳糖甘油二酯、双半乳糖甘油二酯和硫代异鼠李糖甘油二酯等，大叶海藻中还富含二十碳三烯酸。

4. 无机元素

钠、钾、铁、钙、碘、溴等多种无机元素。

5. 氨基酸及脂肪酸

甘露醇、藻胶酸、牛磺酸、甲硫氨酸、胱氨酸及其衍生物等。

此外还含有维生素 B_{12}、维生素 C、维生素 E，生物素及烟碱酸，海藻多酚，二萜类化合物，生物碱类，黄酮类，甾体类新化学成分。

药理作用

1. 抗病毒作用

海藻多糖对 1 型单纯疱疹病毒（HSV-1）有抑制作用。海藻水提物有较强抗 HSV-1 作用，用海藻提取物进行体外抗 HSV-1、抗 HBsAg、抗 HBeAg 试验，结果显示 6 种提取物有抗 HSV-1 作用，5 种提取物有抗 HBeAg 作用。张颖等[1] 对南海七种海藻多糖的抗病毒活性初步研究表明，采用体外细胞培养技术，对南海 7 种海藻多糖体外抗单纯疱疹 1 型病毒（HSV-1）和柯萨奇 B 组 3 型病毒（CoxB3）活性进行研究。7 种海藻多糖均表现出良好的抗病毒活性。其中，孔石莼多糖、蜈蚣藻多糖可明显抑制 HSV-1，细胞病变半数抑制浓度（IC_{50}）均为 3.90 $\mu g/mL$，选择指数（SI）分别达 363 和 296.4。孔石莼多糖、小石花菜多糖可明显抑制 CoxB3，IC_{50} 分别为 1.95 $\mu g/mL$ 和 7.81 $\mu g/mL$。同时理化实验结果表明，多糖样品均为硫酸酯多糖，其硫酸基和岩藻糖的含量与多糖的抗病毒效果密切相关。李凌绪[2] 对海藻提取物的制备与抗病毒活性研究中，采用半叶法对 8 种海藻粗提物的抗烟草花叶病毒（Tobacco mosaic virus，TMV）活性进行了测定。结果表明，在 5% 浓度下，3 种海藻的乙醇提取物对 TMV 的体外抑制率达到 60% 以上。

2. 抗肿瘤作用

大叶海藻成分具有较好的抗肿瘤活性。林超[3] 研究表明，多糖 SP-3-l 对肝癌细胞 HepG2、肺癌细胞 A549、胃癌细胞 MGC-80 均具有抑制作用。徐年军等[4] 研究得出，多种海藻的甲醇、乙醇提取物对 KB 细胞或 HT-29 细胞具有选择性抑制活性。同时海藻多酚对肿瘤细胞的增殖具有明显的抑制作用，并指出这种抗增生扩散与海藻中总酚的含量呈线性关系。还有些藻类的醇提物不仅对癌细胞的生长有一定的抑制作用，而且与机体代谢功能具有多种协调性，包括控制代谢物质活性、浓度，对免疫结构和功能的影响等。季宇彬等[5] 对羊栖菜多糖诱导肿瘤细胞凋亡进行研究，得出羊栖菜多糖能使肿瘤细胞内钙库的 Ca^{2+} 释放，升高肿瘤细胞内 Ca^{2+} 的浓度，启动细胞凋亡机制以达到抗肿瘤的作用。

3. 抗氧化作用

王炳岩等[6] 研究表明，海藻多糖（SFPS）能减少白血病 L615 小鼠脂质过氧化物含量而增加过氧化氢酶、超氧化物歧化酶的活力，表明 SFPS 能抑制自由基因的产生和加快自由基的清除，减少或防止原初氢氧自由基和单线态氧的产生，使细胞分裂发生抑制，导致肿瘤生长抑制。还有研究表明[7]，大叶海藻多糖与多数褐藻硫酸多糖一样具有抗氧化活性和很好的抗氧化损失能力。多酚作为一种强抗氧化剂和自由基清除剂可以使机休内源性抗氧化酶活性增加或通过膳食补充外源抗氧化剂起到预防肿瘤等疾病发生的作用。

4. 抗菌作用

从海藻分泌出的多酚类物质对微生物具有广谱抗菌性（包括对丝状真菌，酵母菌，细菌，病毒等的抑制），并且在相应的抑制浓度下不影响动物体细胞的生长。林雄平等[8]对抗菌活性进行研究得出，在质量浓度为 0.1 g/mL 时，大叶海藻乙醇、乙醚萃取部位抑制细菌（枯草杆菌、大肠杆菌、金黄色葡萄球菌）效果较好，而乙酸乙酯部位则具有较好的抑制真菌（青霉）作用。

5. 免疫调节作用

杨会成等[9]指出海藻多酚是海藻合成的、用以抵御植食者的一大类化学防御物质，是植物体内最普遍存在的次生代谢物质和唯一的分子水平上的防御物质，有阻食及毒害两方面的作用。褐藻多酚的化学防御作用可能与其作为重金属元素（如 Cu）的强螯合剂参与褐藻内在的脱毒机制以及防 UV 辐射作用有关。

6. 其他作用

还具有降血脂作用，研究发现多种海藻能降低大鼠（高脂饮食）血清中胆甾醇水平或脏器中胆甾醇含量，并认为其中所含之甾醇，特别是 β-谷甾醇作用最强。武冬雪等[10]研究得出藻胶酸的硫酸化物有抗高脂血症的作用，藻胶酸钠较大剂量也能使动物血压短暂下降，甚至可以提高曼陀罗种子的萌发率、发芽指数及发芽势，并能促进幼苗生长。海藻多酚的生物活性还有裂解质粒 DNA、抑制某些酶如 α-淀粉酶、脂肪酶和胰蛋白酶、凝集人体红细胞以及抗溃疡等生物活性。

用法用量 煎服，6 ~ 12 g。

临床应用

1. 抗病毒，防癌抗癌

海藻提取液蛋白多糖类可对抗各种病毒，其中包括艾滋病病毒和致癌的 RNA 病毒。

2. 预防白血病

藻胶酸可与放射性元素锶结合成不溶物排出体外，使锶不致在体内引起白血病等。

3. 降血压

较大剂量的海藻（0.75 g/kg）对麻醉犬、兔有明显持久的降压作用，水剂较酊剂为强，藻胶酸钠大剂量也能使动物血压短暂下降（中等量则使血压短暂上升）。

4. 抗甲状腺功能亢进

海藻中所含的碘可用来纠正因缺碘而引起的甲状腺功能不足，同时也可暂时抑制甲亢的新陈代谢率而减轻症状，但不能持久，仅作为手术前的准备。

5. 治疗单纯疱疹性角膜炎

据报道，临床用其1%溶液治疗单纯疱疹性角膜炎有较好疗效，总有效率可达84.7%。

常用制剂

中药复方海藻制剂：抗肿瘤复方制剂，具有化痰软坚、健脾益气、清热解毒、散结祛瘀的功效。主要用于治疗肺癌、胃癌等肿瘤病症。

不良反应

脾胃虚寒蕴湿者忌服。

✧ 参考文献

[1] 张颖，岑颖洲，黄日明，等. 南海七种海藻多糖的抗病毒活性初步研究 [J]. 病毒学报，2006（04）：282－285.

[2] 李凌绪. 海藻提取物的制备与抗病活性 [D]. 福建农林大学，2004.

[3] 林超. 两种褐藻中多酚化合物的生理活性研究 [D]. 青岛大学化工学院，2005.

[4] 徐年军，范晓，韩丽君，等. 山东沿海海藻抗肿瘤活性的筛选 [J]. 海洋与湖沼，2001，32（4）：408.

[5] 季宇彬，高世勇，张秀娟. 羊栖菜多糖诱导肿瘤细胞凋亡的研究 [J]. 中国中药杂志，2004，29（3）：245－247.

[6] 王炳岩，季宇彬. 海藻多糖对白细胞L615d、鼠LPO含量及GR、GSH、PX、CAT、SOD、酶活性影响 [J]. 中医药信息，1994，（5）：43.

[7] ZHANG L, HU T J, LIU H L, et al. Inhibitory effect of Sargassum polysaccharide on oxidative stress induced by infectious bursa disease virus in chicken bursa lymphocytes [J]. International Journal of Biological Macromolecules. 2011，49：607－615.

[8] 林雄平，周逢芳，陈晓清，等. 石花菜和海蒿子提取物抗菌活性初步研究 [J]. 亚热带植物科学. 2011，40（1）：28－30.

[9] 杨会成，董士远，刘尊英，等. 海藻中多酚类化学成分及其生物活性研究进展 [J]. 中国海洋药物杂志，2007，26（5）：53－59.

[10] 武冬雪，高原，韩晓弟. 海蒿子提取液对曼陀罗种子萌发及幼苗生长的影响 [J]. 北方园艺，2009，（4）：30－32.

➤➤➤ 何 首 乌 ◀◀◀

来源 始载于《开宝本草》。为蓼科植物何首乌的干燥块根。秋、冬二季叶枯萎时采挖，削去两端，洗净，个大的切成块，干燥。

炮制加工 除去杂质，洗净，稍浸，润透，切厚片或块，干燥[1]。野生品全年均可采挖，以立秋后采挖为佳。栽培品于定植后2~4年采收，采收期在冬末春初。采收时先割去地上部分，后挖出块根。

性味归经　生首乌甘、涩，平。归肝、肾经。制首乌苦、甘、涩，温。归肝、心、肾经。

功效主治　解毒、消痈、截疟、润肠通便。用于疮痈、瘰疬、风疹瘙痒、久疟体虚、肠燥便秘。

化学成分

1. 醌类化合物

大黄素甲醚、大黄酚、大黄素、芦荟大黄素、大黄酸、大黄素-1，6-二甲醚、大黄素-8-甲醚、ω-羟基大黄素、ω-羟基大黄素-8-甲醚、大黄素-8-O-β-D-葡萄糖苷、大黄素甲醚-8-O-β-D-葡萄糖苷、2-甲氧基-6-乙酰基-7-甲基胡桃醌、2-乙酰基大黄素、大黄酚-8-O-β-D 葡萄糖苷、大黄素-3-乙醚、6-甲氧基-2-乙酰基-3-甲基-1，4-萘醌-8-O-β-D-葡萄糖苷等。

2. 二苯乙烯苷类化合物

2，3，5，4'-四羟基二苯乙烯-2-O-β-D-葡萄糖苷、2，3，5，4'-四羟基二苯乙烯-2-O-（6″-O-α-D-吡喃葡萄糖）-β-D-吡喃葡萄糖苷、何首乌丙素、2，3，5，4'-四羟基二苯乙烯-2-O-(6″-O-乙酰基)-β-D-葡萄糖苷等。

3. 磷脂类化合物

磷脂酰乙醇胺、磷脂酰甘油、双磷脂酰甘油、磷脂酰肌醇、磷脂酸、1-O-正十八烷酰-2-O-△$^{4',7'}$-正十二碳二烯酰-3-O-磷脂酸-O-β-D-葡萄糖苷、1-O-正十八烷酰-2-O-△$^{4',7'}$-正十二碳二烯酰-3-O-磷脂酸-O-（6″-O-α-D-葡萄糖）-β-D-葡萄糖苷等。

4. 其他成分

决明酮-8-O-β-D-葡萄糖苷、穆平马兜铃酰、N-反式阿魏酰基-3-甲基多巴胺、β-谷甾醇、胡萝卜苷、脯氨酸、丝氨酸、谷氨酸、何首乌己素、1，2-二羟基十九酮-3、没食子酸、吲哚-3-(L-α-氨基-α-羟基丙酸)-甲酯、五味子素等。

药理作用

1. 抗病毒、抑菌作用

何首乌对流感病毒有一定的抑制作用。抑菌试验表明，本品对金黄色葡萄球菌、白色葡萄球菌、痢疾杆菌、伤寒杆菌、白喉杆菌、乙型溶血性链球菌等均有不同程度的抑制作用。何首乌、制首乌均有一定的抗菌活性，其中何首乌抗金黄色葡萄球菌的作用比各种炮制品都强。吴晓青[2]对何首乌化学成分与药理活性研究得出，葡萄球菌、酒蒸首乌和地黄首乌对白喉杆菌的抑制能力优于生品和其他炮制品。

2. 抗衰老作用

何首乌能延长二倍体细胞的生长周期，使细胞发育旺盛。何首乌能增强体内氧化剂含量或提高其活性，加强机体超氧化物自由基的清除，起到延缓衰老的作用。有研究得出[3-5]，小鼠脑和肝组织中丙二醛（MDA）含量可增加脑内单胺类递质水平，增加 SOD 活性，能明显抑制老年小鼠脑和肝组织内单胺氧化酶的活性，从而消除自由基对机体的损伤，延缓衰老和疾病的发生，何首乌还能明显提高老年大鼠的外周淋巴细胞 DNA 损伤修复能力，调节中枢神经活动，延缓大脑衰老，由何首乌等药物组成的"还精煎"能延缓小鼠卵巢、子宫、睾丸的衰老过程，恢复性腺功能。

3. 神经保护作用

张兰等[6]对何首乌有效成分二苯乙烯苷对神经细胞保护作用的机制进行研究，得出何首乌中的主要有效成分为二苯乙烯苷，二苯乙烯苷能拮抗 β-淀粉样蛋白和过氧化氢所致神经细胞存活率下降及乳酸脱氢酶漏出增多，具有神经保护作用。张兰等[7]指出二苯乙烯苷能改善胆碱能损伤拟老年性痴呆大鼠学习记忆功能。王巍等[8]研究得出何首乌提取物对多个不同类型的实验模型均有活性，何首乌在老年痴呆、帕金森病、血管性痴呆等老年神经系统疾病的防治中有很高的应用前景。

4. 心肌保护作用

刘治军等指出[9]，何首乌提取物对心肌缺血再灌注导致的心肌谷胱甘肽（GSH）抗氧化剂相对水平的降低有剂量相关的保护作用，对脑缺血–再灌注损伤小鼠有保护作用，可减少再灌注导致的 GSH 损耗并抑制 SE 谷胱甘肽过氧化酶（GPX）、谷胱甘肽还原酶（GRD）活性的降低，从而显示较好的心肌保护作用。

5. 降血脂作用

何首乌对兔、大鼠、鹌鹑等多种高脂动物模型有明显的降脂作用。陈万生等[11]研究得出，制何首乌醇提取物可显著降低老年鹌鹑的血浆甘油三酯（TG）和游离胆固醇水平（FC），抑制血浆总胆固醇和胆固醇脂的升高，其水提物可明显提高机体运转和清除胆固醇的能力，降低血脂水平，延缓动脉粥样硬化的发展，具有降血脂及抗动脉粥样硬化作用。

6. 保肝作用

管淑玉等[12]指出，何首乌具有保肝的功效，赵玲等[13]研究二苯乙烯苷对高胆固醇血症 β-淀粉样肽增高大鼠模型的影响得出，二苯乙烯苷对大鼠脂肪肝和肝功能损伤、肝过氧化脂质含量上升、血清谷丙转氨酶及谷草转氨酶升高均有显著对抗作用，使血清游离脂肪酸及肝脏过氧化脂质显著下降，二苯乙烯苷还有降低血清胆固醇、低密度脂蛋白水平，改善血液流变学的作用。另外何首乌恩醌类成分有保肝和降低血清胆固醇的作用。

7. 增强免疫功能

熊平源等[14]研究何首乌对小鼠腹腔巨噬细胞功能的影响得出，何首乌水提物及水煎醇沉物能增强小鼠 T、B 淋巴细胞功能，使机体的特异性免疫功能增强，能提高小鼠腹腔巨噬细胞吞噬功能，促进老龄小鼠胸腺形态和超微结构逆转变化的作用。同时能增加胸腺核酸和蛋白质的含量，提高老年机体胸腺依赖性免疫功能。

8. 其他作用

林呈钱[15]研究得出，何首乌具有肾上腺皮质激素样作用，制首乌能使去肾上腺饥饿小鼠的肝糖原含量明显增加，生首乌含有结合性蒽醌衍生物，能促进肠蠕动，产生泻下作用，用生首乌治疗老年人便秘有良好的效果。

用法用量 煎服，3~6 g。

临床应用

1. 抗衰老

制首乌主治血虚萎黄、眩晕耳鸣、须发早白、腰膝酸软、肢体麻木、崩漏带下、久疟体虚、高脂血症等。可单方或配伍补益药煎服或入丸、散、片剂。

2. 治疗高脂血症

何首乌单味及复方制剂可使血脂显著降低。

3. 治疗血管性痴呆

血管性痴呆主要是脑血管病变所致的智能障碍临床综合征，是一种慢性阶梯性进展的疾病。制首乌为滋补性中药，对中枢乙酰胆碱能神经元及其投射纤维有保护作用，故对脑血管病变有较好的治疗效果。

4. 治疗脱发

在民间验方中，何首乌多用于治疗须发早白、脱发、斑秃等。

5. 治疗老年性皮肤瘙痒

以何首乌为主药的首乌润肤饮，治疗老年性皮肤瘙痒症 42 例，临床治愈 1 例，好转 18 例，无效 3 例，总有效率 92.8%。

6. 治疗慢性支气管炎、支气管哮喘

7. 白细胞减少症

8. 其他

用制首乌 30 g，薏苡仁 30 g 煎服，每日 1 剂，治疗日光疹 30 例，其中 20 例服用半个月，10 例服用 1 个月，患者面、颊、额、颈部红色皮疹消退，灼热及瘙痒消失，患处均未留痕迹。

常用制剂

1. 七宝美髯丹、首乌延寿丹、何首乌丸

以何首乌为主药组成的多种中成药广泛用于防治衰老。

2. 首乌补肾胶囊（主要含何首乌粉及其提取物）

治疗老年肾虚患者 60 例，显效 18 例（30%），有效 32 例（53.3%），总有效 50 例（83.3%）。

3. 首乌固本口服液

改善衰老和提高机体功能，治疗无明显器质性疾病老年人 30 例，2 个月为一疗程。

4. 首乌冲剂

治疗原发性高脂血症 30 例，并用六味地黄丸对照（20 例）进行观察，以 60 天为一疗程，结果表明，治疗组各项指标的有效率明显优于对照组（$P < 0.05$），并无不良反应。

5. 首乌生发丸

制首乌、熟地、枸杞子、当归、生地、黑芝麻，药物剂量以 4∶2∶1∶1∶2∶2 的比例研为细粉，炼蜜为丸，每丸重 19 g，首乌生发丸治疗斑秃疗效显著，并无不良反应。

6. 首乌喘息灵胶囊

治疗慢性支气管炎、支气管哮喘 30 例，治疗结果临床控制 1 例，显效 7 例，有效 19 例，无效 3 例，总有效率达 90%。

不良反应

何首乌常见的不良反应为皮肤过敏和肝损害。如用量过大可对胃肠产生刺激作用，出现腹泻、腹痛、肠鸣、恶心、呕吐等症状。重者可出现阵发性强直性痉挛，甚至发生呼吸麻痹，生首乌毒性较制首乌毒性为强。其不良反应主要有家族性何首乌过敏、急性肝损害和药物热等方面。在临床应用时应区分生首乌与制首乌，并注意何首乌的合理用药。

✧ 参考文献

[1] 国家药典委员会.中华人民共和国药典一部［S］.北京：化学工业出版社，2010：164.

[2] 吴晓青.何首乌化学成分与药理活性的研究进展［J］.时珍国医国药，2009，20（1）：146 - 147.

[3] 杨秀伟.何首乌醇提物对易老化小鼠肝脏和脑单胺氧化酶活性的影响［J］.中国中药杂志，1996，211：48 - 49.

[4] 宋士军，李芳芳，岳华.何首乌的抗衰老作用研究［J］.河北医科大学学报，2003，24（2）：90 - 91.

[5] 栗平.何首乌抗衰药理与临床应用［J］.慢性病学杂志，2010，12（10）：1271 - 1272.

[6] 张兰，李林，李雅莉.何首乌有效成分二苯乙烯苷对神经细胞保护作用的机制［J］.中国临床康复，2004，8（5）：118 - 120.

[7] 张兰，叶翠飞，褚燕琦，等.二苯乙烯苷对鹅膏蕈氨酸致痴呆大鼠模型脑内胆能系统的影响［J］.中国药学杂志，2005，40（10）：749 - 752.

[8] 王巍，王丹巧. 何首乌脑保护作用机理研究的进展 [J]. 中国中西医结合杂志，2005，25 (10)：955－959.

[9] 刘治军，李林，叶翠飞，等. 二苯乙烯苷对脑缺血再灌注沙土学习记忆功能及 NMDA 受体亲和力的影响 [J]. 中国新药杂志. 2004，13 (3)：223－226.

[10] 黄树莲，陈学芬，陈学军. 首乌藤降脂作用的实验研究 [J]. 中草药，1991，22 (3)：117.

[11] 陈万生，刘文庸，杨根金. 制首乌中 1 个新的四羟基二苯乙烯苷的结构鉴定及其心血管活性研究 [J]. 药学学报，2000，35 (12)：906－908.

[12] 管淑玉，苏薇薇. 何首乌的化学成分和药理作用研究进展 [J]. 中南药学，2008，6 (4)：454－455.

[13] 赵玲，李雅莉，张丽，等. 二苯乙烯苷对高胆固醇血症 β-淀粉样肽增高大鼠模型的影响 [J]. 中国药理学通报，2005，21 (1)：49－52.

[14] 熊平源，胡艺兰，郭凯文，等. 何首乌对小鼠腹腔巨噬细胞功能的影响 [J]. 数理医药学杂志，2007，20 (3)：370.

[15] 林呈钱. 重用生何首乌治老年性便秘疗效佳 [J]. 中医杂志，2004，45 (9)：651.

红景天

来　源　始载于《月王药珍》。为景天科植物大花红景天的干燥根和根茎。秋季花茎凋枯后采挖，除去粗皮，洗净，晒干。

炮制加工　除去须根、杂质，切片，晒干。

性味归经　甘、苦，平。归肺、心经。

功效主治　益气活血，通脉平喘。主治气虚血瘀，胸痹心痛，中风偏瘫，倦怠气喘。

化学成分

1. 黄酮类

槲皮素、山奈酚、花色苷、异槲皮苷、芦丁苷等。

2. 苷类

红景天苷、苷元酪醇等。

3. 香豆素类

香豆素、7-羟基香豆素、莨菪亭等。

4. 多糖类

L-阿拉伯糖、L-鼠李糖、D-葡萄糖等。

5. 挥发油类

肉桂醇、二十碳四烯酸、黑蚁素、榄香烯、香叶醇、正辛醇、2-甲基-3-丁烯-2-醇、3-甲基-2-丁烯-1-醇、桃金娘烯醇、香茅醇、6-甲基-5-庚烯-2-醇、正己醇、1-辛烯-3-醇等。

6. 有机酸类

熊果苷、酪酸、鞣花酸、没食子酸等。

7. 其他成分

氨基酸、无机元素、微量元素、单宁类化合物、亚麻酸盐、亚油酸盐、棕榈酸盐、维生素等。

药理作用

1. 抗病毒作用

袁琦等[1]对红景天甲醇冷浸提取物的体外抗病毒谱及抗病毒机制的研究，观察红景天甲醇冷浸提取物对手足口病病毒 71 型（EV71）、柯萨奇病毒 B 型（CVB）、单纯疱疹病毒 1 型（HSV-1）和呼吸道合胞病毒（RSV）的抑制作用。结果：中药材红景天对于四种病毒感染都有一定程度的抑制效果，其中以肠道病毒的抑制效果最好，红景天甲醇提取物对呼吸道合胞病毒（RSV）的治疗指数为26.35，对单纯疱疹病毒 1 型（HSV-1）的治疗指数为 14.03，对柯萨奇病毒 B 型（CVB）的治疗指数为 33.82，对手足口病病毒 71 型（EV71）的治疗指数为27.28。在此基础上，选取红景天甲醇冷浸提取物抗 CVB 活性做进一步的抗病毒机制研究，结果发现，红景天甲醇冷浸提取物在预防性治疗中，其治疗指数 TI值为 11.31，在抑制病毒穿入感染中，其治疗指数为 19.29，在药物病毒直接作用的灭杀组中，药物的治疗指数为 35.26。结论得出中药材红景天对于肠道病毒的抑制有明显的效果。

2. 对心血管系统的治疗作用

红景天具有增强心肌收缩力、加速心肌收缩速度、改善心功能的作用[2]。红景天对多柔比星所致心衰大鼠的心功能有明显改善作用，其作用可能与红景天提高心肌钙泵基因表达水平有关，可以治疗冠心病。红景天有明显升高血压的作用，并呈现一定的剂量效应关系，红景天能直接提高心肌收缩能力，增加外周阻力，使血压升高，可有效降低自发性高血压大鼠血压，可能与其改善胰岛素抵抗、抑制肾素－血管紧张素系统有关，表现为抗高血压作用[3]。红景天苷对心肌缺血再灌注损伤具有较好的保护作用，其心功能保护作用部分与血管新生相关。对过氧化氢致心肌细胞损伤有保护作用，机理与其抑制脂质过氧化和提高钠泵活力的作用有关[4]。红景天苷可减少全脑缺血再灌注后脑组织中 TNF-α 的蛋白表达，可能是其发挥脑保护作用的机制之一。

3. 治疗老年病

红景天能提高记忆力和治疗老年痴呆，其提取物（尤其是 HJ-5）能有效抑制胆碱酯酶活性，并能显著降低 AD 模型动物大脑皮层内胆碱酯酶活力，改善模型动物的学习记忆能力[5]。有研究报道红景天能提高高原老年抑郁症患者对抗抑郁剂治疗的耐受性，可与其他药物合用，是治疗高原地区老年抑郁症的理想药物[6]。红景天具有良好的抗自由基及延缓衰老的作用[7]，具有促进纤维细胞生长增殖和降低细胞死亡率的作用，并能阻止肝细胞内脂褐素形成，不仅能阻碍生物膜的过氧化，同时能减轻人体代谢过程中氧化还原反应产生的自由基对人体的损害。

4. 提高免疫力

红景天对小鼠炎症早期血管通透性增加导致的渗出和水肿有明显的抑制作用，可以提高小鼠血清素水平，增强小鼠单核–巨噬细胞吞噬功能的作用，增强小鼠 NK 细胞活性[8]。复方红景天能通过影响神经内分泌免疫网络提高大强度运动大鼠的运动能力及改善其免疫功能。高山红景天苷元酪醇通过对整体 IFN-C 水平的调节作用，增强了免疫和抗病毒能力，对某些病毒增殖有较强的抑制作用[9]。

5. 抗肿瘤作用

红景天提取物能有效抑制 HL-60 细胞从 G_2 期进入 M 期，从而抑制了 HL-60 细胞的有丝分裂，使得细胞凋亡或坏死，其中并没有染色体畸变或微核的产生，这可能是红景天提取物抗癌作用机理之一[10]。红景天苷可影响 SMMC-7721 细胞结构、功能、代谢等指标，诱导其在体外向正常肝细胞分化[11]。同时红景天苷对腮腺癌的治疗以及抑制裸鼠乳腺癌细胞的增殖活性均有一定的作用。

6. 抗肝纤维化

红景天苷能抑制乙醛刺激的大鼠肝星状细胞增殖，降低细胞外基质的分泌，促进胶原纤维的降解，且作用效果随红景天苷浓度的升高而增强，为临床抗肝纤维化研究提供了理论依据[12]，结果表明，红景天苷对实验性肝纤维化具有一定的抑制作用，在体外有显著的抗肝纤维化作用。

7. 对肾脏有一定的保护作用

红景天苷能减低阿霉素肾病大鼠尿蛋白、血胆固醇，提高血浆白蛋白，降低血清 TGF-β_1 及肾组织纤溶酶原激活物抑制物 PAI-1，促进细胞外基质（ECM）积聚和抑制 ECM 降解，延缓肾小球硬化的发展进程[13]。另外，红景天能抑制肾小管上皮细胞向肌纤维母细胞转化，具有抗肾间质纤维化作用。

8. 抗应激能力

高山红景天能提高整体动物的耐缺氧能力，在急性脑缺血性缺氧状态下，可提高机体组织氧的利用率，增加有氧化酶的活性，提高机体的带氧和供氧能力，并可通过降低耗氧量、耗氧速度，清除自由基或减少自由基对血管内皮的损伤来实现抗缺氧作用[14]。红景天能够通过调节机体能量代谢、清除代谢产物、调节机体的神经系统及内分泌系统，从而达到抗运动性疲劳的作用[15]。红景天是一种很有价值的抗辐射食用植物，对受过 X 线辐射、微波辐射后的机体有保护作用，红景天醇提取物可延长受 ^{60}Co 照射小鼠的存活时间，对外周血白细胞有保护作用。

9. 其他作用

红景天多糖能明显抑制体外培养心肌细胞在受到 CVB5 病毒感染后所致的心肌酶释放，降低病毒在心肌细胞的增殖量，同时红景天酪醇对 CVB3 病毒感染细胞也有抑制作用。红景天对高原去势大鼠骨质疏松症有预防作用，具有抗高原组织缺氧、抑制骨吸收和促进骨形成的作用。此外，高山红景天多糖具有降血糖、降血脂作用。

用法用量 3~6 g。

临床应用

1. 治疗冠心病

红景天胶囊可显著降低麻醉犬心肌耗氧量和耗氧指数，大剂量时能降低冠脉阻力，对冠脉血流量无明显影响。表明红景天具有改善心功能的作用。

2. 治疗支气管扩张咯血

红景天有润肺化痰、止血的功效，所含的没食子酸、伞形花内酯、东莨菪素、山柰酚等，具有抗菌消炎、止咳祛痰的作用，同时还含有鞣质，也称单宁或鞣酸，具有收敛性，能止血。因此用于治疗支气管扩张咯血有明显疗效。

3. 治疗慢性肾炎

健脾补肾方中加入红景天，以活血化瘀，可延缓纤维化的进程，从而保护肾脏功能。

4. 慢性疲劳综合征

常用归脾汤加红景天调补气血抗疲劳，延缓机体的衰老，疗效满意。

常用制剂

1. 复方红景天

复方红景天对预防胸部手术后急性肺损伤效果显著。对重症肺动脉高压体外循环手术并发急性肺损伤早期防治具有一定作用。

2. 复方红景天口含片

具有预防和治疗老年性痴呆，同时具有抗应激、抗疲劳、增强免疫力作用的纯中药制剂。

3. 红景天冲剂

利用红景天冲剂治疗高原肺水肿 51 例，有效率 96%，治疗急性高原反应 105 例，有效率 100%。

4. 红景天口服液

治疗神经衰弱 115 例，总治愈率为 100%，疗效明显优于镇静药及抗焦虑药物，且无毒性和不良反应。

5. 红景天胶囊

有研究表明红景天胶囊治疗中医虚证 100 例，总有效率为 87%。

6. 复方红景天制剂

由红景天、黄芪、黄精、枸杞子、当归、白芍、陈皮、丹参、菊花 9 味中药加工制成的中药复方制剂，具有益气养血、健脾补肾功效，用于精神疲惫、倦怠乏力、气短懒言、失眠心悸、头晕目眩、食欲不振等症，有研究表明复方红景天制剂具有抗疲劳、抗缺氧作用。

另外，常用制剂还有红景天苷片、红景天糖浆等。

不良反应

红景天长期使用毒性小，且无延迟毒性，临床使用安全。

❖ 参考文献

[1] 袁琦，侯林，崔清华，等. 红景天甲醇冷浸提取物的体外抗病毒谱及抗病毒机制的研究 [J]. 中华中医药学刊，2017，35（09）：2345 - 2348.

[2] 张早华，储戟农，赵志会，等. 红景天胶囊治疗胸痹（冠心病心绞痛）临床研究 [J]. 中国中医药信息杂志，2005，12（5）：6 - 8.

[3] 解红武. 红景天化学成分及现代药理学研究进展 [J]. 中草药，2007，38：375 - 377.

[4] 邹琛，吴翔，姜敏辉，等. 红景天苷对乳鼠心肌细胞过氧化损伤的保护作用 [J]. 南通医学院学报，2003，23（4）：391.

[5] 吴永强，姚文兵，高向东，等. 红景天提取物对小鼠记忆获得性障碍的改善作用 [J]. Journal of China Pharmaceutical University，2004，35（1）：69 - 72.

[6] 杜欣柏，韩国玲，宋志强，等. 阿米替林、SSRIs、SSRIs 加中藏药治疗高原地区老年抑郁症的临床对比研究 [J]. 高原医学杂志，2005，15（2）：14 - 17.

[7] 袁瑜，张良，李玉. 红景天活性成分及药理作用 [J]. 食品与药品，2007，9：54 - 58.

[8] 谭枫，孟琳，段颖. 红景天对小鼠免疫功能的影响 [J]. 中国公共卫生，2004，20（6）：728 - 729.

[9] 孙非. 高山红景天酪醇对病毒性心肌炎小鼠免疫功能及抗氧化酶活性的影响 [J]. 中国药理学通报，2000，16（1）：120.

[10] AGNIESZKA M, HOSER G, FURMANOWA M, et al. Antiproliferative and antimitotic effect S phase accumulation and induction of apoptosis and necrosis after treatment of extract from Rhodiola rosea rhizomes on HL-60 cells [J]. Journal of Ethnopharmacology，2006，103（1）：43 - 52.

[11] 解方为，欧阳学农，蒋明德. 红景天苷对人肝癌细胞 c-myc 表达的逆转作用 [J]. 西南国防医药，2006，16（2）：130 - 131.

[12] 钟显飞，蒋明德，马洪德，等. 红景天苷对乙醛刺激的大鼠肝星状细胞凋亡的影响 [J]. 中药新药与临床药理，2004，15（3）：161 - 164.

[13] 黄凤霞，丁亚杰，王庆国，等．红景天对阿霉素肾病大鼠的影响 [J]．中华肾脏病杂志，2005，21（7）：412．

[14] 陈玉满，陈江，毛光明，等．大花红景天的抗缺氧作用研究 [J]．浙江预防学．2007，19（1）：92 – 93．

[15] 贾建昌，韩涛．红景天抗疲劳作用机理的研究进展 [J]．甘肃中医，2005，18（11）：45 – 47．

虎 杖

来 源 本品为蓼科植物虎杖的干燥根茎和根。

炮制加工 除去杂质，洗净，润透，切厚片。

性味归经 微苦，微寒。

功效主治 利湿退黄，清热解毒，散瘀止痛，止咳化痰。用于湿热黄疸，淋浊，带下，风湿痹痛，痈肿疮毒，水火烫伤，经闭，癥瘕，跌打损伤，肺热咳嗽[1]。

化学成分

1. 蒽醌类

金雪梅[2]等从其乙醇提取物的乙醚部分分离得到 7 个化合物，采用硅胶柱色谱进行分离，通过化学和波谱分析方法鉴定化合物结构，除了大黄素甲醚、大黄素等蒽醌类成分外，还有黄葵内酯、β-谷甾醇、齐墩果酸、香豆素和2-乙氧基-8-乙酰基-1，4-萘醌（虎杖素 A）。刘晓秋等也对虎杖的化学成分进行了研究，得到了大黄酸、大黄酚、蒽苷 A（大黄素-6-甲醚-8-O-D-葡萄糖苷）、蒽苷 B（大黄素-8-O-D-葡萄糖苷）等化合物。

2. 二苯乙烯类

主要有白藜芦醇、白藜芦醇苷。

3. 黄酮类

包括槲皮素、槲皮素-3-阿拉伯糖苷、槲皮素-3-半乳糖苷、槲皮素-3-葡萄糖苷、芹菜黄素、山奈酚等[3]。

药理作用

1. 抗病毒作用

虎杖水煎液对单纯疱疹病毒及流行性感冒亚洲甲型京科 681 病毒、479 号腺病毒、72 号脊髓灰质炎Ⅱ型病毒、44 号埃可 9 型病毒、柯萨奇 A9 型和 B5 型病毒、乙型脑炎病毒及 140 号单纯疱疹病毒、HIV 病毒均有不同程度的抑制作用[4]。李凤新[5]对虎杖提取物抗病毒物质基础、药理作用及代谢研究结果表明，虎杖蒽醌化合物对 CVB3 型病毒感染的细胞病变有明显的抑制作用，能有效抑制

CVB3 型病毒在靶器官中的繁殖；能促进模型小鼠自身干扰素产生。能明显降低 ADR 中毒小鼠心肌酶（LDH、CK、HBDH、CKMB）活性，使中毒小鼠心肌 MDA 含量明显下降，SOD 活性显著升高，使血清 iNOS 活性下降。李凤新等[6]对虎杖蒽醌提取物抗柯萨奇 B3 型病毒作用机制研究，结果：虎杖蒽醌提取物对感染细胞的治疗指数（TI）分别为 6.73（Vero）和 4.00（原代培养心肌细胞）；对照抗病毒口服液组 TI 为 4.01（Vero）和 3.56（原代培养心肌细胞）；虎杖蒽醌提取物对 CVB3 病毒感染细胞的 TI 高于抗病毒口服液（$P < 0.05$）。小鼠感染病毒后，各给药组血清中乳酸脱氢酶（LDH）、天冬氨酸转移酶（ASTase）、肌酸激酶（CK）水平显著降低（$P < 0.001$）。结论：虎杖蒽醌提取物对由 CVB3 型病毒引起的病毒性心肌炎具有一定的治疗作用。

2. 抗菌作用

大黄素等蒽醌类化合物具有抗菌活性。对金黄色葡萄球菌、表皮葡萄球菌、卡他球菌、甲型或乙型链球菌、大肠杆菌、伤寒杆菌、复氏痢疾杆菌、肺炎双球菌以及绿脓杆菌均有不同程度的抑制作用[7]。

3. 心血管作用[8]

扩张血管平滑肌，改善微循环；增强心肌细胞收缩力；降血脂，抗脂质过氧化；抑制血小板聚集，抗血栓；抗动脉粥样硬化；抗炎症作用；降血糖作用。

用法用量 9～15 g。外用适量，制成煎液或油膏涂敷。

临床应用

1. 治疗上呼吸道感染

曹文[9]等应用复方虎杖清热胶囊治疗风热型急性上呼吸道感染，疗效好，对主症起效快，并有明显的改善白细胞异常及降低体温的作用。

2. 治疗新生儿黄疸

丁显春[10]等应用虎杖煎剂加光疗治疗新生儿黄疸 88 例，其疗效显著。

3. 治疗高脂血症

陈晓莉[11]等将高胆固醇血症患者 120 例，随机分为两组，分别服用虎杖片和辛伐他汀，疗程 2 个月，虎杖片和辛伐他汀治疗高脂血症的总有效率无显著性差异，虎杖片降脂疗效与辛伐他汀相近，适用于各种类型的高胆固醇血症。

常用制剂

1. 复方虎杖片（复方阴阳莲片）

处方为虎杖提取物 140 g，功劳木提取物 35 g，枇杷叶提取物 35 g。用于慢性支气管炎。

2. 虎杖清热胶囊

清热解毒，治疗上呼吸道感染。

3. 复方虎杖喷雾剂

复方虎杖喷雾剂能对烧烫伤创面形成保护膜，减少创面渗液的水分蒸发，同时其药液有抗菌和促进创面愈合作用[12]。

✿ 参考文献

[1] 国家药典委员会. 中华人民共和国药典（一部）[S]. 北京：化学工业出版社，2010：194.

[2] 金雪梅，金光洙. 虎杖的化学成分研究 [J]. 中草药，2007，38（10）：1446－1448.

[3] 李菁雯，陈祥龙，孟祥智. 虎杖及其提取物的研究进展 [J]. 中医药学报，2011，39（3）：103－106.

[4] 裴莲花，吴学，金光洙. 虎杖化学成分及药理作用研究现状 [J]. 延边大学医学学报，2006，29（2）：147－149.

[5] 李凤新. 虎杖提取物抗病毒物质基础、药理作用及代谢研究 [D]. 吉林大学，2009.

[6] 李凤新，孙振国，苏红，王巍巍，王金霞，孙非. 虎杖蒽醌提取物抗柯萨奇 B3 型病毒作用及机制研究 [J]. 中草药，2008，39（11）：1699－1701.

[7] 潘明新，王晓阳. 虎杖的化学成分及其药理作用 [J]. 中药材，2000，23（1）：56－58.

[8] 黄永洪，史若飞. 虎杖的活性成分及其在心血管方面的研究进展 [J]. 牡丹江医学院学报，2006，27（1）：58－60.

[9] 曹文，胡学军. 虎杖清热胶囊治疗上呼吸道感染30例总结 [J]. 湖南中医杂志，2002，18（5）：8.

[10] 丁显春，闫炳远，王毅. 中西医结合治疗新生儿黄疸88例 [J]. 国医论坛，2001，16（5）：44.

[11] 陈晓莉. 虎杖片与辛伐他汀治疗高脂血症的比较 [J]. 医药导报，2001，21（1）：25.

[12] 叶玉山，李开基，苏素莲. 复方虎杖喷雾剂的制备、质控和临床疗效 [J]. 中国现代应用药学杂志，1998，15（6）：57－59.

▶▶ 黄 柏 ◀◀

来　源　黄柏为芸香科植物黄皮树的干燥树皮。

炮制加工　除去杂质，喷淋清水，润透，切丝，干燥。

性味归经　苦，寒。归肾、膀胱经。

功效主治　清热燥湿，泻火除蒸，解毒疗疮。用于湿热泻痢，黄疸尿赤，带下阴痒，热淋涩痛，脚气痿躄，骨蒸劳热，盗汗，遗精，疮疡肿毒，湿疹湿疮。盐黄柏滋阴降火。用于阴虚火旺，盗汗骨蒸[1]。

化学成分

1. 生物碱类

从黄柏中得到的生物碱类化合物 11 个，包括盐酸小檗碱、四氢小檗碱、药根碱、四氢药根碱、巴马丁、N-甲基大麦芽碱、黄柏碱、木兰花碱、掌叶防已碱、蝙蝠葛碱、γ-崖椒碱等[2]。

2. 黄酮类

从川黄柏叶中分离出 3 个黄酮类化合物，分别是黄酮金丝桃、黄柏兹德、二氢黄柏兹德[3]。

3. 其他类

此外，黄柏还含有柠檬苷素、酯类、甾醇类等成分，如黄柏酮、黄柏内酯、白鲜交酯、黄柏酮酸、青荧光酸、7-脱氢豆甾醇、p-谷甾醇、菜油甾醇等成分[4]。

药理作用

1. 抗病毒作用

蔡宝昌[5]等用 32 种天然药物的水提液，对接种单纯疱疹病毒而引发疱疹的小鼠给药，与阿昔洛韦对照组及空白对照组比较，结果显示，黄柏给药组可延缓疱疹症状发作或扩散时间，延长小鼠生存时间，并显著降低小鼠的死亡率。岳路路等[6]对复方黄柏液体外抗病毒试验初步研究显示，复方黄柏液对呼吸道合胞病毒、单纯疱疹病毒 1 型以及肠道病毒 71 型均具有明显的抑制作用，并且抗病毒效果为：EV71 > RSV > HSV-1，即复方黄柏液对 EV71 的作用效果最好。

2. 抗菌作用

经动物实验表明，黄柏煎剂、水浸出液或乙醇浸出液对化脓性细菌抑菌作用强，尤其对金黄色葡萄球菌、表皮球菌、化脓性链球菌等阳性球菌有较强的抑菌效果，对绿脓杆菌也有抑制作用，但较弱。

3. 抗癌作用

廖静[7]等以 BGC823 人胃癌细胞为实验材料，研究黄柏在 480 nm 和 650 nm 光照下对癌细胞的光敏作用。发现黄柏加药照光组对癌细胞生长、癌细胞噻唑蓝代谢活力均有光敏抑制效应。

4. 免疫抑制作用

黄柏具有抑制细胞免疫反应的作用，其活性物质为黄柏碱和木兰花碱，它们均可抑制小鼠的局部移植组织的宿主反应，也抑制苦基氯诱导的迟发型超敏反应小鼠的诱导期，其水煎液也可显著抑制二硝基氟苯诱导的小鼠迟发型超敏反应[8]。

5. 抗溃疡作用

6. 降压作用

7. 镇咳作用

临床应用

1. 治疗细菌性痢疾

采用黄柏生药每次 4.5～6 g，每日 3 次，煎服，疗程 8～10 天。治疗菌痢 156 例，痊愈者 90%，基本痊愈者 4.9%[9]。

2. 治疗痛风

自拟痛风康水煎服，有效率为 90%[10]。

3. 治疗前列腺炎

贾金铭[11]等采用前列安栓治疗慢性前列腺炎，临床治疗效果明显。

4. 治疗急性结膜炎

5. 治疗滴虫性阴道炎

常用制剂

1. 知柏地黄丸

滋阴降火。用于阴虚火旺，潮热盗汗，口干咽痛，耳鸣遗精，小便短赤。

2. 黄连上清丸

散风清热，泻火止痛。用于风热上攻、肺胃热盛所致的头晕目眩、暴发火眼、牙齿疼痛、口舌生疮、咽喉肿痛、耳痛耳鸣、大便秘结、小便短赤。

❖ 参考文献

[1] 国家药典委员会. 中华人民共和国药典（一部）[S]. 北京：化学工业出版社，2010：286.

[2] 周松，刘永刚，张国祥，等. 黄柏化学成分及质量控制研究进展 [J]. 中国药房 2012，23（9）：3740－3742.

[3] SHEVCHUK O L, MAKSYUTINA N P, LITVINENKO V L. The flavonoids of phellodendron sachalinense and phellodendronamurense [J]. Khim Prir soedin, 1968, 4 (2)：77.

[4] 胡俊青，胡晓. 黄柏化学成分和药理作用的现代研究 [J]. 当代医学，2009，15（7）：139－141.

[5] 蔡宝昌，潘扬，吴皓，等. 国外天然药物抗病毒研究简况 [J]. 国外医学·中药分册，1997，19（3）：48.

[6] 岳路路，高敏，张秋红，等. 复方黄柏液体外抗病毒试验初步研究 [J]. 辽宁中医药大学学报，2016，18（11）：20－22.

[7] 廖静，鄂征，宁涛，等. 中药黄柏的光敏抗癌作用研究 [J]. 首都医科大学学报，1999，20（3）：153.

[8] 杨周平，武志军. 中药黄柏的药理作用和临床应用研究 [J]. 甘肃医药，2010，29（3）：329－331.

[9] 董昆山，王秀琴，等. 现代临床中药学各论 [J]. 1998，（10）：53－55.

[10] 马剑颖，刘友章，等. 痛风康治疗急性痛风性关节炎的临床观察 [J]. 中国中西医结合杂志，2004，24（6）：488－490.

[11] 贾金铭，薛慈民，等. 前列安栓治疗慢性前列腺炎的疗效和安全性 [J]. 中华男科学杂志，2001，7（6）：417－419.

黄 连

来 源 毛茛科植物黄连、三角叶黄连或云连的干燥根茎。以上三种分别习称"味连""雅连""云连"[1]。

炮制加工 秋季采挖，除去须根和泥沙，干燥，撞去残留须根。润透后切薄片，晾干，或用时捣碎。

性味归经 苦，寒。归心、胃、肝、大肠经。

功效主治 清热燥湿，泻火解毒。用于湿热痞满，呕吐吞酸，泻痢，黄疸，高热神昏，心火亢盛，心烦不寐，血热吐衄，目赤，牙痛，消渴，痈肿疔疮；外治湿疹，湿疮，耳道流脓。

化学成分

现代医学证明，黄连的作用主要与其根茎所含的生物碱（占根茎的 4% ～8%）有关，包括小檗碱、黄连碱、甲基黄连碱、巴马亭、药根碱、表小檗碱、木兰花碱，以及中药炮制过程中由小檗碱转化而来的 9-去甲小檗碱等[2]。

药理作用

1. 抗微生物作用

（1）抗病毒作用

李建军等[3]应用黄连口服液对非淋菌性尿道炎 58 例患者进行治疗，其解脲支原体的清除率为 60%，沙眼衣原体的清除率为 10%，总治愈率达 6.1%，达到常规西药治疗非淋菌性尿道炎的疗效水平。马伏英[4]用柯萨奇病毒 B3（CVB3）感染 BALB/C 小鼠，建立 CVB3 心肌炎动物模型，对感染鼠进行治疗，结果：黄连有抗病毒性心肌炎作用。王健[5]对岩黄连抗乙型肝炎病毒的作用研究中，观察岩黄连（CSB）体内抗鸭乙型肝炎病毒（DHBV）和体外抗乙型肝炎病毒（HBV）的作用，结果显示，岩黄连各剂量组的血凝滴度降低差异非常显著，岩黄连对乙型肝炎病毒的抑制作用随着药物质量浓度的降低而逐渐减弱；岩黄连在不同质量浓度时对感染乙型肝炎病毒鸡胚均具有预防和保护治疗作用。岩黄连大剂量能明显减轻肝组织受损程度，对对乙酰氨基酚所致的急性肝损伤也有一定的保护作用，能明显提高细胞吞噬功能；岩黄连的 LD_{50} 为 298.5 mg/kg。得出结论，岩黄连在体内及体外有显著的抗 HBV 的作用。

（2）抗菌作用

黄连抗菌谱广泛，极低浓度即开始阻止霍乱、肠伤寒、痢疾菌的繁殖，它也有抗金黄色葡萄球菌、链球菌等革兰阳性菌和肠伤寒菌、志贺痢疾菌、淋菌等革兰阴性菌的作用[6]。

2. 抗溃疡作用

口服黄连甲醇提取液或其生物碱成分对大鼠有轻度抗溃疡作用。将大鼠幽门结扎，然后皮下注射黄连或小檗碱，均明显地抑制其胃液分泌。黄连解毒汤有抑制正常大鼠胃运动的作用，并有促进慢性溃疡模型乙酸溃疡治愈的趋势[3]。

3. 抗癌作用

王光平等[7]应用 cDNA 表达芯片研究了黄连对 CNE1 鼻咽癌基因表达的影响。结果显示，黄连处理移植瘤裸鼠 30 天后，移植瘤明显减小，其抑瘤率为 29.5%。

4. 其他

研究表明，黄连还有抗炎、解痉、止泻、降血糖、免疫调节、解热镇痛等作用。

用法用量 2 ~ 5 g。外用适量。

临床应用

1. 治疗细菌性痢疾

黄连具有极其广泛的抗菌谱，单味黄连粉剂、煎剂或黄连为主的方剂在临床上被广泛应用于各型痢疾杆菌感染所致的细菌性痢疾[8]。

2. 治疗口腔溃疡

李雁等[9]用红黑丸治疗口腔溃疡 80 例，有效率为 88.75%。

3. 治疗糖尿病及并发症

魏敬[10]用黄连素对 2 型糖尿病合并脂肪肝的患者进行临床试验，发现其可降低患者的谷丙转氨酶水平，提高胰岛素敏感性，改善胰岛素抵抗。高从容等[11]采用葡萄糖 – 胰岛素耐量试验观察黄连素对高脂饮食诱发的胰岛素抵抗大鼠胰岛素敏感性的影响，结果显示黄连素能增强胰岛素敏感性，其作用与二甲双胍类似。

4. 抗感染

崔乃强等[12]使用黄连为主组成的方剂，用于腹部外科手术，结果表明，黄连能防治腹部厌氧菌感染。孟庆玲[13]研究表明黄连素与雷尼替丁、奥美拉唑联合应用可以根除幽门螺杆菌及治疗消化性溃疡。黄连素对单纯疱疹病毒有抑制作用。

5. 治疗心血管疾病

黄连素通过抗感染，调节血脂、血压、血糖，抑制血管平滑肌细胞增殖等作用可有效抗动脉粥样硬化[14]。

常用制剂

1. 黄连上清丸

散风清热，泻火止痛。用于风热上攻、肺胃热盛所致的头晕目眩、暴发火眼、牙齿疼痛、口舌生疮、咽喉肿痛、耳痛耳鸣、大便秘结、小便短赤。

2. 黄连羊肝丸

泻火明目。用于肝火旺盛，目赤肿痛，视物昏暗，羞明流泪，翳肉攀睛。

3. 黄连胶囊

清热燥湿，泻火解毒。用于湿热蕴毒所致的痢疾、黄疸，症见发热、黄疸、吐泻、纳呆、尿黄如茶、目赤吞酸、牙龈肿痛，或大便脓血。

4. 消渴平片

益气养阴，清热泻火。用于阴虚燥热、气阴两虚所致的消渴病，症见口渴喜饮、多食、多尿、消瘦、气短、乏力、手足心热；2 型糖尿病见上述症候者。

❖ 参考文献

[1] 国家药典委员会. 中华人民共和国药典(一部)[S]. 北京：化学工业出版社，2010：285.

[2] 李彩虹，周克元. 黄连活性成分的作用及机制研究进展 [J]. 时珍国医国药，2010, 21 (2)：466 - 468.

[3] 李建军，佟菊贞，李亿，等. 黄连素治疗非淋菌性尿道炎疗效观察 [J]. 中药材，1999, 22 (6)：319.

[4] 马伏英. 黄连等中药抗实验性小鼠柯萨奇病毒性心肌炎的实验研究 [J]. 武警医学，1998, 9 (4)：187 - 190.

[5] 王健. 岩黄连抗乙型肝炎病毒的作用研究 [D]. 广西医科大学，2009.

[6] 兰进，杨世林，郑玉权，等. 黄连的研究进展 [J]. 中草药，2001, 32 (12)：1139 - 1141.

[7] 王光平，唐发清. 应用 cDNA 表达芯片研究复方黄连对 CNE1 鼻咽癌移植瘤基因表达的影响 [J]. 湖南医科大学学报，2003, 28 (4)：347 - 352.

[8] 江苏医学院. 中药大词典. 上海：上海人民出版社，1997.

[9] 李雁. 红黑丸治疗复发性口腔溃疡 80 例 [J]. 中国民族民间医学杂志，2001, 2：83 - 84.

[10] 魏敬，昊锦丹. 盐酸小檗碱治疗 2 型糖尿病合并脂肪肝的临床研究 [J]. 中西医结合杂志，2004, 14 (6)：334 - 336.

[11] 高从容，张家庆，黄庆玲，等. 黄连素增加胰岛素抵抗大鼠模型敏感性的实验研究 [J]. 中国中西结合杂志，1997, 17 (3)：162 - 164.

[12] 崔乃强，邱奇，吴咸中. 厌氧灵治疗腹部厌氧菌感染 90 例临床观察 [J]. 中医杂志，1997, 38 (6)：345 - 346.

[13] 孟庆玲．奥美拉唑与黄连素联合治疗消化性溃疡及根除幽门螺杆菌的疗效观察 [J]．现代中西医结合，2002，11（24）：2450.

[14] 吴敏，王阶．黄连有效成分小檗碱抗动脉粥样硬化机制研究进展 [J]．中国中药杂志，2008，33（18）：2014 – 2016.

黄 芪

来源 始载于《神农本草经》。为豆科植物蒙古黄芪或膜荚黄芪的干燥根。

炮制加工 春、秋二季采挖，除去须根及根头，晒干[1]。

性味归经 甘，温。归肺、脾经。

功效主治 补气升阳，固表止汗，利水消肿，生津养血，行滞通痹，托毒排脓，敛疮生肌。用于气虚乏力，食少便溏，中气下陷，久泻脱肛，便血崩漏，表虚自汗，气虚水肿，内热消渴，血虚萎黄，半身不遂，痹痛麻木，痈疽难溃，久溃不敛。

化学成分

1. 皂苷类化合物

黄芪及其同属近缘共分离出四十余种三萜皂苷，其结构为四环三萜及五环三萜苷类，主要有黄芪苷Ⅰ、Ⅱ、Ⅲ、Ⅳ、Ⅴ、Ⅵ、Ⅶ，异黄芪苷Ⅰ、Ⅱ、Ⅳ及大豆皂苷Ⅰ等。除大豆皂苷Ⅰ，黄芪皂苷Ⅷ外，其余均以9，19-环羊毛脂烷型的四环三萜皂苷类为苷元，总称为黄芪皂苷或黄芪总皂苷。

2. 多糖类

主要有葡聚糖和杂多糖。其中葡聚糖又有水溶性葡聚糖和水不溶性葡聚糖，分别是α-（1→4）（1→6）葡聚糖和α-（1→4）葡聚糖。黄芪中所含的杂多糖多为水溶性酸性杂多糖，主要由葡萄糖、鼠李糖、阿拉伯糖和半乳糖组成，少量含有糖醛酸，由半乳糖醛酸和葡萄糖醛酸组成；而有些杂多糖仅由葡萄糖和阿拉伯糖组成。

3. 黄酮类

异黄酮类，二氢黄酮类，主要有山奈素、槲皮素、异鼠李素、鼠李柠檬素、熊竹素、芝柄花素、毛蕊异黄酮、芒柄花黄素2，4-二羟基-5，6-二甲氧基-黄烷、L-3-羟基-9-甲氧基紫檀烷及其苷类，其苷类的糖多为葡萄糖、鼠李糖。

4. 氨基酸类

天冬酰胺、刀豆氨酸、脯氨酸、精氨酸、天冬氨酸、氨基丁酸等。

5. 有机酸类

香草酸、阿魏酸、异阿魏酸、对羟苯基丙烯酸、咖啡酸、绿原酸、棕榈酸等。

6. 生物碱类

胆碱和甜菜碱等。

7. 微量元素

含有硒、硅、锌、钴、铜、钼等多种微量元素，另外尚含单糖、蛋白质、核黄素、尼克酸、叶酸、维生素 D、微量元素 β-谷甾醇、胡萝卜苷、羽扇豆醇，正十六醇等成分。

药理作用

1. 抗病毒作用

流行性感冒病毒属于正黏液病毒科的 RNA 病毒，包括人流感病毒和动物流感病毒，是引起急性上呼吸道感染的主要病毒。现代研究表明，黄芪具有抗流感病毒的作用。李丽娅[2]观察了黄芪多糖体内抗流感病毒的作用，结果表明黄芪多糖溶液能明显抑制流感病毒滴鼻小鼠模型的肺炎实变和流感病毒的增殖，显著延长流感病毒感染的小鼠生存时间。此外，黄芪尚具有抗禽流感病毒和甲型流感病毒的作用。柯萨奇病毒（CV）是一种单股正链小 RNA 肠病毒，也是导致病毒性心肌炎的最重要病毒之一。体外实验研究表明，黄芪水提醇沉液具有抗 CVA16、CVB1、CVB3 和 CVB4 的作用[3]。

疱疹病毒（HSV）是一组具有包膜的 DNA 病毒，包括单纯性疱疹病毒、水痘–带状疱疹病毒、巨细胞病毒和 EB 病毒是临床最多见的致病疱疹病毒，主要侵犯皮肤、神经组织，能引起人类多种疾病，如龈口炎、脑炎以及生殖系统感染和新生儿的感染。冯秀梅[4]研究表明，黄芪多糖硫酸酯（PAMS）体外对 HSV-1感染的 BHK 细胞具有显著的保护作用，提示 PAMS 体外具有抑制 HSV-1 的活性，且在相同浓度下，效果优于阿昔洛韦（ACV）。此外，黄芪具有抗巨细胞病毒和EB 病毒的作用。

乙型肝炎病毒是嗜肝 DNA 病毒科的一种 DNA 病毒，HBV 感染可导致急慢性乙型肝炎，慢性肝炎中的部分患者可逐渐发展为肝细胞癌，大约90% 的肝癌与乙型肝炎病毒（HBV）或丙型肝炎病毒（HCV）感染有关。邹宇宏[5]研究体外抗乙肝病毒的作用，结果显示黄芪总苷可以抑制 HBV-DNA 转染 HepG2/2.2.15细胞表面分泌 HBsAg 和 HBeAg 的作用，同时可以抑制细胞增殖，总苷的作用优于多糖。

此外，黄芪还具有抗鼻病毒、猪细小病毒和伪狂犬病毒的作用。

2. 对免疫系统的调节作用

黄芪水煎剂中的黄芪多糖能使脾脏的浆细胞增殖，促进抗体合成。黄芪水提液可明显升高肝炎患者的总补体（CH50）和分补体（C3）[6]。

黄芪能增强网状内皮系统的吞噬功能，使血白细胞数、巨噬细胞吞噬指数显著升高；可增强刀豆素 A 激发的 T 淋巴细胞增殖反应，同时对 T 细胞、B 细胞、树突状细胞（DC）功能具有明显的增强作用[7]。

宁康健[8]等实验证实黄芪多糖能改善单核巨噬细胞的功能，增强巨噬细胞的吞噬作用，提高自然杀伤细胞（NK）的活性。黄芪不同剂量、不同给药途径均可不同程度地增强小鼠腹腔内巨噬细胞的吞噬功能。

3. 对心血管的作用

黄芪对改善心功能具有肯定的作用。王琳[9]等采用 β 受体阻滞剂心得安诱发麻醉犬体内急性心衰模型的方法，通过血流动力学测定，观察到黄芪注射液增加心输出量，增强心肌收缩力和改善心脏舒缩功能的作用。研究表明[10]，黄芪扩血管作用和组胺释放或与肾上腺素 α、β 受体无关，而可能通过血管平滑肌细胞诱导一氧化氮合成酶的产生，促进 NO 生成，继而激活血管内皮细胞一氧化氮鸟苷酸环化酶途径，导致血管扩张。

黄芪多糖对心血管系统的作用表现在可以改善微循环，收缩心肌功能，缩小梗死面积，减轻心肌损伤。其机制可能与抑制 Na^+-K^+-ATP 酶活性和抗自由基损伤作用有关，有待进一步研究[11]。

4. 对血液流变性的影响

通过调节血管张力、血压及细胞间相互作用，抑制血小板聚集、白细胞黏附和平滑肌细胞增殖，调节血管自身稳定性，增强机体非特异性免疫功能[12]。童红莉等[13]实验表明，黄芪多糖可降低高脂血症大鼠的血脂，减少肝脏脂质沉积，提高肝脏和血液的抗氧化能力，减轻高脂饮食导致的氧化损伤。

5. 对蛋白质及核酸代谢的调节作用

黄芪煎剂对体外培养的肝细胞有促进 RNA 合成作用，由此也证明中药补气药能促进肝细胞 RNA 合成，这对肝功能的恢复具有重要意义[14]。

6. 降糖作用

黄萍等[15]报道了复方灵芝降糖胶囊（灵芝、黄芪、三七等组成）治疗糖尿病动物模型的药理作用。结果表明，复方灵芝降糖胶囊能降低正常大鼠血糖，改善糖耐量，促进血清胰岛素的释放；对正常小鼠血糖无降低作用；对链脲霉素所致的实验性糖尿病大鼠有明显降低血糖作用，能改善糖耐量和提高血清胰岛素含量，同时能降低血浆胰高血糖素的含量，并能调节实验性糖尿病大鼠某些血糖代谢环节，促进肝糖原、肌糖原的合成；并能明显降低肾上腺素引起的小鼠血糖升高。

7. 抗衰老作用

人体内自由基的增加是衰老的主要原因。研究表明，黄芪具有显著的抗氧化活性，能抑制自由基的产生和清除体内过剩的自由基，保护细胞免受自由基产生的过度氧化作用的影响，进而延长细胞寿命[16]。

8. 对机体代谢的影响

小鼠注射黄芪注射液，可显著增加白细胞总数和多核白细胞数。黄芪皂苷能使再生肝 DNA 含量明显增加，黄芪多糖对 DNA 的代谢无明显的影响。实验表明，黄芪对 cAMP 的影响是由于其抑制了环磷酸腺苷 – 磷酸二酯酶（cAMP-PDE）引起的[17]。

9. 抗肿瘤作用

近年来随着国际上对黄芩苷研究的持续升温以及认识的逐步深入，发现黄芪提取物及制剂具有抑制肿瘤细胞增生、促进肿瘤细胞凋亡的作用。伦永志等[18]发现腹腔注射黄芪成分 F3 新制剂能显著延长腹水荷瘤小鼠的生命延长率，对 U14、S180 实体瘤的抑瘤率分别达 71.29%、70.97%。杨丽娟等[19]研究发现黄芪对 S180 肿瘤有免疫抑制作用。

10. 其他作用

有研究发现，黄芪煎剂给大鼠皮下注射或麻醉犬静脉注射均有利尿作用[20]。此外，黄芪对痢疾杆菌，肺炎双球菌，溶血性链球菌 A、B、C 及金黄色、柠檬色、白色葡萄球菌等均有抑制作用。

用法用量 9 ~ 30 g。

临床应用

1. 治疗病毒性心肌炎

病毒性心肌炎是感染性心肌疾病中最主要的一种疾病，其发病与病毒的溶细胞作用及机体的自身免疫有关。黄芪有增强心肌细胞抗病毒能力的作用，除与药物诱导心肌细胞产生干扰素及促诱生干扰素的作用外，也与药物能促进细胞代谢有关[16]。

2. 冠心病心绞痛

赵小顺等[21]用黄芪注射液 25 mL 加入 5% 葡萄糖注射液 250 mL 静脉滴注每日 1 次，2 周为 1 个疗程。治疗组总有效率 83.35%，心电图总改善率 82.26%，明显高于对照组。结果证明黄芪注射液用于冠心病心绞痛治疗安全有效。

3. 心力衰竭

胡小松等[22]研究发现黄芪注射液能改善充血性心力衰竭患者心功能，使临床症状和体征得到改善。

4. 肺源性心脏病

黄芪可以明显改善心衰患者的左心室构型及射血功能，增加心输出量，并能提高肺心病患者的超氧化物歧化酶水平，清除自由基，减轻自由基对肺心病患者的机体损害的作用，疗效显著[23]。

5. 治疗肝脏疾病

黄芪皂苷具有抗肝损伤作用，可减轻肝中毒引起的病变[24]。

6. 治疗糖尿病及其并发症

7. 病毒性肠炎

黄芪能够增强细胞抗病毒能力，促进细胞代谢，通过增强机体免疫力治疗病毒性肠炎[25]。

8. 慢性非特异性溃疡性结肠炎

9. 慢性肾盂肾炎、肾病综合征

10. 治疗脑梗死、面神经炎

11. 其他

烧伤、外伤，恶性肿瘤，渗出性关节炎等。

常用制剂

1. 黄芪建中汤

温中补虚，缓急止痛。用于治疗气虚里寒，腹中拘急疼痛，喜温，自汗，脉虚。

2. 黄芪注射液

益气养元，扶正祛邪，养心通脉，健脾利湿。用于心气虚损、血脉瘀阻之病毒性心肌炎、心功能不全及脾虚湿困之肝炎。治疗细胞免疫功能低下的慢性肝炎和慢性活动性肝炎，效果良好，也可用于治疗白细胞减少症，血小板减少性紫癜以及慢性肾炎、肾病综合征和糖尿病肾病等。

3. 黄芪桂枝五物汤

益气温经，和营通痹。具有益气通经，活血通痹的功效。对于皮肤炎、末梢神经炎、中风后遗症等见肢体麻木疼痛，属气虚血滞、微感风邪者，均可加味用之。

4. 防己黄芪汤

益气祛风，健脾利水。治疗风水、风湿属于表虚证的常用方剂。治疗慢性肾小球肾炎、心源性水肿、风湿性关节炎等属表虚湿盛者。

不良反应 最常见的不良反应就是迅速出现"上火"症状，如面红、心烦、睡眠差或失眠、咽痛、血压升高、头晕等，甚至使病情加重或逆转病势。

✥ 参考文献

[1] 国家药典委员会. 中华人民共和国药典（一部）[S]. 北京：化学工业出版社，2010：283.

[2] 李丽娅，凌秋，崔洪波. 黄芪多糖抗流感病毒的实验研究 [J]. 中国中医药科技，2002，9（6）：354.

[3] 杨洁，刘萍，武晓玉. 5 种中药提取物体外抗病毒药效学研究 [J]. 军医进修学院学报，2007，28（5）：375.

[4] 冯秀梅，陈邦银，张汉萍. 黄芪多糖硫酸酯的合成及其抗病毒活性研究 [J]. 中国药科大学学报，2002，33 (2)：146.

[5] 邹宇宏，杨雁，吴强，等. 黄芪提取物的体外抗乙肝病毒作用 [J]. 安徽医科大学学报，2003，38 (4)：267.

[6] 刘玉莲，杨从忠. 黄芪药理作用概述 [J]. 中国药业，2004，13 (10)：79.

[7] SHAO P, ZHAO L H, ZHI C, et al. Regulation on maturation and function of dendritic cells by Astragalus mongholicus polysaccharides. Int Immunopharmacol, 2006, 6 (7): 1161 - 1166.

[8] 宁康健，阮样春，吕锦芳. 黄芪对小鼠腹腔巨噬细胞吞噬能力的影响 [J]. 中国中药杂志，200530 (21)：1670 - 1672.

[9] 王琳，李伟，杨铭，等. 黄芪皂苷注射液对急性心衰犬心功能和血流动力学的影响 [J]. 中国老年医学杂志，2009，29 (15)：1913 - 1915.

[10] 张必祺，孙坚，胡申江，等. 黄芪的内皮依赖性血管舒缩作用及机制 [J]. 中国药理学与毒理学杂志，2005，19 (1)：44 - 48.

[11] 卢彦琦，贺学礼. 黄芪化学成分及药理作用综述 [J]. 保定师范专科学校学报，2004，17 (4)：39 - 41.

[12] 孙成考，卞耀臣. 黄芪皂苷注射液对糖尿病肾病血管内皮细胞功能保护临床研究 [J]. 辽宁中医药大学学报，2008，10 (5)：79 - 80.

[13] 童红莉，田亚平，汪德清，等. 黄芪多糖对高脂血症大鼠血脂的调节 [J]. 中国临床康复，2006，10 (11)：68 - 70.

[14] 陈国辉，黄文凤. 黄芪化学成分、药理活性与临床应用概述 [J]. 海峡药学，2008，20 (3)：13 - 15.

[15] 黄萍，吴清和，徐鸿华，等. 复方灵芝降糖胶囊治疗糖尿病的实验研究 [J]. 广州中医药大学学报，2000，17 (2)：158 - 162.

[16] 荆丰德. 黄芪的药理作用与临床应用研究综述 [J]. 实用医技杂志，2008，15 (20)：2702 - 2704.

[17] 王艳芳，鲍建材，郑友兰，等. 黄芪的研究概况 [J]. 人参研究，2004，(01)：10 - 16.

[18] 伦永志，李明辉，罗学娅，等. 黄芪成分 F3 新制剂抗肿瘤的实验研究 [J]. 大连大学学报，2003，24 (4)：90 - 91，97.

[19] 杨丽娟，王润田，刘京生，等. 黄芪对 S180 肿瘤培养上清免疫抑制作用的影响 [J]. 中国肿瘤生物治疗杂志，2003，10 (3)：210 - 213.

[20] 陈国辉，黄文凤. 黄芪的化学成分及药理作用研究进展 [J]. 中国新药杂志，2008，17 (17)：1482 - 1485.

[21] 赵小顺，郑志聪，李云，等. 黄芪注射液治疗冠心病心绞痛 [J]. 医药论坛杂志，2006，27 (11)：92 - 94.

[22] 胡小松，王晓娟. 黄芪注射液治疗充血性心力衰竭临床观察 [J]. 现代医药卫生，2005，21 (17)：2333 - 2334.

[23] 徐丽亚，张莉莉. 黄芪注射液辅助治疗肺心病心力衰竭疗效观察 [J]. 中国初级卫生保健，2009，23 (8)：135.

[24] 黄智芬，黎汉忠，施智严，等. 健脾消积口服液结合西药治疗Ⅱ、Ⅲ期肝癌40例临床观察 [J]. 中国中西医结合杂志，2003，23（3）：192-194.

[25] 谷元武. 黄芪注射液的临床应用 [J]. 现代中西医结合杂志，2005，14（18）：2482-2483.

黄 芩

来　源　始载于《神农本草经》。为唇形科植物黄芩的干燥根，又名元芩、枯芩。

炮制加工　春、秋二季采挖，除去须根和泥沙，晒后撞去粗皮，晒干[1]。

性味归经　苦，寒。归肺、胆、脾、大肠、小肠经。

功效主治　清热燥湿，泻火解毒，止血，安胎。用于湿温、暑湿，症见胸闷呕恶，湿热痞满，泻痢，黄疸，肺热咳嗽，高热烦渴，血热吐衄，痈肿疮毒，胎动不安。

化学成分

1. 黄酮类化合物

黄芩苷，黄芩素，汉黄芩素，汉黄芩苷，黄芩素苷。此外还有汉黄芩素 5-O-β-D-葡萄糖苷，黄芩素-7-O-糖苷，黄芩黄酮Ⅰ（5，2'-二羟基-6，8-二甲氧基黄酮）和黄芩黄酮Ⅱ（5，2'-二羟基-6，7，8，6'-四甲氧基黄酮，白杨黄素及其苷，木蝴蝶素 A（5，7-二羟基-6-甲氧基黄酮）及其葡萄糖醛酸苷、二羟基木蝴蝶素 A（5，7-二羟基-6-甲氧基双氢黄酮）、2'，5，8-三羟基-7-甲基黄酮、2'，5，8-三羟基-6，7-二甲基黄酮、4，5，7-三羟基-6-甲氧基双氢黄酮及新化合物 2'，6'，5，7-四羟基双氢黄酮、2'，6'，3，5，7-五羟基双氢黄酮。其中黄芩苷为其主要有效成分。

2. 挥发油类

β-芳樟醇等醇类物质和酸类成分如亚油酸、正十六烷酸、硬脂酸等。

3. 萜类

多种倍半萜木脂素苷类。

4. 微量元素

有丰富的微量元素和14种氨基酸，其中铁、铜、锌、锰的含量均很高。

此外黄芩中尚含有葡萄糖、蔗糖、苯甲酸、β-谷甾醇、豆甾醇、谷甾醇、油菜甾醇、苯甲醇和黄芩酶等。

药理作用

1. 抗菌、抗病毒作用

黄芩苷的抗菌谱较广早已为医学界所认知，抗菌作用的主要成分是黄酮类衍生物，其机制包括破坏菌体细胞生物膜，抑制细菌 DNA、RNA，蛋白质的生物合成与降解细菌内毒素三方面。对痢疾杆菌、白喉杆菌、绿脓杆菌、葡萄球菌、链球杆菌、肺炎双球菌及脑膜炎球菌等均有抑制作用，其清热解毒作用的实质就是对细菌和病毒等致病原的抑制或杀灭作用。对尖孢镰刀菌和白色念珠菌也有抑制作用。通过细胞培养发现它可抑制艾滋病病毒（HIV），对人免疫缺陷病毒-1 逆转录酶（HIV-1R）的活性有抑制作用，6-羟基为抑制 HIV-1RT 活性所必需[2]。此外，体外实验发现，黄芩根煎剂对流感病毒 PR8 株、亚洲甲型流感病毒等具有一定的对抗作用[3]。高燕等[4]对黄芩水提物体外抗呼吸道合胞病毒作用进行研究，采用体外细胞病变效应（CPE）法对黄芩抗病毒疗效进行筛选，选择黄芩抗病毒活性高的毒株进行抗病毒实验，结果发现通过毒株筛选，黄芩对呼吸道合胞病毒作用明显；通过对抗病毒试验的细胞种类、细胞数量、染色方法、灭菌方法和加药顺序进行考察，建立了黄芩体外抗呼吸道合胞病毒实验方法，对 100 组黄芩样品进行测定，结果：TI 值为 2.3 ~ 78.79，平均值为 20.2875，得出结论，建立的黄芩体外抗病毒实验方法灵敏度高、可重复性好。

2. 抗炎作用

黄芩的抗炎作用主要通过抑制炎性细胞的趋化性和炎性分子生物学效应及黏附分子的表达来实现。黄芩可显著抑制中性粒细胞的化学趋化运动，其中的黄芩素可抑制 NF-κB 结合位的活性[5]。从黄芩茎叶中提取分离的总黄酮可抑制炎症的急性期病变和炎症后期结缔组织生成，作用持续时间可达 6 h 以上，腹腔注射给药时剂量依赖关系较显著，作用强度多高于以临床剂量折算试验剂量的阿司匹林[6]。

3. 清除氧自由基及抗氧化作用

自由基的强氧化性能使不饱和脂肪酸发生过氧化，生成过氧化脂质，伤害生物膜，促进衰老，诱发多种疾病，尤其可引发糖尿病、微血管病变等。

研究表明黄酮类的自由基清除活性与其所含有的酚羟基数量和结构密切相关，黄芩苷的酚羟基数量较黄芩中其他的有效成分多，且 A 环中含有邻二酚结构，因而具有较强的自由基清除活性[7]。黄芩苷、黄芩素、汉黄芩素、汉黄芩苷 4 种黄酮成分，都能抑制不同体系诱导的线粒体氧化损伤，其中黄芩素在各项测定中效果最好。

4. 对免疫功能的调节作用

红细胞膜表面存在的补体 C3b 受体 CR1 在介导清除循环免疫复合物（circulation immunocomplex，CIC）及致病原的免疫黏附方面有重要作用。研究发现，通过观察黄芩苷对小鼠红细胞-C3b 受体花环实验，证实黄芩苷对小鼠红细胞-C3b 受体花环形成的促进作用是该药对红细胞膜上的相应位点的直接作用，可能是通过直接影响红细胞膜上的 CR1 受体结构改变所引起的[8]。

5. 对心脑血管系统作用

付守廷[9]等在心肌缺血实验中，发现黄芩苷可拮抗儿茶酚胺类化合物，对心肌供氧不足及因心肌耗氧增加引起的心肌缺氧均有非常显著的改善作用。

6. 对消化系统作用

关于黄芩对消化系统的作用，以影响肝脏的研究报道较多。在大鼠肝细胞凋亡实验中，体外培养肝细胞，以肿瘤坏死因子（TNF-α）和放线菌素 D（DACT）诱导细胞凋亡，不同浓度的黄芩苷均对 TNF-α 和 DACT 所诱导的肝细胞凋亡有抑制作用[10]。

7. 对花生四烯酸的代谢的影响

现代研究证实，黄芩及其所含多种黄酮类化合物可在多个环节作用于花生四烯酸的代谢。黄芩水提液对 PG 的合成有明显的抑制作用，黄芩苷显著抑制受刺激的大鼠腹腔巨噬细胞合成 PGE2 和血小板的脂氧酶活性等。总之，黄芩及其所含化合物对花生四烯酸代谢的多个环节均有不同程度的抑制作用[11]。

8. 抑制醛糖还原酶对糖尿病慢性并发症的作用

糖尿病的主要危险是糖尿病慢性并发症（diabetic chronic complications，DCC）的发生，这些并发症常累及视网膜、神经、肾脏、心脏等，是糖尿病致死、致残的主要原因。大量动物及人类的研究证明，DCC 的发生、发展与多元醇通路的代谢密切相关，该通路的关键酶——醛糖还原酶（aldose reductase，AR）在高糖条件下将葡萄糖转化为大量不易透过细胞膜的山梨醇，从而引起细胞的渗透性损伤，是 DCC 发生的重要原因，使用醛糖还原酶抑制剂（aldose reductase inhibitors，ARIs）引起了广泛的重视[12]。

9. 抗肿瘤作用

近年来随着国际上对黄芩苷研究的持续升温以及认识的逐步深入，发现黄芩苷具有抗肿瘤作用，表现为抑制癌细胞增殖、诱导或促进癌细胞凋亡、抗肿瘤侵袭。研究显示黄芩苷对艾氏腹水瘤小鼠免疫功能以及对荷瘤小鼠腹水脂氧酶活性有一定的影响；同时，测定血清溶菌酶及 T 淋巴细胞数，给予黄芩苷后，小鼠溶菌酶活性及淋巴细胞酸性非特异性酯酶（ANAE）阳性率增加，也抑制了体内、外艾氏腹水瘤细胞增殖[13]。

10. 对细菌内毒素的抑制作用

细菌内毒素（ET）所致的内皮细胞损伤是十多种感染性疾病共同发病因素之一。王毅[14]选用了黄芩苷和小牛肺动脉内皮细胞进行研究，结果表明黄芩苷虽不能清除内皮细胞脱落现象的发生，但能在很大程度上保护内皮细胞间的细胞连接，减轻胞浆疏松、线粒体肿胀和内质网扩张。

11. 其他作用

黄芩苷元可用于预防胰蛋白酶导致的血栓形成。黄芩的根、叶提取物有抗溃疡活性。黄芩苷可以通过阻断平滑肌细胞膜上的电压依赖型钙通道和受体操纵钙通道，抑制细胞增加，这可能与降压作用机制有关。黄芩制剂和黄芩苷可以减少因精神因素导致的红细胞生成抑制。另外，黄芩苷元还具有抑制大鼠和人肠糖苷酶的活性。

用法用量 3 ~ 10 g。

临床应用

1. 治疗脾胃病

王必舜教授治疗脾胃病，采用疏肝和胃理脾汤。应用于胃、十二指肠溃疡，慢性胃炎，慢性胆囊炎，慢性胰腺炎等引起的肝胃不和型、肝郁脾虚型、肝胃郁热型胃脘痛，有显著疗效[15]。

2. 治疗放射性皮炎

有报道[16]黄芩水提物外用治疗放射性皮炎具有方便、无毒、防护效果好等优点。放射线损伤人体时首先损伤肺之外合，在治疗上宜清热解毒，黄芩苦寒入肺经，善清肺经之热，并有解毒之功，对本病较为适合。

3. 治疗过敏性鼻炎

关晓华等用黄芩为主的中药制成复方黄芩滴鼻液用于过敏性鼻炎，发现无毒副作用，药效高，安全可靠。又因含有人体必需的微量元素及维生素等，而增加了机体免疫力，使治愈效果增加[17]。

4. 治疗泄泻、痢疾

现代常用黄芩汤治疗急性胃肠炎、细菌性痢疾、阿米巴痢疾等。也可用黄芩汤和中理脾胃，清热以调血，以本方加减治疗胃脘痛、痹证、黄疸、白带、崩漏等病。也可用此方治温病，如传染性单核细胞增多症等。

5. 抗厌氧菌感染

6. 用于胆囊切除术后综合征

7. 治疗妇科疾病

8. 祛斑

常用制剂

1. 黄芩汤

清热止痢，和中止痛。治疗急性胃肠炎、细菌性痢疾、阿米巴痢疾、胃脘痛、痹证、黄疸、白带、崩漏等病。

2. 葛根芩连汤

外解表邪，内清里热，以达表解里和。治疗外感表证未解，热邪入里，身热下痢。

3. 黄连解毒汤

清热燥湿、解毒等功效。可用于治疗高热、烦躁及疔疮等。

4. 半夏泻火汤

和胃降逆，开结除痞。可治胃气不和，心下痞等症。

5. 黄芩正气胶囊

具有化湿健脾，宽胸消胀的功效。用于治疗脾胃湿盛引起的不思饮食，胃寒腹痛，脘腹胀满，恶心呕吐，吞酸嗳气等症。

不良反应

口服黄芩煎剂毒性很小，使用安全。黄芩提取物制成的注射液则有较大的不良反应，可出现低热、肌肉酸痛、白细胞下降。

✪ 参考文献

[1] 国家药典委员会．中华人民共和国药典（一部）[S]．北京：化学工业出版社，2010：282．

[2] 林慧彬，安芸，路俊仙，等．黄芩的研究进展 [J]．亚太传统医药，2008，4（10）：136－137．

[3] 徐珊，王乐，杨巧芳，等．黄芩抗病毒药理作用研究述评 [J]．中华中医药学刊，2007，25（7）：1355－1357．

[4] 高燕，王变利，赵渤年．黄芩水提物体外抗呼吸道合胞病毒作用 [J]．中国医院药学杂志，2015，35（02）：104－107．

[5] 李文垲，张莉梅，高继业，等．黄芩药理作用研究进展 [J]．江西畜牧兽医杂志，2009，5：5－7．

[6] 王立娟，赵园园，张玉荣．中药黄芩的研究概况 [J]．中国科技信息，2007，15：226－227．

[7] NG T B，LIU F，WANG Z T，et al. Antioxidative activity of natural products from plants [J]．Life Sci，2000，66（8）：709－723．

[8] 宋旦哥，孟庆刚．黄芩药理作用研究述评 [J]．中华中医药学刊，2009，27（8）：1619－1621．

[9] 付守廷，付宇．黄芩苷的耐缺氧作用 [J]．沈阳药科大学学报，2001，18（3）：201－210．

[10] 胡聪，韩聚强，徐铮，等．黄芩苷对大鼠肝细胞凋亡的影响 [J]．中国中药杂志，2001，26（2）：124－127．

[11] 王敏，孙增先．黄芩的研究概况 [J]．淮海医药，2007，25（5）：484－485．

[12] CRABBE M J，GOODE D. Aldose Reductase：A window to the treatment of diabetic complication [J]．Prog Retin Eye Res1998，17（3）：313－383．

[13] 徐玉田．黄芩的化学成分及现代药理作用研究进展 [J]．光明中医，2010，25（3）：544－545．

[14] 王毅，朱佩芳．黄芩苷对内皮细胞保护作用及其生化机理 [J]．中国中医急症，2004，3（6）：260．

[15] 时吉萍. 王必舜教授治疗脾胃病经验 [J]. 甘肃中医学院学报, 1999, 16 (2): 1-2.

[16] 殷剑明. 单味黄芩防治急性放射性皮炎的临床观察 [J]. 中国中西医结合杂志, 2001, 21 (4): 304.

[17] 瞿佐发. 黄芩的药理作用及临床应用 [J]. 时珍国医国药, 2002, 13 (5): 316-317.

藿 香

来 源 始载于《名医别录》。为唇形科植物藿香的干燥地上部分, 习称"广藿香"。

炮制加工 枝叶茂盛时采割, 日晒夜闷, 反复至干[1]。

性味归经 辛, 微温。归脾、胃、肺经。

功效主治 芳香化浊, 和中止呕, 发表解暑。用于湿浊中阻, 脘痞呕吐, 暑湿表证, 湿温初起, 发热倦怠, 湿温不舒, 寒湿闭暑, 腹痛吐泻, 鼻渊头痛。

化学成分

1. 挥发油类

广藿香油含有较多的单萜烯、倍半萜烯、醇类、酮类、醛类和烷酸类化合物, 其中质量分数大于1%的有11个, 主要有: 广藿香醇、δ-愈创木烯、α-愈创木烯、α-香柠檬烯、艾里莫酚烯、β-愈创木烯、β-广藿香, 另外还有广藿香酮、刺蕊草烯、α-广藿香烯、土青木香酮、β-蒎烯、α-莪术烯、γ-芹子烯、α-蒎烯、δ-榄香烯等。

2. 生物碱类

广藿香吡啶、表愈创吡啶等。

3. 黄酮类

5-羟基-7, 3′, 4′-三甲氧基二氢黄酮 (Ⅰ)、4′, 5-二羟基-3, 3′, 7-三甲氧基黄酮 (Ⅱ)、3, 5-二羟基-7, 4′-二甲氧基二氢黄酮 (Ⅲ)、5-羟基-3, 7, 4′-三甲氧基黄酮 (Ⅳ)、5-羟基-3, 7, 3′, 4′-四甲氧基黄酮 (Ⅴ)、5, 4′-二羟基-3, 7, 3′-三甲氧基黄酮 (Ⅵ)、5, 4′-二羟基-7-甲氧基黄酮 (Ⅶ) 和3, 5, 7, 3′, 4′-五羟基黄酮 (Ⅷ) 以及商陆素、芹菜素、鼠李素、3′-芹菜素-7-葡萄糖苷等。

4. 微量元素

含有铁、锰、锌、锶等含多种微量元素, 另外尚含丁香油酚、桂皮醛、苯甲醛、木栓酮、表木栓醇、齐墩果酸、β-谷甾醇和胡萝卜苷等。

药理作用

1. 抗病毒作用

日本学者发现藿香中的黄酮类物质具有抗病毒活性, 该物质可用来抑制及消灭上呼吸道病原体, 即所谓鼻病毒的繁殖增长。刘世增等[2]研究发现含有广藿香的香菊感冒冲剂对鸡胚接种病毒 N1 株有抑制作用，对小鼠静脉滴注致死量内毒素有保护作用。彭邵忠[3]对广藿香抗甲型流感病毒有效成分筛选及评价研究得出，广藿香各提取部位混合物具有体内抗流感病毒的作用，二氧化碳超临界萃取部位是其抗病毒的有效部位。

2. 抗病原微生物作用

广藿香具有抗细菌、真菌、锥虫等作用。杨得坡等[4]通过研究 3 种不同地理来源的广藿香挥发油（中国、印度和印度尼西亚）对皮肤癣菌和常见的条件致病菌的作用，发现中国广藿香油对皮肤癣菌具有很好的特异选择性抑制作用，能完全抑制浅部真菌的生长繁殖和红色癣菌、犬小孢子菌、絮状表皮癣等，其最小抑菌浓度（MIC）在 50 ~ 400 μg/L。进一步对其化学成分进行分析，发现广藿香醇、异愈创木烯和广藿香烯是最重要的化合物，据此推测这 3 种成分可能是广藿香油抗真菌作用的关键所在。

有研究表明广藿香酮对白色念珠菌、新型隐球菌、黑根霉菌等多种真菌有明显的抑制作用，对金黄色葡萄球菌、甲型溶血性链球菌等细菌也有一定的抑制作用。广藿香所含的桂皮醛亦有较强的抗真菌活性[5]，万分之一浓度即可抑制霉菌生长。广藿香对皮肤癣菌有较强的抑制作用，以广藿香为主药的复方外用治疗股癣及外阴念珠菌病的总有效率分别为 83% 和 98%，疗效优于西药克霉唑对照组。杨得坡[6]等研究发现广藿香油能完全抑制浅部皮肤真菌如红色癣菌、犬小孢子菌和絮状表皮癣等癣菌的生长繁殖，而且还具有抗皮肤细菌活性。

藿香水煎剂在低浓度（15 mg/mL）对钩端螺旋体仅有抑制作用，将浓度增至 31 mg/mL 时，方能杀死钩端螺旋体[7]。

莫小路等就广藿香精油对 13 种常见植物病原真菌的抑菌活性进行了研究，结果显示广藿香精油对受试的 13 种植物病原真菌均有不同程度的抑制作用，其中对檀香多毛孢、番茄早疫病菌、核盘菌的抑制作用最强，在浓度为 0.1% 时，即可达到完全抑制[8]。

广藿香中新的倍半萜氢过氧化物具有抗锥虫活性。KiuchiF 等从广藿香的丙酮提取物中分离及鉴定出 3 个新的倍半萜氢过氧化物和 1 个已知的倍半萜广藿香醇，实验研究发现其对美国锥虫病病原体克氏锥虫上鞭毛体具有潜在的抗锥虫活性[9]。

3. 对胃肠道作用

调节胃肠运动功能，促进消化液分泌，对肠屏障功能具有保护作用。杨国汉等[10]实验发现，藿香正气液促进肠动力作用具有时间和剂量依赖性。当藿香正气液在剂量为 10 ~ 100 mL/kg、时间为给药后 1 ~ 2 h 范围内时，对小鼠肠推进有显著而稳定的增强效应。并认为其促胃动力作用可能与其对大鼠 P 物质和大鼠血管活性肠肽的影响有关。

谢肄聪等[11]研究显示，藿香正气软胶囊对肢体缺血－再灌注损伤时肠道屏障功能具有明显的保护作用。当肢体缺血－再灌注后，肠道屏障功能明显受到损伤和破坏。藿香正气软胶囊能明显降低血清中肿瘤坏死因子（TNF-α）水平（$P < 0.01$），显著降低血浆中二胺氧化酶活性（$P < 0.01$），显著提高小肠上皮细胞细胞膜流动性；还可显著降低大鼠血清 NO 浓度。

4. 抗炎、镇痛及解热作用

采用热板法证明藿香正气口服液用药后有显著提高实验性小鼠痛阈的作用[12]。

藿香挥发油对角叉菜胶、蛋清致大鼠足肿胀，二甲苯致小鼠耳郭肿胀等急性炎症都有明显的抑制作用；对由物理、化学刺激引起的疼痛有较强的镇痛作用，对由 2,4-二硝基苯酚引起的大鼠发热有一定的解热作用[13]。

5. 阻断 I 型变态反应作用

余传星等[14]研究结果表明，藿香正气口服液对 I 型变态反应有预防和治疗作用。通过研究藿香正气口服液在抗原（IgE-HRP）再次刺激前、后对脱颗粒的作用发现，藿香正气口服液作用后的肥大细胞（MC），其特异性脱颗粒倾向明显降低。

6. 镇静作用

李建恒等[15]研究认为藿香正气片具有镇静作用。

7. 其他作用

广藿香具有镇吐、抑制子宫收缩以及抗毒蛇与蚊虫咬伤、缓解吗啡依赖戒断症状等药理作用；β-丁香烯具有平喘、祛痰作用；广藿香酮和丁香酚还有消炎防腐作用，0.02% 的广藿香酮对内服液体药剂具有良好的防腐效果。

用法用量 3 ~ 10 g。

临床应用

1. 治疗感冒

张瑞明等[16]实验发现，藿香正气滴丸治疗感冒（风寒兼湿滞证）疗效确切，无明显不良反应。研究结果显示，治疗组 314 例（藿香正气滴丸）愈显率 75.79%，总有效率 98.41%；对照组（藿香正气软胶囊）愈显率 69.90%，总有效率 98.06%。

2. 功能性消化不良

李忠鹏等[17]用藿香正气软胶囊治疗功能性消化不良患者 52 例，每次服用软胶囊 3 粒，2 次/天，口服。连服 4 周为一疗程，严重患者用 4 ~ 6 周。结果 52 例患者中，显效 39 例，有效 9 例，无效 4 例，总有效率为 92.31%。

3. 婴幼儿腹泻

赵丽娅等[18]门诊外用藿香正气软胶囊治疗夏季婴幼儿腹泻，获得很好疗效。治疗时取藿香正气软胶囊 1 粒，剪一小口，将药液挤入患儿脐中，用伤湿止痛膏遮盖贴实，以防泄漏，1 日后揭去。一般贴药 30 min 后腹痛即缓解，第二天吐泻即止。

4. 肠易激综合征

肠易激综合征（IBS）是临床上常见的一种胃肠功能紊乱性疾患，是一组包括腹痛、腹泻、排便习惯改变和大便性状异常、黏液便为主要特征的多发病。吕丹杨[19]采用口服藿香正气软胶囊治疗肠易激综合征 58 例。治疗方法为：每次 3 粒，每日 2 次。治疗 3 周为一疗程。每周随访 1 次，以观察疗效及不良反应，并停用其他中西药物。在用藿香正气软胶囊治疗腹泻型肠易激综合征期间，未发现患者有不适反应。

5. 夏季空调综合征

夏季空调综合征已成为常见病、时令多发病。严宇仙等[20]采用藿香正气水治疗 68 例，结果显示痊愈 62 例。

6. 其他

老年性腹胀等。

常用制剂

1. 藿香正气丸

解表化湿，理气和中。用于外感风寒，内伤湿滞，头痛昏重，胸膈痞闷，脘腹胀痛，呕吐泄泻。

2. 藿香正气水

解表化湿，理气和中。用于外感风寒、内伤湿滞或夏伤暑湿所致的感冒，症见头痛昏重、胸膈痞闷、脘腹胀痛、呕吐泄泻；胃肠型感冒见上述症候者。

3. 藿香正气胶囊

解表，化湿，理气，和中。用于外感风寒，内伤湿滞，头痛昏重，胸膈痞闷，脘腹胀痛，呕吐泄泻。

4. 藿香清胃胶囊

清热化湿，醒脾消滞，香口香体。适用于口臭、口干、口苦、消化不良、不思饮食、便秘、身体异味者。

5. 藿香祛暑软胶囊

祛暑化湿，解表和中。用于内蕴湿滞、受暑感寒引起的恶寒发热、头痛无汗、四肢酸懒、恶心呕吐、腹痛腹泻。

6. 藿香正气散

解表化湿，理气和中。治外感风寒，内伤湿滞，发热恶寒，头痛，胸膈满闷，脘腹疼痛，恶心呕吐，肠鸣泄泻，舌苔白腻等。

不良反应

主要以过敏反应较常见，过敏性哮喘、酒醉貌过敏、过敏性休克、过敏性皮疹等，另有致顽固嗳气、肝脏损害等不良反应。

❖ 参考文献

[1] 国家药典委员会.中华人民共和国药典（一部）[S].北京：化学工业出版社，2010：42.

[2] 刘世增，杨吉成，顾振纶.香菊感冒冲剂的药理作用研究 [J].中成药，1997，19（3）：25.

[3] 彭绍忠.广藿香抗甲型流感病毒有效成分筛选及评价研究 [D].广州中医药大学，2011.

[4] YANG D P, CHAUMONT J P, MILLET J, et al. Antifungal activity of the essential oils fromA-gastache rugosaandPogostemon cablinagainst dermatophytes and opportunistic fungi [J]. Chin Pharm J（中国药学杂志），2000，35（1）：9 – 11.

[5] 李广勋.中药药理毒理与临床 [M].天津：天津科技翻译出版公司，1992：154 – 155.

[6] 杨得坡.藿香和广藿香挥发油对皮肤癣菌和条件致病真菌的抑制作用 [J].中国药学杂志，2000，35（1）：10 – 11.

[7] 江苏新医学院.中药大词典 [M].上海：上海人民出版社，1977：2701 – 2715.

[8] 莫小路，严振，王玉生，等.广藿香精油对植物病原真菌的抑菌活性研究 [J].中药材，2004，27（11）：805 – 807.

[9] 王洋.广藿香中新的具抗锥虫活性的倍半萜氢过氧化物 [J].国外医学·中医中药分册，2005，27（6）：1495 – 1496.

[10] 杨国汉，胡德耀，戴裕光，等.藿香正气液促进小鼠肠推进作用的时效性和量效性分析 [J].实用中医药杂志.2005，21（11）：649 – 650.

[11] 谢肆聪，唐方.藿香正气软胶囊对肠屏障功能保护作用的机理研究 [J].中国中药杂志.2004，29（5）：456 – 458.

[12] 黄德彬.藿香正气口服液对吗啡依赖大鼠戒断症状的影响 [J].中成药，2003，25（6）：476 – 479.

[13] 苏镜娱，张广文，李核，等.广藿香精油化学成分分析与抗菌活性研究 [J].中草药，2001，32（3）：204 – 205.

[14] 余传星，朱玲.藿香正气口服液抗肥大细胞脱颗粒的机制探讨 [J].中成药，2002，24（2）：120 – 121.

[15] 李建恒，张杏红，侯大宜，等.藿香正气片对小鼠自发活动的影响 [J].中国药业.2005，14（5）：26.

[16] 张瑞明，王蕾，常静，等.藿香正气滴丸治疗感冒（风寒兼湿滞证）的随机对照研究 [J].华西医学，2005，20（1）：48 – 51.

[17] 李忠鹏，张红艳，吉岩忠.藿香正气胶囊治疗功能性消化不良98例 [J].武警医学.2006，17（3）：234 – 235.

[18] 赵丽娅，王艳丽.藿香正气软胶囊敷脐治疗夏季婴幼儿腹泻 [J].中国民间疗法.2005，13（6）：17 – 18.

[19] 吕丹杨.藿香正气软胶囊治疗肠易激综合征58例临床观察 [J].浙江中医杂志，

2004：308.

[20] 严宇仙，王谦信. 藿香正气水治疗夏季空调综合征68例 [J]. 浙江中西医结合杂志，2006，16（9）：578.

[21] 陈国辉，黄文凤. 黄芪的化学成分及药理作用研究进展 [J]. 中国新药杂志，2008，17（17）：1482 – 1485.

[22] 赵小顺，郑志聪，李云，等. 黄芪注射液治疗冠心病心绞痛 [J]. 医药论坛杂志，2006，27（11）：92 – 94.

[23] 胡小松，王晓娟. 黄芪注射液治疗充血性心力衰竭临床观察 [J]. 现代医药卫生，2005，21（17）：2333 – 2334.

[24] 徐丽亚，张莉莉. 黄芪注射液辅助治疗肺心病心力衰竭疗效观察 [J]. 中国初级卫生保健，2009，23（8）：135.

[25] 黄智芬，黎汉忠，施智严，等. 健脾消积口服液结合西药治疗Ⅱ、Ⅲ期肝癌40例临床观察 [J]. 中国中西医结合杂志，2003，23（3）：192 – 194.

[26] 谷元武. 黄芪注射液的临床应用 [J]. 现代中西医结合杂志，2005，14（18）：2482 – 2483.

金 银 花

来源 忍冬科植物忍冬的干燥花蕾或带初开的花。

性味归经 甘，寒。归肺，心，胃经。

功效主治 清热解毒，疏散风热。用于痈肿疔疮，喉痹，丹毒，热毒血痢，风热感冒，温病发热[1]。

化学成分

1. 挥发油类

挥发油是金银花的主要有效成分之一，也是疏散风热的主要物质基础。邢俊波[2]等从金银花挥发油中分离鉴定出的化学成分多达数十种，主要有芳樟醇、棕榈酸酯、亚油酸、肉豆蔻酸等。金银花干、鲜花中挥发油成分差异较大。鲜花挥发油成分以芳香醇为主，其他多为低沸点不饱和萜烯类成分；而干花挥发油以棕榈酸为主，一般占挥发油的26.00%以上，芳香醇含量仅在0.39%以下[3]。

2. 黄酮类

日本研究者首先从金银花中分离出了木犀草素和忍冬苷[4]。黄丽瑛[5]等从金银花中分离出黄酮类成分5-羟基-3′，4′，7-三甲基黄酮。黄雄[6]等对不同种金银花中包括芦丁、金丝桃苷、忍冬苷、苜蓿苷、金圣草素-7-O-新橙皮糖苷、槲皮素等多种黄酮类化合物在内的成分进行HPLC测定，证明金银花中含有多种黄酮类成分。

3. 有机酸类

金银花中有机酸类成分包括绿原酸、异绿原酸、咖啡酸、棕榈酸等。其中，绿原酸类化合物为主要有效成分[4]。

4. 三萜皂苷类

陈敏等分别从金银花中依次分离出 1 种含有 6 个糖基的三萜皂苷和 2 种新的双咖啡酰基奎尼酸酯化合物[7,8]。茅青等[9]和娄红祥等[10]也分别分离得到 3 个三萜皂苷类成分。

5. 微量元素

吕琳琳[11]等采用电感耦合等离子体发射光谱法测定了金银花中钠、钙、铁、锰、锌、铜等 6 种微量元素。

药理作用

1. 抗病毒作用

金银花对金黄色葡萄球菌、链球菌、大肠杆菌、痢疾杆菌、肺炎球菌、绿脓杆菌、脑膜炎双球菌、结核杆菌等均有较好的抑制作用，水浸剂较煎剂好。李永梅等[12]研究了金银花的抗腺病毒作用，证明金银花提取物能显著增强体外细胞抗腺病毒感染的能力。阎明等[13]发现复方金银花醇提取物具有抗 1 型单纯疱疹病毒的作用。董杰德等[14]发现金银花水提取物具有细胞外抑制柯萨奇及埃可病毒的作用，为治疗病毒性疾病提供了用药依据。另外，金银花还有一定的抗猴免疫缺陷病毒的作用[15]。王变利等[16]对金银花水提物体外抗病毒实验研究得知，金银花水提物对单纯疱疹病毒 1 型、手足口病病毒 EV71 株未见明显抗病毒效果，对甲型流感病毒 H1N1 株有显著抗病毒效果且测得金银花水提物抗甲型流感病毒 H1N1 株的治疗指数为 14. 57 ~ 39. 85，阳性对照药利巴韦林治疗指数为 16. 78，得出金银花具有良好的抗甲型流感病毒 H1N1 的作用，且某些样品作用优于利巴韦林对照组，实验重复性好，数据真实可靠。

2. 抗菌作用

金银花提取物对常见致病菌有一定的抑制作用。张红峰[17]等研究发现，金银花提取物对金黄色葡萄球菌的抑菌率可达 90%，对大肠杆菌亦有 50% 的抑菌效果。

3. 解热、抗炎、免疫作用

对金银花解热、抗炎、免疫等实验研究结果表明，其提取物对发热有退热作用，对水肿有不同程度的抑制作用，另外还能明显提高小鼠腹腔巨噬细胞吞噬巨红细胞的吞噬百分率和吞噬指数，从而推断其清热解毒及治疗感染性疾病的机理主要是影响机体免疫功能[18]。

4. 保肝作用

5. 止血作用

6. 抗氧化作用

用法用量 6 ~ 15 g。

临床应用

1. 治疗上呼吸道感染

采用银黄清口服液治疗上呼吸道感染有效率98.5%；对照组有效率88.8%，治疗组退热时间及症状体征消失或减轻时间明显优于对照组，住院时间明显缩短[19]。

2. 治疗口腔溃疡

用金银花（干花）50 g，100℃沸开水500 mL浸泡15 min，冷却后过滤置于无菌输液瓶内，含漱，对于化疗后口腔溃疡的治疗有较好的疗效[20]。

3. 治疗慢性咽炎

陈舒燕等[21]将287例慢性咽炎患者进行分组试验，观察组采用由金银花、野菊花等中药加工制成的金菊提取液行超声雾化吸入；对照组采用常规抗生素雾化液超声雾化吸入。结果显示，观察组总有效率显著优于对照组。

4. 治疗皮肤手足癣

5. 治疗新生儿红疹

6. 用于手部消毒

常用制剂

1. 金贝痰咳清颗粒

清肺止咳，化痰平喘。适用于痰热阻肺所致的咳嗽，痰黄黏稠，喘息；慢性支气管炎急性发作见上述症候者。

2. 金银花露

清热解毒。用于暑热内犯肺胃所致的中暑、痱疹、疖肿，症见发热口渴、咽喉肿痛、痱疹鲜红、头部疖肿。

3. 金蒲胶囊

清热解毒，消肿止痛，益气化痰。用于晚期胃癌、食管癌等患者痰湿瘀阻及气滞血瘀证。

不良反应

绿原酸具有致敏原作用，可引起变态反应，但口服无此反应，另有实验证明金银花有溶血作用[22]。

✧ 参考文献

[1] 国家药典委员会. 中华人民共和国药典（一部）[S]. 北京：化学工业出版社，2010：204.

[2] 邢俊波，李萍，张重义，等. 不同产地金银花比较分析 [J]. 中草药，2002，33（9）：784－785.

[3] 张玲，彭广芳，钟方晓，等．山东金银花挥发油的化学成分分析 [J]．时珍国医国药，1996，7（2）：89－91.

[4] 王力川．金银花的化学成分及功效研究进展 [J]．安徽农业科学，2009，37（5）：2036－2037.

[5] 黄丽瑛，吕植桢，李继彪．中药金银花化学成分的研究 [J]．中草药，1996，27（11）：645－647.

[6] 黄雄，李松林．HPLC法同时测定金银花中的8种黄酮的含量 [J]．药学学报，2005，40（3）：285－288.

[7] Chen Min，Chemical constituents of Lonicera macrathoides PartI．Chin Chem Lett．1990，1（3）：219－221.

[8] 陈敏．灰毡毛忍冬化学成分研究 [J]．药学学报，1994，29（8）：617－618.

[9] 茅青，曹东．灰毡毛忍冬化学成分的研究 [J]．药学学报，1993，28（4）：273－281.

[10] 娄红祥，等．金银花中水溶性化合物的分离与结构确定 [J]．中草药，1996，27（4）：195.

[11] 吕琳琳，罗威巍，张咏梅．ICP-AES法测定金银花、金莲花中多种微量元素 [J]．安徽农业科学，2008，36（27）：11796－11797.

[12] 马永梅，李静，马蕾．金银花药理学研究进展 [J]．内蒙古中医药，2012，22：105－106.

[13] 阎明，王英才，夏德昭．复方金银花提取液抗Ⅰ型单纯疱疹病毒的试验研究 [J]．中国实用眼科杂志，1998，16（2）：82.

[14] 董杰德．四种中药抗柯萨奇及埃可病毒的试验研究 [J]．山东中医学院学报，1993，17（4）：46.

[15] 赵国玲，刘佳佳，林丹．金银花化学成分及药理研究进展 [J]．中成药，2002，24（12）：973－976.

[16] 王变利，高燕，赵秀香．金银花水提物体外抗病毒实验研究 [J]．辽宁中医杂志，2015，42（08）：1495－1497.

[17] 张红峰，白艳军，蓝宇淑，等．中药金银花提取物体外抑菌作用 [J]．华东师范大学学报：自然科学版，2000（1）：107－110.

[18] 李希贤，时常仁．金银花等药抑菌作用的初步观察 [J]．中华医学杂志，1995，41（10）：952.

[19] 麦恒凤．银黄清口服液治疗呼吸道感染135例疗效观察 [J]．实用医技杂志，2006，13（16）：2832.

[20] 赵菊宏．金银花的药理学研究和临床应用 [J]．中国医药指南，2010，8（32）：195－196.

[21] 陈舒燕，蔡兰珠，陈雪权．金菊提取液雾化吸入治疗慢性咽炎效果观察 [J]．中医护理研究，2006，21（8）：10.

[22] 王天志，李永梅．金银花的研究进展 [J]．华西药学杂志，2000，15（4）：292－298.

金樱子

来源 金樱子为蔷薇科植物金樱子的干燥成熟果实。

性味归经 酸、甘、涩、平。归肾、膀胱、大肠经。

炮制加工 金樱子肉取净，略浸，润透，纵切两瓣，除去毛、核，干燥。

功效主治 固精缩尿，固崩止带，涩肠止泻。用于遗精滑精，遗尿尿频，崩漏带下，久泻久痢[1]。

化学成分

1. 总黄酮

陈乃富[2]等检测金樱子含有黄酮类成分，建立了测定金樱子中芦丁和槲皮素的方法。陈海云[3]等对不同采收期金樱子中总黄酮含量的研究发现，金樱子中总黄酮含量与当地地理环境和气候变化有关。王进义[4]等从中药金樱子的果实中分离黄酮类成分胡萝卜苷。

2. 有机酸类

曾光尧[5]等通过试验，建立了金樱子药材的原儿茶酸含量测定方法；邹盛勤[6]等建立了检测金樱子中乌索酸和齐墩果酸含量的方法；徐艳春[7]等测定了不同产地金樱子中三萜类有机酸含量，并证明了不同产地的金樱子中三萜类有机酸的含量差别很大；毕葳[8]等分离鉴定出有机酸，包括2α，3β，19α，23-四羟基乌苏-12-烯-28-羧酸，野鸦春酸，2α-羟基乌苏酸。

3. 皂苷类

毕葳[8]等通过试验研究，分离出金樱子中含有皂苷类成分金樱子皂苷A。

4. 氨基酸、多糖、无机元素

药理作用

1. 抗病毒

罗兴中等[9]用1%金樱子滴眼剂治疗单疱病毒性角膜炎32例，观察发现金樱子滴眼液对溃疡型（浅层）角膜炎疗效显著，对深层基质炎型角膜炎也有一定疗效，表明金樱子具有显著的抑制单疱病毒作用。

2. 抑菌作用

张庭廷[10]等发现金樱子多糖具有一定的抑菌活性，其对大肠杆菌、副伤寒杆菌、白葡萄球菌以及金黄色葡萄球菌等均有较强的抑制作用。

3. 抗肿瘤作用

彭梅[11]等在小鼠腋下接种S180腹水瘤细胞后，分别灌服不同种类植物多糖（100 mg/kg），发现金樱子多糖具有良好的抑瘤效果。

4. 免疫调节

张庭坚[12]等用金樱子多糖给小鼠灌胃后发现一定浓度的金樱子多糖具有免疫调节作用，并能增强小鼠非特异性免疫、体液免疫和细胞免疫作用。

用法用量 ▍▍▍ 6～12 g。

临床应用 ▍▍▍

1. 治疗遗精早泄

取金樱子、枳实、莲子肉各 15 g，煅龙牡各 20 g，菖蒲、远志、当归、茯神、沙苑子各 10 g，服 10 剂，每周 2～3 次，连服一个月，疗效较好[13]。

2. 慢性支气管炎

金樱子 15 g，党参 15 g，白术 10 g，茯苓 15 g，黄芪 15 g，陈皮 12 g，法半夏 6 g，桂枝 10 g，甘草 6 g，水煎服，每日 1 剂。3 剂后，咳嗽大减，继服 5 剂，调理而安。金樱子治肺虚久咳有良效，其味涩能收敛肺气，可止咳平喘。其含有抗平滑肌痉挛的成分，可防止气管痉挛[14]。

3. 治疗老年尿失禁

金樱子的补肾缩尿功效，古代本草即有记载。老年人尿频多由肾气虚、命门火衰，温煦失职，膀胱气化失司所致，治疗应以补肾固涩为法。

4. 治疗腹泻

5. 治疗子宫下垂

✥ 参考文献

[1] 国家药典委员会. 中华人民共和国药典（一部）[S]. 北京：化学工业出版社，2010：206.

[2] 陈乃富，陈科，张莉，等. 大孔树脂柱层析法纯化金樱子总黄酮的初步研究 [J]. 中药材，2007，30（8）：1013－1016.

[3] 陈海云，陈新华，高言明，等. 花溪高坡惠水两地不同采收期金樱子中总黄酮含量分析 [J]. 微量元素与健康研究，2005，22（4）：23－24.

[4] 王进义，张国林，程东亮，等. 中药金樱子的化学成分 [J]. 天然产物研究与开发，2000，13（1）：21－23.

[5] 曾光尧，谭建兵，陈正收，等. 金樱子药材中原儿茶酸含量测定方法及对壮腰健肾丸质量的影响 [J]. 中成药，2007，29（9）：1385－1386.

[6] 邹盛勤，黄宏伟. 反相高效液相色谱－光电二极管阵列检测器法测定金樱子中乌索酸和齐墩果酸 [J]. 食品研究与开发，2007，28（10）：130－132.

[7] 刘焱，高智席. 药用植物金樱子有效化学成分研究进展 [J]. 遵义师范学院学报，2008，10（3）：49－52.

[8] 毕葳，李强，龚卫红，等. 金樱子化学成分的研究 [J]. 北京中医药大学学报，2008，

31 (2): 110－111.

[9] 罗兴中, 谢程阳, 郑民实. 金樱子滴眼剂抗单纯疱疹病毒和临床疗效观察 [J]. 眼科研究, 1989, 7 (1): 47－48.

[10] 张庭廷, 潘继红, 聂刘旺, 等. 金樱子多糖的抑菌和抗炎作用研究 [J]. 生物学杂志, 2005, 22 (2): 41－42.

[11] 彭梅, 张振东, 杨娟. 14种多糖对小鼠S180肉瘤抑制活性筛选 [J]. 山地农业生物学报, 2011, 30 (1): 56－59.

[12] 张庭廷, 聂刘旺, 刘爱民, 等. 金樱子多糖的免疫活性研究 [J]. 中国实验方剂学杂志, 2005, 11 (4): 55－57.

[13] 高先德, 许明智. 金樱子的临床治验 [J]. 基层中药杂志1995, 9 (1): 48.

[14] 徐晶萍. 金樱子临床运用举隅 [J]. 实用中西医结合临床2005, 5 (6): 63－64.

菊 花

来　源　始载于《神农本草经》。本品为菊科植物菊的干燥头状花序。

炮制加工　9~11月花盛开时分批采收，阴干或焙干，或熏蒸后晒干。药材按产地和加工方法不同，分为"亳菊""滁菊""贡菊""杭菊"。

性味归经　甘、苦，微寒。归肺、肝经。

功效主治　散风清热，平肝明目，清热解毒。用于风热感冒，头痛眩晕，目赤肿痛，眼目昏花，疮痈肿毒[1]。

化学成分

1. 挥发油类

挥发油是菊花的主要化学成分，主要有菊油环酮、菊醇、龙脑、单龙脑肽酸酯、乙酸龙脑酯[2]。

2. 黄酮类化合物

菊花含有的黄酮类成分主要有香叶木素、木犀草素、芹菜素、香叶木素7-O-β-D-葡萄糖、木犀草素7-O-β-D-葡萄糖苷、金合欢素7-O-β-D-葡萄糖苷、刺槐苷、金合欢素7-O-（6-O-乙酰）-β-D-葡萄糖苷、金合欢素、山奈酚和异泽兰黄素[3]。

3. 氨基酸成分

含有17种氨基酸，其中8种为人体必需氨基酸。以天冬氨酸、谷氨酸、羟脯氨酸的含量最高，胱氨酸、组氨酸、甲硫氨酸含量低[4]。

4. 微量元素

含有人体必需的7种微量元素，即铜、铁、锌、钴、锰、锶、硒。黄菊花铜、锌和钴的含量较高；贡菊锰、锶含量较高；怀菊和亳菊含铁量大；滁菊硒含量甚高，与最低者相差40倍以上。微量元素的差异与栽培的地理环境、种植条件及加工方法等有密切关系。

药理作用

1. 抗病毒作用

菊花对单纯疱疹病毒，脊髓灰质炎病毒和麻疹病毒具有不同程度的抑制作用。此外，菊花还具有抗艾滋病病毒的作用，能抑制 ZV 逆转录酶和 HIV 复制的活性，其中从菊花分离得到的金合欢素-7-O-β-D-半乳糖是其活性成分，且毒性很小[5]。林素琴[6]对野菊花抗甲 1 型流感病毒 FM1 株的作用研究得出，野菊花在体内外均有不同程度的抗流感病毒作用，并能有效调节小鼠外周血 TNF-α、INF-γ 的浓度，提高 T 淋巴细胞亚群中 CD3$^+$百分比，调节 CD4/CD8 比值，提示野菊花能提高小鼠细胞免疫功能，增强其对流感病毒的抵抗力。

2. 抗炎作用

鲜菊花可增强毛细血管的抵抗力，抑制毛细血管通透性而具有抗炎作用。研究菊花中微量元素对其抗炎作用的影响，实验结果表明，怀菊与亳菊均有显著的抗炎作用，添加微量元素后，亳菊的抗炎作用明显提高，表明微量元素对菊花的抗炎作用影响很大[7]。

3. 抗肿瘤作用

从菊花中分离得到的蒲公英赛烷型三萜烯醇类对由 TPA 引起的小鼠皮肤肿瘤有较显著的抑制作用。另外从菊花中分离得到的 15 个三萜烯二醇及三醇对由 TPA 诱发产生的 BV-EA 早期抗原均具有明显的抑制作用[8]。

4. 对心血管系统的作用

现代药理研究发现，菊花可以显著扩张心脏冠状动脉，增加冠脉血流量，并可提高心肌细胞对缺氧的耐受力。因此，菊花在临床上常用于治疗冠心病。菊花中含的菊苷有很好的降血压作用，临床上常配伍其他药物治疗高血压[9]。

5. 驱铅作用

菊花中硒元素与金属元素有很强的亲和力，在体内可与铅结合成金属硒蛋白复合物使之排出体外，降低血铅；此外，锌、铁、钙等金属元素对铅的吸收也有一定的拮抗作用。

用法用量 5 ~ 10 g[1]。

临床应用

1. 治疗偏头痛

菊花止痛汤治疗偏头痛 96 例。方法：菊花 15 g、川芎 15 g、白芷 10 g、佩兰 15 g、牛膝 15 g、白芍 15 g、枳壳 10 g、全蝎 6 g、钩藤 15 g，1 剂/天，口服 3 次，7 剂为一疗程。结果：用药 1 ~ 2 个疗程后，痊愈 61 例，显效 19 例，有效 11 例，无效 5 例，总有效率 94.79%。

2. 治疗眩晕

菊花生地饮治疗眩晕 42 例。方法：菊花 30 g、生地 20 g、女贞子 15 g、夏枯草 20 g、白芷 10 g、枸杞子 20 g、白蒺藜 15 g、牡蛎 30 g、佛手 10 g。1 剂/天，分 2 次早晚各服 1 次，连服 6 剂为一疗程。结果：治愈 9 例，显效 13 例，有效 10 例。总有效率为 100%。

3. 治疗眼疾

加味菊花承气汤治疗天行赤眼，疗效显著。方法：青黛 4.5 g（冲服）、菊花 15 g、芒硝 10 g（冲服）、大黄 9 g（后下）、枳实 10 g、荆芥 10 g、厚朴 9 g、甘草 3 g、金银花 15 g、车前子 12 g（包煎）。先将菊花、金银花、甘草、厚朴、枳实、荆芥、车前子加水 500 mL 浸泡 1 h 后，置炉煎沸 20 min 下大黄，去药渣，得药汁 200～300 mL。用药汁冲服青黛、芒硝，分早晚 2 次服下，1 剂/天，同时用菊花、蒲公英、车前草、霜桑叶适量煎洗双目，2 次/天。

4. 治疗急慢性咽炎

应用菊花方治疗急慢性咽炎。方法：菊花 10 g、金银花 8 g、麦冬 12 g、桔梗 8 g、胖大海 6 g、木蝴蝶 1 g、生甘草 6 g。上药掺匀，取适量加入白开水浸泡 10～15 min，代茶饮。1 剂/天，3 天为一疗程。急性咽炎用 1～2 个疗程，慢性咽炎用 3～5 个疗程。结果：治疗 300 例患者，均获良效。

常用制剂

1. 杞菊地黄丸

滋肾养肝。用于肝肾阴亏，眩晕耳鸣，羞明畏光，迎风流泪，视物昏花。

2. 珍菊降压片

降压。用于高血压病。

◈ 参考文献

[1] 国家药典委员会. 中华人民共和国药典（一部）[S]. 北京：中国医药科技出版社，2010：292.

[2] 王莹，杨秀伟. 不同炮制品怀小白菊挥发油成分的 GC-MS 分析 [J]. 中国中药杂志，2006，31（6）：456－459.

[3] 李鹏，陈崇宏，张永红. 四种药用菊花内在质量的比较研究 [J]. 海峡药学，2006，18（2）：66－68.

[4] 王庆兰，林慧彬，张素芹. 不同菊花氨基酸含量的比较研究 [J]. 中国中医药科技，2005，12（4）：249.

[5] 蔡宝昌，潘扬，吴皓，等. 国外天然药物抗病毒研究简况 [J]. 国外医学（中医中药分册），1997（03）：48－31.

[6] 林素琴. 野菊花抗甲 1 型流感病毒 FM1 株的作用研究 [D]. 广州中医药大学，2010.

[7] 高宏. 菊花中微量元素对其抗炎作用的影响 [J]. 中医药管理杂志，2006，14（1）：24－25.

[8] 林忠宁，林育纯，Shen H M，等. 菊花倍半萜烯内酯诱导人鼻咽癌细胞毒性和凋亡的研究［J］. 中草药，2002，33（10）：909－912.

[9] 蒋惠娣，夏强. 杭白菊的心血管药理作用及其机制研究进展［J］. 世界科学技术－中药现代化，2002，4（2）：31.

▶▶ 苦 参 ◀◀

来　源　始载于《神农本草经》。本品为豆科植物苦参的干燥根。

炮制加工　春、秋二季采挖，除去根头和小支根，洗净，干燥，或趁鲜切片，干燥。

性味归经　苦，寒。归心、肝、胃、大肠、膀胱经。

功效主治　清热燥湿，杀虫，利尿。用于热痢，便血，黄疸尿闭，赤白带下，阴肿阴痒，湿疹，湿疮，皮肤瘙痒，疥癣麻风，外治滴虫性阴道炎[1]。

化学成分

1. 生物碱类

苦参中的生物碱类化合物大多为喹嗪生物碱。从其总碱部分分离和鉴定了30余个生物碱，显示活性的主要有苦参碱、氧苦参碱、槐果碱、槐胺碱、槐定碱、拉马宁碱、别苦参碱、臭豆碱等[2]。

2. 黄酮类化合物

苦参中的黄酮类化合物大多为二氢黄酮（黄烷酮）、二氢黄酮醇（黄烷酮醇）。从该植物总黄酮部分分离和鉴定了超过60个黄酮类化合物，显示活性的主要有苦参酮、去甲苦参酮、槐黄烷酮G、槐黄醇、苦参啶、苦参啶醇、苦参醇、高丽槐素、苦醇、三叶豆紫檀苷、芒柄花素、黄腐酚、勒奇黄烷酮A等[3]。

3. 挥发油和脂肪酸类

从苦参中分离出的脂肪酸类成分有20余种，主要为不饱和脂肪酸，如己酸甲酯、壬酸甲酯、月桂酸甲酯。苦参挥发油成分，经分析鉴别出的有47种，如己醛、乙苯、间-二甲苯、对-二甲苯、α-蒎烯、月桂烯、芳樟醇等[4]。

4. 其他

从苦参中还分得植物血凝素、大黄酚、大豆甾醇B、胞嘧啶等。

药理作用

1. 抗病毒作用

苦参碱具有抗乙肝病毒的作用，可用于乙型肝炎的临床治疗[5]。柯萨奇病毒B3（CVB3）是急、慢性病毒性心肌炎的主要病原体。苦参总碱在体外有明显抗CVB3作用[6]。梁建新等[7]研究复方苦参注射液对慢性乙肝患者免疫功能的影响及抗病毒疗效，结果：复方苦参注射液治疗后可显著升高治疗组血清中IFN-γ、

IL-2 的水平，与治疗前及对照组对比差异均有显著性（$P < 0.05$）；治疗组 CD3$^+$、CD4$^+$细胞水平明显上升，CD8$^+$细胞水平明显下降，与治疗前及对照组对比差异均有显著性（$P < 0.05$ 或 $P < 0.01$）；HBV 复制指标 HBeAg、HBV-DNA 的转阴率治疗组明显高于对照组，有显著性差异（$P < 0.01$）。说明复方苦参注射液能提高慢性乙型肝炎患者机体细胞免疫功能，抑制乙型肝炎病毒复制，是治疗慢性乙型肝炎前景较好的药物。

2. 抗炎作用

复方苦参洗液对二甲苯和角叉菜胶所致的炎性肿胀具有明显抑制作用，并具有较好的止痒和增强细胞免疫功能作用。苦参中氧化苦参碱、苦参碱肌注对多种致炎剂引起的炎症反应有明显的抑制作用，但是对棉球诱发的肉芽组织增生性慢性炎症无明显影响。其抗炎机理可能是通过对红细胞膜的稳定作用所致[8]。

3. 抗肿瘤作用

苦参煎剂、醇提物及苦参总生物碱、氧化苦参碱、脱氢苦参碱、苦参碱等均有不同程度的抗肿瘤作用。体外实验证明苦参煎剂能明显诱导人早幼白血病细胞（HL-60）向正常方向分化作用；苦参对 K562 红白血病细胞系有诱导分化作用，使细胞增殖能力明显下降。体外实验显示，苦参碱对肝细胞癌 H22 细胞系显示抗增殖作用；在体内实验中，苦参碱对皮下接种 H22 细胞的 BALB/C 小鼠具有明显的抗肿瘤活性，50 mg/kg 时肿瘤生长抑制率为 60.7%。分子机制研究表明苦参碱的抗癌作用是由细胞凋亡介导的[9]。

4. 对心血管系统的作用

苦参碱和氧化苦参碱对心脏具有负性频率、负性自律性和延长有效不应期作用，可以对抗乌头碱所致的心律失常，推测其具有抗心律失常作用[10]。

用法用量　4.5 ~ 9 g。外用适量，煎汤洗患处[11]。

临床应用

1. 治疗皮肤病

既可内服，也可外服，临床常配伍白鲜皮、地肤子、明矾、蛇床子、苍术等治疗皮肤瘙痒、脓疱疮、疥癣、麻风、牛皮癣、湿疹等症，具有较好疗效。

2. 治疗细菌感染

治疗肠炎菌痢，可用苦参 30 g 煎汁 100 mL，每日 2 次分服，或用无味苦参碱片（每片重 0.3 g），每餐后服 2 片，每日 3 次。50% 苦参注射液每次肌注 2 mL，每日 2 次，治疗急性扁桃体炎、结膜炎、牙周炎、乳腺炎、盆腔炎、阴道炎、疖肿，疗效可达到 70% 以上。

3. 治疗急慢性肝炎

治疗急性传染性肝炎除一般保肝治疗外，每日用苦参粉 4 g，装胶囊或制成丸剂分 4 次服，治疗效果极佳。治疗慢性乙型肝炎，文献报道可用苦参片剂、注射液治疗，可使肝功能恢复正常达62.5%。

4. 治疗急性肠胃炎

每次用苦参生药4.5 g煎服，每日2次；或用糖浆剂，每次10～15 mL，每日2次；也可用胶囊剂，每次0.5 g干粉，每日服4次，一般服药1～2天可治愈。

常用制剂

1. 苦参片

清热燥湿，杀虫。用于湿热蕴结下焦所致痢疾、肠炎、热淋及阴肿阴痒，湿疹、湿疮等。

2. 苦参素注射液

用于慢性乙肝的治疗及肿瘤放疗、化疗引起的白细胞低下和其他原因引起的白细胞减少症。

✧ 参考文献

[1] 国家药典委员会. 中华人民共和国药典（一部）[S]. 北京：中国医药科技出版社，2010：188－189.

[2] 顾关云，肖年生，蒋昱. 苦参的化学成分、生物活性和药理作用 [J]. 现代药物与临床，2009，24（5）：265－271.

[3] 李巍，梁鸿，尹婷，等. 中药苦参主要黄酮类成分的研究 [J]. 药学学报，2008，43（8）：833－837.

[4] 张俊华，赵玉英，刘沁肛，等. 苦参化学成分的研究 [J]. 中国中药杂志，2000，25（1）：37－38.

[5] 张玲，马韵，黄绍标，等. 苦参素注射液治疗慢性肝炎的组织病理学分析 [J]. 中华肝脏病杂志，2003，11（1）：45.

[6] 杨志伟，苦参总碱体外抗柯萨奇B3病毒的作用 [J]. 宁夏医学杂志，2002，24（12），707－710.

[7] 梁建新，屈杏芬，曾文铤，等. 复方苦参注射液对慢性乙肝患者免疫功能的影响及抗病毒疗效 [J]. 中国医院用药评价与分析，2010，10（02）：157－159.

[8] 陈凌，骆凯，吴斌贝，等. 氧化苦参碱抗炎作用研究新进展 [J]. 医学综述，2007，13（15）：1167－1169.

[9] 刘欣阳. 苦参抗肿瘤的研究进展 [J]. 国际中医重要杂志，2007，29（5）：289－290.

[10] 将合众，苦参碱及氧化苦参碱药理作用和制备方法研究进展 [J]. 使用中西医结合临床，2007，7（1），89－90.

[11] 蒋惠娣，夏强. 杭白菊的心血管药理作用及其机制研究进展 [J]. 世界科学技术－中药现代化，2002，4（2）：31.

苦 瓜

来　源　始载于《滇南本草》。本品为葫芦科苦瓜属植物的果实。

炮制加工　6月分批采收，切片，阴干或焙干，或熏、蒸后晒干。

性味归经　苦，寒。归心、脾、肺经。

功效主治　清热解暑，明目解毒[1]。

化学成分

苦瓜的化学成分复杂，目前已从苦瓜中分离出苷类、甾醇类、黄酮类、生物碱类、多肽、蛋白质、有机酸、脂类、微量元素等多种化学成分，其中有降血糖作用的活性成分主要有三萜类、甾醇类和肽类等[2-5]。

药理作用

1. 抗病毒作用

小鼠皮下感染乙型脑炎病毒前，给予苦瓜提取物，有显著的保护作用，保护率为66%。苦瓜素在体外对CVB3的RNA复制均有明显的抑制作用，其作用是通过抑制CVB3-RNA的心肌细胞内的转录和翻译，在病毒复制的分子水平发挥抗病毒作用[6]。幸建华等[7]对苦瓜提取液体外抗柯萨奇病毒的实验研究得出，苦瓜提取液对Hep-2细胞的半数毒性浓度（TC_{50}）为1004.8 μg/mL，苦瓜提取液抑制病毒组对柯萨奇病毒的抑制率随药物浓度的增加而增加，其半数抑制浓度（IC_{50}）为35.4 μg/mL，TI为7.82，苦瓜提取液直接灭活病毒组，各浓度组均出现典型CVB3所致的细胞病变，与病毒对照孔无显著区别，得出结论为苦瓜提取液可通过抑制病毒增殖发挥抗柯萨奇病毒作用。

2. 降血糖作用

正常以及患四氧嘧啶性糖尿病的家兔灌服苦瓜浆汁后，可使血糖明显降低。皮下注射脑垂体前叶浸膏引起高血糖的大鼠，灌服苦瓜浆汁的水提取物亦有降低血糖的作用。给家兔口服苦瓜苷可降低血糖，作用方式与甲苯磺丁脲相似而更强[8]。

3. 抗肿瘤作用

苦瓜种仁提取物具有抗肿瘤作用，有效成分为α-苦瓜素和β-苦瓜素。齐文波等的研究表明：苦瓜成分α-苦瓜素和β-苦瓜素对小鼠5180实体瘤均有显著的抑制作用，抑瘤率分别为71.2%和68.6%。两种苦瓜素对人胃癌NKM细胞株的DNA、RNA和蛋白质的合成也均有明显的抑制作用。α-苦瓜素能选择性地杀伤绒毛膜癌细胞和黑色素瘤细胞，而对肝癌细胞的作用不明显[9]。

4. 其他作用

另外研究表明苦瓜还有免疫调节作用、抗生育作用、抗艾滋病作用。

用法用量 煎服 50 ~ 100 g [1]。

❖ 参考文献

[1] 江苏新医学院. 中药大辞典: 上册 [M]. 上海: 上海科技出版社, 1986: 1281.

[2] 向亚林, 凌冰, 张茂新. 苦瓜化学成分和生物活性的研究进展 [J]. 天然产物研究与开发, 2005, 17 (2): 242.

[3] 张瑜, 崔炯谟, 朴虎日, 等. 苦瓜中新化合物的研究 [J]. 中草药, 2009, 40 (4): 509.

[4] 刘霞, 等. 苦瓜的研究进展 [J]. 中药材, 2002, 3 (3): 211 - 214.

[5] 田宝泉, 杨益平, 何直升, 等. 苦瓜水溶性部位化学成分的研究 [J]. 中草药, 2005, 36 (5): 657 - 658.

[6] 李双杰, 等. 苦瓜蛋白质体外抗柯萨奇 B3 病毒感染 [J]. 湖南医科大学学报, 1999, 24 (6): 583 - 584.

[7] 幸建华, 杨占秋. 苦瓜提取液体外抗柯萨奇病毒的实验研究 [J]. 数理医药学杂志, 2006 (03): 297 - 298.

[8] 刘宝山, 等. 苦瓜及其复方制剂降糖作用的研究进展 [J]. 河北医学, 2002, 2 (2): 184 - 187.

[9] 齐文波, 等. 苦瓜素的分离纯化与抗肿瘤活性的研究 [J]. 离子交换与吸附, 1999, 15 (1): 59 - 61.

▶▶ 老 鹳 草 ◀◀

来　源 始载于《滇南本草》。本品为牻牛儿苗科植物牻牛儿苗、老鹳草或野老鹳草的干燥地上部分,前者习称"长嘴老鹳草",后两者习称"短嘴老鹳草"。

炮制加工 夏、秋二季果实近成熟时采割,捆成把,晒干。

性味归经 辛、苦,平。归肝、肾、脾经。

功效主治 祛风湿,通经络,止泻痢。用于风湿痹痛,麻木拘挛,筋骨酸痛,泄泻痢疾[1]。

化学成分

1. 黄酮类

通过对粗根老鹳草化学成分的研究,分得槲皮素-3-O-β-D-吡喃半乳糖苷,杨梅素-3-O-β-D-吡喃半乳糖苷,杨梅素-β-O-α-L-吡喃鼠李糖苷[2]。

2. 鞣质类

老鹳草中富含鞣质,其成分主要有: 短叶苏木酚、短叶苏木酚酸乙酯、没食子酸、原儿茶酸、鞣花酸、脱氢老鹳草素、云实素、儿茶素[3]。

3. 有机酸类

老鹳草素的水解产物有没食子酸和鞣花酸。此外还有逆没食子酸、儿茶酸、琥珀酸、原儿茶酸、没食子酸甲酯-3-O-β-D-（6-O-没食子酰基）-吡喃葡萄糖苷、诃子酸、诃黎勒鞣花酸[4]。

4. 挥发油类

老鹳草所含挥发油主要有玫瑰醇、香叶醇、和里那醇、香茅酸、香茅醛，以及野老鹳草中分离出的牻牛儿醇。用 CO_2 超临界流体提取分析老鹳草属植物，主要成分为异薄荷酮、香茅醇甲酸醋和香茅醇等。

药理作用

1. 抗病毒作用

老鹳草水煎醇沉后提取液可以较强地渗入细胞内滞留，参与抑制单纯疱疹病毒的合成；罗永江等[5]进行了上清液毒价滴定证明了老鹳草提取液有明显的抑毒作用。邢国秀等[6]证明甘草香豆素等多种甘草黄酮类化合物可抑制 HIV 诱导的巨噬细胞的形成。邓杨梅等[7]证明黄芪苷在 H9 细胞培养中能对 HIV-1 的复制有明显的抑制作用。金莲花总黄酮、北柴胡茎叶总黄酮、穗花衫和贝壳杉总黄酮等对流感病毒均有一定的抑制作用[8-11]。有人报道，从东方紫珠草里面分离得到的六种黄酮对柯萨奇病毒 B3 均有抑制作用[12]。此外，研究表明，黄芪黄酮、金莲花总黄酮、老鹳草总黄酮、南方贝壳杉双黄酮、黄芩苷和槲皮素等分别对 HSV、RSV、HBV、ADV、登革热病毒和 SARS 冠状病毒等都有一定的抑制作用[13-17]。为了探索老鹳草的抗病毒作用，在鸡胚内测定了老鹳草对 NDV、AIV 和 IBDV 的作用，鸡体内测试了老鹳草对体液免疫和细胞免疫的影响。结果显示，老鹳草对 NDV 和 AIV 均有一定的预防作用，并且对感染 NDV 的鸡胚有一定的治疗和体外抑制病毒的作用；对 IBD 则没有明显的防治作用；对体液免疫和细胞免疫均有一定程度的提高，这可能是其对部分病毒性疾病有预防作用的机理。以上试验结果表明：通过紫外和红外光谱扫描可以对老鹳草进行初步鉴定，建立了老鹳草的指纹图谱；通过本试验建立的 TFG 提取方法可以提高老鹳草中的 TFG 提取效率；明确了老鹳草的采收时期和药用部位；证实了老鹳草有一定的护肝作用，其机理与抗氧化、清除自由基的能力有关；对 NDV、AIV 有一定的抑制作用，但对 IBD 没有明显防治作用，并具有提高体液免疫和细胞免疫的作用[18]。据马振亚报道，小鼠鼻腔滴注 100% 老鹳草煎剂的 1∶5 稀释液 0.03 mL，2 小时后由鼻腔接种流感病毒 PR8 鼠肺适应株 10-3 病毒液 0.03 mL，以后连续给药三天，观察至第 14 天，结果：给药组存活率为 80%，而对照组仅为 33.3%。后又进行了体外抗流感病毒试验，用不同稀释度的老鹳草药液与等量的 1 个凝血单位的流感病毒 PR8 鼠肺适应株病毒混合液置 37℃ 水浴中作用 1 小时后，接种 10 日龄鸡胚尿囊腔，每胚 0.3 mL，孵育 48 小时，收取存活的鸡胚尿囊液，进行鸡血球凝集试验，老鹳草煎剂抗流感病毒的最低稀释度为 1:8 400。又以同法证实老鹳草初提物黄酮的体外抗流感病毒效价为 250 ng/mL[19]。此后进一步研究表明本品的叶、茎、细枝、根的煎剂对甲型流感病毒（京科 68-1 株）都有一定的抗病毒作用，前三者最小抗病毒浓度基本一致，后者较低[20]。据周邦靖[21]报道，老鹳草水提液不仅对多株甲型、乙型、丙型和副流感病毒仙台株有较强的抑制作用，而且对黄疸出血型钩端螺旋体亦具有明显抑制作用。张海男等[22]和王育良等[23]，通过体外细胞实验发现 1% 的老鹳草制剂对 HSV-1 感染后的细胞病变和空斑形成的抑制率均为 100%，其作用机理可能为较强的渗入细胞内滞留，参与抑制 HSV 的合成，并且有直接杀灭与阻止 HSV 吸附侵入细胞的作用。J. Serkeedjieva[24]研究了老鹳草的根经石油醚脱脂后的多酚类甲醇提取物制剂的抗感染活性。该提取物含有类黄酮、儿茶素、鞣质及羧酸类化合物，它能抑制多种病毒的复制，如流感病毒、HSV、牛痘，其中抗流感病毒的作用最明显，能在体外降低各种流感病毒株的感染性。进一步研究发现，老鹳草的多酚类化合物中主要的黄酮、儿茶素、酚酸类化合物均具有强烈抑制流感病毒活性的作用，且有选择性，并呈量效关系，同时还能抑制 A 型和 B 型流感病毒的再生[25]。

2. 抗炎镇痛作用

老鹳草水提物对小鼠耳肿胀、棉球肉芽组织增生、腹腔毛细血管通透性增高和大鼠佐剂型关节炎均有明显抑制作用[11]。

3. 止泻作用

日本产尼泊尔老鹳草的水溶性提取物，对家兔有一定止泻作用。家兔空腹服其煎剂或干燥提取物，都能抑制十二指肠和小肠的活动，并促进盲肠的逆蠕动，因而出现止泻作用；但剂量过大，则会促进大肠的蠕动而泻下。故其作用与阿托品是不同的。止泻的有效成分除鞣质外，尚有能使肠黏膜特别是大肠黏膜收敛的物质[12]。

4. 抗肿瘤作用

老鹳草热水提取物对肉瘤-180 抑制率为 45%；鞣花酸对小鼠肿瘤发生的抑制率为 60%；老鹳草中槲皮素具有细胞毒作用和抗肿瘤活性，体外研究发现槲皮素能显著抑制人卵巢癌细胞、人结肠癌细胞、人骨髓癌细胞、人白血病细胞、人乳腺癌细胞、人淋巴瘤细胞的生长[13]。

5. 其他作用

研究证明老鹳草还具有降糖作用、抗氧化作用、镇咳作用、抗紫外线作用。

用法用量 9~15 g[1]。

临床应用

1. 治腰扭伤

老鹳草根 50 g，苏木 25 g，煎汤，血余炭 15 g 冲服，每日一剂，日服两次。

2. 治肠炎，痢疾

老鹳草 50 g，凤尾草 50 g，煎成 90 mL，一日三次分服，连服一至两剂。

❖ 参考文献

［1］国家药典委员会.中华人民共和国药典.2010 年版一部［S］.北京：中国医药科技出版社，2010：113.

［2］雷海民.粗根老鹳草化学成分的研究［J］.药学学报，2000，35（1）：67.

［3］阎巧娟，韩鲁佳，等.老鹳草鞣质的提取工艺及其免疫作用的试验研究［J］.中国农业大学学报，2002，7（6）：16－19.

［4］李琳波.青岛老鹳草化学成分的研究［J］.中草药，2000，31（2）：92.

［5］罗永江，胡振英，程富胜，等.老鹳草的药理作用研究概况［J］.中国动物保健，2003，（9）：24－25.

［6］邢国秀，李楠，王童，等.甘草中黄酮类化学成分的研究进展［J］.中国中药杂志，2003，28（07）：10－14.

［7］邓杨梅，张水娟，陈季强，等.可用于 SARS 治疗的抗病毒药物［J］.世界临床药物，2005，26（01）：11－15.

［8］林秋凤，冯顺卿，李药兰，等.金莲花抑菌抗病毒活性成分的初步研究［J］.浙江大学学报（理学版），2004，31（04）：412－415.

［9］LI Y L，MA S C，YANG Y T，et al. Antiviral activities of flavonoids and organic acid from Trollius chinensis Bunge［J］. J Ethnopharm，2002，79（3）：365－368.

［10］冯煦，王鸣，赵友谊，等.北柴胡茎叶总黄酮抗流感病毒的作用［J］.植物资源与环境学报，2002，11（04）：15－18.

［11］LIN Y M，FLAVIN M T，SCHURE R，et al. Antiviral activities of biflavonoids［J］. Tlanta Med，1997，63（4）：384.

［12］ELSOHLY H N，ELFERALY F S，JOSHI A S. Antiviral flavonoids from Alkanna orientalis［J］. Planta Med，1997，63（4）：384.

［13］CHIANG L C，CHIANG W，LIU M C，et al. In vitro antiviral activities of Caesalpina pulcherrima and its related flavonoids［J］. J Antimicrob Chemother，2003，52（2）：194－198.

［14］王志洁，黄铁牛.黄芪多种成分对豚鼠皮肤Ⅰ型人疱疹病毒感染的治疗作用［J］.中国现代应用药学，2003，20（06）：452－455.

［15］LIN Y M，ZEMBOWER D E，FLAVIN M T. Robustaflavone，a naturally occurring biflavanoid，is a potent non-nucleoside in hibitor of hepatitis B virus replication in vitro［J］. Bioorg Med ChemLett，1997，7（17）：2325－2328.

［16］HUANG R L，CHEN C C，HUANG H L，et al. Anti-hepatitis B virus effects of vogonin isolated from Scutellara baicalensis［J］. Planta Med，2000，66（8）：694－698.

［17］PEIRIS J S，CHU C M，CHENG V C，et al. Clinical progression and viral load in a community outbreak of coronavirusassociated SARS pneumonia：a prospective study［J］. Lancet，2003，

361（9371）：1767 – 1772.

［18］王志刚. 老鹳草总黄酮提取工艺及其生物活性研究［D］. 扬州大学，2009.

［19］马振亚. 绵绵牛等在体内和体外对流感病毒的影响［J］. 陕西新医药，1983，12（8）：
57 – 59.

［20］马振亚. 中药抗病毒抗菌作用研究［M］. 北京：中国医药科技出版社，2005，
99 – 102.

［21］周邦靖. 常用中药的抗菌作用及其测定方法［M］. 重庆：科学技术文献出版社重庆分
社，1987，138 – 139.

［22］张海男，贺双腾，黎杏群. 老鹳草滴眼液治疗实验性家兔单纯疱疹性角膜炎的研究
［J］. 湖南中医学院学报，2001，21（3）：27 – 29.

［23］王育良，陆绵绵. 中药抗单纯疱疹病毒的实验研究［J］. 中国中医眼科杂志，1995，5
（2）：78 – 82.

［24］J. SERKEDJIEVA. Antinfective activity of a plant preparation from geranium sanguinenumL.
［J］. Pharmazie，1997，52（10）：799.

［25］杜树山，徐艳春，魏璐雪. 毛蕊老鹳草水溶性化学成分研究［J］. 中草药，2003，34
（6）：501 – 502.

雷公藤

来源 始载于《神农本草经》。本品为多年生藤本植物的全株。

性味归经 辛、苦，性凉，有大毒。入肝、脾经。

功效主治 清热解毒、祛风通络、舒筋活血、消肿止痛、杀虫止血[1]。

化学成分

1. 生物碱类

主要有雷公藤碱、雷公藤次碱、雷公藤宁碱、雷公藤晋碱、雷公藤碱戊、雷公藤碱己、雷公藤碱丁、雷公藤碱庚、雷公藤碱辛、雷公藤新碱等[2]。

2. 萜类

雷公藤中的二萜类化合物属松香烷型，具有 α，β-不饱和内酯结构，药理研究证实其是雷公藤生物活性的主要成分，但其毒性较大。雷公藤甲素、雷公藤乙素、雷公藤内酯三醇、雷公藤内酯二醇、雷公藤内酯四醇等多属二萜类化合物[3]。从雷公藤中分到了一系列的三萜类化合物，如雷公藤内酯甲、雷公藤内酯乙、雷公藤三萜酸 A、雷公藤三萜酸 B、雷公藤酮、雷公藤红素等[4]。雷公藤中主要的倍半萜类化合物有雷公藤素、雷公藤类酯等。

3. 其他

有卫矛醇、卫矛碱、1，8-二羟基-4-羟甲基蒽醌、雷公藤总苷、多糖、挥发性成分等。

药理作用

1. 抗病毒作用

从雷公藤中提取的有效单体已被证明具有抗病毒作用。雷公藤对 EB 病毒、单纯疱疹 1 型病毒、人类巨细胞病毒、麻疹病毒、流感 A 型病毒都具有抑制作用。其作用机制可能与抑制感染细胞中病毒复制早期阶段的病毒蛋白的合成，抑制病毒早期基因的转录以及病毒核酸合成有关[5]。雷公藤制剂可以使红斑狼疮患者抗人类巨细胞病毒 IgM 抗体转阴，提示雷公藤对红斑狼疮的治疗作用可能与雷公藤的抗人类巨细胞病毒有关，有必要进行进一步研究[6]。

2. 免疫系统作用

雷公藤植物中大多数活性成分具有免疫抑制作用，少数具有免疫调节作用。雷公藤多苷对 T 淋巴细胞亚群有非选择性、非平衡性的抑制作用，使患者机体内存在的各免疫细胞亚群之间的病理性平衡产生改变，纠正免疫系统紊乱，这也许是雷公藤多苷治疗免疫性疾病的药理学基础[7]。

3. 抗炎作用

雷公藤本身有直接的抗炎作用，可以明显地抑制炎性反应时前列腺素的释放、血管通透性的增加、血小板的集中以及炎症后期纤维的增生。雷公藤总苷 10 mg/kg 对正常大鼠甲醛性足肿胀有抑制作用，对佐剂性关节炎亦有明显的抗炎作用[8]。

4. 抗肿瘤作用

雷公藤的抗癌作用机制在于其可以通过烷化作用抑制细胞 DNA 的合成，从而对癌细胞产生抑制，研究还发现，雷公藤甲素和雷公藤乙素在抗癌的同时，还可以抑制蛋白质和 RNA 的合成[9]。

5. 神经保护作用

雷公藤内酯可以显著抑制小胶质细胞的激活，部分阻止 1-甲基-4-苯基-四氢吡啶离子（MPP+）对多巴胺神经元的毒性，改善行为学异常。雷公藤多苷能明显改善侧脑室注射凝聚态 β-淀粉样蛋白诱导的拟 AD 模型小鼠的学习记忆功能障碍，并减少胶质细胞的数量[10]。

6. 抗生育作用

雷公藤总苷能作用于睾丸和精子，降低初级精母细胞核内总 DNA 含量，临床研究还发现，雷公藤可使正常女性患者月经减少甚至闭经，同时，阴道细胞有不同程度的萎缩。

用法用量 干品煎剂：带皮全根 6～10 g；去皮根芯木质部 10～20 g，水煎时间至少应在 1 小时以上。饭后服用。

临床应用

1. 治疗类风湿性关节炎

雷公藤对类风湿性关节炎的总有效率达 87.3%～95.3%，治疗可采用雷公藤苷，每次 5～10 mg，每天 3 次，具有较好的疗效。

2. 治疗肾小球疾病

雷公藤生药对肾小球肾炎的总有效率为 62.5%～73.5%，总苷的总有效率为 85%～97.6%。其治疗肾病的机制可能通过改善肾小球滤过膜的通透性以及抑制系膜的增生来实现。

常用制剂

1. 雷公藤多苷片

祛风解毒、除湿消肿、舒筋通络。有抗炎及抑制细胞免疫和体液免疫等作用。用于风湿热瘀、毒邪阻滞所致的类风湿性关节炎，肾病综合征，白塞病，麻风反应，自身免疫性肝炎等。

2. 雷公藤内酯软膏

治疗银屑病（牛皮癣）。

不良反应

雷公藤所含的二萜类、三萜类以及生物碱类等成分均有一定的毒性，其中二萜类毒性最大，三萜类其次，生物碱类最小。二萜类主要引起中毒性肝炎或慢性肝损伤，同时还可以对心脏、消化系统、生殖系统等产生影响。

✿ 参考文献

[1] 中华大辞典 [M]. 上海：上海科学技术出版社，1999：2468－2470.

[2] 舒孝顺，高中洪，杨祥良. 雷公藤生物碱的化学和药理活性研究进展 [J]·广东药学院学报，2003，19（2）：150－152.

[3] 阙慧卿，耿莹莹，林绥，等. 雷公藤化学成分的研究 [J]. 中草药，2005，36（11）：1624－1625.

[4] 王本祥. 现代中药药理研究 [M]. 天津：天津科技翻译出版公司，2004：1601.

[5] 吴国勤. 雷公藤的抗病毒作用 [A]. 中国中西医结合学会皮肤性病专业委员会. 第四次全国雷公藤学术会议论文汇编 [C]. 中国中西医结合学会皮肤性病专业委员会，2004：1.

[6] 吴国勤. 系统性红斑狼疮的病毒抗体与雷公藤治疗 [A]. 中国中西医结合学会皮肤性病专业委员会第四次全国雷公藤学术会议论文汇编 [C]. 中国中西医结合学会皮肤性病专业委员会，2004：2.

[7] 周静，赵宁，贾红伟，等. 雷公藤多苷对大鼠胶原免疫性关节炎及佐剂性关节炎黏膜免疫功能影响的对比研究 [J]. 中国中西医结合杂志，2005，25（8）：723－726.

[8] 张杰，廖启顺，王兰琼. 国内雷公藤红素药理作用及临床运用研究概况 [J]. 中国民族民间医药杂志，2005（03）：128－132.

[9] 黄煜伦，周幽心，姜华，等. 雷公藤红素抑制可移植性人脑胶质瘤生长相关分子 [J]. 江苏医药，2007，33（1）：37－39.

[10] 高俊鹏，孙珊，李文伟. 雷公藤内酯可减轻 MPP + 诱导的大鼠多巴胺神经元损伤 [J].
　　Neurosci Bull，2008，24（3）：133－142.

连　翘

来源　始载于《神农本草经》。为木犀科植物连翘的干燥果实[1]。

炮制加工　秋季果实初熟尚带绿色时采收，除去杂质，蒸熟，晒干，习称
"青翘"；果实熟透时采收，晒干，除去杂质，习称"老翘"。

性味归经　苦，微寒。归肺、心、小肠经。

功效主治　清热解毒，消肿散结，疏散风热。用于痈疽，瘰疬，乳痈，丹
毒，风热感冒，温病初起，温热入营，高热烦渴，神昏发斑，热淋涩痛。

化学成分

1. 苯乙醇苷类

连翘酯苷 A、连翘酯苷 B、连翘酯苷 C、连翘酯苷 D、连翘酯苷 E 以及泽丁
香酚苷、β-羟基泽丁香酚苷等[2]。

2. 木脂素类

连翘苷、连翘脂素、表松脂素、异落叶松脂素、异橄榄脂素、异落叶松脂
素-4-O-β-D-葡萄糖苷等[3]。

3. 三萜类

白桦脂酸、熊果酸、齐墩果酸、β-香树脂醇乙酸酯等[4]。

4. 黄酮类

槲皮素、芦丁、异槲皮素、紫云英苷、汉黄芩素-7-O-葡糖苷等[5]。

5. 生物碱类

6. 其他

挥发油、有机酸和甾醇等。

药理作用

1. 抗病毒作用

体外实验证明，连翘提取物对呼吸系统病毒如合胞病毒、腺病毒 7 型、柯萨
奇 B 组病毒 3 型、流感病毒甲 3 亚型以及单纯疱疹病毒具有明显的抑制作用[7]。
苯乙醇苷类、黄酮类及木脂素类成分是连翘抗流感病毒胶囊抗流感病毒作用的主
要物质基础之一[8]。连翘酯苷的细胞毒性较低，可以较高浓度大量应用，对实验
所选的合胞病毒、腺病毒 3 型和 7 型、柯萨奇病毒 B 组 3 型和 7 型均有一定的抑
制作用，对合胞病毒、柯萨奇病毒 3 亚型和副流感病毒 3 型无体外抑制作用。含
有连翘酯苷成分的中药复方针剂双黄连粉针的体外抗病毒作用较强，尤其对呼吸
道常见病毒合胞病毒[9]。连翘提取物主要是用连翘的水提物、醇提物、挥发油

等，主要成分是苯乙醇苷类、黄酮类及木脂素类。抗病毒实验主要是针对呼吸系统病毒如合胞病毒、腺病毒7型、柯萨奇B组病毒3型、流感病毒甲3亚型、副流感病毒Ⅲ型、埃可病毒以及单纯疱疹病毒。因此，把连翘开发成呼吸系统抗病毒新药，具有广泛的理论基础与应用前景[10]。实验证明连翘中LC-4对合胞病毒在细胞内复制有明显的抑制效果，其EC_{50}为2.11 μg/mL，TI为12.04，高于临床药理学规定的临床用药治疗指数大于2的标准。而不同时间给药抑制合胞病毒作用的实验表明，LC-4对于进入细胞的病毒，无论是在病毒复制的早期，还是在病毒复制的中晚期，都有一定的抑制作用。此外，LC-4也具有明显的预防合胞病毒增殖的作用，且当浓度为3.91 μg/mL时仍具有此作用[11]。田文静等探讨了连翘在细胞培养中抗呼吸道合胞病毒的作用，发现连翘水提液有很好的抗合胞病毒活性，而且存在着明显的量效关系。其作用机制可能是通过抑制合胞体的形成来实现的[12]。陈杨等研究表明了连翘水提液LA具有明显的体外抑制合胞病毒作用[13]。

2. 抗菌作用

连翘具有广谱抗菌作用，对革兰阳性菌、革兰阴性菌等均具有良好的抑制作用，其中对金黄色葡萄球菌的抑制作用强于四环素，抗菌作用效果显著[14]。

3. 抗炎作用

连翘不同提取物对二甲苯或巴豆油所致小鼠耳肿胀、内毒素所致家兔发热具有明显影响，对内毒素具有中和作用，效果显著[15]。

4. 保肝作用

连翘叶提取物可降低高脂血症小鼠血清中总胆固醇、甘油三酯、低密度脂蛋白水平，升高高密度脂蛋白水平，还可降低肝脏中丙二醛含量，提高超氧化物歧化酶活性，具有明显的保肝作用[16]。

5. 抗氧化作用

连翘提取物对体内氧自由基具有显著的清除作用[17]。

6. 解热作用

用法用量 6 ~ 15 g[1]。

临床应用

1. 治疗小儿手足口病

高淑林[18]等以双黄连口服液辅助常规治疗及护理小儿手足口病高热42例，总有效率为95.2%，效果显著。

2. 治疗甲状腺腺瘤

范建雷[19]以内消连翘丸治疗甲状腺腺瘤40例，总有效率为77.5%，治疗后肿物体积明显缩小（$P < 0.05$）。

3. 治疗慢性荨麻疹

王会丽[20]以麻黄连翘赤小豆汤治疗慢性荨麻疹患者60例，治疗组总有效率优于对照组（$P < 0.05$），作用显著。

常用制剂

1. 连翘败毒丸

清热解毒，散风消肿。用于脏腑积热、风热湿毒引起的疮疡初起，红肿热痛，恶寒发热，遍身刺痒，大便秘结。

2. 双黄连口服液

疏风解表，清热解毒。用于外感风热所致的感冒，症见发热、咳嗽、咽痛。

3. 内消连翘丸

化痰软坚。

✧ 参考文献

[1] 国家药典委员会. 中华人民共和国药典（一部）[S]. 北京：化学工业出版社，2010：224.

[2] 薛智民，张立伟. 炮制方法对连翘主要化学成分连翘酯苷的影响 [J]. 化学研究与应用，2011，23（5）：606-609.

[3] 朴香兰，田燕泽. 连翘木脂素类成分研究现状 [J]. 时珍国医国药，2010，21（8）：2021-2023.

[4] 李倩，冯卫生. 连翘的化学成分研究进展 [J]. 河南中医学院学报，2005，20（2）：78-80.

[5] 杨雪艳，刘成伦. 连翘的研究现状与展望 [J]. 贵州农业科学，2012，40（9）：33-36.

[6] 段文娟，耿岩玲，祝贺，等. 中药连翘化学成分和分析方法的研究进展 [J]. 山东科学，2010，23（2）：33-37，66.

[7] 肖会敏，王四旺，王剑波，等. 连翘抗病毒的研究进展 [J]. 中国医药导报，2010，7（2）：9-10.

[8] 赵文华，石任兵，刘斌，等. 连翘病毒清胶囊抗病毒有效部位化学成分的研究 [J]. 中成药，2005，27（04）：81-85.

[9] 胡克杰，徐凯建，王跃红，等. 连翘酯苷体外抗病毒作用的实验研究 [J]. 中国中医药科技，2001，8（02）：89.

[10] 肖会敏，王四旺，王剑波，谢艳华，等. 连翘抗病毒的研究进展 [J]. 中国医药导报，2010，7（02）：9-10.

[11] 陈杨，李鑫，周婧瑜，等. 连翘抗病毒有效部位（LC-4）体外抗呼吸道合胞病毒作用的研究 [J]. 卫生研究，2009，38（06）：733-735.

[12] 田文静，李洪源，姚振江，等. 连翘抑制呼吸道合胞病毒作用的实验研究 [J]. 哈尔滨医科大学学报，2004（05）：421-423.

[13] 陈杨，李鑫，周婧瑜，等．连翘抗病毒有效部位（LC-4）体外抗呼吸道合胞病毒作用的研究 [J]．卫生研究，2009，38（06）：733－735．

[14] 付鹏亮，王东强，李志军等．连翘酯苷药理作用研究进展 [J]．长春中医药大学学报，2011，27（6）：1062－1063．

[15] 胡竟一，雷玲，余悦，等．连翘的抗炎解热作用研究 [J]．中药药理与临床，2007，23（3）：51－52．

[16] 侯改霞，杨建雄．连翘叶提取物对实验小鼠的降脂保肝作用研究 [J]．河南大学学报（自然科学版），2010，40（5）：504－506．

[17] 张立伟，刘金，杨频，等．中草药连翘提取物抗氧化活性研究 [J]．食品科学，2003，24（2）：122－125．

[18] 高淑林，王浩．双黄连口服液辅助治疗小儿手足口病高热84例疗效观察及护理 [J]．河北中医，2012，34（1）：127－128．

[19] 范建雷．内消连翘丸治疗甲状腺腺瘤疗效观察 [J]．北京中医药，2011，30（8）：615－617．

[20] 王会丽，吴积华．麻黄连翘赤小豆汤治疗慢性荨麻疹疗效观察 [J]．陕西中医，2010，31（12）：1629－1629．

▶▶ 羚 羊 角 ◀◀

来 源　始载于《神农本草经》。为牛科动物赛加羚羊的角。猎取后锯取其角，晒干。

炮制加工　羚羊角镑片取羚羊角，置温水中浸泡，捞出，镑片，干燥。羚羊角粉取羚羊角，砸碎，粉碎成细粉[1]。

性味归经　咸，寒。归肝、心经。

功效主治　平肝息风，清肝明目，散血解毒。用于肝风内动，惊痫抽搐，妊娠子痫，高热惊厥，癫痫发狂，头痛眩晕，目赤翳障，温毒发斑，痈肿疮毒。

化学成分

1. 蛋白质及多肽类

含有多种蛋白质和多肽类，其中角蛋白占96%，羚羊角的角蛋白含硫量低于12%[2]。

2. 氨基酸类

现已从羚羊角中分离得到16种氨基酸类成分，主要有丙氨酸、酪氨酸、亮氨酸、异亮氨酸、缬氨酸、丙氨酸、甘氨酸、脯氨酸、谷氨酸、丝氨酸、苏氨酸、天冬氨酸、半胱氨酸、精氨酸、组氨酸、赖氨酸[3]。

3. 脂类

主要包括脂酰甘油类、磷脂类以及类固醇类，其中起主要药效作用的包括卵

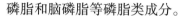

磷脂和脑磷脂等磷脂类成分。

4. 无机元素类

羚羊角中含有丰富的锌，此外还含有钠、钾、钙、镁、铝、铁等无机元素，另外，研究发现羚羊角中含有丰富的磷酸钙[4]。

药理作用

1. 抗病毒作用

用复方羚羊角注射液进行体外抗病毒活性检测、抑菌试验以及免疫试验，发现其具有抗病毒、抑菌及促免疫功能[5]。

2. 镇静催眠作用

研究发现，羚羊角散对小鼠的自主活动有明显的抑制作用，对戊巴比妥钠催眠作用具有协同作用，能够使小鼠戊巴比妥钠睡眠潜伏期显著缩短，睡眠时间明显延长，故认为羚羊角有中枢镇静和催眠作用[6]。

3. 抗惊厥作用

腹腔注射羚羊角水煎液时，能在一定程度上减少戊四氮引起的小白鼠阵挛性惊厥作用，故认为其具有抗惊厥作用[7]。

4. 解热镇痛作用

研究结果显示，羚羊角塞的水溶性蛋白质成分对家兔具有明显的解热作用（$P < 0.05$），能明显减少酒石酸锑钾引起的小鼠扭体次数（$P < 0.01$）并明显提高小鼠痛闷值（给药后 20、30 min，$P < 0.01$），结果说明羚羊角塞水溶性蛋白质成分具有解热、镇惊和镇痛作用，是羚羊角的有效部位或有效成分之一[8]。

5. 其他作用

羚羊角还具有兴奋十二指肠平滑肌、增强免疫、抗菌、降血压等作用。

用法用量 1 ~ 3 g，宜另煎 2 小时以上；磨汁或研粉服，每次 0.3 ~ 0.6 g。

临床应用

1. 治疗手足口病

安福宁[9]等采用盐酸金刚乙胺片合羚羊角粉、四季抗病毒合剂治疗手足口病 30 例，并与单纯盐酸金刚乙胺片治疗 30 例对照观察，结果发现使用羚羊角粉的治疗总有效率为 86.7%，明显高于对照组的 66.7%（$P < 0.05$）。

2. 治疗癫痫

曹静[10]等采用羚羊角治疗癫痫，对治疗前及治疗后 3 个月的癫痫发作情况、体质量、自觉严重程度、生活质量量表及心理（焦虑、抑郁）情况等方面进行量化评价。结果显示羚羊角治疗癫痫临床效果显著，患者治疗后"生活满意度""情绪健康"得分较优，治疗后抑郁及焦虑自评量表评分有改善（$P < 0.05$）。

3. 治疗小儿高热惊厥

闫爱华[11]等采用羚羊角口服液治疗小儿高热惊厥，治疗组总有效率优于刘照组（$P < 0.01$），治疗组开始退热的时间与完全退热时间均优于对照组（$P < 0.05$），说明羚羊角口服液治疗小儿高热惊厥疗效确切。

常用制剂

1. 羚羊角口服液

平肝息风，散血镇惊，降血压，预防中风。用于高热及高热引起的头痛眩晕，神昏惊厥等症。

2. 羚羊感冒胶囊

清热解表。用于流行性感冒，伤风咳嗽，头晕发热，咽喉肿痛。

3. 羚羊清肺丸

清肺利咽，清瘟止嗽。用于肺胃热盛，感受时邪，身热头晕，四肢酸懒，咳嗽痰盛，咽喉肿痛，鼻衄咯血，口干舌燥。

✥ 参考文献

[1] 国家药典委员会. 中华人民共和国药典（一部）[S]. 北京：化学工业出版社，2010：305.

[2] 李友宾，彭蕴茹，段金廒，等. 羚羊角的研究概况 [J]. 江苏中医药，2007，39（12）：75 – 77.

[3] 姜清华，翟延君，刘艳杰，等. 名贵中药羚羊角研究进展概述 [J]. 辽宁中医学院学报，2005，7（1）：29 – 30.

[4] 翟延君，姜清华，史辑，等. 羚羊角与其他羊角化学成分及药理作用的比较 [C]. 中药鉴定理论与实践. 2003：162 – 167.

[5] 李淑莲，蒋蕾，赵文静，等. 羚羊角的药理作用及临床应用研究进展 [J]. 中医药信息，2006，23（5）：36 – 37.

[6] 石磊，段金廒，王斐，等. 牦牛角等6种角类药超细粉的镇静催眠作用研究 [J]. 南京中医药大学学报，2009，25（5）：364 – 366.

[7] 卢焜兴，李友宾，彭蕴茹，等. 羚羊角解热抗惊厥作用研究 [J]. 中药药理与临床，2007，23（3）：56 – 58.

[8] 杨广民，彭新君，田育望，等. 羚羊角塞水溶性蛋白质成分的解热、镇惊和镇痛作用研究 [J]. 中国中医药信息杂志，2002，9（4）：31 – 32.

[9] 安福宁，张丽萍. 盐酸金刚乙胺片合羚羊角粉、四季抗病毒合剂治疗手足口病30例疗效观察 [J]. 河北中医，2009，31（8）：1173.

[10] 曹静，丁成赟，樊永平，等. 羚羊角胶囊治疗癫痫的疗效及生活质量观察 [J]. 湖南中医药大学学报，2007，27（4）：46 – 48.

[11] 闫爱华. 羚羊角口服液治疗小儿高热惊厥50例 [J]. 中国医药导报，2009，6（18）：71 – 72.

➤➤ 刘 寄 奴 ◆◆

来 源 刘寄奴始载于《雷公炮炙论》。为玄参科植物阴行草的干燥全草。秋季采收，除去杂质，晒干。

炮制加工 除去杂质，洗净，切段，干燥[1]。

性味归经 苦，寒。归脾、胃、肝、胆经。

功效主治 活血祛瘀，通经止痛，凉血，止血，清热利湿。用于跌打损伤，外伤出血，瘀血经闭，月经不调，产后瘀痛，癥瘕积聚，血痢，血淋，湿热黄疸，水肿腹胀，白带过多[1]。

化学成分

1. 黄酮类

木犀草素、木犀草苷、芹菜素、芹菜苷、5，3′-二羟基-6，7，4′-三甲氧基黄酮、5，7-二羟基-3′，4′-二甲氧基黄酮等[2,3]。

2. 挥发油类

薄荷酮、1-辛烯-3-醇、芳樟醇、l-薄荷醇、胡薄荷酮、a-松油醇、己酸、苯甲醇、苯乙醇、l-苯氧基-2，3-丙二醇、愈创醇、2，3-二氢苯并呋喃等[4]。

3. 奎尼酸酯类

3，4-二咖啡酰奎尼酸、灰毡毛忍冬素 F、3，4，5-三咖啡酰基奎尼酸甲酯等[5]。

4. 生物碱类

吡啶单萜烯、刘寄奴醇、黑麦草内酯等。

5. 香豆素类

7-二羟基香豆素、7-甲氧基香豆素。

6. 其他类

包括木质素类、氨基酸以及多糖和鞣质等化学成分。

药理作用

1. 抗病毒作用

研究发现，采用体外培养组织培养技术，刘寄奴水溶性提取物溶液或者是醇溶性提取物溶液对单纯疱疹病毒有较好的抑制作用，同时，对于柯萨奇病毒也有一定的抑制作用，关于其抗病毒作用机理的研究有待进一步加强[6]。

2. 抗菌作用

刘寄奴水煎剂对金黄色葡萄球菌、链球菌、白喉杆菌、伤寒杆菌、绿脓杆菌和痢疾杆菌等细菌均有不同程度的抗菌作用。

3. 保肝作用

刘寄奴水煎液对肝损伤模型大鼠进行皮下注射，研究发现，刘寄奴水煎液能显著降低肝损伤大鼠体内谷丙转氨酶和谷草转氨酶水平，具有明显的保肝作用[7]。

4. 抗血小板聚集作用

体外实验发现，刘寄奴水煎液能显著抑制家兔血小板聚集，具有明显的抗血小板聚集作用。

5. 其他作用

刘寄奴还具有降血脂、抗炎、止咳等作用。

用法用量　6~9 g。

临床应用

1. 治疗慢性肾炎

通过温补脾肾、补益肺气、化气行水、清热解毒利尿、活血祛瘀，增强肾小管渗透力，消除顽固的蛋白尿、血尿、管型尿，使机体组织恢复正常[8]。

2. 治疗胃柿石

刘寄奴治疗胃柿石具有见效迅速、疗效可靠、费用低廉的优点[9]。

3. 治疗妇科血证

刘寄奴散治疗妇科血证的临床疗效显著。将 200 例患者随机分为治疗组 100 例，口服刘寄奴散；对照组 100 例，口服云南白药。两组临床疗效差异有统计学意义（$P < 0.01$）。结果证明刘寄奴散治疗妇科血证疗效显著，无明显不良反应[10]。

4. 治疗肝硬化腹水

5. 治疗癌性疼痛

常用制剂

1. 跌打丸

活血散瘀，消肿止痛。用于跌打损伤，瘀血肿痛，闪腰岔气。

2. 冰黄寄奴散

解毒散结，活血止痛。用于癌性疼痛[11]。

◇ 参考文献

[1] 国家药典委员会. 中华人民共和国药典（一部）[S]. 北京：化学工业出版社，2010：91.

[2] 冯纪南，赵丽萍，黄海英，等. 超声辅助法提取刘寄奴黄酮类化合物的工艺 [J]. 光谱实验室，2012，29（3）：1674 – 1679.

[3] 张达，姜宏梁，杨学东，等. 北刘寄奴中黄酮类化学成分的研究 [J]. 中草药，2002，

33（11）：974 – 975.

［4］唐琛霞，阮金兰．两种刘寄奴的挥发油成分比较［J］．医药导报，2004，23（9）：674 – 675.

［5］姜宏梁，徐丽珍，杨学东，等．北刘寄奴中奎尼酸酯类化学成分研究［J］．中国中药杂志，2002，27（12）：923 – 926.

［6］张永兴．神奇的抗病毒中草药［M］．北京：中国中医药出版社，2004；139.

［7］汪凤山，刘娟．阴行草化学成分及药理作用研究进展［J］．黑龙江医药科学，2008，31（6）：61 – 62.

［8］李陈泉，龙兴明．自拟刘寄奴温补脾肾祛瘀汤治疗慢性肾炎198例［J］．中外医学研究，2010，8（7）：87.

［9］于文强．刘寄奴为主药治疗91例胃柿石临床观察［J］．中国民族民间医药，2010，19（22）：10 – 11.

［10］赵玉萍，屈海蓉．刘寄奴散治疗100例妇科血证的临床观察［J］．宁夏医学杂志，2009，31（11）：1049 – 1050.

［11］孙寒静，刘子志．冰黄寄奴散外敷治疗癌性疼痛35例疗效观察［J］．新中医，2007，39（2）：84 – 85.

龙 胆 草

来源　始载于《神农本草经》。为龙胆科植物条叶龙胆、龙胆、三花龙胆或坚龙胆的干燥根和根茎。前三种习称"龙胆"，后一种习称"坚龙胆"。春、秋二季采挖，洗净，干燥。

炮制加工　除去杂质，洗净，润透，切段，干燥[1]。

性味归经　苦，寒。归肝、胆经。

功效主治　清热燥湿，泻肝胆火。用于湿热黄疸，阴肿阴痒，带下，湿疹瘙痒，肝火目赤，耳鸣耳聋，胁痛口苦，惊风抽搐。

化学成分

1. 环烯醚萜类

龙胆苦苷、獐牙菜苦苷、獐牙菜苷等裂环环烯醚萜类，此外还具有多种多环环烯醚萜类及其苷类[2,3]。

2. 三萜类

齐墩果酸、熊果酸、β-香树脂醇乙酸酯[4]。

3. 口山酮类

口山酮、龙胆根黄素、芒果苷等[5]。

4. 生物碱类

龙胆黄碱、龙胆碱、龙胆次碱、龙胆全碱等。

5. 其他

此外，龙胆草还含有黄酮类、香豆素类、糖类以及氨基酸等成分，含有山柰酚，阿魏酸，龙胆三糖，龙胆二糖等[6]。

药理作用

1. 抗病毒作用

龙胆草经过水提醇沉，得到 RG2-1，MTT 法检测细胞毒性，以利巴韦林为阳性对照药物，通过细胞病变效应（CPE）观察 RG2-1 对合胞病毒感染细胞的封闭作用、直接灭活作用、对合胞病毒在细胞内增殖的抑制作用以及预防作用，结果显示 RG2-1 在体外能明显抑制合胞病毒引起的 CPE 效应，CPE 抑制率随着药物浓度的增加而增加；RG2-1 能通过多种途径发挥抗合胞病毒的作用[7]。

2. 保肝作用

龙胆草水煎液对由四氯化碳所致肝损伤小鼠模型具有明显的降低 SGPT 与 SGOT 的作用，说明其具有保肝作用。龙胆草主要有效成分龙胆苦苷对由四氯化碳所致的肝损伤动物模型具有明显的保肝作用，且其作用强度与龙胆苦苷的剂量在一定范围内成正比例关系[8,9]。

3. 麻醉作用

研究发现，龙胆草中所含的龙胆碱等生物碱类有效成分具有神经兴奋作用，龙胆碱可显著缩短四氯化碳肝损伤小鼠模型的苯巴比妥钠睡眠时间，但是大剂量使用时可产生麻醉作用，与苯巴比妥钠产生协同作用[4]。

4. 对消化系统作用

龙胆草具有明显的促进消化作用，能促进胃液的分泌以及胆汁的排放。研究发现，肝损伤大鼠给予龙胆草水煎液灌胃处理后，胆汁的分泌与排放量显著增加[10]。

5. 抗炎作用

研究发现，龙胆草提取物对二甲苯所致小鼠耳壳肿胀有抑制作用，与对照组比较结果具有显著性差异（$P < 0.05$），说明龙胆草提取物具有一定的抗炎作用[11]。

6. 利尿作用

龙胆草具有明显的利尿作用，龙胆草注射液 10 g/kg 对家兔进行耳缘静脉注射，可显著促进家兔每 30 min 的平均排尿量。

7. 其他作用

龙胆草还具有抗甲状腺功能亢进，降血压等作用。

用法用量 3~6 g。

临床应用

1. 治疗带状疱疹

朱定勇[12]研究发现，龙胆泻肝汤结合常规的抗炎抗病毒治疗，对于带状疱疹的疗效明显较优。

2. 治疗糜烂性胃炎

杨德义[13]等采用龙胆清胃汤治疗糜烂性胃炎128例，其中治愈77例，好转49例，无效2例，总有效率98.4%，所有病例均未见明显不良反应，临床疗效显著。

3. 治疗口腔炎

张文彦[14]等采用龙胆泻肝汤内服治疗口腔炎患者125例，痊愈率高达95.20%，临床疗效显著。

常用制剂

1. 龙胆泻肝丸

清热燥湿，泻肝胆火。用于湿热黄疸，阴肿阴痒，带下，湿疹瘙痒，目赤，耳聋，胁痛，口苦，惊风抽搐。

2. 复方龙胆碳酸氢钠片

用于胃酸过多、食欲缺乏、消化不良。

✧ 参考文献

[1] 国家药典委员会.中华人民共和国药典（一部）[S].北京：化学工业出版社，2010：89.

[2] 沈涛，金航，王元忠，等.中药龙胆化学成分研究进展 [J].安徽农业科学，2010，38（30）：16868 – 16870，16874.

[3] 赵磊，李智敏，白艳婷，等.滇龙胆地上部分的化学成分研究 [J].云南中医学院学报，2009，32（2）：27 – 31.

[4] 杨书彬，王承.龙胆化学成分和药理作用研究进展 [J].中医药学报，2005，33（6）：54 – 56.

[5] 曹斐华，李冲.龙胆属植物化学成分及药理作用的研究进展 [J].中国新药杂志，2008，17（1）：27 – 29，32.

[6] 许海燕.秦岭龙胆化学成分的研究进展 [J].亚太传统医药，2010，06（6）：168 – 169.

[7] 李鑫，杨秀静，田文静，等.龙胆抗病毒有效部位（RG2-1）体外抗呼吸道合胞病毒作用机制的初步研究 [J].卫生研究，2008，37（5）：591 – 593.

[8] 曹斐华，李冲.龙胆属植物化学成分及药理作用的研究进展 [J].中国新药杂志，2008，17（1）：27 – 29，32.

[9] 马丽娜，田成旺，张铁军，等.獐牙菜属植物中环烯醚萜类成分及其药理作用研究进展 [J].中草药，2008，39（5）：790 – 795.

[10] 邱赛红，李飞艳，尹健康，等.9味苦寒药对小鼠胃肠运动与肝肾功能影响的实验研究 [J].湖南中医学院学报，2004，24（5）：1 – 3，6.

[11] 金香子，徐明.龙胆草提取物抗炎、镇痛、耐缺氧及抗疲劳作用的研究 [J].时珍国医国药，2005，16（9）：842 – 843.

［12］朱定勇．中西医结合治疗带状疱疹 36 例的观察［J］．中国美容医学，2010，19（z4）：229.

［13］杨德义．"龙胆清胃汤"治疗糜烂性胃炎 128 例［J］．江苏中医药，2012，44（2）：25 – 25.

［14］张文彦，张春旭，韩立燕，等．龙胆清热颗粒治疗口腔炎疗效观察［J］．河北医药，2011，33（15）：2364 – 2365.

罗布麻叶

来　源 本品为夹竹桃科植物罗布麻的干燥叶。

炮制加工 夏季采收，除去杂质，干燥[1]。

性味归经 甘、苦，凉。归肝经。

功效主治 平肝安神，清热利水。用于肝阳眩晕，心悸失眠，浮肿尿少。

化学成分

1. 黄酮类

金丝桃苷、白麻苷、芦丁、山柰酚、异槲皮苷、槲皮素、槲皮素-3-O-β-D-吡喃葡萄糖苷、三叶豆苷、紫云英苷、异槲皮苷-6′-O-乙酰基、三叶豆苷-6′-O-乙酰基。

2. 儿茶素

表儿茶素、表没食子儿茶素、没食子儿茶素、表没食子儿茶素（4β-8） – 没食子儿茶素等。

3. 有机酸和甾醇类

延胡索酸、琥珀酸、氯原酸、长链脂肪酸、β-谷甾醇、羽扇豆醇、正三十醇、中肌醇、白竖皮醇、叶绿醇。

4. 苷类和脂肪酸醇酯

棕榈酸蜂花醇酯、棕榈酸十六醇酯、羽扇醇棕榈酸酯。

5. 挥发油类

2，6-二叔丁基对甲酚、氧化石竹烯 6，10，14-三甲基-2-十五烷酮、7-甲基-6，9-二烯-含氧杂环十二烷-2-酮、3-叔丁基-4-羟基茴香醚、高胡椒乙胺、2-甲基-6-对甲基苯基-2-庚烯、肉豆蔻醛、香叶基丙酮、棕榈酸及其甲酯。

此外还有鞣酸、罗布麻甲素等。

药理作用

1. 抗病毒、增强免疫功能作用

临床试验发现，罗布麻叶水溶醇不溶物与其所含水溶性成分可显著减轻免疫抑制剂环磷酰胺对小鼠脾脏的萎缩作用；另有临床观察结果表明，坚持饮用罗布麻茶，免疫球蛋白含量多有不同程度上升[2,3]。

2. 对心血管系统作用

罗布麻根可增强心肌收缩力，减慢心率，使心电图 P-P 间期延长，T 波变平坦乃至倒置等，而且它还能够略增加冠状动脉血流量和心肌耗氧量[4,5]。

3. 对血小板解聚作用

试验表明，大花罗布麻叶提取物，在体外或体内给药对用凝血酶或 ADP 诱导的大鼠及人体血小板的聚集性均有抑制作用，且药物浓度与抑制效果呈正相关[6]。

4. 抗氧化作用

罗布麻叶中的活性成分金丝桃苷具有抑制脂质过氧化作用；罗布麻叶水提物及其成分具有抑制低密度脂蛋白氧化的作用，其中氯原酸抑制作用最强；罗布麻叶中各成分也能明显延后共轭二烯的形成时间，表明其对自由基的形成也有抑制作用；罗布麻叶提取物可加速衰老小鼠谷胱甘肽减少并趋于正常，肝脏中超氧化物歧化酶等以及肾脏中 SOD 活性明显升高，MDA 含量具有下降趋势，表明罗布麻叶提取物具有增强机体抗氧化的能力[7-9]。

5. 降血脂作用

对以腹腔注射75%的蛋黄乳液方式建立的小鼠急性高血脂模型运用复方钩藤片治疗并观察其降血脂作用，实验证明复方钩藤片可明显降低高血脂小鼠血清中胆固醇和甘油三酯水平[10]。以高脂血症模型大鼠研究罗布麻茶降血脂功效发现，受试样品组大鼠血清胆固醇、甘油三酯、高密度脂蛋白胆固醇含量均低于高脂对照组，差异非常显著[11]。

6. 神经保护作用

罗布麻叶含有的槲皮素-3-O-槐糖苷和黄酮富集物能够减轻 MPTP 型帕金森病小鼠模型的多巴胺能神经元损伤，并能提升其运动能力，提高纹状体中多巴胺含量，减轻黑质神经的损伤，增加酪氨酸羟化酶阳性细胞表达数量从而实现对帕金森病小鼠的多巴胺能神经元保护作用[12]。

7. 脑组织损伤保护作用

临床实验发现，罗布麻叶中黄酮类成分具有抑制一氧化氮合酶（NOS）活性的作用，说明罗布麻叶中的黄酮类成分具有潜在地保护脑组织损伤的作用[13]。

用法用量 6~12 g。

临床应用

高血压：临床实践发现，以复方罗布麻和硝苯地平配合治疗原发性高血压效果良好[14,15]。另以罗布麻叶、葛根、山楂、杜仲等制成片剂，对收缩压和舒张压的下降均有一定作用[16]。

常用制剂

复方罗布麻片：用于高血压病。

不良反应

不宜过量和长期服用，孕妇慎用。

❖ 参考文献

［1］ 国家药典委员会．中华人民共和国药典（一部）［S］．北京：化学工业出版社，2010：224.

［2］ 杭秉茜．罗布麻叶成分肌醇对环磷酰胺毒性的影响［J］．中国药科大学学报，1988，19（4）：263-263.

［3］ 刘力夫．罗布麻茶对免疫功能和血小板解聚的临床观察［J］．中药通报，1987，12（9）：54-55.

［4］ 钱学射，朱凤鹃，张卫明，等．罗布麻红麻根的药理作用研究进展［J］．中国野生植物资源，2005，24（5）：1.

［5］ 邵以德，李常春，张昌绍．罗布麻根强心作用的初步研究［J］．药学学报，1962，9（7）：413.

［6］ 顾振纶，钱曾年，王兆钺．大花罗布麻叶的药理学研究对血小板聚集性的影响［J］．中成药，1989，11（11）：28-30.

［7］ SANDEI N，MICHIKO M，CHISAKO C，et al. Flavonoid contentin Apocynum and Poacnum leaves and lipid-peroidation-inhibiting effect of flavonoids［J］. NatMed，1994，48（4）：322.

［8］ KIM D W，YOKOZAWA T，HATTORI M，et al. Inhibitory effects of anaqueous extract of Apocynum venetum leaves and its constituents on Cu^{2+}-induced oxidative modification of low density lipoprotein［J］. PhytotherRes，2000，14（7）：501.

［9］ 翁小刚．罗布麻对加速衰老小鼠抗氧化防御能力降低的改善作用［J］．国外医学中医中药分册，2002，24（3）：178.

［10］ 徐惠波，史艳宇，纪凤兰，等．复方钩藤片降压、降脂作用的实验研究［J］．中国中医药科技，2008，15（3）：182-183.

［11］ 韩彦彬，杨俊峰，赵鹏，等．罗布麻茶对高脂血症模型大鼠降血脂作用的实验研究［J］．中国卫生检验杂志，2009，19（9）：2154-2156.

［12］ 马成，马龙．大花罗布麻对MPTP型小鼠的多巴胺能神经保护作用研究［J］．中国药理学通报，2010，26（3）：397-400.

［13］ 韩利文，郑新元，赵亮，等．罗布麻叶不同成分群对一氧化氮合酶的抑制活性研究［J］．中国医院药学杂志，2009，29（1）：14-16.

［14］ 黄健华，谭华芬．成本-效果分析在3种原发性高血压治疗方案中的应用［J］．现代食品与药品杂志，2006，16（3）：85-87.

［15］ 许瑛．复方罗布麻片联合硝苯地平治疗原发性高血压77例疗效观察［J］．实用心脑肺血管病杂志，2010，18（10）：1479-1480.

[16] 高峰，张琨，宋昕恬，等．罗布麻对高血压人群辅助降血压功能的试验研究 [J]．职业与健康，2010，26（23）：2766－2767．

麻 黄

来 源 为麻黄科植物草麻黄、中麻黄或木贼麻黄的干燥草质茎。

炮制加工 秋季采割绿色的草质茎，晒干[1]。

性味归经 辛、微苦，温。归肺、膀胱经。

功效主治 发汗散寒，宣肺平喘，利水消肿。用于风寒感冒，胸闷喘咳，风水浮肿。蜜麻黄润肺止咳。多用于表证已解，气喘咳嗽。

化学成分

1. 生物碱类

左旋麻黄碱、右旋伪麻黄碱、左旋去甲基麻黄碱、右旋去甲基伪麻黄碱、左旋甲基麻黄碱、右旋甲基伪麻黄碱、麻黄噁烷、2，3，4-三甲基苯噁唑烷、3，4-二甲基苯噁唑烷、苄甲胺、麻黄噁唑酮等。

2. 黄酮类

芹菜素、小麦黄素、山奈酚、芹菜素-5-鼠李糖苷、草棉黄素、无色飞燕草素、3-甲氧基草棉黄素、山奈酚鼠李糖苷、芦丁、白天竺葵苷、白花色苷、无色矢车菊素、槲皮素、4′，5，7-三甲基羟基-8-甲氧基黄酮醇-3-O-β-D-葡萄糖苷、3-O-β-D-吡喃葡萄糖基-5，9，4′-三羟基-8-甲氧基黄酮、5，7，4′-三羟基黄酮、三甲基羟基黄酮醇、5，7，4′-三羟基黄酮-5-鼠李糖苷等。

3. 有机酸类

对羟基苯甲酸、香草酸、肉桂酸、对-香豆酸、原儿茶酸等。

4. 挥发油类

α，4-三甲基-3-环乙烯-甲醇、β-松油醇、左旋-α-松油醇、2，3，5，6，-四甲基吡嗪、l-α-萜品烯醇、β-萜品烯醇、萜品烯醇-4、月桂烯、二氢葛缕醇等。

此外还有鞣质、黄酮苷、糊精、淀粉等。

药理作用

1. 抗病毒作用

研究发现，麻黄附子细辛汤能提高老龄小鼠低下的抗体产生能力，在流感病毒感染初期激活机体防御系统[2]。另外，麻黄附子细辛汤对肝炎病毒也有一定作用，能促进 IgM 抗体生成[3]。麻黄附子细辛汤抗病毒活性研究分别采集麻黄、细辛单味药材及复方挥发油，制备水提液大孔树脂柱不同洗脱部位进行体外抗病毒实验。实验结果发现大孔树脂柱 50% 和 70% 乙醇洗脱物对呼吸道合胞病毒（RSV）的抑毒指数为 4，对流感病毒 A 型（FluA）的抑毒指数为 2～4，具有较低的抑毒活性；提取物对于 HSV 效果显著，30%、50%、70%、95% 乙醇洗脱物对 HSV 的抑毒指数分别为 16、16、32、32。本论文通过指纹图谱特征峰信息与指标成分相结合，优化麻黄附子细辛汤的提取工艺；通过抗病毒体外实验，初步筛选了麻黄附子细辛汤抗病毒活性部位，为中药抗病毒活性复方的研发提供了实验依据[4]。朱欣等对 Hela 细胞进行 RSV 病毒感染，利用麻黄水提液进行抗病毒试验，其半数中毒浓度（CC_{50}）目测法为 12.58 mg/mL，MTT 法结果为 12.21 mg/mL，麻黄水提液对 RSV 的半数有效剂量（EC_{50}）为 3.74 mg/mL，选择系数（SI）为 3.26，麻黄水提液对 RSV 吸附到 Hela 细胞的过程和穿入细胞膜的过程均有明显的抑制作用（$P < 0.01$）；麻黄水提液对 RSV 还有直接抑制作用（$P < 0.05$）；5.00 mg/mL、4.00 mg/mL、3.20 mg/mL、2.56 mg/mL 麻黄水提液 4 个剂量组在 RSV 感染后 8 小时内给药均能抑制 RSV（$P < 0.05$）；各浓度间，相同浓度不同时间给药对病毒的抑制均有差异（$P < 0.05$），时间和浓度两个因素之间存在交互作用。浓度越高，用药时间越早，抑制 RSV 的作用越大；浓度越低，用药时间越晚，对 RSV 的抑制作用越小。其所得结论有：①5.00 mg/mL 麻黄水提液能阻止 RSV 对细胞的吸附，也能抑制 RSV 对细胞膜的穿透；②麻黄水提液 2.5 mg/mL 对 RSV 有直接抑制作用；③麻黄水提液 5.00 mg/mL、4.00 mg/mL、3.20 mg/mL、2.56 mg/mL 4 个剂量组在感染 8 小时内给药均能抑制 RSV，而且对 RSV 的抑制作用有明显的量效、时相关系。麻黄水提液在体外具有明显的抑制 RSV 作用[5]。

2. 镇咳作用

实验发现，麻黄附子细辛汤能够促进 Th2 细胞的凋亡，并抑制 Th2 型细胞因子的分泌，进而恢复 Th1/Th2 平衡来发挥抑制哮喘发病的作用[6]。

3. 免疫功能作用

用麻黄制剂治疗纯系昆明种小鼠实验性自身免疫性甲状腺炎发现，其可明显提高外周血 T 淋巴细胞数；研究麻黄不同提取物对细胞免疫的抑制作用，发现所分离的成分能减轻二硝基氯苯所致的小鼠耳郭肿胀，使胸腺萎缩，调整二硝基氯苯所致的血液中 CD4/CD8 的失调等，证实麻黄对小鼠的细胞免疫有抑制作用[7]。

4. 抗氧化作用

采用热水提取法从麻黄中提取水溶性多糖，处理提纯后采用邻苯二酚氧化法，结果表明麻黄多糖可清除氧自由基，具有抗氧化作用[8]。

5. 改善糖尿病症状

麻黄含有的活性成分对糖尿病小鼠高血糖有抑制作用，其能促进由链脲佐菌素而致的变性胰岛的再生，使胰岛内 B 细胞增加，推测麻黄及其活性成分通过促进变性的胰岛再生使胰岛素分泌增加，从而改善了糖尿病的各种症状[9]。

用法用量 ▶ 2~10 g。

临床应用

1. 风寒表实感冒

麻黄附子细辛汤加减对预防感冒等外感病有明显效果[10,11]。

2. 呼吸系统疾病

麻黄附子细辛汤加味对哮喘、咳嗽变异性哮喘、痰饮咳喘、慢性喘息性支气管炎等均有较好疗效[12-14]。

3. 小儿咳喘、肺炎

加减射干麻黄汤包括炙麻黄、当归、陈皮、茯苓、射干等，具有解痉、镇咳、祛痰的作用，能使支气管舒张、气道通畅，从而达到治疗儿童哮喘的作用[15]。

4. 皮肤病、荨麻疹

以麻黄、杏仁、干姜皮、陈皮等组成麻黄方为基本方，灵活配伍，加减玄参、射干、白豆蔻、苍术、黄芪等可治疗多种类型荨麻疹，如寒湿型、风寒型、风热型、胃肠湿热型、气血亏虚型等均有良好效果[16]。

5. 哮喘咳嗽

以浓氨水诱发小鼠咳嗽及丙烯醛诱发豚鼠咳嗽为模型，观察复方麻黄胶囊的治疗作用，证实复方麻黄胶囊灌胃给药对两种模型均有明显的镇咳作用，并具有良好的平喘作用[17]。另有研究发现，厚朴麻黄汤能改善哮喘患者的肺通气功能，缓解临床症状[18]。

6. 过敏性鼻炎

运用加味麻黄细辛附子汤配合按摩和清洁鼻腔，治疗过敏性鼻炎疗效确切，安全性高[19,20]。

常用制剂

1. 肺炎合剂

用于小儿支气管肺炎。

2. 千柏鼻炎片

清热解毒，活血祛风，宣肺通窍。用于风热犯肺，内郁化火，凝滞气血所致的伤风鼻塞，时轻时重，鼻痒气热，流涕黄稠，或持续鼻塞，嗅觉迟钝，急、慢性鼻炎，鼻窦炎。

不良反应

该品发汗力较强，故表虚自汗及阴虚盗汗，肾不纳气之虚喘均应慎用。本品能兴奋中枢神经，多汗、失眠患者慎用。

◈ 参考文献

[1] 国家药典委员会. 中华人民共和国药典（一部）[S]. 北京：化学工业出版社，

2010：224.

[2] 柽坤．麻黄附子细辛汤对50岁以上男性排尿的影响 [J]．国外医学．中医中药分册，2002，24（3）：165－166.

[3] 怡悦．麻黄附子细辛汤组成生药对小鼠初级免疫应答的作用 [J]．国外医学．中医中药分册，2002，24（4）：225－226.

[4] 王小平．麻黄附子细辛汤抗病毒活性部位及其血清指纹图谱研究 [D]．山东中医药大学，2010.

[5] 朱欣．麻黄水提液体外抗RSV实验研究 [D]．中南大学，2008.

[6] 魏梅，宋煜勋，梁仁．麻黄附子细辛汤对Th1、Th2型细胞因子和淋巴细胞凋亡的影响 [J]．广东药学院学报，2005，21（6）：727－729.

[7] 陈荣明，朱耕新，许芝银．麻黄中不同提取物对细胞免疫的影响 [J]．南京中医药大学学报（自然科学版），2001，17（4）：234.

[8] 张连茹，邹国林，杨天鸣，等．麻黄水溶性多糖的提取及其清除氧自由基作用的研究 [J]．氨基酸和生物资源，2000，22（3）：24－26.

[9] 修丽梅，丁宗铁，三蒲亮，等．麻黄的各种成分对糖尿病改善的研究 [J]．中国中医基础医学杂志，2011，（10）：251－252.

[10] 郑淑伶．麻黄附子细辛汤加减预防感冒8例 [J]．中国民间疗法，2005，13（6）：39.

[11] 焦彦超．麻黄附子细辛汤加味治疗外感发热50例临床观察 [J]．中医药学报，2005，33（2）：27.

[12] 朱晓红．麻黄附子细辛汤加味治疗小儿咳嗽变异性哮喘 [J]．四川中医，2003，21（8）：68.

[13] 葛蓓芬．麻黄附子细辛汤临证举隅 [J]．浙江中医杂志，2003，38（9）：408.

[14] 孙庆．麻黄附子细辛汤新用 [J]．新中医，2004，36（5）：64.

[15] 朱富华，姚桂芳，冯玉章．加减射干麻黄汤治疗儿童哮喘32例及峰速值疗效观察 [J]．陕西中医，2002，23（6）：487－488.

[16] 黄巧智．加味麻黄方治疗荨麻疹31例 [J]．河北中医，2003，25（10）：741－742.

[17] 钟恒亮，卢素琳，王化文，等．复方麻黄胶囊的药理研究 [J]．中成药，2002，24（10）：780－782.

[18] 李建军，庞志勇．厚朴麻黄汤治疗支气管哮喘126例 [J]．中医研究，2007，20（10）：42－43.

[19] 陆彦春，刘兴明，段进成．加味麻黄细辛附子汤为主治疗过敏性鼻炎40例 [J]．四川中医，2011，29（7）：115.

[20] 沙志静．加味麻黄附子细辛汤治疗过敏性鼻炎100例疗效分析 [J]．中医中药，2012，（6）：185－186.

≫≫ 马 鞭 草 ≪≪

来源 始载于《名医别录》，又名凤颈草、紫顶龙芽、狼牙草等，为马鞭草科植物马鞭草的干燥地上部分。

炮制加工 6~8月花开时采割，除去杂质，晒干[1]。

性味归经 苦、凉。归肝、脾经。有小毒。

功效主治 活血散瘀、清热解毒、截疟杀虫、利水消肿、退黄、祛风等功效，用于癥瘕积聚、痛经经闭、疟疾、喉痹、水肿、黄疸等症的治疗。

化学成分

1. 黄酮类

木犀草素、山奈酚、槲皮素、芹菜素和4′-羟基汉黄芩素等。

2. 有机酸和甾醇类

熊果酸、3α，2，4-二羟基齐墩果酸、十六酸、乌索酸、β-谷甾醇。

3. 苷类和脂肪酸酯类

马鞭草苷、戟叶马鞭草苷、5-二氢马鞭草苷、桃叶珊瑚苷、异毛蕊花苷、阿克替苷、十六酸甲酯、十六酸乙酯等。

4. 挥发油类

乙酸、芳樟醇、反-石竹烯、反-β-金合欢烯、葎草烯、α-姜黄烯、十五烷、γ-芹子烯、β-没药烯、β-杜松烯等。

此外还有蒿黄素、β-胡萝卜素等。

药理作用

1. 抗病毒作用

（1）抗流感病毒作用：研究发现，马鞭草水提液对甲型流感病毒和Ⅰ型副流感病毒具有一定的抗病毒作用[2]。

（2）抗乙肝病毒作用：马鞭草具有清热解毒、活血化瘀的作用，在运用其治疗急慢性乙型肝炎中具有良好效果，且在改善肝功能，以及 HBsAg、HBeAg、HBV-DNA 转阴方面也取得了明显疗效[3,4]。

2. 抗炎、抑菌作用

马鞭草对由二甲苯导致的小鼠耳郭肿胀、角叉菜胶引起的大鼠足跖肿胀等常规抗炎模型具有明显的抑制作用[5]。实验发现，马鞭草对大肠杆菌、鸡沙门菌、粪肠球菌、金黄色葡萄球菌、变形杆菌等5种不同种类的动物病原细菌具有不同程度的抑制作用，说明马鞭草对细菌具有广泛的抑制作用[6,7]。

3. 抗癌、抑瘤作用

由马鞭草提取的单体4′-甲醚-黄芩素对人绒毛膜癌 JAR 细胞的增殖有明显的抑制作用，机制可能与其阻滞细胞生长、抑制 Survivin 抗凋亡活性，激活 p38 mAPK信号通路和 Caspase3 活化有关[8,9]。

4. 抗早孕作用[10,11]

5. 镇咳作用[12]

用法用量 5 ~ 10 g。

临床应用

1. 病毒性流感

（1）感冒：用马鞭草、青蒿、羌活等煎水服用，每天一剂，分两次服[13]。

（2）发热：以马鞭草配合柴胡、黄芩、荆芥、贯众、青蒿、虎杖等加水煎成 500 mL，每日分 2 次温服[14]。

2. 白喉

以鲜马鞭草全草 200 g 水煎，并加用维生素 B_1、维生素 C，每日三次[15]。

3. 支原体肺炎

马鞭草配伍黄芩、鱼腥草、柴胡、板蓝根等组成具有很强杀菌、抗病毒作用的马鞭草汤，水煎服，每天一剂，小儿酌减，疗程短且无不良反应，尤对小儿疗效佳[16]。

4. 口腔溃疡

临床应用马鞭草单味煎液治疗牙龈肿痛及口腔黏膜溃疡简单方便，效果显著且无不良反应[17]。

5. 血尿

以白花蛇舌草、马鞭草、旱莲草、益母草等制备四草饮，诸药合用能保护肾阴，清化湿热，从而实现治愈血尿的目的[18]。

6. 痢疾、肠炎

用地锦草和马鞭草全草制煎剂，每日 2 次，口服，对细菌性痢疾及肠炎全部有效，并均在 5 天内治愈，疗效高、疗程短、毒副作用小[19]。

7. 水疝

鲜马鞭草洗净捣烂，用棉纤沾药汁涂于患处，疗效良好[20]。

8. 传染性肝炎

以党参、板蓝根、马鞭草、鳖甲、女贞子、茵陈等组方，每日水煎分两次口服，配合西药拉米夫定可短时间抑制乙肝病毒复制，并加快肝功能恢复[21]。

常用制剂

血尿停：清热利湿，凉血止血。用于急、慢性肾盂肾炎血尿，肾小球肾炎血尿，泌尿结石或肾挫伤引起的血尿以及不明原因引起的血尿。

不良反应

马鞭草为中国植物图谱数据库收录的有毒植物，其毒性为全草有小毒，偶见服后有恶心、头昏、头痛、呕吐和腹痛等反应。孕妇禁服。

❖ 参考文献

[1] 国家药典委员会. 中华人民共和国药典（一部）[S]. 北京：化学工业出版社，2010：224.

[2] 马振亚. 中药抗病毒抗菌作用研究 [J]. 北京，中国医药科技出版社，2005，26-27.

[3] 李彦卿. 马鞭草治疗病毒性乙型肝炎 [J]. 中医杂志，2001，42（7）：392.

[4] 邓家刚，周小雷. 马鞭草化学成分和药理作用研究进展 [J]. 广西中医药，2005，28（2）：1.

[5] 王振富. 马鞭草抗炎作用的实验研究 [J]. 中国民族民间医药，2009，（18）：8-9.

[6] 刘卫今，刘胜贵，江洋珍. 2种植物提取物对5种病原细菌的抑制作用研究 [J]. 怀化学院学报，2007，26（2）：79-81.

[7] 杨再昌，杨小生，王伯初，等. 从中药筛选金黄色葡萄球菌耐抗菌素抑制剂 [J]. 天然产物研究与开发，2005，17（6）：700-703.

[8] 冯播，徐昌芬. 马鞭草C部位单体4′-甲醚-黄芩素对人绒毛膜癌细胞增殖的抑制作用 [J]. 中国肿瘤生物治疗杂志，2008，15（5）：444-450.

[9] 王家俊，罗莉，张立平，等. 马鞭草C部位对人绒癌JAR细胞HCG分泌的影响和作用机制 [J]. 中国药科大学学报，2004，35（6）：569-572.

[10] 欧宁，王海琦，袁红宇，等. 马鞭草抗早孕作用的动物实验研究 [J]. 中国药科大学学报.1999，30（3）：209-211.

[11] 徐昌芬，卢小东，焦中秀，等. 马鞭草抗早孕作用机理的初步研究 [J]. 南京医科大学学报，1998，18（5）：402-406.

[12] 蓝正宇. 马鞭草善治病毒性疱疹 [J]. 中医杂志，2001，42（6）：329.

[13] 江苏新医学院编. 中药大辞典. 上册 [M]. 上海：上海科学技术出版社，1977，304-305.

[14] 潘文昭. 八味退热汤发烧不用慌 [J]. 家庭医药，2003，（4）：22-23.

[15] 何明汉. 马鞭草煎剂治疗白喉30例 [J]. 陕西中医，1990，11（7）：305.

[16] 周中山. 马鞭草汤治疗支原体肺炎临床观察 [J]. 湖南中医学院学报，2001，21（1）：51.

[17] 卢小东，徐昌芬，郭仁强. 马鞭草对滋养层细胞功能及超微结构的影响 [J]. 镇江医学院学报，1998，8（2）：1521.

[18] 黄荣璋. 四草饮治疗血尿65例 [C]. 第三届中医方证基础研究与临床应用学术研讨会论文集：229.

[19] 李友良，宁静. 地马合剂治疗急性细菌性痢疾及肠炎的临床疗效观察 [J]. 药学进展，2003，27（5）：300-303.

[20] 陈元. 马鞭草外用治疗水疝 [J]. 中国民族民间医药杂志，2003（1）：57.

[21] 刘统峰. 参虎调肝汤合拉米夫定治疗慢性乙型肝炎70例疗效观察 [J]. 新中医，2004，36（1）：40-41.

▶▶ 木芙蓉叶 ◀◀

来源 始载于《本草纲目》，又名芙蓉花叶、地芙蓉叶、木莲叶，为锦葵科木槿属植物木芙蓉的叶。

炮制加工 鲜用或晒干备用[1]。

性味归经 淡、微辛，平，无毒。归肺、肝经。

功效主治 清热解毒，消肿排脓，凉血止血。主治痈肿疮疖，烫伤，目赤肿痛，蛇伤等。

化学成分

1. 黄酮苷类

芸香苷、槲皮苷、异槲皮苷、金丝桃苷、绣线菊苷、花色苷、山奈酚-3-O-β-芸香糖苷、山奈酚-3-O-β-刺槐双糖苷等。

2. 挥发油类

棕榈酸、（E，E）-2，4-癸二烯醛、邻苯二甲酸二丁酯、4-羟基-4-甲基-4H-萘-1-酮、（R）-5，6，7，7a-四氢化-4，4，7a-三甲基-2（4H）-苯并呋喃酮、（E，E）-6，10，14-三甲、5，9，13-十五三烯-2-酮、苯乙醛、植醇、6，10，14-三甲基-2-十五烷酮等。

3. 有机酸

大黄素、壬二酸、辛二酸、锦葵酸、苹婆酸、二氢苹婆酸、月桂酸、二十四烷酸、反丁烯二酸、水杨酸等。

4. 豆甾类

β-谷甾醇、胡萝卜苷等。

此外还有酚类、鞣质、还原糖等。

药理作用

1. 抗病毒作用

张丽等以小鼠鼻腔滴入呼吸道合胞病毒（RSV）感染小鼠肺组织为模型，经灌胃给药，以肺指数及存活天数为评价指标，观察木芙蓉叶分离体内抗病毒作用。通过各溶剂提取物的体外抗病毒实验表明：水溶液的体外抗呼吸道合胞病毒治疗指数最大，其治疗指数（TI）为 11.63[2]。孙运峰通过实验证明木芙蓉叶总黄酮的水提取物及水煎剂对呼吸道合胞病毒具有一定的抑制作用，水提取物的 EC_{50} 为 1：8.94，TI > 8.94，水煎剂的 EC_{50} 为 1：9.00，TI > 9.00[3]。

2. 抗炎镇痛作用

（1）抗非特异性炎症作用：木芙蓉叶中的有效成分 MFR-C 具有抗非特异性炎症功能，对鹿角菜及蛋清所致的大鼠足肿胀、乙酸引起的小鼠腹腔毛细血管通透性增强均具有明显抑制作用[4]。

（2）抗血栓性浅静脉炎：研究发现，以木芙蓉叶、当归等制芙蓉膏，配合尿激酶 20 万 IU 溶于生理盐水溶栓，对腹壁血栓性浅静脉炎、下肢大隐静脉炎、合并静脉曲张等多种血栓性浅静脉炎具有较好效果[5]。

3. 抑菌作用，体外抗 HBV 作用

对绿脓杆菌、大肠杆菌、金黄色葡萄球菌、白色念珠菌、淋球菌等常见致病菌有强抑制作用[6,7]。木芙蓉叶提取液可抑制细胞表达 HBsAg、HBeAg[8]。

4. 对肾缺血再灌注损伤的保护作用

木芙蓉叶有效成分（MFR）对大鼠肾缺血再灌注损伤模型有显著的保护作用[9]。

用法用量 外用适量，鲜品捣烂敷患处；干品研末油调或熬膏。

临床应用

1. 治腮腺炎

（1）木芙蓉叶 10 g，仙人掌 10 g（去刺），捣烂成糊状，取无菌纱布 1 块，将药糊摊于纱布上，敷于肿胀处，胶布固定，每日换药 1 次[10]。

（2）将木芙蓉叶、生大黄、赤小豆适量，粉碎成细粉，用基质制成膏剂，根据腮腺肿大范围的大小，均匀涂抹一层，盖上纱布，胶布固定，每日换药 1 次[11]。

2. 治蛇咬伤

木芙蓉叶适量，捣烂如泥，加盐少许，外敷患处[12]。

3. 治急性乳腺炎

摘取新鲜木芙蓉叶 50 ~ 150 g，捣烂，茶油调和外敷病侧乳房上，每日 2 ~ 3 次，长时间保留。

4. 治疗疮痈肿毒，水火烫伤

取木芙蓉叶或花研末，用蜜或麻油调敷。

5. 治吐血、子宫出血、火眼

取木芙蓉花 9 ~ 30 g，水煎服。

6. 治肺结核久咳

取木芙蓉花 90 g、木芙蓉叶 180 g、鸡蛋 1 个、蜂蜜 30 g。将芙蓉花叶烘干、研细末，每服 6 g，开水送服，日服 2 次。另用鸡蛋 1 个去壳，加蜜糖调匀，每日清晨米汤或沸水冲服。

7. 治献血后穿刺部位血肿

将木芙蓉叶浓煎成膏状，取 500 g，加冰片 3 g 调匀，纱布包好，外敷于患处，固定，每半日或 1 日换药 1 次[1]。

常用制剂

1. 德莫林

用于体表各类皮肤创面（如烫伤、烧伤、擦伤、挫伤、切割伤、糖尿病溃疡、褥疮等）的治疗，以促进创面的快速愈合。

2. 芙蓉抗流感片

清肺凉血，散热解毒。用于流行性感冒。

3. 复方芙蓉泡腾栓

清热燥湿，杀虫止痒。用于湿热型阴痒包括滴虫性、霉菌性阴道炎。

不良反应

木芙蓉叶无毒副作用。

❖ 参考文献

[1] 龚一天. 木芙蓉的临床应用体会 [J], 中国民族民间医药杂志, 2007, (87): 228 - 229.

[2] 张丽. 木芙蓉叶抗呼吸道合胞病毒的药效物质基础的研究 [D]. 山东中医药大学, 2013.

[3] 孙运峰. 木芙蓉叶总黄酮的提取纯化及其药效学的研究 [D]. 山东中医药大学, 2011.

[4] 付文彧, 罗仕华, 符诗聪, 等. 木芙蓉叶有效组分抗非特异性炎症的实验研究 [J]. 中国骨伤, 2003, 16 (8): 474 - 476.

[5] 赵玲玲. 中西医结合治疗血栓性浅静脉炎 58 例 [J]. 中国中西医结合外科杂志, 2006, 12 (5): 494 - 495.

[6] 明平云, 宋鑫. 复方芙蓉泡腾栓治疗阴道炎患者 244 例疗效分析. 淮海医药, 2003, 21 (4): 339.

[7] 邹凤云. 复方芙蓉泡腾栓治疗宫颈糜烂 72 例 [J]. 现代中医药, 2008, 28 (5): 25 - 26.

[8] 陈文吟, 李锐, 叶木荣, 等. 肝毒清方单味药水提物的体外抗 HBV 作用 [J]. 中药材, 1999, 22 (9): 463.

[9] FU S C, LUO S H, ZHANG F H, et al. Protection of the effective fraction of Hibiscus Mutabilis L. against injury of renali schemic reperfusion in rats [J]. 中国临床康复, 2005, 9 (6): 250 - 251.

[10] 王和平, 徐国江, 谭玉波. 流行性腮腺炎的治疗及护理, 家庭科技, 2000, (3): 30.

[11] 李辛夷, 中药外敷治疗流行性腮腺炎 66 例疗效观察 [J]. 云南中医中药杂志, 2006, 27 (3): 18.

[12] 王廷兆. 解毒排脓木芙蓉 [J]. 家庭中医药, 2011, (12): 50.

▶▶ 千 里 光 ◀◀

来 源 始载于《本草拾遗》。千里光，又名九里明、九里光、黄花母、九龙光、九岭光。是一种中草药（干燥的全草），生于山坡、疏林下、林边、路旁、沟边草丛中。产于江苏、浙江、广西、四川。

炮制加工 夏、秋季枝叶茂盛、花将开放时采割，晒干[1]。

性味归经 性寒，味苦。归肺、肝、大肠经。

功效主治 清热解毒，明目，止痒。用于风热感冒、目赤肿痛、泄泻痢疾、皮肤湿疹、疮疖。

化学成分

全草含大量的毛茛黄素、菊黄质，及少量的β-胡萝卜素。还含千里光宁碱，千里光菲灵碱及氢酯，对–羟基苯乙酸，香草酸，水杨酸，焦黏酸。此外还含挥发油，黄酮苷，鞣质等成分；花中含类胡萝卜素。

药理作用

1. 抗病毒作用

李丽静等[2]检测了返魂草对流感病毒感染的 MDCK 细胞中病毒的神经氨酸酶活性及对流感病毒繁殖的影响，并观察了药物对新城鸡瘟病毒诱生人全血细胞干扰素的影响。结果返魂草提取物及其有效成分绿原酸、咖啡酸在浓度为 0.2，2，20，200 和 2 000 μg/mL 时对感染流感病毒的细胞中病毒的神经氨酸酶活性有抑制作用，对新城鸡瘟病毒诱生人全血细胞干扰素有促进作用。此外，吴斌等[4]发现返魂草提取物体外试验研究结果表明，其具有明显抑制甲型流感病毒的作用，具有抗呼吸道合胞病毒、腺病毒的作用。商明秀等[5]通过动物体内实验观察返魂草提取物的解热作用发现，返魂草提取物各剂量组对内毒素致家兔体温升高、啤酒酵母致大鼠发热均有显著的抑制作用。

2. 抗菌作用

千里光有广谱抗菌作用，对金黄色葡萄球菌、伤寒杆菌、甲型副伤寒杆菌、乙型副伤寒杆菌、志贺痢疾杆菌、鲍氏不动杆菌、宋内痢疾杆菌均有较强的抑制作用[6,7]。

3. 抗螺旋体作用

体外实验表明：千里光煎剂（50%）对黄疸出血型钩端螺旋体有很强的抑制作用，浓度为 1∶800～1∶1 600 时即能抑制钩端螺旋体的生长[8]。各种提取物都有不同程度的体外抗螺旋体作用，其中以醚提取液效果较好。

4. 生物碱有抗癌作用[9]

5. 对肝脏有毒性[10]

用法用量 15～30 g，水煎服。

临床应用

1. 治疗各种炎症性疾病临床上一般用水煎浸膏片（每片重 0.35 g），每次 3 片，日服 4 次，小儿酌减。其中对上呼吸道感染、急性扁桃体炎、大叶性肺炎、急性菌痢、急性肠炎、急性阑尾炎及丹毒等疗效较为突出[7]。服用过程中仅个别患者有恶心、食欲减退及大便次数增多等现象[11]。

2. 黄疸性肝炎，胆囊炎。

3. 治疗各种眼科疾患应用 50% 千里光眼药水，每 2~4 小时滴 1 次，疗效显著。

4. 用于感染性炎症：千里光片，每日 4 次，每次 3 片。

5. 治疗滴虫性阴道炎[12]。

6. 治疗皮肤瘙痒、皮肤过敏，水煎洗。

常用制剂

1. 千里光片

清热解毒，抗菌消炎，杀虫明目。用于细菌性痢疾、肠炎、急性阑尾炎、上呼吸道感染及一般炎症性疾病。

2. 50% 千里光眼药水

千里光滴眼液对眼结膜炎、沙眼有明显的疗效，总有效率达 78%。

不良反应

千里光含有不饱和吡咯里西啶类生物碱，会对肝脏造成严重损害，并且是强致癌物质，也有肾毒性，因此不能长期服用。

❖ 参考文献

[1] 田代华. 实用中药辞典 [M]. 北京：人民卫生出版社，2002. 1279.

[2] 李丽静，王继彦，王本祥，等. 返魂草提取物及其有效成分抗病毒机制的研究 [J]. 陕西中医学院学报，2004，27（06）：65-66.

[3] 吴斌，吴立军. 千里光属植物的化学成分研究进展 [J]. 中国中药杂志，2003（02）：6-9.

[4] 商明秀，陈秀兰，尚士光，等. 返魂草提取物解热的药效学研究 [J]. 中国医药导刊，2007，9（06）：508-510.

[5] 中医大辞典编辑委员会编. 中药大辞典. 重要分册. 北京：人民卫生出版社，1980. 36.

[6] 浙江省千里光协作组. 千里光抗菌作用的实验研究和临床疗效观察 [J]. 中华医学杂志，1973，（10）：628.

[7] 杨秀东，冯乾坤，李婷婷，等. 麻叶千里光化学成分及药理作用研究 [J]. 长春中医药大学学报，2006，22（03）：70-71.

[8] 陈录新，李宁，张勉，等. 千里光的研究进展 [J]. 海峡药学，2006，18（04）：13-16.

[9] HONG J H, LESS I S. Cyto protective effect of Artemisia fractions on oxidative stress-induced apoptosis in V79 cells [J]. Biofactors, 2009, 35 (4): 380-388.

[10] 张文平，刘志春，张文书，等. 千里光对金黄色葡萄球菌和大肠埃希菌生物合成的影响

[J]. 广东医学，2009，30（11）：1634－1635.

[11] 张文平，陈惠群，张文书，等. 千里光总黄酮的抗炎作用研究 [J]. 时珍国医国药，2008，19（03）：605－607.

[12] 张静，叶彬，武卫华，等. 千里光提取物体外抗阴道毛滴虫的效果观察 [J]. 热带医学杂志，2011，11（02）：173－174.

◆ 秦 皮 ◆

来　源　始载于《神农本草经》。木犀科植物苦枥白蜡树、白蜡树、尖叶白蜡树或宿柱白蜡树的干燥枝皮或干皮。

炮制加工　除去杂质，洗净，润透，切丝，晒干。

性味归经　苦，寒。归肝、胆、大肠经。

功效主治　清热解毒，燥湿止痢，清肝明目。用于热毒泻痢，带下阴痒，肝热目赤肿痛，目生翳障。

化学成分

含马栗树皮苷，马栗树皮素，秦皮苷，东莨菪素，秦皮素，丁香苷，宿柱白蜡苷等。

药理作用

1. 抗病毒作用

本品煎剂可抑制单纯性疱疹病毒[1]。

2. 抗炎、抗菌作用[2]

3. 镇咳、祛痰和平喘作用[2]

腹腔注射秦皮乙素悬浊液和马栗树皮苷水溶液，对氨水喷雾引咳的小鼠有明显的镇咳作用；秦皮乙素和马栗树皮苷还有明显的祛痰作用。实验证明：秦皮乙素对豚鼠有明显的平喘作用；对豚鼠离体气管有松弛气管平滑肌及对抗组胺的作用。

4. 对尿量和尿酸排泄的影响

大鼠、家兔酚红排泄试验表明：马栗树皮苷和马栗树皮素均有促进尿酸排泄的作用，该作用可能是兴奋了交感神经系统以及对肾脏的直接作用，即抑制了肾小管对尿酸的重吸收。

5. 抗衰老作用

《本草纲目》根据其具有镇静安定、活血化瘀、止咳平喘、祛风寒、治湿痹等药理作用，对防治某些老年病有所裨益[3]。

用法用量　内服，煎汤，4.5～9 g；或入丸剂；外用适量煎水洗。

临床应用

1. 治疗细菌性痢疾

2. 治疗慢性气管炎

3. 湿热泻痢、带下

4. 肝热目赤肿痛、目生翳膜等

常用制剂

1. 八味秦皮丸

接骨，消炎，止痛。用于骨折，骨髓炎。

2. 秦皮接骨胶囊

活血散瘀，疗伤接骨，止痛。用于跌打，筋骨扭伤，瘀血肿痛。

不良反应

秦皮中含七叶素等，过量的秦皮总苷能麻痹呼吸中枢。中毒后出现恶心、呕吐、惊厥、昏迷、呼吸麻痹而死。

✿ 参考文献

［1］王育良，陆绵绵. 中药抗单纯疱疹病毒的实验研究［J］. 中国中医眼科杂志，1995，5（02）：78-82.

［2］骆和生，罗鼎辉. 免疫中药学［M］. 北京：北京医科大学，中国协和医科大学联合出版社，1998，206-208.

［3］陈可冀，李春生. 新编抗衰老中药学［M］. 北京：人民卫生出版社，1998，511-512.

❯❯ 青 蒿 ❮❮

来　源　始载于《神农本草经》。为菊科植物青蒿的干燥地上部分。

炮制加工　拣去杂质，除去残根，水淋使润，切段，晒干[1]。

性味归经　苦，辛，寒。归肝、胆、三焦、肾经。

功效主治　清透虚热，凉血除蒸，解暑，截疟[2]。用于暑邪发热，阴虚发热，夜热早凉，骨蒸劳热，疟疾寒热，湿热黄疸。

1. 解暑

可治外感暑热，发热烦渴。

2. 截疟

主治疟疾引起的寒热往来。

3. 凉血，退虚热

善治阴虚发热，骨蒸痨热，以及温热病后期，热入阴分，夜热早凉者。

化学成分

青蒿素、青蒿素 G、青蒿甲素、青蒿乙素、青蒿丙素、青蒿丁素、青蒿戊素、表脱氧青蒿乙素、青蒿醇、青蒿酸甲酯、青蒿酸、6，7-脱氢青蒿酸、环氧青蒿酸。亦含挥发性成分，如莰烯、β-莰烯、异蒿酮、左旋樟脑、β-丁香烯、β-蒎烯以及 α-蒎烯、蒿酮、樟脑、月桂烯、柠檬烯、γ-松油烯、α-松油醇、反式丁香烯、反式-β-金合欢烯、异戊酸龙脑酯、γ-荜澄茄烯、δ-荜澄茄烯、α-榄香烯、β-榄香烯、γ-榄香烯、γ-衣兰油烯、顺式香芹醇、乙酸龙脑酯、β-香树脂乙酸酯、山柰黄素、槲皮黄素、黄色黄素、藤菊黄素、槲皮黄素-3-芸香苷、黄色黄素-7-O-葡萄糖苷、山柰黄素-3-O-葡萄糖苷、槲皮黄素-3-O-葡萄糖苷、藤菊黄素-3-O-葡萄糖苷、6-甲氧基山柰黄素-3-O-葡萄糖苷、猫眼草酚、泽兰黄素、柽柳黄素、蓟黄素、万寿菊苷-3-甲醚、鼠李黄素、泻鼠李黄素等。

药理作用

1. 抗疟作用

通过产生自由基，对恶性疟原虫红内期的生物膜产生严重破坏作用，或与原虫蛋白结合[3]，使之死亡。

2. 抗病毒作用[4]

青蒿素有抗流感病毒作用。含谷甾醇、豆甾醇也均有抗病毒作用[5]。戴荣娟等[6]利用 JFH1 感染的 Huh7.5.1、OR6 细胞模型，探索青蒿琥酯对丙肝病毒复制的影响，并与利巴韦林、干扰素抗 HCV 效果进行比较。实验结果如下：①青蒿琥酯抑制 JFH1 细胞中 HCV-RNA 复制。第一周青蒿琥酯使 HCV-RNA 下降 1 ~ $2\log_{10}$ IU/mL；第二周青蒿琥酯使 HCV-RNA 下降 2 ~ 3 个 $\log_{10}$ IU/mL；而 RBV 10 μg/mL 组 2 周共下降 1 $\log_{10}$ IU/mL，IFN-a2b 500 U/mL 组第一周下降 4 $\log_{10}$ IU/mL，第二周下降至 0。②青蒿琥酯降低 OR6 细胞中海肾荧光素酶活性。将 blank 组荧光活性定为 1，其他组与其校准，各组荧光活性分别为 A 12.5 μmol/L：0.159 ± 0.02；A 25 μmol/L：0.084 ± 0.00；而 RBV 10 μg/mL：0.776 ± 0.01；IFN-a2b 500U/mL：0.014 ± 0.00；A 12.5 μmol/L + IFN-a2b 500 U/mL：0.001 ± 0.00。与 blank 组比较差异具有统计学意义（$P < 0.05$）。③青蒿琥酯降低 OR6 细胞中 NS5A 蛋白的表达。各组 NS5A/β-actin 相对灰度比值如下。blank：1.084 ± 0.074；A 12.5 μmol/L：0.377 ± 0.01；A 25 μmol/L：0.316 ± 0.01；RBV 10 μg/mL：0.922 ± 0.10；IFN-a2b 500 U/mL：0.180 ± 0.00；A 12.5 μmol/L + IFN-a2b 500 U/mL：0.124 ± 0.01。各实验组与 blank 组比较差异具有统计学意义（$P < 0.05$）。④青蒿琥酯上调 HCV5′UTR 的活性。各组相对荧光值如下。blank：7.510 ± 0.098；A 12.5 μmol/L，28.979 ± 1.595；A 25 μmol/L：49.249 ± 1.502；Λ 37.5 umol/L：60.877 ± 1.572；RBV 10 μg/mL：7.335 ± 0.095；IFNa2b 500 U/mL：2.035 ±0.025。利巴韦林组与 blank 组比较差异不具有统计学意义（$P > 0.05$），其余各实验组与 blank 组比较差异具有统计学意义（$P < 0.05$）。实验得出的结论是：青蒿琥酯抑制 HCV 的复制，抑制 NS5A 蛋白的表达，具有抗 HCV 的作用，此作用呈时间和剂量依赖性。其抗 HCV 效果优于利巴韦林，弱于干扰素；且与干扰素具有协同抗 HCV 的作用。青蒿琥酯抑制 HCV 复制不是通过影响 5′UTR 活性实现的，可能存在其他机制。

3. 抗病原微生物的作用

青蒿水煎剂对表皮葡萄球菌、卡他球菌、炭疽杆菌、白喉杆菌有较强的抑制作用，对金黄色葡萄球菌、绿脓杆菌、痢疾杆菌、结核杆菌等也有一定的抑菌作用[7]。青蒿挥发油对所有皮肤癣菌有抑菌（0.25%）和杀菌（1%）作用。青蒿酯钠对金黄色葡萄球菌、福氏痢疾杆菌、大肠杆菌、卡他球菌、甲型和乙型副伤寒杆菌等均有一定程度的抗菌作用；对铁锈色小孢子癣菌、絮状表皮癣菌也有抑制作用。

4. 解热、镇痛作用

青蒿注射液对百白破三联疫苗致热的家兔有明显的解热作用。青蒿、金银花组方制备的青银注射液，对伤寒、副伤寒甲乙三联菌苗致热的家兔，其退热作用较单味青蒿注射液显著[9]。

5. 对心血管系统的作用

青蒿素对离体兔心灌注，有减慢心率、抑制心肌收缩力、降低冠脉流量以及抗衰老作用。

6. 保护肺组织作用

青蒿素及其衍生物可能通过降低脓毒症大鼠肺组织局部的内毒素（LPS）水平，抑制和减少了肿瘤坏死因子（TNF-α）、白细胞介素-6（IL-6）等促炎细胞因子的表达和释放，进而减轻肺组织的损伤。

7. 增强免疫功能的作用[4]

对特异性细胞免疫有增强作用，对非特异性免疫有抑制作用。

8. 其他作用

二氢青蒿素对杜氏利什曼原虫有显著抑制作用并呈剂量相关性。青蒿提取物还可杀灭阴道毛滴虫和溶组织阿米巴滋养体[10]。

用法用量 内服，煎汤，6~15 g，治疟疾可用 20~40 g，不宜久煎；或入丸剂；外用适量煎水洗。鲜品用量加倍，水浸绞汁饮；或入丸、散。外用：适量，研末调敷；或鲜品捣敷；或煎水洗。

临床应用

1. 治疗登革热

用本品观察治疗登革热数例，成人每剂用青蒿 25~30 g，加水煎煮，煮沸时间不得超过 3 分钟，连续服 5、6 日，结果全部治愈[11]。

2. 治疗急性黄疸型肝炎

青蒿、龙胆草各 30 g，水煎服，每日 1 剂，平均疗程 31 天，治愈率高。

常用制剂

1. 青蒿琥酯片

50 mL 注射用青蒿琥酯：60 mg。本品作用机制同青蒿素，首先作用于疟原虫的食物胞膜等，从而阻断了营养摄取，使疟原虫损失大量胞浆而死亡。适用于脑型疟及各种危重疟疾的抢救。

2. 双氢青蒿素哌喹片

适用于各种疟疾，尤其是多重抗药性恶性疟。

3. 复方青蒿安乃近片

用于发热、鼻塞、咽喉肿痛、咳嗽、四肢酸痛及流行性感冒引起的症状。

4. 复方青蒿喷雾剂

具有凉血、止痛、活血化瘀、生肌等功效，能有效治疗炎性外痔、血栓性外痔、内痔脱出者及顽固性痔疮。

不良反应

1. 少数患者出现轻度恶心、呕吐、腹泻。

2. 个别患者可出现一过性转氨酶升高及轻度皮疹。

3. 肌肉注射部位较浅时可致局部疼痛与硬结。

4. 过量可出现红细胞减少、外周网织红细胞消失、心肌损伤与肾上皮细胞肿胀。

5. 有胚胎毒性，孕妇慎用。

✧ 参考文献

[1] 国家药典委员会. 中华人民共和国药典（一部）[S]. 北京：化学工业出版社，2010：224.

[2] 田代华. 实用中药辞典 [M]. 北京：人民卫生出版社，2002.1279.

[3] 胡水银，刘俊，汪斌，等. 青蒿琥酯对人群预防日本血吸虫感染的效果 [J]. 中国寄生虫学与寄生虫病杂志，2000，18（2）：113－118.

[4] 骆和生，罗鼎辉. 免疫中药学 [M]. 北京：北京医科大学，中国协和医科大学联合出版社，1998.206－208.

[5] 周邦靖. 常用中药的抗菌作用及测定方法 [M]. 重庆：科学技术文献出版社重庆分社，1987.170.

[6] 戴容娟. 青蒿琥酯抑制丙型肝炎病毒复制的实验研究 [D]. 中南大学，2014.

[7] 陈明. 黄花油抗致病真菌的实验研究 [J]. 重庆：中华皮肤科杂志，1988，21（2）；75.

［8］程秀荀，陈丽红，李玉强．应用中药青蒿治疗附红细胞体病［J］．养殖技术顾问，2007（11）：90．

［9］翟自立，肖树华．青蒿素类抗疟疾药的作用机制［J］．中国寄生虫学与寄生虫病杂志，2001，19（3）：182－185．

［10］HONG J H, LESS I S. Cyto protective effect of Artemisiacapillarisethylacetate fraction on oxidative stress and antioxidant enzyme in high-fat diet induced obese mice［J］. Chen Biol Interact, 2009, 179（2－3）：88－93.

［11］HONG J H, LESS I S. Cyto protective effect of Artemisia fractions on oxidative stress-induced apoptosis in V79 cells［J］. Biofactors, 2009, 35（4）：380－388.

▶▶ 三 七 ◀◀

来　源　三七出自《本草纲目》。释名山漆、金不换。古时亦称昭参、血参、人参三七、田三七、三七参。

炮制加工　一般于立秋前后采收。选3～7年以上的三七，挖取的块根，洗净泥土，剪去茎秆，日晒或火烘约六成干时，将支根、须根分别剪下，并进行反复揉搓或放入转筒滚动，使其互相摩擦，再晒或烘，反复多次，使其光滑圆整。剪下的芦头为"剪口"，支根为"筋条"；须根为"绒根"。夏、秋时采收，充实饱满，品质较佳，称为"春七"，冬天采收，体轻、松泡，质量较差，称为"冬七"。再按大小质地各分若干等级。

性味归经　味甘、微苦，性温。归肝、胃、心、肺、大肠经。

功效主治　止血，散血，定痛。跌扑瘀肿，胸痹绞痛，癥瘕，血瘀经闭，痛经，产后瘀阴腹痛，疮痈肿痛。

化学成分

1. 挥发性成分

三七根的挥发油中含有 γ-依兰油烯，莎草烯，α-榄香烯，γ-杜松烯，δ-杜松烯，α-古云烯，α-愈创木烯，α-古巴烯，β-荜澄茄烯，丁香烯，α-雪松烯，花侧柏烯，β-榄香烯，γ-槐香烯，α-依兰油烯，β-愈创木烯，2,6-二丁基-4-甲基苯酚，棕榈酸甲酯，棕榈酸乙酯，十七碳二烯酸甲酯，十八碳二烯酸甲酯，十八碳二烯酸乙酯，邻苯二甲酸丁酯。

2. 皂苷成分

三七中含有多种与人参皂苷类似的成分，为主要有效成分。从根中分离鉴定了12种单体皂苷，分别为人参皂苷 Rb1、Rd、Re、Rg1、Rg2、Rh1，七叶胆苷，三七皂苷 R1、R2、R3、R4、R6。

3. 从三七中分离出止血活血成分，命名为三七素，为人体必需的氨基酸。结构为 β-p-N-乙二酸酰基-L-α-β-二氨基丙酸。

4. 其他成分

三七中还含有槲皮素以及以槲皮素为苷元的黄酮苷，此苷糖部分为本糖、葡萄糖和葡萄糖醛酸；β-谷甾醇，豆甾醇和胡萝卜苷；蔗糖；三七多糖 A。另外，三七还含 16 种氨基酸，有 7 种为人体必需氨基酸，总氨基酸的平均含量为 7.73%；多种无机元素如钙、铁、铜、钴、铬、钼、锰、镁、镍、锌等。

药理作用

1. 抗病毒作用

通过观察三七对鸡胚培养的新城病毒的影响，表明其有一定的抗病毒作用[1]。衣同辉在体外实验中发现三七总黄酮既能直接阻断病毒入侵细胞的过程，又能抑制病变细胞内病毒的繁殖，对大鼠乳鼠心肌细胞起到保护作用。衣同辉在体内实验中发现三七总黄酮可以诱导干扰素水平上升，减少病变细胞心肌酶释放并抑制病毒的增殖。病理切片表明三七总黄酮可以使心肌坏死、心肌间质水肿和炎细胞浸润等症状明显改善[2]。

2. 止血

三七有"止血神药"之称，能散瘀血，止血而不留瘀，对出血兼有瘀滞者更为适宜。三七具有较强的止血作用，对不同动物，不同给药途径，不同制剂，均显示明显止血作用。麻醉大鼠灌胃三七粉后，颈动脉血体外凝血时间和凝血酶原时间缩短。如事先结扎门静脉，则止血作用消失，推测三七口服后，必须经肝脏代谢才能产生止血作用。三七注射液给家兔静脉注射，可缩短凝血时间、凝血酶原时间和凝血酶时间，同时增加血小板数，提高血小板的黏附性。三七注射液腹腔注射，或三七溶液灌胃，均能使小鼠出血时间和凝血时间缩短。三七止血活性成分为三七氨酸。利用尾静脉切断法测定出血时间，三七氨酸溶液给小鼠腹腔注射，能使出血时间缩短，并可增加血小板数。用高分子右旋糖酐与凝血活酶联合给家兔静脉注射，可引起家兔肺间质及肺泡内不同程度出血，同时又有小血管及毛细血管内小血栓形成，造成出血与瘀血并存的病理模型。该模型动物用三七注射液治疗后，肺出血显著减轻，血栓也显著减少，与三七止血而不留瘀的中药理论极其相符。

3. 对心血管系统的作用[3]

三七散瘀，消肿定痛，三七总皂苷及其他活性成分对心血管系统具有广泛的药理活性。三七总皂苷给麻醉猫或大鼠静脉注射，可使左心室内压最大上升速率显著降低，达峰值所用时间显著延长，心率减慢，外周血管总阻力及血压显著下降，但心输出量、心脏指数、心搏指数不下降或有增加。

4. 保肝

三七具有抗肝损伤作用。三七总皂苷可显著降低 CCl_4 肝损伤小鼠血清 ALT 活性。甲醇提取物对 CCl_4、半乳糖胺引起的大鼠肝损伤，能显著降低大鼠血清中

AST 及乳酸脱氢酶（LDH）活性，使肝细胞变性坏死减轻[4]。三七也具有抗肝纤维化作用，对二甲基亚硝胺中毒大鼠肝损伤，以三七粉治疗 4 周，使肝细胞变性坏死减轻，肝细胞间胶原纤维减少。对 CCl_4 中毒肝纤维化大鼠，在给 CCl_4 造模的同时，口服三七粉进行防治 9 周，可减轻肝脏脂肪变性、炎症细胞浸润、肝细胞变性坏死，减少成纤维细胞和胶原的增生，三七具有一定的利胆作用，三七注射液对 a-异硫氰酸萘酯引起的家兔肝内阻塞性黄疸具有显著降低血清胆红素，促进胆汁分泌作用[5]。三七促进肝脏蛋白质合成[6]，增加 3H-TdR 对受损肝脏 DNA 的渗入速率，增加 3H-亮氨酸对肝脏蛋白质的渗入速率。

5. 镇痛

三七为治疗跌打损伤的常用药，有确切的镇痛作用。对小鼠扭体法、热板法及大鼠光辐射甩尾法等多种疼痛模型有镇痛作用。镇痛有效成分为人参二醇皂苷。

6. 滋补、强壮作用

三七总皂苷有固本强壮的作用，三七可升高血浆白蛋白，促进骨髓造血干细胞的生长，显著提高巨噬细胞。

7. 抗肿瘤的作用

目前研究三七具有多种抗肿瘤活性，包括：抑制肿瘤细胞生长、逆转化疗耐药、抗转移等[7,8]。

8. 改善记忆的作用

已知三七中含有六种具有药理活性的皂苷[9]，主要为 Rbl 和 Rgl。三七总皂苷可使大鼠脑血流量增加，改善能量代谢，提高神经细胞的耐缺氧能力，能防止缺血后 NO 和 NOS 活性的升高。单体 Rbl 具有钙通道阻滞作用，对记忆获得和记忆再现有易化作用，Rgl 无钙通道阻滞作用，但可改善记忆全过程。因此，三七皂苷可能是一种具有较好前景的促进学习记忆能力的药物[10]。

用法用量 煎汤，3~9 g；研末，1~3 g；或入丸、散。外用：适量，磨汁涂；或研末调敷。

临床应用

1. 胆结石、慢性胆囊炎

2. 慢性活动性肝炎[12]

3. 肾炎

4. 咯血

5. 寻常疣

6. 血痢、下血、妇人血崩

7. 跌打损伤，瘀血肿痛

8. 心胃疼痛

常用制剂

1. 三七片

用于外伤出血，跌扑肿痛。

2. 三七总皂苷注射液

临床主要用于治疗脑动脉粥样硬化、冠心病、高血压、脑栓塞等常见血管性疾病，临床使用较广泛。

不良反应

大剂量三七粉（35 g）出现毒热上攻、肺失肃降证中毒反应[11]。三七片经母乳排泄引起大疱表皮松解型药疹。三七粉引起过敏、药疹。

❖ 参考文献

［1］奉建芬．三七药理研究进展．福建中医药，1991，22（5）：45.

［2］衣同辉．三七总黄酮对病毒性心肌炎的治疗作用及其机制研究［D］．吉林大学，2006.

［3］尚西亮，傅化群，刘佳，等．三七总皂苷对人肝癌细胞的抑制作用［J］．中国临床康复，2006，10（23）：121.

［4］侯家玉，中药药理学［M］．北京：中国中医药出版社，2002.8

［5］钟邱，全冰，高翔，等．丹参与三七对四氯化碳致大鼠急性肝损伤的保护作用［J］．右江医学，2004，32（4）：306－308.

［6］鲁力，叶启发，张毅，等．三七总皂苷对大鼠肝移植缺血再灌注损伤的保护作用［J］．中国现代医学杂志，2005，15（1）：50－52.

［7］吴映雅，谭字慧，钟富有，等．三七总皂苷丹参注射液苦参碱对大鼠肝癌细胞CBRH-791生长的抑制作用［J］．辽宁中医杂志，2005，32（10）：1010.

［8］李晓红，董做人，郝红玲，等．三七皂苷对NB4细胞促凝活性及诱导分化的影响［J］．中国中西医结合杂志，2004，24（1）：63.

［9］肖幸丰．淫羊藿苷伍用三七总皂苷改善B-AP侧脑室注射致大鼠AD模型学习记忆研究［D］．浙江大学，2005.08.

［10］姜银杰．健脑益寿胶囊对衰老模型小鼠学习记忆能力及老化相关酶的影响［D］．黑龙江中医药大学，2005.05.

［11］夏蕾．乱服中成药也有会不良反应［N］．家庭医生报，2008.

［12］HONG J H，LESS I S. Cyto protective effect of Artemisia fractions on oxidative stress-induced apoptosis in V79 cells［J］．Biofactors，2009，35（4）：380－388.

➤ 桑寄生 ◄

来源 始载于《雷公炮制论》。桑寄生为桑寄生科常绿小灌木植物桑寄生或槲寄生的带叶茎枝。

炮制加工

1. 鲜货除去杂质，洗净，切成 1 cm 短段，筛去灰屑；干货除去杂质，用清水洗润，沥干使软，切成 1 cm 顶头片，干燥，筛去灰屑。

2. 酒桑寄生

取净桑寄生片或段，用酒喷洒拌匀，闷透，置锅内用文火加热炒至表面深黄色。每桑寄生 100 kg，用酒 10 kg。

性味归经 苦、甘，性平。入肝、肾经。

功效主治 补肝肾，强筋骨，祛风湿，安胎。主腰膝酸痛，筋骨痿弱，肢体偏枯，风湿痹痛，头晕目眩，胎动不安，崩漏下血。用于风湿痹痛，腰膝酸软，筋骨无力，崩漏经多，妊娠漏血，胎动不安。

化学成分

槲寄生茎、叶含齐墩果酸，β-香树脂醇，内消旋肌醇，黄酮类化合物，尚分离出蛇麻脂醇、β-谷甾醇和黄酮苷。桑寄生带叶茎枝含槲皮素及扁蓄苷[1]。

药理作用

1. 抗病毒作用[2]

本品 10% 煎剂或浸剂在体外对骨髓灰质炎病毒和其他肠道病毒有明显抑制作用。

2. 降压作用[3]

该品的水浸出液、乙醇-水浸出液、30% 乙醇浸出液，均有降低麻醉动物血压的作用。

3. 镇静作用

小鼠腹腔注射毛叶桑寄生酊剂 2 g/kg 能抑制由咖啡因所引起的运动性兴奋，并延长中枢兴奋药戊四氮所引起的小鼠死亡时间[4]。

4. 利尿作用

桑寄生有较显著的利尿作用，有效成分是扁蓄苷，即广寄生苷。给麻醉犬静脉注射扁蓄苷 0.5 mg/kg 可引起利尿，剂量增加则作用更显著。在慢性大鼠实验中，无论口服或注射，均有显著利尿作用。其利尿作用强度虽不及氨茶碱，但其毒性仅为氨茶碱的 1/4，因此治疗幅度大。

5. 对心血管的作用

在正常搏动和颤动的离体豚鼠心脏标本上，桑寄生（冲剂）均有舒张冠状血管、增加冠脉流量的作用，并能对抗脑垂体后叶素。

6. 降脂，抗过氧化脂质[3,4]

7. 防颤作用

8. 抗衰老作用[5,6]

用法用量 9～15 g，水煎服。

临床应用

1. 治疗冠心病心绞痛

用桑寄生冲剂，开水冲服，每次 0.5 ~ 1 包，每日 2 次。疗程最短者 4 周，最长 5 个月，平均 6 周。

2. 治疗心律失常

用桑寄生注射液肌肉注射，每次 2 ~ 4 mL，每日 2 次；或静脉注射 12 mL，或静脉滴注 18 mL，每日 1 次，14 日为一疗程。

3. 治小儿背强，难以俯仰

桑寄生 100 g，白术、当归各 150 g，鳖甲 500 g。用滚汤泡洗净，用水一斗，入砂锅内，慢火熬如饴，加炼蜜 100 g，收之。每日不拘时用，米汤调服数茶匙。

4. 治疗高血压

用桑寄生 60 g，决明子 50 g，煎水至 150 mL，早晚各服 75 mL，每日 1 剂，30 日为一疗程。治疗期间不用西药，忌食动物脂肪、猪内脏、猪头、猪脚，多食蔬菜，每日步行万步。

5. 治漏气

生桑寄生捣汁一盏，服之。

6. 柿寄生治疗精神分裂症

取干柿寄生茎 2 份、叶 1 份，加水浸煮 2 次，合并煎液过滤，浓缩成 50 mL 煎剂供口服；或用干柿寄生茎 2 份、叶 1 份，加工制成注射液，供肌肉注射。煎剂和注射液 1 次给药量相当于生药 0.5 ~ 1.5 g/kg 体重。有关治疗步骤、药物显效时间、疗程及疗程间隙时间、药物剂量的掌握等，均与马桑相同[7]。

7. 治疗冻伤

取桑寄生 500 g，加蒸馏水 5 L，煮沸 3 分钟，过滤，滤液用文火熬制成膏。一度冻伤用桑寄生膏 2.5 g，加入蒸馏水 35 mL，酒精 8 mL，白陶土 4.5 g，混合后涂敷患处；二、三度冻伤用桑寄生膏 3 g，加入甘油 10 g，单软膏 35 g，锌氧粉 2 g，调匀敷于局部。药物配制时须按处方顺序购买[8]。

8. 治妊娠遍身虚肿

桑寄生 50 g，桑根白皮（锉炒）1.5 g，木香 25 g，紫苏茎叶 50 g，大腹皮 3 g。上五味细锉如麻豆大，拌匀，每服 15 g 水一盏煎至七分，去滓温服。

常用制剂

1. 桑寄生冲剂
2. 桑寄生注射液

不良反应

桑寄生无固定寄主，寄主有毒，寄生也往往有一定毒性。口服后可有头痛、目眩、胃肠不适、食欲不振、腹胀、口干等，中毒后可出现惊厥、呼吸麻痹等。

❖ 参考文献

[1] 王俊，王国基，颜辉，等．槲寄生的化学成分及药理作用研究进展［J］．时珍国医国药，2005，16（04）：300－303.

[2] 肖义军，陈元仲，陈炳华，等．不同寄主红花桑寄生总黄酮提取物抗白血病细胞株 HL-60 的研究［J］．中国中药杂志，2008，33（04）：427－432.

[3] 唐蕊．用一种新的流动注射化学发光法测定桑寄生清除·OH 的能力［A］．中国化学会、国家自然科学基金委、中国科学院研究生院应用化学研究所．中国化学会第十三届有机分析与生物分析学术会议论文集［C］．中国化学会、国家自然科学基金委、中国科学院研究生院应用化学研究所，2005：1.

[4] 董政起．中药麦冬和桑寄生 HPLC 指纹图谱的系统性研究［D］．延边大学，2007.

[5] 刘丽娟．复方桑寄生、钩藤汤（颗粒）降压药理作用研究［D］．广州中医药大学，2006.

[6] 龚祝南．中国产桑寄生科植物一些属和种的分类问题及新分类群［A］．中国植物学会．第六届全国系统与进化植物学青年学术研讨会论文摘要集［C］．中国植物学会，2000：1.

[7] 胡晓颖．桑寄生科蜡叶标本叶 SEM 样品的制备［A］．中国电子显微镜学会．第三届全国扫描电子显微学会议论文集［C］．中国电子显微镜学会，2003：2.

[8] 田代华．实用中药辞典［M］．北京：人民卫生出版社，2002.1279.

⫸ 山 豆 根 ⫷

来源 始载于《开宝本草》。山豆根为双子叶植物纲豆科越南槐的干燥根及根茎。

炮制加工 拣净杂质，粗细分档，用水浸泡，捞出，润透后切片，晒干。或除去残茎及杂质，浸泡，洗净，润透，切厚片，晒干。

性味归经 苦，寒，有毒。归肺、胃经。

功效主治 清热解毒，消肿利咽。用于火毒蕴结，咽喉肿痛，齿龈肿痛。

化学成分

生物碱以苦参碱、氧化苦参碱为主，并含 N-甲基金雀花碱和安那吉碱；两种二氢黄酮衍生物：广豆根素，环广豆根素；两种查耳酮衍生物：广豆根酮，环广豆根酮[1]；二氢异黄酮衍生物：紫檀素，1-三叶豆紫檀苷，1-高丽槐素。

药理作用

1. 抗病毒作用

体外实验表明，本品水煎剂具有抑制柯萨奇 B5 病毒的功能[2,3]。潘其明对山豆根中苦参碱型生物碱 1~17 进行了抗病毒活性测试，结果表明新化合物对柯萨奇病毒 B3（CVB3）具有显著的抑制作用（$IC_{50} = 26.62$ μm），比阳性对照利巴韦林的抑制活性强 45 倍；抗流感病毒活性测试的初步构效关系表明，在羰基邻位引入双键能增强苦参碱型生物碱的抗 H3N2 活性[4]。丁佩兰对山豆根抗病毒活性进行了试验：对实验中分离得到的生物碱类成分进行抗乙肝病毒活性筛选，结果表明苦参碱、氧化苦参碱、槐花醇、槐果碱、氧化槐果碱、莱蔓碱、9α-羟基苦参碱、13，14-去氢槐定碱、12α-羟基槐果碱和金雀花碱在 0.2 μmol/mL 时，臭豆碱在 0.4 μmol/mL 时对 HBsAg 的抑制率高于阳性对照拉米夫定（1.0 μmol/mL 时抑制率为 29.6%），其中槐果碱、莱蔓碱和 13，14-去氢槐定碱抑制作用较明显，在 0.2 μmol/mL 时抑制率均大于 50%。槐果碱在 0.2 μmol/mL 时对 HBeAg 亦有一定的抑制作用，抑制率为 34.6%，和拉米夫定相当（1.0 μmol/mL 时抑制率为 35.4%）。槐果碱、氧化槐果碱、莱蔓碱和 13，14-去氢槐定碱对 HBsAg 和 HBeAg 的抑制率，均较目前临床用于治疗乙肝疾病的药物苦参碱和氧化苦参碱的相应抑制率高，值得深入研究[5]。

2. 抗病原微生物作用

实验表明：山豆根对金黄色葡萄球菌、絮状表皮癣菌和白色念珠菌有抑制作用，对结核杆菌有高效抗菌作用[6]。苦参碱溶液对乙型链球菌、痢疾杆菌、变形杆菌、大肠杆菌、金黄色葡萄球菌及绿脓杆菌均有较强的抑制作用。氧化苦参碱对痢疾杆菌、大肠杆菌、乙型链球菌、金黄色葡萄球菌有抑制作用。

3. 抗肿瘤作用

山豆根对恶性肿瘤有显著效果。不良反应小，安全，且不使白细胞减少，试验动物一般状态良好。山豆根提取物、苦参碱、氧化苦参碱对移植 S180 小鼠有延缓死亡的效果，对接种实体瘤或腹水瘤的大鼠亦能延缓死亡。对白血病的血细胞增长有抑制作用[5]。灌服广豆根浸剂 60 g/kg/d，共 16~21 天，对于接种的子宫颈癌（U14）有明显的抑制作用。对肉瘤 180 的抑制率也达到 25% 以上。从广豆根中分离出来的苦参碱，对小鼠艾氏腹水癌无论局部试验或整体动物试验都有效，氧化苦参碱则无效；但二者对小鼠 S180 都有效。山豆根中所含的紫檀素类、槐树素对 S180 也有抑制作用，一般右旋异构体比左旋者活性强，苷的活性比苷元强。山豆根（未鉴定品种）对急性淋巴细胞型白血病和急性粒细胞型白血病患者白细胞的脱氢酶均有抑制作用，对前者的呼吸有轻度抑制作用。

4. 对中枢神经系统的作用

山豆根中所含生物碱对中枢神经系统有明显的抑制作用。苦参碱、氧化苦参碱、槐果碱等均有镇痛及降低体温的作用。

5. 对呼吸系统的作用

山豆根中所含生物碱有兴奋呼吸作用。臭豆碱、金雀花碱能反射性兴奋呼吸，其作用类似烟碱。

6. 对免疫功能的作用

实验证明：山豆根对网状内皮系统有兴奋作用，能使吞噬细胞增多[8]。

7. 抗炎作用

苦参碱、氧化苦参碱、槐果碱均有显著的抗炎作用。

8. 保肝作用[9]

山豆根对四氯化碳所致家兔和小鼠的急性肝损伤、D-氨基半乳糖所致小鼠肝损伤均有保肝降酶作用，本品注射液还有对抗乙肝病毒活性的作用。

9. 抗溃疡作用

10. 对白细胞的影响

苦参碱、氧化苦参碱对经 X 线照射引起的家兔白细胞下降有明显的治疗作用。

用法用量 3～6 g，水煎服。

临床应用

1. 治疗疮癣、狗咬伤、蛇咬伤、毒虫咬伤；山豆根研成细粉，水调外敷。

2. 慢性活动性肝炎。山豆根注射液肌肉注射。

3. 治疗宫颈糜烂。

4. 将山豆根研成细粉，高压消毒。先以 1∶1 000 新洁尔灭消毒宫颈，后用棉球蘸山豆根粉涂宫颈糜烂处，1～3 天一次，10 次为一疗程。

5. 治疗钩端螺旋体病。

6. 取山豆根 15 g，大青叶 100 g，生甘草 15 g，加 4 倍量的水浸渍半天，煎两次，滤液合并，一日四次分服。

7. 治疗肿瘤。

8. 牙龈肿痛。

常用制剂

山豆根注射液（肝炎灵注射液）：用于治疗急、慢性肝炎，证明对慢性活动性肝炎疗效显著，疗程以 2 个月较为适宜。

不良反应

1. 现代药理研究表明

山豆根主要含生物碱及黄酮化合物，生物碱有槐果碱、苦参碱、氧化苦参碱等多种生物碱，黄酮类包括柔枝槐酮、柔枝怀素等。山豆根中毒患者较多见，尤其是超量服用者。

2. 山豆根的肝毒性作用

山豆根可使肝脏中 TNF-α 水平升高，并使肝组织 ICAM-1 的表达增强，通过炎症反应加重肝细胞的损伤，最后导致肝损伤。

❖ 参考文献

［1］隆金桥. 广西山豆根化学成分的研究［A］. 中国化学会、国家自然科学基金委员会. 中国化学会第八届天然有机化学学术研讨会论文集［C］. 中国化学会、国家自然科学基金委员会，2010：1.

［2］于起福，孙非. 四种中草药水煎剂抗柯萨奇 B5 病毒的细胞学说实验研究. 吉林中医药，1995，17（1）：35.

［3］兰艳素，杨瑞云，李远，等. 山豆根的化学成分和药理活性研究进展［J］. 滁州学院学报，2010，12（02）：48－51.

［4］潘其明. 山豆根化学成分及生物活性的研究［D］. 广西师范大学，2016.

［5］丁佩兰. 山豆根和苦参化学成分的比较研究［D］. 复旦大学，2004.

［6］谭成明，房慧伶，胡庭俊. 山豆根多糖对小鼠胸腺和脾脏淋巴细胞凋亡的影响［J］. 西南农业学报，2011，24（02）：766－771.

［7］赵培荣，田爱琴，马湘玲，等. 山豆根对人食管癌细胞株（Eca-109）杀伤、抑制及脱氢酶类的影响［J］. 河南肿瘤学杂志，1998，11（02）：87－89.

［8］帅学宏. 山豆根多糖提取工艺及免疫学活性研究［D］. 甘肃农业大学，2010.

［9］肖正明，宋景贵，徐朝晖，等. 山豆根水提物对体外培养人肝癌细胞增殖及代谢的影响［J］. 山东中医药大学学报，2000，24（01）：63－65.

▶▶ 升 麻 ◀◀

来 源 始载于《神农本草经》。为毛茛科植物大三叶升麻、兴安升麻或升麻的干燥根茎。秋季采挖，除去泥沙，晒至须根干时，燎去或除去须根，晒干。

炮制加工 除去杂质，略泡，洗净，润透，切厚片，干燥。

性味归经 辛、微甘，微寒。归肺、脾、胃、大肠经。

功效主治 清热解毒，升举阳气，发表透疹。用于风热头痛，齿痛，口疮，咽喉肿痛，麻疹不透，阳毒发斑；脱肛，子宫脱垂。

化学成分

1. 三萜及其苷类

环菠萝蜜烷型三萜、升麻醇、升麻醇-3-O-β-D-木糖苷、25-O-乙酰升麻醇-3-O-β-D-木糖苷、25-O-甲基升麻醇-3-O-α-L-阿拉伯糖苷、2-O-乙酰基升麻醇-3-O-L-阿拉伯糖苷、2-O-乙酰基-25-O-乙酰升麻醇-3-O-L-阿拉伯糖苷、25-氯脱氧升麻醇-3-O-β-D-木糖苷、25-乙酰升麻醇-3-O-α-L-阿拉伯糖苷、25-脱水升麻醇-3-β-D-木糖苷等。

2. 酚酸类

升麻酸、马栗树皮素、咖啡酸甲酯、4-O-乙酰基咖啡酸、芥子酸、咖啡酸、阿魏酸、异阿魏酸、番石榴酸、2-异咖啡酸番石榴酸、2-阿魏番石榴酸、2-异阿魏番石榴酸、2-阿魏番石榴酸-1-甲酯、2-异阿魏番石榴酸-1-甲酯、富井酸、2-阿魏富井酸-1-甲酯、2-异阿魏富井酸-1-甲酯、升麻酸 A、升麻酸 B、3-乙酰基咖啡酸、咖啡酸葡糖苷等。

3. 色原酮类

升麻素、升麻素葡糖苷、北升麻瑞、北升麻宁、凯林苷等。

4. 其他成分

挥发油类如棕榈酸，含氮成分如升麻酰胺、异升麻酰胺，生物碱（如升麻碱）、蔗糖、β-谷甾醇等。

药理作用

1. 抗肿瘤作用

升麻中的三萜及其苷类有一定的抗癌活性，有良好的细胞毒作用，可以抑制多种肿瘤细胞的生长[1]，主要成分环菠萝蜜烷型四环三萜化合物对人乳腺癌细胞（MCF-7）[2]、实体瘤人肝癌细胞（HepG2）、人神经胶质瘤细胞（SF-268）、血液瘤人白血病细胞（HL-60）及耐药肿瘤人肝癌细胞耐药株（R-HepG2）[3]均有良好的抑制作用，且对正常细胞的毒性较小。酚酸类中的阿魏酸还具有一定的抗肿瘤活性作用[4]，目前的研究只限于一些消化道的癌症，作用机制可能与抗氧化和清除自由基有直接关系。

2. 抗病毒作用

升麻具有抗病毒作用，升麻中提取出的三萜皂苷成分，具有明显的抗 H9 淋巴细胞中 HIV 复制的作用，以升麻亭作用最强。升麻提取物对 T158c/S14a 毒素 K1 的分泌有抑制作用，可能与其有效成分影响核糖体移码效率有关[5]。

3. 抗炎作用

药理研究发现，升麻根茎中所含的一类酚酸性物质（如阿魏酸、异阿魏酸）具有很强的抗炎作用。可明显抑制乙酸引起的小鼠扭体反应，还可以降低流感病毒侵染小鼠支气管肺泡灌洗液中的白细胞介素-8 的水平。单穗升麻甲醇提取物之热水可溶部分，给大鼠口服可使其正常体温下降，还能抑制乙酸诱导大鼠产生的直肠溃疡。

4. 抗骨质疏松

升麻提取物在骨密度及最大载荷、破坏载荷、能量吸收极限强度和破坏强度指标上均表现出良好的骨保护效应，可以有效地拮抗去卵巢后雌激素降低引起的骨质量下降，同时还可显著提高去卵巢大鼠的骨密度和骨矿物质的含量[6]。大三叶升麻和升麻中的三萜类化合物对甲状旁腺激素（PTH）诱导的切除卵巢大鼠骨质疏松具有抑制作用，它能够有效地降低卵巢摘除造成的骨流失，改善骨骼形态[7]，显著减少骨矿物流失。

5. 类雌激素作用

雌激素替代疗法常用于治疗妇女更年期综合征和预防骨质疏松，升麻提取物可治疗妇女的更年期综合征，明显改善绝经期睡眠、情绪紊乱和潮热潮红现象。

6. 其他作用

从升麻根茎中分离出的 24 种三萜化合物能抑制植物血凝素（PHA）刺激的淋巴细胞对核苷的转运。从北升麻根茎中提取的化合物异阿魏酸，具有抗高血糖的作用，升麻能改善血脂和骨特异性碱性磷酸酶水平，且无雌激素导致的子宫内膜增厚的不良反应。此外，升麻根茎提取物还有调节内分泌作用、抗氧化作用、抗变态反应作用、抑制 5-羟基胺诱导引起的腹泻效应、抗突变等活性[8]。

用法用量 煎服，3～9 g。内服：煎汤，用于升阳，3～6 g，宜蜜炙、酒炒；用于清热解毒，可用至 15 g，宜生用；或入丸、散。外用：适量，研末调敷或煎汤含漱或淋洗。

临床应用

1. 用于麻疹透发不畅

常与葛根配合应用。本品清热解毒以治胃火亢盛的牙龈浮烂、口舌生疮及咽喉肿痛，临床常与石膏、黄连等配伍；对高热、身发斑疹以及疮疡肿痛，升麻又可配银花、连翘、赤芍、当归等同用。

2. 清热解毒

升麻主要有升举透发及清热解毒等功效，配黄连、石膏可用治胃火齿痛，配黄芩、连翘、牛蒡子、板蓝根等可用治头面丹毒。

常用制剂

1. 升麻葛根汤

解肌透疹。治伤寒，瘟疫，风热壮热，头痛，肢体痛，疮疹已发未发。

2. 补中益气汤

补中益气，升阳举陷。治气虚下陷，少气懒言，发热，自汗，渴喜温饮，久泻，久痢，子宫下垂，脱肛，清阳下陷等证。

3. 升麻汤

益气升陷，治胸中大气下陷，气促急短，呼吸困难，脉沉迟微弱。

4. 升麻丸

治喉咽闭塞，津液不通。

不良反应

应用大剂量后出现头痛、震颤、四肢强直性收缩，阴茎异常勃起；升麻碱无特殊药理作用，能使皮肤充血，乃至形成溃疡；内服则引起胃肠炎，严重时可发生呼吸困难、谵妄等。

❖ 参考文献

[1] 田泽，斯建勇，黄锋，等. 兴安升麻地上和地下部分总苷生物活性比较 [J]. 中药材，2005，28（05）：372 – 374.

[2] EINBOND L S，WEN C Y，HE K，et al. Growth inhibitory activity of extractsand compounds from Cimicifugaspecies on human breastcancer cells [J]. Phytomedicine，2008，15（6）：504 – 511.

[3] 田泽，斯建勇，王婷，等. 24-O-乙酰升麻醇-3-O-β-D-木糖苷对 HepG2 细胞的细胞毒性及其作用机制 [J]. 中国药学杂志，2007，42（07）：505 – 508 + 556.

[4] OU S Y，KWOK K C. Ferulic acid Pharmaceutical functions，Preparation and applications in foods [J]. JsciFoodAgric，2004，84（11）：1261 – 1269.

[5] 潘力，黄耀威，叶燕锐，等. 以酵母嗜杀系统为基础的抗病毒药物筛选模型的建立 [J]. 微生物学报，2007，47（03）：517 – 521.

[6] 吴德松，卿晨. 升麻药理学活性研究进展 [J]. 医学综述，2009，15（06）：918 – 920.

[7] NISSLEIN T，FREUDENSTEIN J. Effects of an isopropanolic extract of Cimicifuga racemosa on urinary crosslinks and other parameters of bone quality in a no variectomized rat model of osteoporosis [J]. Jbone Miner Metab，2003，21（6）：370 – 376.

[8] 刘勇，陈迪华，陈雪松. 升麻属植物的化学、药理与临床研究 [J]. 国外医药（植物药分册），2001，16（02）：55 – 58.

石 膏

来 源 始载于《神农本草经》。本品为硫酸盐类矿物硬石膏族石膏。

炮制加工 采挖后打碎，除去杂石及泥沙，粉碎成粗粉。

性味归经 甘、辛，大寒。归肺、胃经。

功效主治 清热泻火，除烦止渴。用于外感热病，高热烦渴，肺热喘咳，胃火亢盛，头痛，牙痛[1]。

化学成分

主含含水硫酸钙（$CaSO_4 \cdot 2H_2O$），含量不少于 95.0%，常夹杂有机物、硫化物等，并含少量镁、铁、铝、硅及微量锶、钡等元素。

药理作用

1. 解热作用

现代药理研究，生石膏可抑制发热时过度兴奋的体温中枢，有明显的解热作用。亦可抑制汗腺分泌，故在退热时并无出汗现象。清热作用与结晶水的存在、钙离子和其他一些微量元素或杂质有关[2]。对于小儿发热无论是病毒性感冒，还是热入气分的热证，单用一味生石膏治疗，退热效果良好。

2. 免疫作用

石膏主含硫酸钙及铁、锌、锰、铜等微量元素，对机体免疫功能有特效，对调节由于病变所致的微量元素代谢失常和增强机体杀菌免疫也有效果。能改善 T 淋巴细胞亚群间比例关系，调整 T 淋巴细胞的平衡，并能解除细胞免疫的抑制状态，提高细胞免疫功能。石膏的免疫作用很可能是多种元素间协同抗病的结果[3]。

3. 抗病毒作用

石膏复方中的金属离子与其共存的有机成分结合，而成为抗病毒的有效成分，即在抗病原微生物的基础上，金属离子借有机部分的脂溶性进入细胞，与核酸作用，使机体免除病毒的侵害。可见石膏的抗病毒作用可能是其所含微量元素或所含微量元素与有机成分结合后所起的作用。

4. 其他作用

生石膏可通过调控血清前列腺素 E（PGE_2）的含量来发挥良好的抗炎作用[4]。石膏所含钙离子经吸收，使血钙浓度增加，而抑制肌肉的兴奋和收缩，起到镇静和镇惊作用[5]。

用法用量 内服：煎汤，15～60 g；或入丸、散。外用：煅研或调敷。入汤剂宜打碎先煎。

临床应用

1. 上呼吸道感染

风热或风寒所致鼻塞流涕、头痛、恶风或恶寒、发热可选用银翘散加石膏治之。

2. 咳嗽痰饮

石膏用于肺热咳嗽、气喘。邪热袭肺，身发高热、咳嗽、气急鼻扇、口渴欲饮等症，可用石膏清泄肺热，佐以麻黄、杏仁等宣肺、止咳平喘之品。

3. 痉病痹症

由热甚于内，阴津被伤，筋脉失于滋养所致；凡痹者由风寒湿阴邪所致，郁久化热则为热痹，热争则发热、烦躁，伤津必口渴，可选用石膏。

4. 头痛牙痛

石膏用于胃火亢盛所致的头痛、齿痛、牙龈肿痛等症。石膏能清泄胃火，故胃火亢盛所引起的疾病，可配合知母、牛膝、生地等同用。

5. 湿疹水火烫伤

湿疹水火烫伤，溃后不敛及创口久不收口。石膏研末外用，治疗以上外科病症，有清热、收敛、生肌的作用，常与升丹、黄柏、青黛等同用。

常用制剂

1. 石膏汤

清热泻火，发汗解表。主治壮热无汗，身体沉重拘挛，鼻干口渴，烦躁不眠，神志昏愦，或时呼呻，脉滑数。

2. 玉女煎

具有清胃泻火，滋阴增液之功。临床上可用于治疗牙周炎、口腔溃疡、糖尿病等属胃火盛、肾阴虚者。

3. 大青龙汤

发汗解表，清热除烦。主治外感风寒，兼有里热，恶寒发热，身疼痛，无汗烦躁，脉浮紧。

4. 竹叶石膏汤

具有清热生津，益气和胃的功效。适用于流脑后期、中暑、糖尿病之干渴多饮等症。

不良反应

石膏用量过大，服后会出现疲倦乏力、精神不振、胃口欠佳等情况。石膏属大寒之品，易伤阳气，脾胃虚寒及血虚、阴虚发热者忌服。

❖ 参考文献

［1］国家药典委员会. 中华人民共和国药典（一部）［S］.2010 版. 北京：中国医药科技出版社，2011：87－88.

［2］孙姝. 石膏的药理作用与微量元素的探究［J］. 中国中医药现代远程教育，2009，5（7）：170.

［3］杨德群. 石膏的药理作用［J］. 中外健康文摘，2011，8（2），24－27.

［4］周永学，李敏，唐志书，等. 中药石膏及其主要成分解热抗炎作用及机制研究［J］. 陕西中医学院学报，2012，35（5）：74－76.

［5］冯永辉，汪兴军. 清热解肌话石膏［J］. 陕西中医，2006，27（2）：234.

石 蒜

来 源 始载于《图经本草》。为石蒜科石蒜属植物石蒜的干燥鳞茎。

炮制加工 春、秋季采挖野生或栽培后 2～3 年的鳞茎，洗净晒干，或切片晒干。

性味归经 辛、甘，温。有毒。

功效主治 祛痰催吐，解毒散结。用于疔疮肿毒、食物中毒、痰涎壅塞、黄疸、水肿腹水等。

化学成分

1. 生物碱

石蒜碱、石蒜胺碱、石蒜伦碱、加兰他敏、多花水仙碱、伪石蒜碱、双氢石蒜碱、雪花莲胺碱、高石蒜碱、石蒜西丁、石蒜醇、雨石蒜碱、去甲雨石蒜碱、去甲基高石蒜碱、小星蒜碱、表雪花莲胺碱、条纹碱、网球花定及一些小分子生物碱。

2. 多糖类

葡萄糖、果糖、葡萄糖－甘露糖、淀粉。

药理作用

1. 抗病毒作用

大多数石蒜科植物提取物具有对抗黄体八叠球菌、金黄色葡萄球菌及大肠杆菌的活性。石蒜碱对多种 RNA 和 DNA 病毒具有抗病毒活性。石蒜碱对日本脑炎病毒、黄热病病毒、登革热病毒等多种病毒显示出体外抑制活性；对脊髓灰质炎病毒（PV）、疱疹病毒（HSV）、柯萨奇病毒 B2、HIV-1 病毒也有抑制作用[1]；有抗人类急性呼吸道综合征相关冠状病毒（SARS-CoV）的作用[2]，其延迟病毒生长和降低病毒生成总量的作用与阻断病毒蛋白质合成有关[3]。伪石蒜碱也有抗病毒作用，可以使颅内接种淋巴细胞绒毛脑膜炎病毒及脑心肌炎病毒的小鼠死亡率降低，也有抗日本乙型脑炎病毒作用。在抗病毒活性方面，LRA 能有效地降低 2 型人类单纯疱疹病毒（HSV-2）对 Vero 细胞（非洲绿猴肾细胞）的感染，在 $500\ \mu g/mL$ 时对正常 Vero 细胞无细胞毒性，$IC_{50} = 5 \sim 10\ \mu g/mL$；在艾滋病病毒实验中，LRA 能有效降低 HIV-1 和 HIV-2 对 HT-4 和 CEM 细胞的感染，LRA 对 HIV-1 的半抑制浓度 EC_{50} 分别为 $0.43\ \mu g/mL$ 和 $0.79\ \mu g/mL$，对 HIV-2 的 EC_{50} 分别为 $0.60\ \mu g/mL$ 和 $0.59\ \mu g/mL$，而 LRA 对 HT-4 和 CEM 的半数细胞毒性浓度为 $71\ \mu g/mL$，表明 LRA 是一种有效的抗病毒蛋白[4]。

2. 对中枢神经系统作用

加兰他敏来源于石蒜属植物中的一种菲啶类生物碱，有中枢抗胆碱酯酶作用，抑制乙酰胆碱酯酶的活性，且作用持久、毒性低，用于治疗逆转神经肌肉阻滞、重症肌无力和小儿麻痹后遗症等，临床治疗阿尔茨海默病、血管性痴呆效果明显[5]。有研究表明石蒜碱及其衍生物的 AChE 抑制活性与分子中的两个游离羟基有关[6]。

3. 对心血管系统作用

二氢石蒜碱是非胆碱酯酶抑制剂，有 α 受体阻断作用，可以减弱肾上腺素的升压作用[7]，对 Wistar 大鼠的乳鼠培养心肌细胞缺氧/复氧损伤具有保护作用，认为其作用在一定范围内呈剂量依赖关系，机制可能与其阻断 α、β 受体，抑制心肌细胞脂质过氧化反应有关，二氢石蒜碱不仅可扩张血管、降低血压，可能还有改善脑循环等作用。

4. 抗肿瘤作用

石蒜碱对人乳腺癌细胞、人结肠癌细胞、人离体鼻咽癌细胞等有明显的抑制作用，其抗肿瘤活性与分子中的酚羟基和内铵盐有关，作用机制可能是抑制DNA 和蛋白质的合成。石蒜碱能够显著降低 HL-60、K562、ARH-77 等多种类型血液肿瘤细胞的存活率，显示出广谱抗白血病作用[8]。伪石蒜碱也具有抗肿瘤作用，可以干扰 DNA 的模板功能，影响转录过程，抑制 RNA 的合成。

5. 抗炎作用

石蒜碱对未去除肾上腺的正常大鼠蛋白性关节炎有显著的预防作用，对佐剂性关节炎大鼠的关节肿胀度具有明显的抑制作用，其抗炎作用可能与肾上腺有密切关系[9]，还与其抑制巨噬细胞肿瘤坏死因子（TNF-α）的生成有关。石蒜碱及其衍生物抗炎作用的机制比较特殊，有望成为新的抗炎药物。

6. 其他作用

石蒜碱及其衍生物具有一定抗癌活性，并能抗炎、解热、镇静及催吐，对阿米巴痢疾亦有疗效。二氢石蒜碱有改善小鼠缺氧所致的学习和记忆障碍的作用[10]，石蒜碱还是一种植物生长抑制剂，它能够抑制动植物维生素 C 的合成，从而抑制多种植物的正常生长[11]。石蒜碱对豚鼠、兔、猫、犬的在体或离体子宫都有明显的兴奋作用，大剂量时还能使离体子宫出现强直性收缩。

用法用量 内服：煎汤，2.5～5 g。外用：捣敷或煎水熏洗。

临床应用

1. 治食物中毒，痰涎壅盛

鲜石蒜 1.5～3 g，煎服催吐。

2. 治水肿

鲜石蒜八个，蓖麻子（去皮）70～80 粒。共捣烂罨涌泉穴一昼夜，如未愈，再罨一次（《浙江民间草药》）。

3. 治疗疮肿毒

石蒜适量捣烂敷患处。

4. 治双单蛾

老鸦蒜捣汁，生白酒调服，呕吐而愈。

常用制剂

1. 氧化石蒜碱

用于治疗消化道癌症、肝癌、卵巢癌、肺癌、头颈部癌、恶性淋巴瘤等，其中对胃癌、卵巢癌疗效较好。

2. 加兰他敏

用于重症肌无力、进行性肌营养不良、脊髓灰质炎后遗症、儿童脑型麻痹、因神经系统疾患所致感觉或运动障碍、多发性神经炎等。

不良反应

石蒜毒性较大，故除取催吐救急（石蒜碱有强力的催吐作用）作用外，一般少内服、多外用。石蒜碱接触皮肤后即红肿发痒，进入呼吸道会引起鼻出血，操作时应注意。体虚，无实邪及素有呕恶的患者忌服。

✿ 参考文献

[1] 秦昆明，李笑，徐昭，等．石蒜碱及其衍生物的药理作用研究概况［J］．北京联合大学学报（自然科学版），2009，23（01）：6－10.

[2] LI S Y, CHEN C, ZHANG H Q, et al. Identification of natural compounds with antiviral activities against SARS-associated coronavirus［J］. AntiviralRes, 2005, 67（1）：18－23.

[3] SZLAVIK L, GYURIS A, MINAROVITS J, et al. Alkaloids from Leucojum vernum and antiretroviral activity of amaryllidaceae alkaloids［J］. Planta Med, 2004, 70（9）：871－873.

[4] 吴传芳．1. 石蒜凝集素的纯化、性质及构象研究 2. 单子叶石蒜科植物朱顶红和风雨花甘露糖结合凝集素基因的克隆及序列分析［D］. 四川大学，2003.

[5] 朱奇，李振涛，纪宇，等．加兰他敏治疗阿尔茨海默病作用机制的研究进展［J］．天津药学，2005，17（3）：38－40.

[6] HOUGHTON P J, AGBEDAHUNSI J M, ADEGBULUGBE A. Choline esterase inhibitory properties of alkaloids from two Nigerian Crinum species［J］. Phytochemistry, 2004, 65（21）：2893－2896.

[7] 吴志平，陈雨，冯煦，等．石蒜科药用植物生物碱的药理学研究［J］. 2008，27（5）：26－30.

[8] LIU J, LI Y, TANG L J, et al. Treatment of lycorine on SCID mice model with human APL cells［J］. Biomed Pharmacother, 2007, 61（4）：229－234.

[9] 贾献慧，周钢水，郑颖，等．石蒜科植物生物碱成分的药理学研究［J］．中医药学刊，2001，19（6）：573－574.

[10] 邓春江，赵国举，任世兰，等．二氢石蒜碱与加兰他敏对小鼠学习记忆损伤的影响［J］．郧阳医学院学报，1996，15（2）：61－63.

[11] ZAHIDA I, HABIB N, SYUNTARO H, et al. Plant growth inhibitory activity of *Lycorisradiate* Herb and the possible involvement of lycorine as an allelochemical［J］. WeedBiologyand Management. 2006, 6（4）：221－227.

❯❯ 石　韦 ❮❮

来　源 始载于《神农本草经》。为水龙骨科植物庐山石韦、石韦或有柄石韦的干燥叶。全年均可采收，除去根茎和根，晒干或阴干。

炮制加工 ▐ 除去杂质，洗净，切段，干燥，筛去细屑。

性味归经 ▐ 甘、苦，微寒。归肺、膀胱经。

功效主治 ▐ 利尿通淋，清肺止咳，凉血止血。用于热淋，血淋，石淋，小便不通，淋沥涩痛，肺热咳喘，吐血，尿血，崩漏。

化学成分

1. 三萜类

何柏烷型三萜22，28-环氧何柏-30-醇、22，28-环氧何柏烷、环何柏烷二醇、环何柏烯醇、何柏-22（29）-烯-28-醛、何柏-22（29）-烯-28-醇、何柏-22（29）-烯-30-醇、里白烯、何柏-22-30-二醇、三萜去八碳达玛烷、18（S）-18-羟基达玛-21-烯、18（S）-石韦内酯、18（S）-石韦内酯醇、3-去氧拟人身皂苷元、达玛-18（28），21-二烯、熊果酸、齐墩果酸、环阿屯烷型三萜24-亚甲基-24-9，19-环羊毛甾-3β-乙酸酯、环桉烯醇等。

2. 黄酮类

棉皮素、山柰酚、槲皮素、异槲皮素、木犀草素、圣草酚、柚皮素等。

3. 挥发性成分

1-己醇、己醛、邻苯二甲酸二乙酯、正壬醛、甲氧基-苯基-肟十六酸、（Z，Z）-9，12-十八碳二烯酸、香草素、4-己烯-1-醇、1-庚烯-3-醇、1-辛烯-3-醇、异丁酸3-羟基-2，2，4-三甲基戊酯、二环（2.2.1）庚烷-3-亚甲基-2，2-二甲基-5-醇-乙酸酯等。

4. 皂苷类成分

芒果苷、异芒果苷、胡萝卜苷等。

5. 其他

绿原酸、绿原酸甲酯、α-生育酚、香草酸、原儿茶醛、3，4-二羟基苯丙酸、咖啡酸、原儿茶酸、原儿茶醛、延胡索酸、β-谷甾醇、豆甾醇、多糖、蒽醌类及锌、锰、铜、铁等微量元素。

药理作用

1. 镇咳祛痰作用

庐山石韦水浸液及其含的延胡索酸、咖啡酸和异芒果苷进行小鼠试验，发现均有镇咳作用，其中所含咖啡酸和异芒果苷还具有祛痰的功效[1]，二氧化硫刺激大鼠产生慢性气管炎后，用煎剂提取物、异芒果苷腹腔注射、口服给药，对小鼠均有明显祛痰作用。

2. 抗菌、抗病毒作用

研究表明，庐山石韦中的香草酸、原儿茶酸、芒果苷和延胡索酸有抑制大肠杆菌、变形杆菌、金黄色葡萄球菌和绿脓杆菌的作用，5%以上浓度的庐山石韦悬液对几种常见的引起泌尿系统感染的细菌均有不同程度的抑菌作用[2]。石韦水提物中的异芒果苷有高效抗单纯疱疹病毒（HSV-1）作用[3]，石韦也有不同程度抗甲型流感病毒、抗钩端螺旋体（黄疸出血型）作用。在抗呼吸道合胞病毒（RSV）方面，仅有柄石韦、西南石韦和绒毛石韦表现出一定的活性[4]。

3. 抗炎利尿作用

石韦及多种以石韦为主药的中成药有显著的抗泌尿系统结石作用[5]，复方石韦片可抑制角叉菜胶所致大鼠足肿胀和棉球肉芽肿增生，对大鼠有利尿作用，能减少大鼠肾集合系统内草酸钙结晶形成，减轻大鼠肾脏损伤。

4. 增强免疫功能

石韦能增强机体吞噬细胞的吞噬活性，并有某些抗癌作用。复方石韦片对机体有免疫增强作用，能增加试验小鼠的脾指数，能促进小鼠腹腔巨噬细胞吞噬功能，提高 NK 细胞对 L929 细胞的杀伤作用和脾 T 细胞的增殖[6]。石韦大枣合剂能显著对抗环磷酰胺所致的 CFU-GM 和白细胞减少，并促进 CFU-GM 恢复，增强单核–巨噬细胞系统功能，提高机体免疫能力[7]。

5. 其他作用

有柄石韦乙醇提取物有较强的抗氧化活性[8]，石韦根对基质金属蛋白酶 MMP 的表达有抑制作用[9]，石韦甲醇和水均溶解的部分对 ADP 诱导的家兔血小板聚集有较好的抑制活性。另外，石韦多糖对四氧嘧啶造成的动物糖尿病有明显的疗效，可明显降低糖尿病动物血糖、血清及胰腺组织过氧化脂质水平，提高糖尿病小鼠对糖的耐受力[10]，石韦大枣合剂对环磷酰胺所致的外周血白细胞下降具有明显对抗作用[11]。

用法用量 内服：煎汤，6～12 g；或入散剂。外用：适量，研末撒或调敷。

临床应用

1. 泌尿系统结石

加味石韦散治疗疗泌尿系统结石 127 例，治愈 101 例。

2. 泌尿系统感染

治疗急性泌尿系统感染 101 例，治愈 60 例，好转 39 例，无效 2 例。

3. 慢性支气管炎

用石韦生药治疗 4 组老年慢性气管炎患者，共 552 例，水煎分 2 次服用，连服 20 天，有效率为 57.6%。

4. 急、慢性肾盂肾炎

公英石韦汤治疗急性肾盂肾炎 100 例，治愈 65 例，好转 27 例，无效 8 例，总有效率为 92%。

5. 白细胞减少症

石韦大枣汤（石韦 30 g、大枣 10 枚）加味治疗白细胞减少症 40 例，全部显效。

6. 高血压

每次取 10～15 g，用开水冲泡，代茶饮，水煎服效果更佳，每次可反复冲泡，直至水无茶色，再更换石韦饮用。

另外，还可以治疗湿疹、急性腰腹疼痛、血精等。

常用制剂

1. 复方石韦片

具有显著的抗炎、抗菌作用，对泌尿系感染的常见菌有显著抑制作用，并提高机体对细菌内毒素的耐受能力。具有较强的利尿解痉作用。

2. 复方石韦胶囊

临床上常用于小便不利，尿频，尿急，尿痛，下肢浮肿等症；也可用于急慢性肾小球肾炎，肾盂肾炎，膀胱炎，尿道炎见上述症状者。

3. 复方石韦颗粒

清热燥湿，利尿通淋。用于小便不利，尿频，尿急，尿痛，下肢浮肿等症；也可用于急慢性肾小球肾炎，肾盂肾炎，膀胱炎，尿道炎见上述症状者。

不良反应

阴虚及无湿热者忌服。

✤ 参考文献

[1] 国家中医药管理局《中华本草》编委会. 中华本草 [M]. 上海：上海科技出版社，1999 (2)：253 - 258.

[2] 吴金英，孙建宁. 复方石韦片主要药效学实验研究 [J]. 中草药，2000，22 (6)：428 - 431.

[3] 郑民实. 472 种中草药抗单纯疱疹病毒的实验研究 [J]. 中西医结合杂志. 1990，10 (1)：29 - 41.

[4] 种贝贝. 石韦药材及其替代品的生药学比较与抗氧化、抗病毒活性研究 [D]. 山东中医药大学，2017.

[5] 赖海标，梅全喜，范文昌. 石韦的化学成分、药理作用和临床应用研究进 [J]. 中国医药导报，2010，7 (21)：9 - 11.

[6] 吴金英，贾占红，孙建宁，等. 复方石韦片主要药效的实验研究 [J]. 浙江实用医学，2005，10 (5)：311 - 313.

[7] 梅志洁，李文海，邓常青. 石韦大枣合剂治疗环磷酰胺所致小鼠白细胞减少症的实验研究 [J]. 湖南中医学院学报，2002，22 (2)：32 - 34.

[8] KIM M B, PARK J S, LIM S B. Antioxidant activity and cell toxidty of pressurised liquid extracts from20 selected plant species in Jeju, Korea [J]. Food Chemisty, 2010. 122 (3)：546 - 552.

[9] KIM Y H, KIM K S, HAN CS, YANG H C, et al. Inhibitory effects of natural plants of Jeju Is-

land on elastase and MMP-l expression [J]. Journal of Cosmetic，2007，58（1）：19－33.

[10] 王兵，黄传贵.石韦多糖降血糖作用的实验研究 [J].亚太传统医药，2008，4（8）：33－34.

[11] 梅志洁，李文海，邓常青.石韦大枣合剂治疗环磷酰胺所致小鼠白细胞减少症的实验研究 [J].湖南中医学院学报，2002，22（2）：32－34.

天花粉

来 源 始载于《神农本草经》。为葫芦科植物瓜蒌或双边瓜蒌的干燥根。全国南北各地均产，以河南安阳一带产者质量较好。

炮制加工 秋、冬二季采挖，洗净，除去外皮，切厚片。鲜用或干燥用。

性味归经 甘、微苦，微寒。归肺、胃经。

功效主治 清热泻火，生津止渴，消肿排脓。主治热病烦渴，肺热燥咳，内热消渴，疮疡肿毒等。

化学成分

主要成分为天花粉蛋白（TCS）、淀粉、皂苷、天花粉凝血素、天花粉多糖（主要由葡萄糖、半乳糖、果糖、甘露糖、木糖组成）、β-半乳糖苷酶、α-甘露糖苷酶等许多酶类。从瓜蒌根中提取 TCS 后的大量清液中还分离出水合瓜蒌酸和 α-羟氨酸、丝氨酸等氨基酸及少量肽类。

药理作用

1. 终止妊娠

TCS 可用于终止早期或中期妊娠，针对不同孕龄的孕妇可分别采用皮下、肌肉、羊膜腔或宫腔注射给药。TCS 引产的机理为：直接作用于对其敏感的胎盘滋养层细胞，使绒毛破损，促使细胞内促凝物质外溢，并在绒毛间隙形成血凝，出现胎盘循环和营养障碍，导致组织坏死，引起炎症反应。同时这种损伤作用也影响胎盘的内分泌功能，妊娠维持受到威胁。由于营养障碍诱发胎儿应激反应，使前列腺素分泌增加，引发宫缩，最终导致流产。

2. 抗肿瘤

TCS 已经在临床用于治疗多种肿瘤。其治疗绒癌的机理是引起敏感的绒毛膜癌细胞（JAR）凋亡，各种活性氧（ROS）发挥了很大作用[1]。ROS 是许多酶类激活，细胞生长、分化、凋亡的第二信使，TCS 处理过的 JAR 中 ROS 的产量增多，同时有染色质的浓缩和凋亡小体的形成。加入 ROS 清除剂后，TCS 诱导的细胞凋亡被抑制，说明 ROS 可能是细胞死亡的中介体，并与 TCS 诱导的细胞凋亡有关。TCS 诱导 ROS 的产生依赖于细胞内外 Ca^{2+} 的存在，TCS 与膜结合受体的相互作用也可能在 TCS 诱导 ROS 产生进而导致 JAR 凋亡中发挥作用。目前认为 TCS 通过同时激活 3 条相关联的渠道（Ca^{2+} 活化、Ca^{2+} 依赖的受体介导的 ROS 产生和 Caspase-3 的活化），从而导致 JAR 的凋亡。TCS 与重组干扰素 α-2b 联合应用治疗消化道癌症可以减少 TCS 的治疗剂量，从而降低其毒副作用[2]。据报道 TCS 经过抗人肺腺癌单抗 5A（10）2 的化学修饰作用形成 TCS-5A（10）2 免疫毒素，在体外对人肺腺癌细胞 SPC 具有特异导向杀伤作用[3]。另外 TCS 的纯化组分可通过抑制小鼠黑色素瘤细胞 DNA 的合成，抑制瘤细胞分裂增殖，诱导肿瘤细胞的凋亡[4]。在筛选抗肿瘤促进物的实验中，从瓜蒌中分离出来的 11 种三萜化合物及其 38 种衍生物均有抑制由 12-O-十四烷酰佛波酯诱导的 Raji 细胞早期抗原活化的作用。有 43 种化合物的抑制活性相似或者强于天然抗肿瘤促进剂甘草亭酸[5]。

3. 抗病毒，抗菌

TCS 高度纯化的制成品有很强的抗 HIV 作用[6]，不仅对急性感染期淋巴细胞中 HIV 的复制有抑制作用，同时对慢性感染期单核巨噬细胞中 HIV 的复制和合胞体的形成有抑制作用。TCS 抗 HIV 的作用曾被认为是通过灭活核糖体活性而降低受感染细胞中病毒蛋白和核酸的合成，同时又不影响未受感染细胞的蛋白质与核酸合成，从而达到选择性抗 HIV 的效果。但是，最近报道，TCS 抑制 HIV 复制的机理与其核糖体灭活作用不同。TCS 与趋化因子相互作用增强了趋化因子的能力并激活了 G 蛋白。HIV 的 gp120 胞膜糖蛋白可以与趋化因子的受体相互作用，而且作用位点与趋化因子的作用位点部分交叉。HIV 可通过趋化因子受体家族的许多成员与 $CD4^+T$ 淋巴细胞的相互作用进入细胞，导致细胞感染。趋化因子则可以通过与其受体结合而阻止 HIV 与同一受体的结合，但是这种作用效率不高，大剂量应用又可以使趋化性增强并引起白细胞的活化，导致炎症反应。用 TCS 作为共激活剂可有效地与广谱趋化因子受体作用，从而提高趋化因子阻止 HIV 感染细胞的效果。另有报道，TCS 与无环鸟苷或干扰素协同作用可增强抗 1 型单纯疱疹病毒（HSV-1）的作用。TKA 与其他凝血素相结合已经用于奈瑟菌属引起的淋病的流行病学研究。另外，早期纸牌法抗菌实验结果显示，100% 天花粉水煎液对溶血性链球菌、肺炎球菌、金黄色葡萄球菌、白喉杆菌、伤寒杆菌以及绿脓杆菌等有不同程度的抑制作用[7]。

4. 影响免疫系统

TCS 对免疫系统具有增强和抑制两方面作用。TCS 具有免疫原性，肌肉注射后可刺激机体产生程度不等的特异性 IgE 和 IgG 抗体。用化学方法产生 TCS 片段，将这些片段与多种抗 TCS 抗体共同孵育。结果，对应于氨基酸 1～72 和 153～246 处的片段对同一单克隆抗体有免疫活性，说明它们属于同一抗原表位，并且均呈现出很强的抗原性。TCS 同时也是一种免疫抑制剂，对体液免疫有明显抑制作用。无毒剂量的 TCS 可抑制 T 淋巴细胞的活化、增殖和分化，但并不能抑制自然杀伤细胞（NK）的活化。TCS诱发的免疫低反应是通过免疫途径而非其细胞毒性而产生的。洪建等报道，TCS通过干扰TCR-CD3信号传导途径而发挥免疫抑制作用。IL-10与TCS均能明显抑制抗原提呈细胞（APC）上B7-1分子的表达，经它们处理过的APC上检测不到B7-1mRNA，说明IL-10和TCS可干扰B7-CD28共刺激，影响T细胞活化。实验证明，TCS可抑制T细胞增殖及IL-2的产生。但是对B细胞活化和抗体分泌必需的CD40-CD40L途径则无抑制作用，说明TCS并不抑制B细胞的活化[8]。

另外，TKA在体外实验中有胰岛素样作用，对半乳糖有特异结合力。天花粉乙醇提取液对动物的血糖、尿糖、排尿量及体重等均未见明显影响。但利用大鼠离体附睾脂肪细胞的体外实验系统，观察到天花粉的丙酮分级沉淀粗提物可以抑制脂肪分解和激发脂肪生成，具有胰岛素样活性成分。进一步研究发现，这一活性成分是天花粉凝集素[13]。

用法用量　煎服，10～15 g。

临床应用

1. 恶性滋养叶肿瘤

天花粉（天花粉为主药，牙皂助其吸收）0.25～0.5 g，经阴道给药，间隔5～7日用药一次，有较好疗效。注射用天花粉，皮试阴性者，5 mg溶于5%葡萄糖500 mL内静脉点滴，每隔3～5日用药一次。19例恶性滋养叶肿瘤患者，除2例Ⅱ、Ⅲ期绒癌合并恶病质死亡外，17例得以根治[9]。

2. 宫内死胎和过期流产

天花粉治疗102例宫内死胎和过期流产，引产成功率为97%和95.9%，用药到胎儿或胎盘排出所需平均时间为死胎组（3.14±1.23）天，过期流产组（4.18±1.78）天，均未见大量出血等严重并发症[10]。

3. 葡萄胎

天花粉结晶或注射用天花粉，治疗葡萄胎52例，有效44例。先以结晶天花粉做皮试，20 min后无反应则用天花粉结晶肌注0.05 mg，再观察2 h，如仍无反应，肌肉注射结晶天花粉2.4 mg或注射用天花粉10 mg[11]。

4. 消渴

天花散（天花粉、生地、麦冬、五味子、葛根、甘草、粳米）治疗消渴证36例，用药后症状均有明显改善[12]。

常用制剂

1. 消糖灵片

益气养阴，清热泻火，益肾缩尿。用于糖尿病。

2. 消渴灵片

滋补肾阴，生津止渴，益气降糖。用于成年非胰岛素依赖性轻型、中型糖尿病。

3. 大败毒胶囊

清血败毒，消肿止痛。用于脏腑毒热，血液不清引起的梅毒，血淋，白浊，尿道刺痛，大便秘结，痔疮，红肿疼痛。

不良反应

不良反应潜伏期6～8小时，早期出现发热、头痛、恶心、呕吐、腹痛、腹泻、咽痛、关节酸痛、精神萎靡、心率加快等，也有皮疹、胸闷、哮喘、血管神经性水肿、红斑、白细胞总数增高、肝脾肿大等症状发生，甚至发生过敏性休克[13]。

❖ 参考文献

[1] ZHANG C, GONG Y, MA H, et al. Reactive oxygen species involved in trichosanthin-induced apoptosis of human choriocarcinoma cells [J]. Biochem J, 2001, 355 (3): 653–661.

[2] 胡梅洁，张曙，章永平，等.天花粉蛋白和重组干扰素 α-2b 联合应用对消化道癌细胞的协同杀伤作用 [J].肿瘤，1997，17 (06): 33–35.

[3] 乔生军，莫忠根，李斯德.天花粉 (TCS) -5A_ [(10)2] 免疫毒素裸鼠体内的导向抑瘤作用 [J].肿瘤，1999，19 (06): 348–349.

[4] 毕黎琦，李洪军，张玉华.中药天花粉蛋白对黑色素瘤细胞凋亡及细胞周期的影响 [J].中国中西医结合杂志，1998，18 (01): 35–37.

[5] AKIHISA T, TOKUDA H, ICHIISHI E, et al. Anti-tumor promoting effects of multiflorane-type triterpenoids and cytotoxic activity of karounidiol against human cancer cell lines [J]. Cancer Lett, 2001, 173 (1): 9–14.

[6] 周光炎，郑泽镜，陆德源.天花粉蛋白治疗艾滋病——安全性、疗效与机理 [J].上海免疫学杂志，1992，12 (02): 116–119.

[7] 陈炳铜.302 种中药对绿脓杆菌抗菌作用的研究 [J].广东中医，1960: (8)，39.

[8] 万集今，葛振华，王若愚.天花粉和五味子对小鼠脾脏抗体形成细胞的影响 [J].福建中医药，1988，19 (05): 79–80.

[9] 黄跃兰.天花粉治疗 19 例恶性滋养叶肿瘤的临床观察 [J].中西医结合杂志，1987，7 (03): 154–155.

[10] 邹吟，李承慧，金毓翠.天花粉针剂应用于宫内死胎和过期流产 [J].上海第二医科大学学报，1988，8 (02): 109–112.

[11] 陆培新，陈泳，金毓翠.天花粉治疗葡萄胎 52 例分析 [J].实用妇科与产科杂志，1988，4 (05): 35–36.

[12] 闻永淑.加减天花散治疗消渴证 36 例 [J].四川中医，1986 (08): 54.

[13] 汪猷.天花粉蛋白.第一版 [M].北京: 科学出版社，1990: 101.

乌 梅

来　源　始载于《神农本草经》。为蔷薇科植物梅的近成熟果实。又名梅子，青梅，酸梅。以个大、色黑、肉厚、柔润者为佳。

炮制加工　夏季果实近成熟时采收，除去杂质，低温烘干后闷至色变黑，晒干用[1]。

性味归经　酸、涩，平。归肝、脾、肺、大肠经。

功效主治　敛肺止咳，涩肠止泻，安蛔止痛，生津止渴。主治肺虚久咳，久泻，久痢，蛔厥腹痛，呕吐，虚热消渴等。

化学成分

1. 有机酸及氨基酸类

乌梅中含有丰富的有机酸，如柠檬酸、苹果酸、草酸、乙醇酸、延胡索酸等，含量较高的主要是柠檬酸和苹果酸[1]。乌梅中还含有磷酸丝氨酸，天冬氨酸，脯氨酸等24种氨基酸，其中含量最高的为天冬氨酸[2]。

2. 挥发性成分类

王乃定等[3]以 HS/LPME-GC/MS 的方法测定了乌梅的挥发性成分，发现乌梅的挥发性成分有49种，其中糠醛含量最高，约占总挥发性成分的8.29%；其次是硬脂酸，占总挥发性成分的4.59%。乌梅挥发油主要成分为戊酸、异戊酸、异丙基甲烷、顺式乙烯-1-醇、糠醛、5-甲基-2 糠醛、沉香醇、正己酸、苯甲醇、愈创木酚等[4]。

3. 黄酮类

乌梅黄酮类成分主要含有柠檬素-3-O-鼠李糖苷、山奈酚-3-O-鼠李糖苷、鼠李素-3-O-鼠李糖苷、槲皮素-3-O-鼠李糖苷[5]。近期，郭长海等[6]又从乌梅醇提物中分离出两种黄酮类化合物，分别为山奈酚和染料木素。

4. 萜类

乌梅中萜类成分主要含蛇麻脂醇-20（29）-烯-7β，15α-二醇-3β-棕榈酸酯，硬脂酸酯，花生四烯酸酯，甘二酸酯和二十四烷酸酯的混合物等三萜脂肪酸酯[7]。

5. 生物碱类

任少红等[8]从乌梅中分离鉴定了2个生物碱类化合物，分别为 2，2，6，6-四甲基哌啶酮及叔丁基脲，这两种生物碱化合物均为首次从乌梅中分离出。

6. 其他

乌梅中含有丰富的微量元素，其中铁、镁含量较高[9]，果实中还含有多种糖，其中单、双糖主要为蔗糖、果糖、三梨醇糖、葡萄糖等，多糖主要为果胶和粗纤维。此外，乌梅中还含有氢氰酸、过氧化物歧化酶和赤霉素系列化合物，种子中还含苦仁苷、脂肪油等。

药理作用

1. 抗病毒作用

马昆通过实验证明苦参乌梅汤可能通过降低 HepG2.2.15 细胞内 NF-κB 的 mRNA 表达水平，通过 NF-κB 信号传导系统发挥抗 HBV 的作用。苦参乌梅汤可能通过 JAK-STAT 细胞信号传导通路，提高 PKR、2′5′-OAS 等抗病毒效应蛋白的 mRNA 表达水平，达到抗 HBV 的效果。苦参乌梅汤抗 HBV 的机制主要包括抗病毒和调节免疫两个方面，并且在低剂量时以调节免疫为主，高剂量时以抗病毒为主[10]。朱振红通过药效学实验发现苦参乌梅汤对 HepG2.2.15 细胞胞外 HBV DNA 复制的抑制作用较恩替卡韦显著，且随浓度升高抑制作用逐渐增强，但对细胞内 HBV DNA 复制的抑制作用而言，仅在其浓度为 2.50 mg/mL 时与恩替卡韦 0.20 mg/mL 药效相当。因此有以下结论：①苦参乌梅汤最佳组方（1:1）体内抗 HBV 作用显著，能明显抑制 HBV 转基因小鼠血清中 HBsAg 的表达。②苦参乌梅汤属于低毒型抗 HBV 的中药，且苦参乌梅汤对细胞的毒性与其浓度相关性不明显，且在半数毒性浓度（TC_{50}）处出现拐点，次浓度与恩替卡韦药效学具有等效性，也为本次实验研究提供基础与前提。③苦参乌梅汤在胞外与胞内对 HBV DNA 复制抑制作用的差异性显示，苦参乌梅汤可能是通过多种作用机制抑制病毒复制，且其胞外对 HBV DNA 抑制作用的有效性为临床推广提供理论及实验支持[11]。

2. 抗菌作用

前期研究报道表明，乌梅及其制剂在体外对大肠埃希菌、伤寒杆菌、霍乱杆菌、百日咳杆菌、炭疽杆菌、白喉杆菌、脑膜炎杆菌、金黄色葡萄球菌、肺炎球菌、溶血性链球菌、人形结核杆菌、铜绿假单胞菌等均有抑制作用，而且对苍须癣菌等真菌也有一定的抑制作用[12]。陈士英[13]的研究表明，乌梅提取物对金黄色葡萄球菌、枯草芽孢杆菌、大肠埃希菌均有抑制作用，但对真菌作用不明显。乌梅提取物对金黄色葡萄球菌、大肠埃希菌、枯草芽孢杆菌的最低抑菌浓度（MIC）为 6.25 mg/mL，活性 pH 宽（4~7），对热稳定，与糖、盐有协同抑菌的作用。邱庆连等[14]以药敏纸片法筛选对试验弧菌有抑菌作用的中药材，其中五倍子、乌梅、秦皮、艾叶四种中药对试验用拟态弧菌、梅氏弧菌及霍利斯弧菌都有较好的抑菌效果，乌梅对拟态弧菌、梅氏弧菌的 MIC 为 0.46 mg/mL，对霍利斯弧菌的 MIC 为 0.92 mg/mL。张继东等[15]采用平皿打孔法和试管二倍稀释法测定桉叶、地榆、乌梅单药水煎液，以及桉叶地榆、桉叶乌梅、地榆乌梅混合液和桉叶、地榆、乌梅混合液对金黄色葡萄球菌、霍乱弧菌、溶藻弧菌、蜡状芽孢杆菌的药物敏感度，结果显示，桉叶、地榆、乌梅单药及其两两对药和三药混合液对供试菌株均表现出良好抑菌作用；单药以乌梅抑（杀）菌作用最强。Chamida 等[16]以琼脂扩散法测定了乌梅提取物对口腔致病菌的最低抑菌浓度和最低杀菌浓度，发现在 2 g/mL 的浓度范围内，乌梅提取物对这些致病菌均有抑制作用，因此乌梅可能是一个潜在的治疗牙周疾病的口服抗菌剂。

3. 抗肿瘤作用

沈红梅等[17]以人原始巨核白血病细胞系（HIMeg）和人早幼粒白血病细胞系（HL-60）为研究对象，经体外抗肿瘤及体内免疫调节试验结果表明，乌梅具有抑制人原始巨核白血病细胞和人早幼粒白血病细胞生长的作用，其抗肿瘤作用机制可能是多种机制共同作用结果。另有台湾学者报道，乌梅水提物对妇女宫颈癌细胞培养株素 JTC-26 体外筛选有抑制作用，且其抑制率在 90% 以上，且乌梅水煎剂对小鼠肉瘤 S180、艾氏腹水癌有抑制作用[18]。Park 等[19]研究了乌梅醇提物对 U937 人体白血病细胞的促凋亡作用，发现乌梅醇提物对此种细胞有很好的促凋亡作用，并且这种作用呈浓度依赖性，因此可将乌梅醇提物作为潜在的化疗药物进行进一步的研究。

4. 镇咳作用

陈林等[20]以浓氨水引咳法试验乌梅不同入药部位对小鼠镇咳作用，结果表明乌梅各入药部位均有镇咳作用，且种仁和核壳的镇咳作用强于净乌梅，表明乌梅镇咳入药部位应为种仁和核壳。

5. 抗生育作用

杨东焱等[21]研究表明乌梅水煎液可明显增强未孕和早孕大鼠的子宫肌电活动，其作用机制可能是通过增强平滑肌起步细胞的电活动并使其动作电位去极化的速度加快所致，因此乌梅起到了抗着床、抗早孕的作用。另有报道表明乌梅—枸橼酸避孕栓有较强的杀精子能力，可在 10 min 内使精子全部死亡，避孕有效率达 99.44%，其作用机制为破坏精子的顶体、线粒体及膜机构，最低有效浓度为 0.09%[22]。

6. 抗纤维化作用

肝纤维化是多种慢性肝病病情发展的共同病理基础，张保伟等[23]选用猪血清诱导免疫损伤性肝纤维化模型，观察乌梅对免疫损伤性肝纤维化模型大鼠肝组织 TGF-β1 及其 mRNA 表达的影响，研究显示，乌梅丸能够抑制 TGF-β1 及其 mRNA 转录，减少细胞因子 TGF-β1 的形成，促进 ECM 的降解，从而实现对肝纤维化的治疗，且其作用优于秋水仙碱和小柴胡汤。因此乌梅抗肝纤维化、阻滞肝硬化形成的机制，可能与其调节 TGF-β1 水平有关，以恢复肝脏功能，消除肝纤维化、肝硬化诱发因素，从而抑制胶原纤维增生和促进胶原纤维降解。乌梅也为临床治疗肝纤维化开辟了新的思路。

7. 协同降脂作用

陈仲新等[24]研究表明，山楂乌梅降脂茶能明显抑制高脂血症大鼠 TC、TG、

LDL-C 的增高，并明显升高 HDL-C 的含量，同时能有效调节实验性高脂血症大鼠的脂代谢及血液流变学多项指标，为临床应用其防治高脂血症提供了一定的实验研究依据。孙蓉等[25]的研究也显示乌梅可显著影响二陈汤对 LDL、TG 及 CHO 的降低作用，乌梅可以协同二陈汤调整脂质代谢紊乱、过氧化、自由基生成以及血流变异常和红细胞膜流动性障碍。

8. 抗结石作用

泌尿结石是生物体内异常生物矿化的产物，其主要成分为草酸钙。王萍等[26]研究发现，乌梅提取液可抑制草酸钙晶体的形成，这种抑制作用主要是抑制 CaC_2O_4 晶体成核，且这种抑制作用随乌梅提取液浓度的增大而增大。乌梅的主要化学成分是有机酸，其中最主要的是柠檬酸。因此，乌梅对草酸钙晶体的抑制作用可能是以柠檬酸为主的多种成分协同作用的结果。此结果对临床寻求防治泌尿结石的有效药物，减轻结石患者的痛苦具有重要意义。

9. 对平滑肌的作用

乌梅对豚鼠离体胆囊平滑肌的作用表现为双向性反应，即低浓度的乌梅对胆囊肌条表现为抑制作用，当乌梅累积至一定浓度时，对胆囊肌条的张力呈现为先降低后增高的双向性反应[27]。乌梅能增强未孕大鼠离体子宫平滑肌的舒张运动，使收缩波的频率加快，振幅增大，持续时间延长，该作用主要是通过前列腺素的合成与释放及 L 型钙通道发挥作用，与 H1 受体、α 受体无关[28]。

10. 对更年期大鼠的作用

日本学者 Hiroji 等[29]研究表明，乌梅醇提物可减轻由乙醚造成的更年期模型大鼠的症状，其中发挥治疗作用的主要成分是苯甲基 β-D-葡萄糖苷（BG）及绿原酸（CA），它们可以影响体内促皮质肾上腺激素和儿茶酚胺（包括肾上腺素、去甲肾上腺素及多巴胺）的水平。

11. 镇静及抗惊厥作用

失眠是最常见的一种睡眠障碍性疾病，是多种躯体、精神和行为疾病所具有的常见临床表现，也是比较难治的疾病之一。黎同明[30]等研究表明乌梅水煎液可以明显减少小鼠的自主活动次数，并延长睡眠持续时间，并且在高剂量（40 g/kg）下，对由尼可刹米致小鼠惊厥有一定的拮抗作用。此研究表明乌梅有镇静催眠及抗惊厥的作用，这可能与其所含的有机酸成分琥珀酸有关。

12. 抑制黑色素的作用

张理平等[31]用免疫组分化学法和化学比色法观察乌梅对黄褐斑模型豚鼠皮肤黑素细胞病理形态学和一氧化氮合酶（NOS）活性的影响。结果表明乌梅酸性提取物可影响黑色素合成的机制和降低紫外线促黑色素的生成，调控黑色素的 NOS 表达，阻断 NO 黑色素的信号传导。

用法用量 煎服，3～10 g，大剂量可用至 30 g。外用适量，捣烂或炒炭研末外敷。止泻止血宜炒炭用。

临床应用

1. 大肠息肉

乌梅作为一味传统中药,在治疗大肠息肉、降低大肠癌的发生率方面,有着深厚的理论和临床实践基础,并且有潜在优势和广阔的前景。用"济生乌梅丸"治疗声带息肉,有良好的治疗效果[32],近代医家引用乌梅"治一切恶疮肉出"的中医理论,以乌梅来治疗大肠息肉、胆囊息肉、声带息肉、鼻息肉等都有较好的疗效。

2. 肝病

霍秀萍[33]报道以乌梅、茵陈等水煎剂治疗乙型肝炎,用药 2 周后,丙氨酸氨基转移酶(ALT),天冬氨酸氨基转移酶(AST)恢复正常;再连用 2 周,检查肝功能正常,症状消失,停药无复发。郭朋等[34]以苦参乌梅汤对 60 例乙型肝炎患者进行治疗,结果表明,苦参乌梅汤对降低乙型肝炎病毒在体内的复制有效率达 86.7%。

3. 安蛔止痛

临床用乌梅配以细辛、花椒等辛热苦寒之品治疗由蛔虫引起的呕吐,腹痛等,有很好的疗效[35]。

4. 过敏性结肠炎

朱树宽[36]以二合止泻汤(乌梅、白芍各 15 g,炮姜 10 g,防风、陈皮、人参、炙甘草各 6 g)治疗 45 例过敏性结肠炎患者,结果全部有效,因此可将乌梅作为治疗过敏性结肠炎的药物应用于临床。

5. 妇科疾病

郑世章[37]以乌梅水煎熏洗治疗子宫脱垂,效果显著,因乌梅味酸平,具有收敛固涩作用,因此对此病症有很好的治疗作用。崔保兰等[38]以乌梅、贯众、白藓皮等水煎取汁清洗患处,再以带尾棉球蘸药液塞入阴道,每日使用。用药 3 剂后临床症状明显好转,继续用 3 剂后痊愈,且未发现不良反应。王存周[39]以乌梅、人参、茯苓等煎服治疗失调性子宫出血,效果良好,随访半年后,均未见复发。

6. 皮肤病

张承福[40]以乌梅、三棱、莪术、生牡蛎、土茯苓、生地黄等水煎剂治疗银屑病,每日 1 剂,服 10 剂后,四肢外皮症状消退。连续服用 40 天后,皮肤恢复正常,随访 8 年,未见复发。于海平[41]报道以乌梅、苍术、白藓皮等水煎剂治疗荨麻疹,患者服 5 剂后症状好转,随后改用乌梅、生地黄泡水代茶饮用,连续服用 3 个月,未再复发。

7. 神经衰弱失眠症

张成旺[42]报道以乌梅、龙骨、制附子、细辛、肉桂等水煎剂治疗神经衰弱失眠症患者，服用 3 剂后，症状趋于缓解，再服 5 剂后，睡眠良好。随访半年，效果尚佳。

8. 过敏性鼻炎

苑利敏等[43]以乌梅止敏鼻炎汤治疗过敏性鼻炎 128 例，在经过 1～3 个疗程治疗后，治愈 88 例，治愈率达 68.7%，有效 32 例，总有效率达 93.75%，未发现明显不良反应。

9. 幼儿腹泻

艾良英[44]以乌梅及苏打治疗婴幼儿腹泻，结果发现治愈率达 83%，总有效率达 98.3%。

常用制剂

1. 乌梅丸

温脏安蛔。用于治疗蛔厥、久痢、厥阴头痛，或脾胃虚引起之胃脘痛，肢体瘦弱。

2. 乌梅人丹

生津解渴，清凉润喉。用于口臭、口干、喉痛等，也可用于咽喉炎和扁桃体炎的辅助治疗。

3. 冬白梅片

健肺定喘，止咳化痰。用于气管炎咳痰黄白相兼，肺寒化热，寒热错杂者。

不良反应

外有表邪或内有实热积滞者均不宜服。

❖ 参考文献

[1] 耿家玲，孟芹，付敏 . 乌梅的化学成分研究进展 [J]. 云南中医中药杂志，2005，26 (6)：434.

[2] 丁新腾，黄永明，周安襄，等 . 乌梅的氨基酸成分研究 [J]. 氨基酸杂志，1984 (03)：10 - 12.

[3] 王乃定，向能军，李春，等 . HS/LPME-GC/MS 法测定乌梅中的挥发性成分 [J]. 化工时刊，2010，24 (2)：28 - 30.

[4] 沈红梅，乔传卓，苏中武 . 乌梅的化学、药理及临床进展 [J]. 中成药，1993，15 (7)，35.

[5] 苗明三，李振国 . 现代实用中药质量控制技术 [M]. 北京：人民卫生出版社，2000. 244.

[6] 郭长海 . 乌梅中黄酮成分的分离与鉴定 [J]. 中成药，2009，31 (10)，1613 - 1614.

［7］ 阴健. 中药现代化研究与应用［M］. 北京：中医古籍出版社，1995. 75.

［8］ 任少红，付丽娜，王红，等. 乌梅中生物碱的分离与鉴定［J］. 中药材，2004，27（12）：9171.

［9］ 席荣英，白素平，王翠红. 乌梅不同部分微量元素分析［J］. 微量元素与健康研究，2003，20（2），28.

［10］ 马昆. 苦参乌梅汤对 HepG2.2.15 细胞部分细胞因子表达水平的影响及其抗 HBV 机制探讨［D］. 中国中医科学院，2016.

［11］ 朱振红. 苦参乌梅汤体内抑制转基因小鼠 S 抗原和体外抑制 HepG2.2.15 细胞 HBV DNA 的实验研究［D］. 中国中医科学院，2014.

［12］ 许腊英，余鹏，毛维伦，等. 中药乌梅的研究进展［J］. 湖北中医学院学报，2003，5（1）：52.

［13］ 陈士英. 乌梅、藿香、甘草抗菌作用的初步研究［J］. 湖北农业科学，1993，6：16-17.

［14］ 邱庆连. 五倍子、乌梅等 45 种中草药提取物对锯缘青蟹致病弧菌的抑菌作用研究［J］. 浙江海洋学院学报自然科学版，2010，29（1），34-37.

［15］ 张继东，李淑芳，李嘉诚，等. 桉叶、地榆、乌梅体外抗菌相互作用研究［J］. 中兽医医药杂志，2011，30（5），20-22.

［16］ CHAMIDA J, SENEVIRATNE I, RICKY W K, et al. Prunus mume extract exhibits antimicrobial activity against pathogenic oral bacteria［J］. International Journal of Paediatric Dentistry，2011，10：299-305.

［17］ 沈红梅. 乌梅的体外抗肿瘤活性及免疫调节作用初探［J］. 中国中药杂志，1995，20（6）：365-368.

［18］ 季宇彬. 抗癌中药药理与应用［M］. 哈尔滨：黑龙江科学技术出版社，1999. 335.

［19］ CHEOL P, CHENG Y J, GI Y K, et al. Induction of apoptosis by ethanol extract of Prunusmume in U937 human leukemia cells through activation of caspases［J］. Fond Chemistry，2011，10：987-993.

［20］ 陈林. 乌梅不同部位药理作用研究［J］. 中国药房，2007，18（27）：2089-2090.

［21］ 杨东焱. 乌梅对未孕和早孕大鼠子宫平滑肌电活动的影响及其机理探讨［J］. 中成药，2000，22（12）：850-852.

［22］ 黄庆玉，林粤. 乌梅-枸橼酸对人精子穿透宫颈黏液阻抑作用的研究［J］. 实用妇科杂志，1996，16（12）：2051.

［23］ 张保伟. 乌梅丸对免疫损伤性肝纤维化大鼠肝组织细胞因子 TGF-β1 及其 mRNA 的影响［J］. 中国中医急症，2007，16（5）：585-586.

［24］ 陈仲新. 山楂乌梅降脂茶对高脂血症大鼠血脂和血液流变学的影响［J］. 中医药导报，2007，13（9）：71-72.

［25］ 孙蓉. 乌梅、生姜对二陈汤降脂作用影响的实验研究［J］. 中药药理与临床，2000，16（4）：10-11.

［26］ 王萍. 乌梅提取液对草酸钙晶体生长的抑制作用研究［J］. 无机化学学报，2008，24（10）：1604-1609.

［27］周旭，瞿颂义．乌梅对豚鼠离体胆囊平滑肌运动的影响［J］．山西中医，2008，15（1）：341．

［28］李志强，徐敬东，马力扬．乌梅水煎剂增强大鼠离体子宫平滑肌运动作用的研究［J］．中药药理与临床，2005，21（5）：3536．

［29］HIROJI I，KENJI Y，KOSAI M，et al. Effects of benzyl glucoside and chlorogenic acid from prunus mame on adrenocorticotropic honnone（acth）and caiecholamine levels in plasma of ex-perimental menopausal model rats［J］. Pharmaceutical Society of Japan，2004，27（1）：136－137．

［30］黎同明，高洁，王桂香．乌梅水煎液镇静催眠及抗惊厥作用实验研究［J］．中医学报，2011，26（7）：818－820．

［31］张理平，王英豪，张海燕，等．乌梅抑制黑色素的机制［J］．福建中医药大学学报，2011，21（5）：2．

［32］杨汉辉．妙用乌梅祛息肉三则例析［J］．中医药学刊，2003，21（5）：1009－1012．

［33］霍秀萍．乌梅治疗慢性乙型肝炎［J］．中医杂志，2002，43（9）：649．

［34］郭朋，刘燕玲．苦参乌梅汤抗乙肝病毒60例临床研究报告［J］．药物与临床，2011，6（2）：129－130．

［35］王念军．浅论乌梅的收敛外提作用［J］．青海医药杂志，1997，27（4）：61－62．

［36］朱树宽．乌梅治疗过敏性结肠炎［J］．中医杂志，2002，43（9）：649－650．

［37］郑世章．乌梅外用善治子宫脱垂［J］．中医杂志，2002，43（9）：652．

［38］崔保兰．乌梅治疗霉菌性阴道炎［J］．中医杂志，2002，43（7）：494．

［39］王存周．乌梅治疗子宫出血［J］．中医杂志，2002，43（7）：494．

［40］张承福．乌梅治疗银屑病［J］．中医杂志，2002，43（9）：651－652．

［41］于海平．乌梅治疗荨麻疹［J］．中医杂志，2002，43（9）：652．

［42］张成旺．乌梅治疗神经衰弱［J］．中医杂志，2002，43（7）：493．

［43］苑利敏．乌梅止敏鼻炎汤治疗过敏性鼻炎疗效观察［J］．河北医药，2002，24（4）：295－296．

［44］艾良英．乌梅、苏打治疗婴幼儿腹泻60例分析［J］．江西医药，2011，46（8）：735－736．

》》 乌 药 《《

来　源　始载于《开宝本草》。为樟科植物乌药的块根。主产于浙江、安徽、江苏、陕西等地。

炮制加工　全年均可采挖，除去细根，洗净，趁鲜切片，晒干。生用或麸炒用。

性味归经　辛，温。归肺、脾、肾、膀胱经。

功效主治　行气止痛，温肾散寒。主治寒凝气滞之胸腹诸痛证，尿频，遗尿等。

化学成分

1. 挥发油

乌药的根、叶、果皮及种子中均含有挥发油，挥发油中主要组成大多为常见的单萜和倍半萜类化合物。根中挥发油主要含有龙脑、柠檬烯、β-草烯等。叶中挥发油主要含有罗勒烯、月桂烯、聚伞花素、莰烯、龙脑、乙酸龙脑酯、依兰烯、β-榄香烯、β-草烯、β-蛇床烯、荜澄茄烯等[1]。果皮挥发油中成分也是常见的单萜、倍半萜类化合物，而种子挥发油中则含有呋喃倍半萜类化合物，且随着产地的不同，其组分也产生变化。Nii 等[2]报道，产于日本三重和大阪地区乌药果皮挥发油中主要成分均是 α-蒎烯、β-蛇床烯和 γ-荜澄茄烯，不含呋喃倍半萜类，在乌药种子挥发油中均可检出香樟烯、乙酸乌药酯、乌药醇等呋喃倍半萜类化合物；三重地区乌药种子挥发油中富含 α-蒎烯、乙酸乌药酯、γ-荜澄茄烯，大阪地区的种子挥发油中则富含 β-蛇床烯。

2. 异喹啉生物碱

乌药中所含生物碱较少，仅有三种异喹啉生物碱，主要为新木姜子碱，新木姜子碱为一棕色粉末状化合物，不稳定，在空气中遇光后颜色加深[3]。另外，还有波尔定碱和牛心果碱，这两种生物碱在乌药中含量甚微[4]。上述三种生物碱在樟科植物中普遍存在。

3. 呋喃倍半萜及其内酯

这类成分是乌药中被研究的最多的成分，已分离得到 15 个，分为四个类型：①桉烷型：香樟烯[5]；②乌药烷型：乌药烯[6]、乌药醇[7]、乙酸乌药酯、乌药酮[8]、乌药醚[9]、异乌药醚[10]；③吉马烷型：乌药内酯[12]、新乌药内酯、乌药醚内酯[13]、伪新乌药醚内酯[11]；④榄烷型：异呋喃吉马烯[6-9]、异乌药内酯[13]、表二氢异乌药内酯[14]。乌药中呋喃倍半萜的组分，随着产地的不同，也有一定的差异。

4. 其他倍半萜

除呋喃倍半萜类成分外，乌药尚含有去氢香樟内酯[11]、香樟内酯、羟基香樟内酯、异吉马呋内酯、羟基异吉马呋内酯[17]，以及双香樟内酯[18]等倍半萜内酯类化合物。

5. 其他成分

乌药种子中含有 10 种脂肪酸，分别为癸酸、月桂酸、十二碳烯酸、肉豆蔻酸、十四碳烯酸、棕榈酸、十六碳烯酸、硬脂酸、油酸、亚油酸[19]。尚含有 β-谷甾醇等，在乌药的组织培养物中也检出 3 种植物甾醇，即 β-谷甾醇、豆甾醇和菜甾醇[16]。

药理作用

1. 镇痛、抗炎作用

乌药的水、醇提取物均有明显的镇痛、抗炎活性[20]。乌药 LEF（抗炎活性组分）是其活性组分，研究表明：构成该组分的化学成分主要为缩合鞣质类成分，该组分能有效地抑制继发性肿胀、风寒湿痹证肿胀以及炎性组织中前列腺素 E2（PGE2）的生成[21]，显示乌药有良好的抗风湿应用前景。王婵等[22]进行了乌药总生物碱（TARL）对大鼠佐剂关节炎（AA）的防治作用及机制研究，结果显示 TARL 显著抑制大鼠继发性足肿胀，增加大鼠体重，而对原发性足跖肿胀仅呈抑制趋势；体外试验中 TARL 浓度依赖性抑制 ConA（刀豆凝集素）所致小鼠脾淋巴细胞增殖及 LPS（脂多糖）所致小鼠腹腔巨噬细胞释放一氧化氮（NO）和白细胞介素-1（IL-1），因此得出结论：TARL 对大鼠 AA 具有防治作用，其机制可能与下调机体 T 淋巴细胞和巨噬细胞有关。

2. 抗微生物作用

张琳等[23]对比了 53 味单味中药对空肠弯曲菌的抑制作用，发现肉桂和乌药的抗菌作用最强。张朝风等[24]从乌药茎中分离得到 3 个寡聚缩合鞣质类化合物，活性筛选结果表明，寡聚缩合鞣质具有抗艾滋病病毒 HIV-1 整合酶的活性。乌药水煎液对呼吸道合胞病毒，柯萨奇病毒 B1、B3、B4 有明显的抑制作用，抑制指数均为 4 个对数，属高效抗病毒药物[25]。乌药的水和醇提取物对单纯疱疹病毒也有明显的抑制作用[26]。

3. 抗氧化作用

梁向明等[27]研究表明在健康人体环境下乌药叶茶的饮用抑制了低密度脂蛋白（LDL）氧化修饰过程中自由基的生成，减轻了机体脱氧核糖核酸（DNA）的氧化损伤，使机体的抗氧化能力得以明显提高。顾莉蕴等[28]对乌药叶总黄酮的抗氧化作用进行了研究，结果显示，在化学模拟体系中，随着乌药叶总黄酮浓度的增加，其总抗氧化活性和抗超氧阴离子自由基活性均显著增加。在四氯化碳（CCl_4）肝损伤模型中，$50 \sim 200$ mg/kg 的乌药叶总黄酮均可显著降低肝损伤小鼠血清转氨酶的活性，显著增强总抗氧化能力和超氧化物歧化酶（SOD）活力，减少 MDA（丙二醛）释放，进一步研究发现，乌药叶总黄酮可显著提高受损肝组织中抗氧化相关基因抗细菌硫氧还原蛋白、血红素加氧酶 1 以及过氧化物酶 1 的表达。因而得出结论，乌药叶总黄酮能通过清除自由基，抑制脂质过氧化产生，从而保护 CCl_4 所致小鼠急性肝损伤，其机制可能与调节抗氧化相关基因的表达有关。

4. 抗疲劳作用

刘卫东等[29]将小鼠随机分为阴性对照组和乌药提取物的 3 个剂量组（1 日 0.5 g/kg、1.0 g/kg、2.0 g/kg）分别灌胃，进行负重游泳试验、血清尿素测定、肝糖原测定及血乳酸测定，结果显示乌药在 1 日 2.0 g/kg 剂量时，具有延长小鼠负重游泳时间和降低运动后小鼠血清尿素含量的作用；在 1 日 1.0 g/kg、2.0 g/kg 剂量时，具有增加小鼠肝糖原水平的作用；在 1 日 0.5 g/kg、1.0 g/kg、2.0 g/kg 剂量时，未见具有降低运动小鼠血乳酸产生的作用。揭示了乌药具有抗疲劳的作用。陈宇等[30]调整了乌药的给药剂量，也得出了乌药具有缓解体力疲劳作用的结论，并且对乌药抗疲劳机理进行了探讨[31]。

5. 对消化系统的作用

（1）促进胃肠动力：乌药水煎液可明显提高家兔胃电幅值，有兴奋和增强胃运动节律作用[32]，乌药对大鼠离体胃底具有兴奋作用，可被异丙嗪和酚妥拉明拮抗，而不受阿托品影响，提示乌药对胃底的兴奋作用与 H1 受体和 A 受体有关，而与 M 受体无关[33]。

（2）缓解胃肠痉挛：乌药提取物对家兔离体肠段有明显抑制作用，同时观察到，乌药提取物能对抗乙酰胆碱、磷酸组胺、氯化钡所致肠肌痉挛[34]，提示乌药有良好的解痉作用。乌药还能缓解大黄引起的腹痛[35]。

（3）抑制溃疡：乌药水煎液能显著抑制溃疡形成，对抗乙醇诱发的细胞损伤，具有细胞保护作用，此作用呈剂量依赖关系[36]。

6. 对泌尿系统的作用

彭嗷[37]认为，乌药可解除结石滞留，增加输尿管平滑肌的扩张和蠕动，最终达到结石排除。高传宝等[38]就乌药治疗泌尿系结石进行临床验证，取得了明显的疗效，并认为大剂量乌药治疗泌尿系结石，确有开郁行气排石之功，是治疗泌尿系结石值得推广的有效治疗方法。程可佳[39]对门诊收治的符合条件的 158 例Ⅲ型前列腺炎患者，进行随机分组治疗，疗程 6 周，用 NIH-CPSI 前列腺炎症状评分作为疗效判断的标准，结果显示经方天台乌药散对Ⅲ型前列腺炎患者有良好的治疗作用。田琨[40]采用了乌药联合五味子贴脐治疗 38 例儿童遗尿症，总有效率达到 92.11%，认为乌药温肾缩尿，有抗乙酰胆碱的收缩效应，能解除平滑肌痉挛，松弛膀胱逼尿肌，缓解膀胱刺激症状，也有兴奋大脑皮层作用，故接受治疗的患儿易自醒，而且夜尿次数也减少，达到治疗遗尿的目的。乌药的水提取物可使糖尿病小鼠肾小球面积扩大、细胞数量增多，肾小球纤维化指数下降。将肌酐清除率和血清肌酐水平作为肾功能评价指标，乌药可延缓糖尿病肾病的进展而不影响糖代谢和血压[41]。

7. 对中枢神经系统的作用

乌药作为一种抗氧化剂，可用来预防颅脑受伤后的癫痫发作[42]；乌药中的某些成分可通过竞争性或非竞争性抑制脯酰氨内酞酶（PEP），下调对含有脯酰氨的脑肽如升压素、P 物质和促甲状腺素释放激素（TRH）的水解，从而改善学习和记忆过程[43]。

8. 对妇科疾病的作用

乌药辛开温通，善理气机，散寒气，止疼痛。杭爱武等[44]参考了前人的用药心得，归纳出乌药可用来治疗经行腹痛、经前腹痛、经行泄泻、经期头痛、产后头痛、经期遍身疼痛、虚寒带下、妇科慢性疼痛、淋证失治、产后腹痛等妇科疾病。孙莲等[45]运用中医中药辨证施治，以天台乌药散加减治疗妇科炎症100例，临床取得满意疗效。

9. 其他作用

乌药提取物可诱导小鼠产生细胞生长抑制因子，抑制肿瘤生长，延长患肺癌小鼠的生存期，而对正常细胞不显示任何毒性，疗效与剂量呈正相关[46]。乌药还具有抗凝血酶作用[47]，还可清除氧自由基和开放线粒体 ATP（三磷酸腺苷）通道从而保护缺血后心肌[48]。

用法用量 \\\\ 煎服，3~9 g。

临床应用 \\\\

1. 治疗胃炎、胃溃疡

胡志明[49]等用天台乌药散治疗慢性浅表性胃炎65例，疼痛较明显者加延胡索；反酸较明显者加海螵蛸；纳呆、嗳气者加生麦芽。对照组40例给予果胶铋、阿莫西林、甲硝唑。治疗组总有效率83%，对照组70%。凌东升[50]以天台乌药散为主方，随症加减：血瘀者加当归、延胡索、乳香、没药；胃热者去小茴香、高良姜，加黄连、连翘。治疗浅表性胃炎44例、胆汁反流性胃炎18例、肥厚性胃炎6例、萎缩性胃炎3例、胃溃疡5例、其他8例；辨证分型：气滞型53例、血瘀型13例、胃寒型15例、胃热型3例。总有效率为91.7%。按胃炎、胃溃疡在中医属"胃脘痛""痞满""嘈杂"的范畴，临床有多种证型，如辨证患者为肝气犯胃或寒凝胃脘者可用天台乌药散加减治疗。

2. 治疗前列腺炎

赵德柱[51]用天台乌药散加味治疗慢性前列腺炎60例，治疗组用天台乌药散加减（茴香、乌药、元胡、荔枝核、王不留行、黄柏、莪术、丹参、牛膝）。对照组用利复星治疗，治疗组与对照组的总有效率均为93.33%。两组无显著差异。程可佳[52]用天台乌药散治疗Ⅲ型前列腺炎，其中治疗组83例，分为Ⅲa型前列腺炎48例、Ⅲb型前列腺炎35例。对照组75例，Ⅲa型前列腺炎46例、Ⅲb型前列腺炎29例。治疗组用天台乌药散，对照组用特拉唑嗪、芬必得。治疗Ⅲa组有效率为81.25%，治疗Ⅲb组有效率为85.71%。对照Ⅲa组有效率为63.04%，对照Ⅲb组有效率为55.17%。清代唐宗海《医学见能·前阴》指出："男子前阴总属肝，肝经萦绕在其端。"前阴由肝经所主。若前列腺炎患者是由于情志不舒，肝失疏泄，肝气郁滞，以致气滞血瘀；或感受寒邪，厥阴之络受损，以致寒凝血瘀者，临床均可用天台乌药散加减治疗。

3. 用于治疗慢性阑尾炎

谢永侠[53]等用天台乌药散治疗慢性阑尾炎，治疗组病例全部予以天台乌药散加减，基本处方为：乌药 15 g，小茴香 10 g，木香、川楝子、槟榔、高良姜、青皮各 6 g，巴豆 7 个，气虚较甚者加白术 15 ~ 30 g，改巴豆为 3 ~ 4 个，疼痛较甚者加元胡 10 g，积热明显者去巴豆加大黄 10 g。对照组予以抗感染治疗：静脉点滴头孢噻肟钠、丁胺卡那霉素、甲硝唑。治疗组治愈率 85%、总有效率 95%；对照组治愈率 28.21%、总有效率 69.23%，两组比较有明显差异。阑尾炎中医称为肠痈，慢性阑尾炎大多是由急性阑尾炎转变而来，也有少数患者发病即为慢性过程。一旦确诊，西医即主张手术切除阑尾。中医认为：急性阑尾炎多是由于饮食不节、跌扑损伤、寒温不适或情志所伤而致病。一旦转为慢性，常易反复发作，也易产生其他变证，应积极治疗。临床上有些患者不愿手术治疗，希望保守治疗，可以服用中药或中西医结合治疗。

4. 治疗溃疡性结肠炎

李志英、刘保国[54]用加味乌药汤治疗溃疡性结肠炎，对照组给予补脾益肠丸。结果：治疗组 65 例中，临床治愈 36 例，显效 19 例，进步 9 例，无效 1 例，总有效率 84.62%（临床治愈及显效列为有效）；对照组 60 例中，临床治愈 11 例，显效 24 例，进步 15 例，无效 10 例，总有效率 58.33%。经统计学处理，两组有效率相比，有显著性差异（$P < 0.01$）。进一步对临床治愈病例随访 1 年，结果治疗组 36 例中 4 例复发（11.11%），对照组 11 例中 5 例复发（45.45%），两组复发率比较有显著性差异（$P < 0.05$）。

常用制剂

1. 抗宫炎片

清湿热，止带下。用于因慢性宫颈炎引起的湿热下注，赤白带下，宫颈糜烂，出血等症。

2. 四磨汤口服液

顺气降逆，消积止痛。用于婴幼儿乳食内滞证，症见腹胀、腹痛、啼哭不安、厌食纳差、腹泻或便秘；中老年气滞、食积证，症见脘腹胀满、腹痛、便秘。

3. 宁坤九

补气养血，调经止痛。用于妇女血虚气滞，月经不调，经前经后腹痛腰痛。

不良反应

《本草经疏》云："病属气虚者忌之。妇人月事先期，小便短赤及咳嗽内热，口渴，口干，舌苦，不得眠，一切阴虚内热之病，皆不宜服。"

✿ 参考文献

［1］ 吴征镒. 新华本草纲要（第一卷）. 上海：上海科技出版社，1988：84.

［2］ NII H, FURUKAWA K, IWAKIRI M, et al. The Constituents of the Essential Oil from Lindera strychnifolia Vill Fruit ［J］. Nippon Nogei Kagaku Kaishi, 1978：52（11）：533.

［3］ 富田真雄，田德之助，小冢睦夫，等. テソダイウヤク LinderastrychnifoliaVill および ケロ ヅLinderaum-bellataThunb の アルヵロイド. 药学杂志，1969，89：737.

［4］ KOZUKA M, TAKEUCHIAND M, SAWADA T. Alkaloids from Lindera strychnifolia. J Nat Prod, 1984, 47（6）：1063.

［5］ TAKEDA K, MINATO H, ISHIKAWAETAL M. Components of the root of Lindera strychnifolia Vill – Ⅰ X. Tetrahedron, 1964, 20：2655.

［6］ TAKEDA K, ISHII H, TOZYO T, et al. Components of the root of Lindera strychnifolia Vill. Part XVI. Isolation of lindenene showing a new fundamental sesquiterpene skeleton, and its correlation with linderene. J. Chem. Soc. C, 1969, 0：1920 – 1921.

［7］ TAKEDA K, IKUCAET M, MIJAWAKI M, et al. Components of the root of Lindera strychnifolia Vill – XI. Tetrahedron, 1966, 22：1159.

［8］ TAKEDA K, HORIBE I, TERAOK M, et al. Comonents of the root of Lindera strychnifolia Vill Part XVII. J Chem Soc, C, 1969：2786.

［9］ SHIIH I, TOZYO T, NAKAMURA M, et al. Comonents of the root of Lindera strychnifolia Vill – XIII. Tetrahedron, 1969, 24：625.

［10］ TAKEDA K, MINATO H, HORIDE I, et al. Comonents of the root of Lindera strychnifolia Vill PartXII. J Chem Soc, C, 1967：631.

［11］ TADA H, MINATOAND H, TAKEDA K. Comonents of the root of Lindera strychnifolia Vill Part – XVIII. J Chem Soc, C, 1971：1547.

［12］ TAKEDA K, MINATOAND H, ISHIKAWA M. Comonents of the root of Lindera strychnifolia Vill Part – VIII. J Chem Soc, C, 1964：4578.

［13］ TAKEDA K, MINATOAND H, HORIBE I. Comonents of the root of Lindera strychnifolia Vill Part – VII. Tetrahedron, 1963, 19：2037.

［14］ TAKEDA K, HORIBE I, TERAOKA M, et al. Comonents of the root of Lindera strychnifolia Vill Part XV. J Chem Soc, C, 1969：1491.

［15］ SHIIH I, NAKAMURA M, TOZYO T, et al. Gas Chromatographic Analyses of the Furanosesquiterpenes of Lindera strychnifolia in Plant Materials of Different Geographic Origin. Phytochem, 1970, 9：2189.

［16］ TOMITA Y, UOMORI A, MINATO H. Sesquiterpenes and Phytosterols in the Tissue Cultures of Lindera strychnifolia. Phytochem, 1969, 8：2249.

［17］ TAKEDA K, HORIBE I, MINATO H. Comonents of the root of Lindera strychnifolia Vill Part-XIV. J Chem Soc, C, 1968：569.

［18］ KOUNO I, HIRAI A, JIANG Z H, et al. Bisesquiter peniod from the Rootof Lindera strychnifolia. Phy－tochem, 1997; 46: 1283.

[19] 王静平，孟绍江，李京民. 樟科植物中脂肪酸成分的分布 [J]. 植物学报, 1985, 27 (2): 177.

[20] 李庆林，俞桂新，窦昌贵，等. 乌药提取物的镇痛、抗炎作用研究 [J]. 中药材, 1997 (12): 629－631.

[21] 创桂新，李庆林，王峥涛，等. 乌药活性组分 LEF 的化学成分及抗风湿作用 [J]. 植物资源与环境, 1999, 8 (4): 1－61.

[22] 王婵，戴岳，俞桂新，等. 乌药总生物碱对大鼠佐剂关节炎的影响及其机制研究 [J]. 中药药理与临床, 22, 2006 (3, 4): 63－66.

[23] 张琳，杨连文，郑晓光，等. 中药对空肠弯曲菌与幽门螺旋菌的抑制作用 [J]. 中国中西医结合脾胃杂志, 1994, 2 (1): 321.

[24] 张朝凤，孙启时，王峥涛，等. 乌药茎中鞣质类成分及其抗 HIV-1 整合酶活性研究 [J]. 中国药学杂志, 2003, 38 (12): 911－914.

[25] 张天民，胡珍姣，欧黎虹，等. 三种中草药抗病毒的实验研究 [J]. 辽宁中医杂志, 1994, 21 (11): 5231.

[26] 张杰，詹炳炎. 中草药抗单纯疱疹病毒作用的研究进展 [J]. 中医药信息, 1995, 2 (1): 311.

[27] 梁向明，周芹，大谷晴久. 乌药叶茶的抗氧化作用研究 [J]. 卫生研究, 2006 (05): 636－638.

[28] 顾莉蕴，罗琼，肖梅，等. 乌药叶总黄酮的抗氧化作用及对四氯化碳致小鼠肝损伤的保护作用 [J]. 中药新药与临床药理, 2008, 19 (6): 447－450.

[29] 刘卫东，温中京，郭伟娣，等. 乌药提取物抗疲劳作用的实验研究 [J]. 浙江中医杂志, 2006, 41 (7): 428－429.

[30] 陈宇，吴人照，戴关海，等. 乌药缓解体力疲劳作用的实验研究 [J]. 浙江中医杂志, 2010, 45 (1): 64－65.

[31] 陈宇，吴人照，戴关海，等. 乌药抗疲劳机理探讨 [J]. 浙江中医杂志, 2010, 45 (4): 293－294.

[32] 许冠苏，张群之，刘清云，等. 枳实、乌药及其复方对家兔胃电图的影响 [J]. 安徽中医学院学报, 1989, 8 (3): 741.

[33] 王贵林. 乌药对大鼠胃底条的作用机理研究 [J]. 湖北省卫生职工医学院学报, 1999, 12 (2): 41.

[34] 创桂新，李庆林，王峥涛，等. 乌药提取物对消化系统的作用 [J]. 中国野生植物资源, 1999, 18 (3): 52－54.

[35] 成诗黔，杨倩. 浅谈大黄配乌药 [J]. 中国中药杂志, 1992, 17 (10): 630.

[36] 朱敏，陆照棠，陆皓开，等. 抗溃疡中药的研究 [C]. 第三届中药研讨会论文摘要集, 上海: 1996112.

[37] 彭嗷. 乌药治疗泌尿系结石 [J]. 甘肃中医, 1994, 7 (5): 341.

[38] 高传宝，牛素兰. 乌药治疗泌尿系结石的临床验证 [J]. 甘肃中医, 1996, 9 (5): 271.

［39］程可佳．天台乌药散治疗Ⅲ型前列腺炎临床观察［J］．中国医药导报，2009，6（34）：52－53．

［40］田琨．中药贴脐治疗儿童遗尿症38例［J］．内蒙古中医药，1998，17（3）：401．

［41］OHNO T，TAKEMURAG，MURATA I，et al. Water extract of the root of Lindera strychnifolia slows down the progression of diabetic nephropathy in db/db mice［J］．Life Sci，2005，77（12）：1391．

［42］MORI A，YOKOI I，NODA Y，et al. Natural antioxidants may prevent posttraumatic epilepsy：aproposal based on experimental animal studies［J］．Acta Med Okayama，2004，58（3）：111．

［43］KOBAYASHI W，MIYASE T，SANO M，et al. Prolyl Endopeptidase inhibitors from the roots of Lindera strychnifolia F1Vill［J］．Biol Pharm Bull，2002，25（8）：1049．

［44］杭爱武，王九龙．乌药在妇科的运用举隅［J］．辽宁中医学院学报，2002，4（4）：291－292．

［45］孙莲，苏静芝．天台乌药散加减治疗妇科炎症100例体会［J］．中国社区医师（医学专业），2010，12（07）：101．

［46］LI Y M，OHNO Y，MINATOGUCHI S，et al. Extracts from the roots of Lindera strychifolia induces apoptosis in lung cancer cells and prolongs survival of tumor-bearing mice.［J］Am Jchin Med，2003，31（6）：8571．

［47］欧长兴，丁家欣，张玲．126种中药抗凝血酶作用的实验观察［J］．中草药，1987，18（4）：211．

［48］WANG N，MINATOGUCHI S，ARAI M，et al. Lindera strychnifolia is protective against postischemicmy ocardialdys function throughs cavenging hydroxyl radical sandopening the mitochondrial KATP channels in isolatedrat hearts［J］．Am J Chin Med，2004，32（4）：587．

［49］胡志明，曾玉芬．天台乌药散治疗慢性浅表性胃炎65例［J］．湖南中医杂志，2006，22（5）：53．

［50］凌东升．天台乌药散治疗胃痛84例［J］．江苏中医药，2003，24（5）：29．

［51］赵德柱．天台乌药散加味治疗慢性前列腺炎60例［J］．黑龙江医学，2004，28（12）：960．

［52］程可佳．天台乌药散治疗Ⅲ型前列腺炎临床观察［J］．中国医药导报，2009，6（34）：52－53．

［53］谢永侠，张素梅，王福玲．天台乌药散治疗慢性阑尾炎40例［J］．陕西中医，2005，26（6）：515－516．

［54］李志英，刘保国．加味乌药汤治疗溃疡性结肠炎65例［J］．江苏中医药，2006，27（5）：36－37．

▶▶ 五倍子 ◀◀

来 源 ▎▎▎ 始载于《本草拾遗》。为漆树科植物盐肤木青麸杨或红麸杨叶上的虫瘿,主要由五倍子蚜寄生而形成。我国大部分地区均有,而以四川为主。

炮制加工 秋季摘下虫瘿。煮死内中寄生虫,干燥。生用。

性味归经 酸、涩,寒。归肺、大肠、肾经。

功效主治 敛肺降火,止咳止汗,涩肠止泻,固精止遗,收敛止血,收湿敛疮。主治咳嗽,咯血;自汗,盗汗;久泻,久痢;遗精,滑精等。

化学成分

1. 鞣质

五倍子中的主要有效成分为鞣质,我国药典上收载的五倍子鞣质,称为鞣酸,又叫单宁酸。五倍子的鞣质含量很高,最高可达70%以上。1994年林余霖等测定了7种五倍子中单宁酸的含量,角倍为49.01%,肚倍为64.75%,圆角倍为60.75%,其他几种均在40%左右[1]。五倍子鞣质的化学成分许多还存在异构体[2]。

Th. H. Beasly 等用高效液相色谱(HPLC)法测定和鉴定五倍子单宁,M. Verzele 和 P. Delahye 先后报道了二倍酸和三倍酸在甲醇、水等溶液中分别出现了2个异构体和4个异构体,丰富了五倍子鞣质的成分。MakotoNishizawa 等运用SephadexLH-20 和正相 HPLC 以及反相 HPLC 对五倍子鞣质中的成分做了细致研究,并列表给出了其中主要成分的含量。陈祥等人针对中国五倍子的不同种类,从1981年起进行了中国五倍子单宁化学变异性的研究,对角倍单宁酸、五倍子单宁醇解产物中、低分子量组分作了分离鉴定,研究了 HPLC 在五倍子单宁和没食子酸中的应用,结果显示:中国五倍子单宁的组成和结构,随五倍子的品种不同存在明显的差异。通过从角倍和肚倍制备的五倍子单宁的液相色谱图对比发现,二者不但某些组分量有差异,更重要的是组成上也有差异;与以往文献报道中国五倍子单宁的液相色谱图比较,均多出10个以上的组分;而其中角倍的谱图上两组峰之间还有明显的肩峰,因此中国五倍子单宁的化学组分可能比过去文献报道的复杂得多[3-5]。

2. 没食子酸

没食子酸由于在制药等工业上的广泛应用,是药物中间体,因此也是五倍子中的主要成分之一,它的含量占2%~4%。

3. 五倍子油成分

1998年易盛国等将药用五倍子粉碎处理后在索氏提取器中用正己烷抽提,将浓缩得到的五倍子油用氢氧化钾甲醇溶液酯化制得五倍子油甲酯衍生物,然后将该衍生物经岛津 GC-14B 气相色谱仪分析,检出了8个成分。经气相色谱-质谱联机分析方法,对照数据库确定五倍子油的化学成分为癸酸、月桂酸、肉豆蔻酸、棕榈酸、硬脂酸、油酸、亚油酸、亚麻酸等8种。五倍子油与其他种子油相比,含有大量的月桂酸和肉豆蔻酸。

4. 矿物质微量元素

五倍子中还含有多种金属矿物质微量元素，包括铜、锌、铁、镁、钠、钙等化合物。

5. 其他成分

各种五倍子中都含有大量的树脂、脂肪物质、淀粉、蜡质等成分，五倍子心还含有蛋白质等成分。

药理作用

五倍子的药理活性比较复杂，其主要活性部分为五倍子鞣质以及由其水解产生或原药含有的没食子酸，临床研究表明五倍子的其他成分也有一定活性。

1. 抗菌作用

五倍子具有抗菌作用，五倍子粉、五倍子浸液等体外实验对金黄色葡萄球菌、链球菌、肺炎球菌以及伤寒、副伤寒、痢疾、炭疽、白喉、绿脓杆菌等均有明显的抑菌或杀菌作用。于瑞花等采用自制的复方五倍子粉治疗中、重度褥疮46 例，取得了良好效果，在该病的创面致病药敏实验 37 例中，五倍子浸液有效的为 35 例，有效率达 94.2%。临床研究还表明五倍子佐以庆大霉素、甲硝唑能增强杀菌效果。特别对铜绿假单胞菌、厌氧菌的作用尤为显著。周玉生等取五倍子（炒黄）、吴茱萸、花椒、丁香、苍术（炒黄）、鸡内金等研细末，按一定比例混匀后，用酒精调敷脐部治疗小儿肠炎 47 例，总有效率 95.7%[6]。五倍子对羊毛样孢子菌等真菌也有较强的抑制作用。五倍子抗菌的有效成分主要为五倍子鞣质、没食子酸等。作用的可能原因是鞣质使微生物体内的原生质凝固，经用乙醚提出其鞣酸后的五倍子液仍有抗菌作用，五倍子心的煎剂无抗菌作用。因此五倍子皮中其他化学成分对微生物可能也有一定的抑制作用。

2. 抗病毒作用

李加坤等报道五倍子、乌梅、枯矾、雄黄、大黄等按一定比例与食醋混合可用于治疗传染性软疣，临床治疗该病 93 例，平均 7.5 天全部治愈[7]。实验表明五倍子煎剂对接种于鸡胚的流感甲型 PR_3 株病毒有抑制作用，该作用可能与五倍子中的鞣质成分有关。近年来五倍子单宁被发现有很强的抑制 HIV-Rt 活性，很有可能发展成为抗艾滋病药物[8]。

3. 清除自由基和抗氧化作用

五倍子中鞣质以及没食子酸等成分具有较多邻位酚羟基的结构，通过作为氢供体释放出氢与环境中的自由基结合，终止自由基引发的连锁反应，从而阻止氧化过程的继续传递和进行，因此在生物体内具有较强的清除超氧自由基的作用，从而产生了抗衰老的作用。同时由于自由基被清除，对自由基诱发的生物大分子损伤起到保护，维护细胞膜的流动和蛋白质的构象，防止辐射诱发的 DNA 断裂，从而又具有抑制脂质过氧化、抗心血管病、抗突变、抗癌、抗白内障等方面的独特作用。李怀荆等作了五倍子水煎剂对老鼠抗衰老作用的报道[9]。傅乃武等报道了五倍子鞣酸抑制体内亚硝胺生成和对抗活性氧的作用[10]。谢道刚等报道了五倍子提取物抑制突变作用的初步研究[11]。

4. 收敛作用

五倍子中的鞣质以及没食子酸等成分对蛋白质有沉淀作用，皮肤、黏膜、溃疡接触后，组织蛋白质即被凝固，造成一层被膜呈现收敛作用，同时小血管也被压迫收缩，血液凝结，产生止血等功效。收敛作用使腺细胞的蛋白质凝固引起分泌抑制，可使黏膜干燥，神经末梢蛋白质的沉淀可产生微弱的局部麻醉作用。因此，本药应用后可在创面结痂，保护创面，避免外界刺激，减少疼痛及体液丧失。于瑞花等临床采用五倍子治疗中、重度褥疮利用了五倍子的该种活性。五倍子鞣质可以与若干金属、生物碱或苷类形成不溶解化合物，因此可以作消毒剂。此外，五倍子的收敛作用因为减少胃肠蠕动可止泻。田氏取五倍子、五味子、煨肉豆蔻组方，共研末，每次取药粉 3 ~ 5 g，用纱布包好后以十滴水浸湿，贴于脐部，伤湿止痛膏固定治疗小儿腹泻 2 130 例，48 h 后取下，报告总有效率 98%[12]。现代研究表明收敛性是单宁多种生理活性的基础。Mjyamoto 分析了单宁的结构及其抗肿瘤之间的关系，发现含酰基最多的结构具有最强的活性，而单宁的收敛作用主要取决于单宁分子中酰基的数量，酰基同时起到提供氢键和疏水键的作用，由此表明了单宁的活性与其收敛性密切相关。

5. 其他作用

有文献报道五倍子油对糖尿病也有一定的疗效，但未见相关机理的阐述。另外中药五倍子还用来解毒，治疗烧烫伤、遗精、久咳、脱肛等多种病症，在临床上均有较好的疗效。

用法用量 煎服，3 ~ 9 g；入丸、散服，每次 1 ~ 1.5 g。外用适量。研末外敷或煎汤熏洗。

临床应用

1. 慢性咳喘

以五倍子 10 ~ 15 g 配厚朴、半夏，治疗肺炎、慢性支气管炎、肺气肿、肺心病、过敏性支气管炎哮喘属痰性咳喘，一般服药 1 ~ 2 周症状即可缓解[13]。用复方五倍子散（五倍子、胡桃肉、麦冬、五味子各 100 g）治疗肺病久咳 22 例。用法：研为细末，蜜丸绿豆大，每次 6 g，每日 2 次口服，一般服药 2 ~ 8 周，临床疗效满意[14]。

2. 慢性胃炎

以五倍子汤（五倍子 15 g，谷、麦芽各 10 g，甘草 6 g），辨证加减治疗胃炎 160 例，同时设硫糖铝、654-2 等西药对照组 100 例，20 天为一个疗程。结果：五倍子显效 94 例，占 58.7%；有效 47 例，占 29.4%；无效 33 例，占 33%；总有效率67%。统计学处理（$P < 0.05$），前者明显优于后者。五倍子汤具有广谱抗菌作用，能使皮肤、黏膜溃疡等局部组织凝固，并形成保护膜，有收敛防腐作用[15]。

3. 宫颈癌

4. 消化道出血

5. 慢性肾炎、蛋白尿

6. 盗汗自汗

7. 脱肛、子宫脱垂

常用制剂

1. 复方五倍子水杨酸搽剂

用于手癣、足癣、体癣、头癣、甲癣。

2. 痔速宁颗粒

解毒消炎，止血止痛，退肿通便，收缩痔核。用于内痔，外痔，混合痔，肛裂等。

3. 三味痔疮栓

收敛止血，消肿止痛，燥湿止痒。用于内痔出血、肛门肿痛等症。

不良反应

小鼠腹腔注射100%五倍子煎剂0.25 mL，均于12 h内死亡，减少为1/10量则未见异常。豚鼠皮下注射五倍子煎剂，局部发生腐烂、坏死，动物表现不安、行动迟钝、萎靡、食欲差、呼吸急促，24 h内死亡。可能原因是鞣酸进入机体后几乎全部被分解为倍酸与焦倍酸，极大量则可引起灶性肝细胞坏死。

❖ 参考文献

[1] 林余霖，程惠珍，陈君，等. 五倍子及其寄主植物的单宁酸含量分析 [J]. 中国中药杂志，1997，22（1）：16 – 17.

[2] 姚新生主编. 天然药物化学 [M]. 北京：人民出版社，1994. 244.

[3] Analysis of gallic, digallic and trigallic acids in tannic acids by high-performance liquid chromatography [J]. Journal of Chromatography A, 265, 1983, 363 – 367.

[4] Analysis of tannic acids by high-performance liquid chromatography [J]. Journal of Chromatography A, 1983, 268（3）：469 – 476.

[5] 陈祥，孙秀芳. 高效液相色谱在中国倍子单宁及倍酸研究中的应用 [J]. 林产化学与工业，1986，6（1）：24 – 28.

[6] 周玉生. 中药敷脐治疗婴幼儿腹泻47例 [J]. 中国民间疗法，1998（01）：16.

[7] 石碧，狄莹，何有节，等. 鞣质的药理活性 [J] 中草药，1998，29（7）：487 – 490.

[8] 毕良武，吴在嵩，陈笳鸿，等. 单宁在抗艾滋病研究中的应用 [J]. 林产化工通讯，

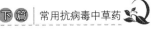

1998，32（2）：11－15.

［9］李怀荆，毛金军，崔风起，等．五倍子提取物抑制突变作用的初步研究［J］．黑龙江医药科学，1999，22（1）：12－13.

［10］傅乃武，郭蓉，刘福成，等．诃子鞣质和五倍子鞣酸抑制体内亚硝胺生成和对抗活性氧的作用［J］．中草药，1992，23.

［11］谢道刚，陈瑾璧，刘瑞芳，等．五倍子提取物抑制突变作用初步研究［J］．华西药学杂志，1997，12（3）：151－152.

［12］田琨．神阙穴贴敷治疗小儿腹泻200例疗效观察［J］．中国针灸，1997，（5）：270.

［13］马群，柳梅．五倍子治咳喘止消化道出血［J］．中医杂志，1998，39（1）：5.

［14］张丽玲．五倍子治疗肺虚久咳［J］．中医杂志，1998，39（1）：7.

［15］张佩远．五倍子治疗慢性胃炎［J］．中医杂志，1998，39（1）：5.

五 味 子

来　源　始载于《神农本草经》。为木兰科植物五味子或华中五味子的成熟果实。前者习称"北五味子"，主产于东北；后者习称"南五味子"，主产于西南及长江流域以南各省。

炮制加工　秋季果实成熟时采收。晒干。生用或经醋、蜜拌蒸晒干用。

性味归经　酸、甘，温。归肺、心、肾经。

功效主治　收敛固涩，益气生津，补肾宁心[1]。

化学成分

1. 木脂素类

木脂素是五味子的主要有效成分[2,3]，母核大多为联苯环辛烯型，并且大多具有手性差异[4]。主要包括五味子素和它的类似物 α-、β-、γ-、δ-、ε-五味子素，伪 γ-五味子素，五味子甲素（去氧五味子素、五味子素A），新五味子素，五味子醇乙，五味子酯甲，五味子酯乙等[5,6]。

2. 多糖类

目前国内外对五味子多糖研究多集中在粗多糖的提取及定量测定方面[7-9]，而对其单一多糖组分纯化以及鉴定方面的研究还很少。薛梅等[10]于2003年从五味子中提取多糖，并测定其质量分数为11.98%。张兰杰等[11]在恒温70℃将北五味子水提取3次（pH8），经过滤液浓缩、醇析、Savage法脱蛋白、脱脂、脱色、DATE纤维素柱洗脱等步骤，分离出两种多糖组分，质量分数分别为0.387%和0.061%。孟宪军等[12]应用水提醇沉以及多种方法除蛋白，从五味子果实中获得一种粗多糖SCP-BⅡ。

3. 挥发油类

五味子中含有5%～6%的挥发油。主要成分为萜类化合物，包含单萜类、含氧单萜类、倍半萜类、含氧倍半萜类，还有少量醇、酸等含氧化合物。其中以倍半萜类为主，含 β_2-没药烯、β-花柏烯及 α-衣兰烯等。朱凤妹等[13]采用气相色谱－质谱联用方法从北五味子挥发油中分离并鉴定出 39 种成分，主要为衣兰烯（14.34%）、2，6-二甲基-双环［3.1.1］庚-2-烯（10.38%）。

4. 三萜类

五味子中含有黑五味子酸、南五味子酸、甘五酸等[14]三萜酸类化合物。Huang 等[15]首次从五味子植物中发现了 3 种高度氧化的新奇骨架类型的降三萜。

5. 其他类

五味子中含有机酸 9% 左右，主要为枸橼酸、苹果酸、酒石酸、琥珀酸、维生素 C 等。此外，研究表明，五味子干果中全氮量为 1.37%，总氨基酸量为 9.231%。在分析的 16 种氨基酸中，人体必需氨基酸有 6 种，总量为 3.135%。

药理作用

1. 抗病毒作用

五味子三萜类成分具有抗艾滋病毒（HIV）和抗肿瘤活性。近年来的研究发现，五味子科植物中的多种木脂素和三萜类成分具有显著的抗 HIV 和抗乙肝病毒（HBV）作用[17]。宋秋艳对五味子分离得到的各化合物进行了抗腺病毒（ADV）和 2 型单纯疱疹病毒（HSV-2）活性测试。结果表明，部分三萜和木脂素显示出抗病毒活性，其中 2 个高含氧三萜（12 和 13）和 1 个木脂素（73）显示出潜在的抗疱疹病毒活性，选择因子分别为 23.32，29.55 和 29.83；此外，新骨架高含氧三萜（1）和 2 个普通三萜（12 和 19）以及 2 个木脂素（60 和 69）对腺病毒表现出较好的抑制作用，选择因子分别为 13.75，13.67，15.89，14.92 和 15.78[18]。尧贤高等提取了五味子中两个化合物，证明其具有一定的体外抗 HBV 活性，其细胞毒性低，CC_{50} 均大于 200 μg/mL。化合物 1 具有较强的抑制 HBsAg 和 HBeAg 分泌作用。阳性对照药物阿德福韦酯也抑制 HBsAg 和 HBeAg 分泌，但在相同浓度（1.6 μg/mL）下其抑制作用较化合物 1 弱[19]。

2. 保肝作用

五味子单味或与其他中药配伍用于急、慢性肝损伤的治疗，可以促进损伤肝细胞的修复、降低血清 ALT 活性[20]。齐彦等[21]采用 CCl_4 造成小鼠急性肝损伤模型，终点比色法测定小鼠 ALT、天门冬氨酸氨基转换酶（AST）、白蛋白（ALB）水平，观察病理组织学改变。结果表明五味子明显降低 CCl_4 引起的 ALT、AST 增高；病理组织学检查发现五味子明显减轻肝细胞的损伤，其对 CCl_4 所致小白鼠急性肝损伤具有明显的保护作用。五味子粗多糖多次灌胃给药，对 CCl_4 中毒小鼠肝中丙二醛（MDA）水平具有明显降低作用，还能显著抑制小鼠肝匀浆脂质过氧化反应，促进正常小鼠的胆汁分泌和部分肝切除后肝的再生。以上表明五味子粗多糖的保肝作用与其对抗脂质过氧化、促进肝再生和利胆作用有关[22]。

3. 对中枢神经系统的作用

（1）镇静、催眠作用

五味子具有明显的镇静、催眠作用，并对剂量呈现一定相关性[23]。五味子乙醇提取物明显延长小鼠戊巴比妥钠的睡眠时间[24]。五味子超微粉水煎液、五味子水煎液、北五味子水提取物及其有效成分五味子甲素、五味子丙素、五味子醇乙等均可增强阈下睡眠剂量戊巴比妥钠致小鼠睡眠效果，延长阈上睡眠剂量戊巴比妥钠致小鼠睡眠时间。葛会奇等[25]对五味子炮制品镇静催眠作用进行研究，发现五味子生品和炮制品均有镇静、催眠作用，且炮制品（酒制、醋制）效果强于生品，其中酒制优于醋制。五味子种仁乙醇提取物不但有中枢抑制作用，还有抗惊厥作用，且五味子醇甲作用基本与之相似[26]。

（2）镇痛作用

辛晓林等[27]采用热板法、小鼠醋酸扭体法和小鼠热水缩尾法研究了 0.10、0.30、0.90 g/mL 五味子水煎液的镇痛效果，并通过小鼠福尔马林试验研究了五味子的镇痛作用机制。结果表明，一定量的五味子水煎液可减少醋酸所致小鼠扭体次数，延长扭体出现的潜伏期和热水所致小鼠缩尾的潜伏期，提高热板所致小鼠舔足的痛阈；在小鼠福尔马林试验中，五味子水煎液可抑制第 II 时相的反应，而对第 I 时相的反应无影响。

（3）保护脑神经细胞

蔡克瑞等[28]实验发现，五味子醇提液对半乳糖致小鼠脑神经细胞损伤具有保护作用。灌胃给予五味子醇提取液，可提高超氧化物歧化酶（SOD）活性，降低 MDA 量，增强神经元 DNA 损伤的修复能力，减少凋亡细胞数，增强 Bcl-2 基因表达。且五味子醇提液疗效优于水溶液。另有研究表明[29]，五味子醇甲有神经保护作用，它能增强 PC12 细胞对谷氨酸的摄取，降低胞外谷氨酸的浓度，并拮抗 6-羟基多巴胺（6-OHDA）对 PC12 细胞摄取谷氨酸的抑制作用和对细胞存活率的影响。此外，五味子酚和丹酚酸 A 具有抗氧化作用，对 H_2O_2 引起的神经细胞凋亡有保护作用[30]。

4. 对心血管系统的作用

刘菊秀等[31,32]通过实验证实，五味子提取液具有抑制心肌收缩性能，减慢心率的作用。五味子水提醇沉注射液可使在体蛙心单相动作电位频率减慢、动作电位幅度减小、平台期下移、平台期缩短；可使离体蛙心肌收缩力减弱，作用强于心得安。研究证明五味子有增强心血管功能的作用，还可舒张血管。五味子素及 gomisinA、B、C、D、G、H、J、N 等木脂素成分对由前列腺素和 $CaCl_2$ 引起的离体狗肠系膜动脉收缩具有缓解作用[33]。

5. 抗衰老、免疫增强作用

五味子多糖有较好的免疫兴奋作用。研究表明，它具有良好的抗衰老作用，可使衰老小鼠已萎缩的胸腺及脾脏明显增大变厚，胸腺皮质细胞数及脾淋巴细胞数明显增加，脾小结增大，提示五味子多糖可提高衰老小鼠的免疫功能，也可明显促进衰老小鼠神经细胞的发育[34]。此外，五味子粗多糖、五味子水煎剂具有升高白细胞及增强免疫功能的作用。能明显对抗环磷酰胺所致小鼠外周血白细胞的减少，并增加免疫抑制小鼠胸腺和脾脏质量。五味子多糖还可显著提高正常小鼠腹腔巨噬细胞的吞噬百分率和吞噬指数，促进溶血素及溶血空斑形成，促进淋巴细胞转化[35]。

6. 抗肿瘤作用

五味子多糖具有抑制肿瘤细胞生长的作用。黄玲等[36]研究发现，五味子多糖能抑制 S180 荷瘤生长，并对免疫器官（脾脏、胸腺）有刺激增生的作用，浓五味子多糖合并环磷酰胺抑瘤率达 74.5%，比单纯用环磷酰胺抑瘤率 69.5% 有所提高。400 mg/kg 五味子多糖具有轻度抑瘤形态学表现，能促进细胞凋亡，瘤内及瘤周炎症反应明显，而瘤细胞坏死则与对照组相当，推测五味子多糖的抑瘤作用可能不是直接杀死瘤细胞，而与细胞凋亡及活化免疫细胞有关[37]。另外，王艳杰等[38]采用评价细胞遗传学损伤的标准试验，小鼠骨髓嗜多染红细胞（PCE）微核试验检测了五味子多糖的抗突变作用。五味子对诱变剂引起的体细胞遗传损伤有拮抗作用，还可以拮抗环磷酰胺所致的生殖细胞遗传损伤。禹洁等[39]采用 MTT 法测定五味子总木脂素对人乳腺癌细胞系 MCF-7、肝癌细胞系 HepG2 和人食管癌细胞系 9706 的体外抗肿瘤作用，结果表明总木脂素对 3 种癌细胞系抑制效果显著。

7. 其他作用

（1）益智、抗运动疲劳作用

五味子可使小鼠跳台反射中的错误次数显著减少。五味子素能改善人的智力活动，提高工作效率，对需要集中注意力、精细协调的动作具有改善作用。五味子具有明显的抗疲劳和抗缺氧作用，能明显提高小鼠的记忆力，五味子果实浸出液能延缓神经元超微结构的老化[40]。

（2）降血糖作用

袁海波等[41]从五味子中得到 α-葡萄糖苷酶抑制剂，药理实验表明其具有良好的降糖作用，能显著降低正常及四氧嘧啶致糖尿病小鼠的血糖水平，降低肾上腺素引起的高血糖，提高正常小鼠的糖耐量。五味子油能降低四氧嘧啶小鼠血糖、MDA，增加 SOD；增高肌肉组织葡萄糖转运蛋白 4（GLUT4）mRNA 的表达，提示五味子油可以通过升高 SOD，清除自由基，减少脂质过氧化，保护胰岛β细胞；同时增加 GLUT4 转运葡萄糖的能力，使血糖降低[42]。

（3）抗溃疡作用

日本学者对大鼠灌胃给予五味子素和戈米辛 A，发现其对应激性溃疡有很好的抑制作用，静脉注射给药则对大鼠胃收缩具有抑制作用，而五味子乙素有抑制胃分泌和利胆作用，五味子乙素对溃疡的抑制作用强于戈米辛 A。

（4）抑菌作用

边才苗等[43]采用滤纸片和平板二倍稀释法研究了五味子 70% 乙醇提取物的抑菌作用，结果表明五味子提取物质量浓度在 31.3 ~ 1 000 mg/mL，对 4 种供试菌的抑制效应依次为：绿脓杆菌 > 肺炎克雷伯菌 > 大肠杆菌 > 金黄色葡萄球菌。五味子可抑制肠道有害菌，促进有益菌的生长从而平衡肠道微生态平衡。并且对金黄色葡萄球菌、痢疾杆菌、绿脓杆菌、伤寒杆菌、白色念珠菌等肠道致病菌和条件致病菌具有较强的抑菌作用。其中对肠道致病菌及绿脓杆菌抑制作用最强，对白色念珠菌抑制作用较弱[44]。

（5）对肾脏和生殖系统的作用

戈米辛 A 和去氧五味子素可抑制氨基核苷诱发肾变态大鼠的尿蛋白排泄增加，并能改善血清生化指标，有抗肾变态作用。戈米辛 A 对家兔免疫性肾炎呈现抑制作用，抑制尿中总蛋白排泄量的增加，改善胆固醇血症。有研究表明[45]，五味子水提液使成年小鼠睾丸质量增加了 57.1%，使曲细精管直径增加了 41%，并且光镜下生精细胞的层数及精子的数量有所增加，证明五味子有促进精子发生的作用。

用法用量 　煎服，3 ~ 6 g；研末服，1 ~ 3 g。

临床应用

1. 治疗更年期综合征

《用药法象》载有五味子"补元气不足，收耗散之气"的功效。现代药理研究表明，五味子能改善人的智力，提高工作效率。如五味子素达 5 ~ 10 mg 时，对运动过程中所需要的注意力、精细协调的动作，以及肌肉运动力均有改善作用，并可增加大脑皮层的调节作用。

2. 治疗糖尿病

糖尿病的发病虽与饮食失节、情志失调、房劳不节、年老体弱等因素有关，但其根本原因，乃系先天元气不足，加上后天调摄失宜，导致肾虚、精血津液不足。五味子味甘酸、性温，甘能益脾，酸能收敛，敛之极则藏，肾主藏，故能补肾、治糖尿病，尤其对于 2 型糖尿病经治疗血糖降至正常而尿糖仍不降者，在复方中加入五味子，每多获效。如患者张某，男，56 岁，素体肥胖，嗜食肥甘，有糖尿病史 10 余年。近年来先后服用磺脲类和双胍类等多种降糖药物效果不甚理想。临床症见：多饮、多食、多尿，皮肤刺痛，乏力，舌质淡暗，苔薄白而干，脉弦细。查血糖 11.2 mmoL/L，尿糖（＋）。证属气阴两虚，兼有血瘀。拟益气养阴，活血化瘀。药用：黄芪 30 g，黄精 30 g，玉竹 10 g，葛根 15 g，天花粉 15 g，山药 15 g，水蛭 10 g，僵蚕 15 g，服上方 10 剂后，症状有所减轻，查血糖 6.0 mmol/L，尿糖（－）。于上方加五味子 15 g，继服 15 剂后复查，尿糖（－），症状悉除[46]。

3. 治疗小儿泄泻

4. 治疗顽固性慢性荨麻疹

常用制剂

1. 五味子糖浆

益气补肾，镇静安神。用于神经衰弱，头晕，失眠等症。

2. 人参五味子颗粒

益气敛阴，安神镇静。用于病后体虚，神经衰弱，健忘失眠。

3. 参芪五味子胶囊

健脾益气，宁心安神。用于心悸气短，动则气喘易汗，少寐多梦，倦怠乏力，健忘等症。

不良反应

口服生药 13～18 g 以上可有打嗝、反酸、胃烧灼感、肠鸣、困倦等，偶有过敏反应。中毒反应表现为：发热、头痛、乏力、口干舌燥、有异味感、恶心、呕吐、荨麻疹等。五味子有小毒，能兴奋呼吸中枢，使呼吸频率及幅度增加，并有增加胃酸及降压作用。

❖ 参考文献

[1] 肖培根. 新编中药志 [M]. 第 2 卷. 北京：化学工业出版社, 2002.

[2] 史琳, 何晓霞, 潘英, 等. 五味子藤茎化学成分的研究 [J]. 中草药, 2009, 40 (11)：1707－1710.

[3] 陈道峰, 翁强. 南五味子属药用植物的木脂素含量 [J]. 中草药, 1994, 25 (5)：238－240.

[4] IKEYA Y, HEIHACHIRO T, ITIRO Y. The constituents of Schizandra chinensis Baill. X. The structure of γ-schizandrin and four new lignans, （－）- gomisins L1 and L2, （±）-gomisin M1 and （＋）-Gomisin M2 [J]. Chem Pharm Bull, 1982, 30 (1)：132－139.

[5] IKEYA Y, HEIHACHIRO T, ITIRO Y. The constituents of Schizandra Cchinensis Baill. I. Isolation and structure determination of five new lignans, gomisinA, B, C, F, G, and the absolute structure of schizandrin [J]. Chem Pharm Bull, 1979, 27 (6)：1383－1394.

[6] 官艳丽, 曹沛, 郁开北, 等. 北五味子化学成分的研究 [J]. 中草药, 2006, 37 (2)：185－187.

[7] 李巧云, 居红芳, 翟春. 五味子粗多糖提取工艺的研究 [J]. 食品科学, 2004, 25 (5)：105－109.

[8] 谭小虹, 王治宝, 李如章. 北五味子粗多糖的提取和含量测定 [J]. 时珍国医国药, 2007, 18 (6)：1463－1464.

[9] 安秀吉，景旭，纪文泽，等．五味子粗多糖提取工艺及含量测定研究 [J]．黑龙江科技信息，2007，11 (3)：7 – 10.

[10] 薛梅，周静．五味子多糖的提取及含量测定 [J]．陕西中医，2003，24 (3)：267 – 268.

[11] 张兰杰，张维华，赵珊红．北五味子果实中多糖的提取与纯化研究 [J]．鞍山师范学院学报，2002，4 (1)：58 – 60.

[12] 孟宪军，秦琴，高晓旭．五味子多糖的分离纯化及清除自由基研究 [J]．食品科学，2008，29 (1)：91 – 94.

[13] 朱凤妹，杜彬，李军，等．气相色谱–质谱法测定北五味子中挥发油成分 [J]．食品与发酵工业，2008，34 (8)：149 – 152.

[14] 王丽薇，周长新，SchneiderB，等．北五味子化学成分研究 [J]．中国现代应用药学杂志，2006，23 (5)：364 – 365.

[15] HUANG S X, YANG J, HUANG H, et al. Structural characterization of schintrilactone, anewclass of nortriterpenods from Schisandra chinensis [J]. OrgLett, 2007, 9 (11)：4175 – 4178.

[16] HUANG S X, YANG L B, XIAO W L, et al. Wuweizi dilactones A-F: novel highly oxygenated nortriterpenoids with unusual skeletons from Schisandra chinensis [J]. Chemistry, 2007, 13 (7)：4816 – 4822.

[17] 马文辉．毛南五味子和鹤庆五味子的化学成分及其抗病毒活性 [D]．复旦大学，2007.

[18] 宋秋艳．秦岭两种五味子属植物化学成分结构及其抗病毒活性研究 [D]．兰州大学，2013.

[19] 饶贤高．狭叶五味子中化合物 phyllocoumarin 和 (–)-epicatechin 体外抗 HBV 活性的初步研究 [D]．南昌大学，2008.

[20] 陈玮莹，温博贵．五味子对 CCl_4 中毒大鼠肝细胞核基质蛋白和结构的保护作用 [J]．免疫学杂志，2006，22 (4)：455 – 457.

[21] 齐彦，郭丽新，周迎春，等．五味子对四氯化碳所致小鼠急性肝损伤的作用研究 [J]．中医药学报，2009，37 (4)：26 – 27.

[22] 高普军．北五味子粗多糖保肝作用的机理 [J]．白求恩医科大学学报：自然科学版，1996，22 (1)：23 – 24.

[23] 徐亚杰，刘同．研究五味子不同活性部位对镇静催眠的影响 [J]．山西医药杂志，2009，38 (8)：764 – 765.

[24] 霍艳双，陈晓辉，李康，等．北五味子的镇静、催眠作用 [J]．沈阳药科大学学报，2005，22 (2)：126 – 128.

[25] 葛会奇，贾天柱．五味子炮制品镇静催眠作用研究 [J]．辽宁中医杂志，2007，34 (5)：636 – 637.

[26] 张林魁，钮心懿．五味子醇甲对中枢神经系统单胺类递质的影响 [J]．中国医学科学院学报，1991，13 (1)：13 – 15.

[27] 辛晓林，张桂春，黄清荣．五味子镇痛效果研究 [J]．安徽农业科学，2009，37 (32)：15842 – 15843.

[28] 蔡克瑞, 张涛, 金华. 五味子醇提液对半乳糖致衰小鼠脑神经细胞保护作用的研究 [J]. 牡丹江医学院学报, 2008, 29 (3): 6 – 8.

[29] 李海涛, 胡刚. 五味子醇甲抑制 6-羟基多巴胺诱导 PC12 细胞凋亡的研究 [J]. 南京中医药大学学报, 2004, 20 (2): 96 – 99.

[30] 李莉, 刘耕陶. 五味子酚和丹酚酸 A 对 H_2O_2 引起大鼠脑神经细胞凋亡的保护作用 [J]. 中国药理学与毒理学杂志, 1996, 10 (2): 92 – 94.

[31] 刘菊秀, 陈静, 苗戎, 等. 北五味子对心脏电活动及收缩力的影响 [J]. 中草药, 1999, 30 (4): 280 – 282.

[32] 刘菊秀, 苗戎, 陈静, 等. 五味子对心肌力学和心率的影响 [J]. 中草药, 1999, 30 (2): 122 – 124.

[33] 末川守. 五味子对动物药理作用的实验观察 [J]. 药学杂志, 1987, 107 (9): 720 – 722.

[34] 苗明三. 五味子多糖对衰老模型小鼠的影响 [J]. 中国医药学报, 2002, 17 (3): 187 – 188.

[35] 苗明三, 方晓艳. 五味子多糖对正常小鼠免疫功能的影响 [J]. 中国中医药科技, 2003, 10 (2): 100 – 102.

[36] 黄玲, 张捷平, 陈华. 五味子多糖对 S180 荷瘤小鼠抑瘤作用的研究 [J]. 福建中医学院学报, 2003, 13 (3): 22 – 23.

[37] 黄玲, 陈玲, 张振林. 五味子多糖对荷瘤鼠瘤体抑制作用的病理学观察 [J]. 中药材, 2004, 27 (3): 202 – 203.

[38] 王艳杰, 吴勃岩, 梁颖. 五味子粗多糖拮抗环磷酰胺诱导小鼠微核的实验研究 [J]. 中医药信息, 2006, 23 (5): 72 – 73.

[39] 禹洁, 刘培勋, 龙伟, 等. 五味子总木脂素的分离纯化与体外抗肿瘤活性的研究 [J]. 中国药师, 2009, 12 (12): 1718 – 1720.

[40] 杨晓秋. 五味子健脑补益强壮作用的药理研究 [J]. 中国医药导报, 2006, 22 (4): 107 – 108.

[41] 袁海波, 沈忠明, 殷建伟, 等. 五味子中 α-葡萄糖苷酶抑制剂对小鼠的降糖作用 [J]. 中国生化药物杂志, 2002, 23 (3): 112 – 125.

[42] 柴可夫, 覃志成, 王亚丽. 北五味子油对糖尿病小鼠抗氧化及葡萄糖转运蛋白 4 mRNA 表达的影响 [J]. 中医药学刊, 2006, 24 (7): 1199 – 1201.

[43] 边才苗, 杨云斌, 费杰, 等. 五味子提取物体外抑菌作用初探 [J]. 浙江中医药大学学报, 2009, 33 (1): 122 – 124.

[44] 马廉兰, 李娟. 五味子等中草药对肠道致病菌和条件致病菌的抗菌作用 [J]. 赣南医学院学报, 2003, 23 (3): 241 – 244.

[45] 朱家媛, 黄秀兰. 五味子对成年小鼠睾丸作用的初步研究 [J]. 四川解剖学杂志, 1997, 5 (4): 204 – 207.

[46] 王毅强, 李晓萍. 五味子临床应用探讨 [J]. 长治医学院学报, 2000, 14 (3): 227 – 228.

▶▶ 犀 角 ◀◀

来 源 始载于《神农本草经》。为犀科动物印度犀、爪哇犀、苏门犀的角。

性味归经 酸、咸，寒。入心、肝经。

功效主治 清热，凉血，定惊，解毒。治伤寒温病热入血分，惊狂，烦躁，谵妄，斑疹，发黄，吐血，衄血，下血，痈疽肿毒。

炮制加工 犀角片：取犀角劈成瓣，置温水中浸泡，捞出，镑片，晒干。犀角粉：取犀角锉粉，研成极细粉末。

化学成分

犀角主要成分为角蛋白。此外还含其他蛋白质、肽类及游离氨基酸、胍衍生物、甾醇类等。犀角角蛋白的组成氨基酸中，胱氨酸占 8.7%，其余碱性氨基酸有精氨酸、赖氨酸等。

药理作用

1. 抗病毒作用

鲁艳萍经研究发现加味犀角地黄汤能明显改善慢性乙型肝炎的症状体征、肝功能和肝纤维化指标，能一定程度抑制 HBV-DNA，而且无明显不良反应，是一种有效的保肝降酶、抗纤维化、抗病毒的中药[1]。

2. 解热、镇痛、抗炎[2]。

3. 能降低内毒素所致小鼠死亡率，改善 DIC 模型大鼠的凝血功能，并有一定的镇静作用[3]。

4. 强心作用

犀角的强心作用主要是由于直接兴奋心肌的结果。

5. 其他作用

犀角煎剂对离体兔肠有兴奋作用。可使家兔白细胞总数在减少后急剧上升。在体内、体外对葡萄球菌均无抑制作用。

用法用量 内服：磨汁或研末，1.5～3 g；煎汤，2.5～10 g；或入丸、散。外用：磨汁涂。

临床应用

1. 治疗伤寒及温病，应发汗而不汗之内蓄血者，以及吐血不尽，内余瘀血，面黄，大便黑。犀角50 g，生地黄400 g，芍药150 g，牡丹皮100 g。上四味，细切，以水九升，煮取三升，分三服（《千金方》犀角地黄汤）。

2. 治伤寒热毒内盛，身发赤斑：犀角（镑）、麻黄（去根节）、石膏各50 g，黄连（去须）1.5 g，山栀子仁75 g。上五味，粗捣筛，每服25 g，水一盏半，煎至一盏，去滓，温服（《圣济总录》犀角汤）。

常用制剂

1. 犀角化毒丸

清火化毒，消肿止痛。用于小儿身热烦躁，咽喉肿痛，口舌生疮，皮肤疮疖，口臭便秘，疹后余毒未尽。

2. 安宫牛黄丸

清热解毒、豁痰开窍，为治疗高热神昏、中风痰迷的要药。

不良反应

《本草经疏》：痘疮气虚无热者不宜用；伤寒阴证发躁，不宜误用。

《雷公炮炙论》：妇人有妊勿服，能消胎气。

❖ 参考文献

[1] 鲁艳平. 加味犀角地黄汤治疗慢性乙型肝炎的临床研究 [D]. 广州中医药大学，2010.

[2] 宋冰雪，曹蕾，谢恩义，等. 犀角的解热镇痛抗炎作用 [J]. 中药药理与临床，2010，26（5）：66－68.

[3] 金若敏，陈长勋，范广平，等. 犀角与水牛角药理作用的研究 [J]. 中成药，1997，19（7）：33－34.

➤➤ 夏 枯 草 ◀◀

来 源 始载于《神农本草经》。为唇形科植物夏枯草的干燥果穗[1]。

性味归经 辛、苦，寒。归肝、胆经。

功效主治 清肝泻火，明目，散结消肿。用于目赤肿痛，目珠夜痛，头痛眩晕，瘰疬，瘿瘤，乳痈，乳癖，乳房胀痛。

炮制加工 夏季果穗呈棕红色时采收。除去杂质，晒干。

化学成分

夏枯草主要的化学成分包括：萜类，其中包括熊果酸、齐墩果酸等；黄酮类，主要有木犀草素、槲皮素、木犀草苷、异荭草素、金丝桃苷等；酚酸类，主要有迷迭香酸、咖啡酸等；香豆素类，有伞形酮、莨菪苷、七叶苷元；夏枯草中还含有多糖类、甾体类、蒽醌类、挥发油类等成分。

药理作用

1. 降血糖

夏枯草醇提物可降低正常小鼠和四氧嘧啶糖尿病模型小鼠血糖水平，对抗肾上腺素升高血糖作用，并可改善糖耐量、增加肝糖原合成[2]。

2. 抗菌作用

夏枯草水煎剂有广谱抗菌活性，有轻微抗淋球菌作用，对耐药金黄色葡萄球菌敏感，其作用优于盐酸去甲万古霉素。醇提物中的水溶部分对金黄色葡萄球菌、大肠杆菌、铜绿假单胞菌、枯草杆菌、青霉和黑曲霉均有抗菌抑菌作用[3]。

3. 抗病毒作用

夏枯草多糖具有抗疱疹病毒 1 和疱疹病毒 2 作用。夏枯草提纯物还可抑制 HIV-1 在淋巴细胞 MT-4、单核细胞 U937、外周血单核细胞内的复制。研究发现，夏枯草提取物对 HIV 逆转录过程有抑制作用[3]。

4. 抗炎作用

夏枯草对早期炎症反应有显著的抑制作用，其抗炎效应与肾上腺皮质中糖皮质激素合成分泌的加强有密切关系，对免疫器官影响研究证实，夏枯草除了能抑制炎症反应这样的非特异性免疫机能外，对特异性免疫机能也表现出相当强的抑制作用[4]。

5. 抗突变、抗癌作用

夏枯草属植物对苯并芘、1，6 二硝基苯并芘和 3，9 二硝基荧蒽的致癌、致突变作用有明显的拮抗作用。夏枯草中所含有的熊果酸及其衍生物对 P388、L1210 和人体肺肿瘤细胞 A2549 均具有显著细胞毒作用[3]。

6. 其他作用

降压作用、降血脂、活血化瘀、抗氧化等。

用法用量 内服：煎汤，6～15 g，大剂量可用至 30 g；熬膏或入丸、散。久用：适量，煎水洗或捣敷。

临床应用

1. 失眠

以半夏、夏枯草各 15 g 治疗 113 例失眠患者，每日 1 剂，水煎，分 2 次服用，服药期间停用其他中西药，治愈 78 例[5]。

2. 治疗肺结核

对浸润型、慢性纤维空洞型、血行播散型肺结核，均有一定疗效。取夏枯草 100 g，水煎分 2～3 次口服；或用夏枯草 10 kg 加水煎至 5 000 mL 时，加红糖 1 kg 收膏，早晚各服 1 次，每次 8～15 mL，1 个月为一疗程。服药后咳嗽、胸痛、咯痰、发热、咯血等症状均见消失或减轻，病灶亦见不同程度吸收好转。对肺结核咯血者，可用夏枯草 50 g，以黄酒 100 g 加水适量浸泡，然后蒸至无酒味时过滤，成人每次 20～40 mL，日服 3～4 次，有止血效果。

3. 急性黄疸型传染性肝炎

以夏枯草为主治疗本病 75 例，其中 62 例达临床治愈标准。剂量及用法：每日用夏枯草 100 g，大枣 50 g，加水 1 500 mL，文火煨煎，捣枣成泥，煎取

300 mL，去渣，3 次分服。重症病例可酌增剂量。

4. 乳腺增生

采用单味夏枯草治疗 32 例中青年妇女的乳腺增生症，30～50 g/d，开水泡服，每日数次，最短服用 1 个月，显效 20 例[6]。

常用制剂

1. 夏枯草口服液

清火，明目，散结，消肿。用于头痛眩晕，瘰疬，瘿瘤，乳痈肿痛，甲状腺肿大，淋巴结结核，乳腺增生症，高血压病。

2. 夏枯草颗粒

治疗乳腺增生、甲状腺肿大。

3. 夏枯草胶囊

清火，明目，散结消肿。用于头痛眩晕，高血压病及瘿瘤，瘰疬，乳痈肿痛，甲状腺肿大，淋巴结结核，乳腺增生症。

4. 复方夏枯草降压颗粒、复方夏枯草降压糖浆

降血压。

不良反应

脾胃气虚者慎服。长期大量服食夏枯草，可能会增加肝、肾负荷，长期服食会造成中药成分蓄积中毒，严重的会引起肝、肾等疾病。

✧ 参考文献

[1] 国家药典委员会. 中华人民共和国药典（一部）[S]. 北京：化学工业出版社，2010.

[2] 顾晓洁，钱士辉，李友宾，等. 夏枯草的化学成分及药理作用研究进展 [J]. 中国野生植物资源，2007，26（2）：5－7.

[3] 庄玲玲. 夏枯草药理作用研究作用进展 [J]. 中国中医药信息杂志，2009，1（16）：94－95.

[4] 薛明，冯怡，徐德生，等. 夏枯草化学成分及药理作用的研究概况 [J]. 江苏中医药，2005，26（5）：55－56.

[5] 张晶莲，蒋军. 夏枯草的国内临床应用简况 [J]. 中国药业，2006，15（5）：63－64.

[6] 刘义芬，陈章生. 单味夏枯草治疗乳腺增生病 32 例临床观察 [J]. 时珍国医国药，1999，10（10）：772.

▶▶ 香 薷 ◀◀

来 源 始载于《名医别录》，列为中品。为唇形科植物石香薷或江香薷的干燥地上部分[1]。

性味归经 辛，微温。归肺、胃经。

功效主治 发汗解表，化湿和中。用于暑湿感冒，恶寒发热，头痛无汗，腹痛吐泻，水肿，小便不利。

炮制加工 除去残根和杂质，切段。

化学成分

1. 黄酮类

迄今为止，已从香薷类植物中分离得到黄酮类及其衍生物 63 个，其中黄酮 43 个，二氢黄酮 12 个，异黄酮 1 个，呋喃黄酮 2 个，吡喃（3′, 4′）黄酮 5 个。香薷植物中黄酮苷类成分均为氧苷，苷元主要为白杨素、芹菜素、木犀草素、山奈酚、槲皮素、鼠李素、鼠李柠檬素等，糖残基有 D-葡萄糖、D-半乳糖、L-鼠李糖、D-木糖等[2]。

2. 单萜类

刘华等[3]从江香薷中分离到 4 个单萜及其苷类：香荆芥酚、百里氢醌-5-O-β-吡喃葡萄糖苷、百里氢醌-2-O-β-吡喃葡萄糖苷、百里氢醌-2, 5-O-β-吡喃葡萄糖苷。

3. 香豆素类

5-（3″-甲基丁基）-8-甲氧基呋喃香豆素，5-（3″-羟基-3″-甲基丁基）-8-甲氧基呋喃香豆素，5-（3″, 3″-甲基烯丙基）-8-甲氧基呋喃香豆素，5-（3″-甲基-2′-烯丁基）-8-甲氧基呋喃香豆素[4]。

4. 木脂素类

阿克替脂素，3-羟基牛蒡子苷[4]。

5. 萜类

截至目前，从香薷属植物东紫苏、野拔子、香薷、四方蒿等分离得到 17 个三萜类成分，其中 8 个属于五环三萜齐墩果烷型，3 个五环三萜熊果烷型，3 个羽扇豆烷型及其他类型萜类[2]。

6. 甾体类

β-胡萝卜苷、β-谷甾醇、豆甾醇、麦角甾-7-烯-3β 醇、β-谷甾醇-3-β-D-葡萄糖苷、豆甾-4, 22-二烯-3-酮、菝葜皂苷元-3-O-β-D-吡喃木糖基（1→4）-β-D-吡喃葡萄糖苷、3-O-β-D-吡喃葡萄糖基（1→4）-β-D-吡喃葡萄糖基-24-甲烯基-9、19-环羊毛甾烷[2]。

7. 有机酸苷类

丁香酸、对羟基苯甲酸、邻苯二甲酸二丁酯、迷迭香酸、没食子酸、琥珀酸（丁二酸）、三十二酸、2-羟基苯甲酸-5-O-β-D-葡萄糖苷、对羟基苯甲酸-β-D-葡萄糖苷、3, 4-二羟基肉桂酸、山梨酸、1H-吲哚-3-羧酸、吲哚-3-甲酸-β-D-吡喃葡萄糖苷、2-苯骈呋喃羧酸、棕榈酸、亚油酸、亚麻酸、咖啡酸、丁香酸葡萄糖苷[2]。

药理作用

1. 抗病毒作用

海州香薷水煎剂 1:20 浓度时对病毒 ECHO11 株有抑制作用。钟金栋对从东紫苏中分离的 7 个主成分化合物进行了初筛，得到了 4 个化合物有明显抗病毒活性（SI 值 >8），其中，主成分芒苷抗 HCV 活性效果最好（SI 值 >500）[3]。体外抗病毒实验表明，密花香薷挥发油具有一定的抗甲型流感病毒的作用[4]。

2. 抑菌作用

本品挥发油对大肠杆菌、金黄色葡萄球菌有抑菌作用，其水煎液对金黄色葡萄球菌也有抑菌作用。石香薷挥发油对金黄色葡萄球菌、脑膜炎双球菌、伤寒杆菌等有较强抑制作用。

3. 镇痛作用

香薷挥发油具有镇痛的作用，对中枢神经系统具有抑制作用。

4. 增强免疫

香薷的挥发油能作用于不同的环节，增强机体的特异性和非特异性免疫功能。

5. 其他作用

挥发油还能对动物的离体平滑肌起到松弛作用，可降低大鼠的血压；还能降低高血脂患者血清中的 β-脂蛋白含量。香薷的水提液能高效抑制乙型肝炎病毒（HBV）和乙型肝炎病毒表面抗原（HBsAg）[7]。香薷具有较强的抗氧化能力。

用法用量 内服：煎汤，3～10 g。

临床应用

1. 治疗牙髓病

用中药香薷精油在临床治疗 329 例牙髓病，证明该药对炎性牙髓有安抚镇痛功能，在局部有减轻或消除炎症的作用。通过对 23 颗犬牙牙髓刺激反应试验研究证明，该药对生活犬牙牙髓无刺激[8]。

2. 流行性感冒

香薷 8 g，白扁豆（炒）、厚朴各 6 g，金银花、连翘、青蒿各 10 g，板蓝根 15 g。水煎 2 次后合并药液，分 2～3 次内服，1 剂/天。结果：用上药治疗夏季流行性感冒患者 258 例，均治愈。服药后，平均 1.78 天退热，2～3 天自觉症状完全消失[5]。

3. 暑温病

治疗 74 例，用新加香薷饮袋泡剂（香薷、金银花、连翘、厚朴、荆芥穗、石膏、板蓝根等研成细末，混匀，装纸袋内，每袋 6 g）3 袋，开水浸泡 20 分钟顿服，2 小时 1 次，8 小时后改为 4 次/天[9]。

常用制剂

1. 复方香薷水

解表化湿，醒脾和胃。用于外感风寒，内伤暑湿，寒热头痛，脘腹痞满胀痛，恶心欲吐，肠鸣腹泻。

2. 香菊感冒颗粒

疏风解表，芳香化湿，清暑解热。用于感冒、暑湿外受，症见发热头痛，胸闷无汗。

不良反应

火盛气虚，阴虚有热者禁用。

❖ 参考文献

[1] 国家药典委员会. 中华人民共和国药典（一部）[S]. 北京：化学工业出版社，2010.

[2] 陈钟文，吴文茂，刘华，等. 药用香薷类植物化学成分的研究 [J]. 中国实验方剂学杂志，2011，17（24）：260 – 264.

[3] 钟金栋. 两种药用植物化学成分和生物活性研究 [D]. 昆明理工大学，2013.

[4] 刘艺. 密花香薷化学成分及其抗微生物活性研究 [D]. 北京协和医学院，2011.

[5] 刘华，张东明，罗永明. 江西道地药材江香薷的化学成分研究 [J]. 中国实验方剂学杂志，2010，16（3）：56.

[6] 中国科学院西北高原生物研究所，中国科学院研究所，丁晨旭，等. 香薷化学成分及药理作用研究进展 [J]. 上海中医药杂志，2005，39（5）：63 – 65.

[7] 应国红，郑民实. 800 种中草药抗乙型肝炎病毒的实验研究 [J]. 江西医学院学报，2002，42（2）：20.

[8] 裴传道，郝子明. 中药香薷精油在牙髓病治疗中的临床应用和动物学实验研究 [J]. 临床口腔医学杂志，1991，7（04）：203 – 206.

[9] 陈锐. 香薷散临床新用 [J]. 中国社区医师，2012，28（02）：15.

熊 胆

来源 始载于《新修本草》，为熊科动物黑熊或棕熊的干燥胆。又名熊胆、黑胆（《诗经》），黄熊胆（《诗疏》），猪熊胆、马熊胆（《耳雅翼》），黑熊胆、人熊胆（《本草纲目》）[1]。

炮制加工 一般于冬季捕捉，捕获后，剖腹取胆，割时先将胆口扎紧，割取后小心剥去胆囊外附着的油脂，用木板夹扁，悬挂于通风处阴干，或置石灰缸中干燥。不宜晒干或烘干，以防腐臭。去净皮膜，研成细末用。现在有导管活体引流熊胆汁干燥而成[2]。

性味归经 苦，寒。①《唐本草》："味苦，寒，无毒。"②《本草再新》："味甘，性寒，无毒；入肝、胆、脾、胃经。"③《纲目》："手少阴、厥阴，足阳明经。"④《雷公炮制药性解》："入胆经。"⑤《本草求真》："入心、肝，兼入脾、大肠。"

功效主治 时气热盛，变为黄疸，夏天久痢。治诸疳，耳鼻疮，恶疮，杀虫。小儿惊痫，以竹沥化两豆许服之，去胸中涎，甚良。退热清心，平肝明目去翳，杀蛔蛲虫。

化学成分

主要含有胆汁酸类：包括胆酸（CA）、熊去氧胆酸（UDCA）、鹅去氧胆酸（CDCA）、去氧胆酸（DCA）、牛磺熊去氧胆酸（TUDCA）、牛磺鹅去氧胆酸（TCDCA）等，其中熊去氧胆酸（UDCA）是熊胆的特有成分；胆固醇类；胆色素类（包含胆红素、胆黄素、胆褐素和胆绿素等）；氨基酸类（包含赖氨酸、天门冬氨酸、苏氨酸、牛磺酸等）；微量元素类及其他，如脂肪、磷脂、无机盐、水分。

药理作用

1. 抗病毒作用

探讨了熊胆牛黄胶囊体内外对病毒的抑制作用，结果：熊胆牛黄胶囊体外对6种病毒有抑制作用，其中对柯萨奇B族病毒4型（CVB4）和副流感病毒Ⅰ型有显著抑制作用，体内对小鼠流感性肺炎有显著抑制作用，对流感致小鼠死亡有显著的保护作用，是一种有效的抗感冒药。熊胆滴眼液稀释后对3型腺病毒感染Hela细胞及疱疹病毒感染L929细胞具有良好的保护作用，有抗病毒作用，其对疱疹病毒作用更明显[3]。

2. 保肝作用

熊去氧胆酸具有细胞膜稳定作用，对肝脏毒性物质具有解毒作用，同时可增加肝低密度脂蛋白的摄取，从而增加肝细胞脂质的输出，同时增加脂肪酸氧化或甘油三酯转化，缓解肝细胞脂肪变性[4]。

3. 解热镇痛作用

熊胆粉能显著降低2，4二硝基苯酚所致大鼠的体温升高，对热板及醋酸引起的疼痛有明显镇痛作用[5]。

4. 镇咳作用

5. 对眼科疾病作用

6. 抗炎、抗菌作用

熊胆被广泛应用于在眼科中。研究熊胆滴眼液对角膜烧伤和角膜翳的治疗效果，结果：熊胆滴眼液对家兔角膜烧伤并发结膜炎的治疗效果显著，优于去熊胆滴眼液和氯霉素眼药水（$P < 0.05$）；对角膜翳的治疗效果非常显著，优于去熊

胆滴眼液和狄奥宁眼药水（$P < 0.01$）。

7. 抑制肿瘤作用

熊胆有可能成为在原发性肝癌发生、发展各个阶段都能发挥作用的有效药物，但熊胆干预还不能完全阻断肝癌的发生[6]。

8. 利胆作用

用于治疗胆结石的效果已得到广大医学工作者的认可，因为熊胆中含多种胆汁酸，可使胆汁中胆固醇含量降低，并使呈过饱和状态的胆固醇胆汁呈不饱和状态。刘煜等[6]通过测定谷丙转氨酶（GPT）活力的方法，观察了牛黄熊去氧胆酸（TUDCA）对 GPT 的作用。发现 TUDCA 对 GPT 呈抑制作用，且随其浓度的增加，抑制作用增强，当 TUDCA 浓度为 0.833 mg/mL 时，对 GPT 的抑制率达到81%。动力学实验还表明，增加底物浓度，并不能消除 TUDCA 对 GPT 活力的抑制作用，km 值不变，Vm 值减小，km/Vm 值增大，呈现出非竞争性抑制作用。同时用 CCl_4 小鼠肝损伤模型，观察了口服 TUDCA 与 UDCA 对血清 GPT 活性的影响，提示 TUDCA 对肝脏无损害，较 UDCA 为优。

9. 对心血管疾病的作用

熊胆通过减轻内皮细胞缺氧–再复氧损伤及减少脂质过氧化物，减轻细胞的氧化损伤，平衡内皮细胞分泌的 NO 含量来达到防止内皮细胞进一步损伤及动脉粥样硬化进一步发展的目的[7]。观察注射用熊胆粉对脑血栓、脑缺血动物模型的影响，结果：注射用熊胆粉可明显抑制大鼠体内外血栓的形成，降低血液黏度，改善血液流变性，抑制血小板聚集，降低血小板黏附性，改善血栓性缺血脑组织病变程度，降低毛细血管通透性，并可降低损伤脑组织中丙二醛（MDA）水平，保护超氧化物歧化酶（SOD）活性，注射用熊胆粉对脑缺血有保护和治疗作用。

用法用量 宜入丸、散，不入汤剂。内服，每次 0.25 ~ 0.5 g；外用适量，调涂患处。

临床应用

1. 抗病毒作用

杨婷等[7]对熊胆贝母止咳胶囊体内抗病毒作用研究得出，熊胆贝母止咳胶囊能降低感染流感病毒小鼠的死亡率，并能显著降低染毒小鼠的肺指数，表明其具有显著的体内抗病毒作用。郭建生等[8]对熊胆牛黄胶囊抗病毒作用的药效学研究得出，熊胆牛黄胶囊体外对 6 种病毒有抑制作用，其中对柯萨奇 B 族病毒 4 型和副流感病毒 I 型有显著抑制作用，体内对小鼠流感性肺炎有显著抑制作用，对流感致小鼠死亡有显著的保护作用。

2. 抑制肝纤维化，保护肝脏，利胆退黄

盛镭等[9]采用熊胆胶囊治疗高黄疸慢性乙型肝炎 33 例，并用同期住院患者20 例做对照，观察两组患者黄疸消退情况。结果：加用熊胆胶囊治疗可促使黄疸迅速消退、改善肝功能，熊胆胶囊有保肝利胆功效，用于治疗高黄疸的肝炎患者，可使其病程缩短。

3. 预防胆结石及溶解胆石

孙永宁等[10]进行了金熊胆胶囊溶石利胆作用的实验研究，结果：金熊胆胶囊能明显降低实验动物的成石率，有明显的溶石作用，能显著降低成石动物的 T-BiJ UCB，Ca^{2+} 浓度，从而有效抑制结石的形成，具有显著的利胆作用。

4. 抗炎、抗菌作用

邓旭明等[11]研究熊胆滴眼液对角膜烧伤和角膜翳的治疗效果，结果：熊胆滴眼液对家兔角膜烧伤及并发结膜炎的治疗效果显著，优于去熊胆滴眼液和氯霉素眼药水（$P < 0.05$）；对角膜翳的治疗效果非常显著，优于去熊胆滴眼液和狄奥宁眼药水（$P < 0.01$）。

常用制剂

1. 熊胆贝母止咳胶囊

用于咳嗽咯痰或兼发热等症的急性支气管炎或慢性支气管炎急性发作的治疗。

2. 熊胆茵陈口服液

清热解毒，利胆通便。用于急、慢性肝炎，黄疸型肝炎，胆囊炎，胆石症等。

3. 熊胆含片

熊胆粉具有明显的抗炎作用，清热、止痛。治疗急性咽炎临床试验研究结果表明，熊胆含片治疗急性咽炎实热证疗效显著、安全方便，值得临床推广使用。治疗牙龈炎临床研究结果表明，熊胆含片治疗牙龈炎实热证疗效显著、安全方便，值得临床大力推广使用。

4. 熊胆丸

具有清热散风、止痛退翳的功效，临床适用于治疗风热或肝经湿热引起的目赤肿痛，羞明多泪等症状，治疗效果显著。

5. 熊胆开明片

清肝泄热，滋阴明目。用于肝胆郁热，阴精不足所致瞳神紧小、青风内障，症见目赤疼痛，羞明流泪，视物模糊，烦躁易怒，口苦咽干；急性虹膜睫状体炎、原发性开角型青光眼见上述症候者。

不良反应 个别患者用药后出现恶心、心电图轻度 ST-T 改变等。

⬦ 参考文献

[1] 王丽影，高昕，佟子林，等. 熊胆的化学成分、药理作用及临床研究概况 [J]. 中医药

信息，2005，22（4）：30－33.

［2］玉顺子. 熊胆的药理作用及临床应用. 时珍国医国药，2007，18（3）：707－708.

［3］邓旭明，阎继业，周学章，等. 熊胆滴眼液药理作用的初步研究［J］. 中兽医医药杂志，2002，21（3）：3.

［4］池述广. 熊胆主要化学成分合成方法及药理研究进展［J］. 海峡药学，2008，20（2）：5－8.

［5］白云，苏云明，白海玉，等. 熊胆胶囊解热镇痛作用研究［J］. 中医药学报，2005，33（6）：30.

［6］周剑寅，尹震宇，王生育，等. 熊胆对二乙基亚硝胺诱发大鼠肝癌的影响［J］. 药学学报，2012，47（11）：1483－1488.

［7］杨婷，李婉宜，杨光，等. 熊胆贝母止咳胶囊体内抗病毒作用研究［J］. 中药药理与临床，2006（06）：65－67.

［8］郭建生，胡海蓉，王小娟，等. 熊胆牛黄胶囊抗病毒作用的药效学研究［J］. 中医药学刊，2003（06）：906－907.

［9］金光显，任香善，林贞花，等. 熊胆冻干粉针剂对缺氧－再复氧损伤血管内皮细胞的保护作用［J］. 时珍国医国药，2006，17（10）：1972－1973.

［10］盛镭，张迈仑，李海，等. 熊胆胶囊治疗高黄疸慢性乙型肝炎33例［J］. 实用肝脏病杂志，2004，7（1）：42.

［11］孙永宁，董志超. 金熊胆胶囊溶石利胆作用的实验研究［J］. 黑龙江中医药，2002，（6）：46.

［12］邓旭明，李乾学，阎继业，等. 熊胆滴眼液对家兔角膜烧伤和角膜翳的治疗实验研究［J］. 中草药，2003，22（1）：15.

鸭 跖 草

来　源　始载于《本草拾遗》，又名竹叶菜、耳环草、碧蝉花。鸭跖草为鸭跖草科鸭跖草属植物鸭跖草的全草。

炮制加工　除去杂质，洗净，切断，干燥[1]。

性味归经　性寒，味甘、淡，归肺、胃、小肠经。

功效主治　寒热瘴疟、痰饮疔肿、肉症涩滞、水肿尿少、高热不退、尿血、血崩、热痢、咽喉肿痛、痈疽等。

化学成分

全草含左旋－黑麦草内酯，无羁萜，β-谷甾醇，对-羟基桂皮酸，胡萝卜苷和 D-甘露醇及正三十烷醇。鸭跖黄酮苷、鸭跖黄素、木栓酮、黑麦芽内酯、β-谷甾醇、丙二酸单酰基对香豆酰飞燕草苷等[2]。

药理作用

1. 抗病毒作用

谭志荣等[3]对鸭跖草水提取物抗流感病毒的实验研究得出，鸭跖草水提取物在体外对流感病毒引起的细胞病变有明显抑制作用，其 IC_{50} 为生药 4.25 mg/mL，TI 为 7.17；在给药剂量为生药 8～32 g/kg 时，对流感病毒所致的小鼠肺部炎症有明显抑制作用，并能明显降低流感病毒感染小鼠的死亡率和延长其存活时间，即鸭跖草水提取物在体内外均具有明显抗流感病毒的作用。袁琦等[4]对鸭跖草不同提取方法提取物的体外抗病毒实验研究得出，75% 乙醇冷浸的鸭跖草浸取液对呼吸道合胞病毒（RSV）有较好的抗病毒效果，并且测得鸭跖草 75% 乙醇冷浸取液抗呼吸道合胞病毒（RSV）的治疗指数为 21.1，阳性对照药治疗指数为 29.8；采用蒸馏水提取的鸭跖草提取液对单纯疱疹病毒 1 型（HSV-1）有较好的抗病毒效果，且测得鸭跖草蒸馏水回流提取物抗单纯疱疹病毒 1 型（HSV-1）的治疗指数为 19.6，阳性对照药治疗指数为 36.7。即鸭跖草抗呼吸道合胞病毒（RSV）和单纯疱疹病毒 1 型（HSV-1）有一定的效果。

2. 抗炎作用

3. 镇痛作用

4. 抗内毒素作用

用法用量 13～30 g，水煎服。

临床应用

1. 防治感冒

取鸭跖草 30 g，连翘 15 g，银花 10 g，板蓝根 10 g，桔梗 10 g，甘草 10 g，用水浸泡 2 h，再用文火煮沸服之，每日 1 剂，对预防和全面缓解感冒症状具有较好的疗效。

2. 用于水肿风水，热淋涩痛

鸭跖草有利水消肿、清热通淋之效。用于小便不利、水肿有热兼有表证者，多与浮萍、连翘、白茅根等同用；膀胱湿热、小便淋沥涩痛者，又可与车前草、淡竹叶、木通等清热利尿药同用。

3. 抑制血糖升高

鸭跖草的提取物和生药粉末中含有 α-葡萄糖苷酶抑制剂，均有抑制血糖升高的作用。国外在食疗法调节血糖中使用鸭跖草，有明显降血糖作用[5]。

4. 治疗神经性呕吐

神经性呕吐属中医"呕吐"范畴，由邪气在胃，胃失和降，气反上逆而致。前人以有声无物为呕，无声有物为吐，但实际上很难截然划分，一般都统称为"呕吐"。临床常见辨证分型有胃寒、胃热、伤食、痰浊 4 型。本症多见于女性，往往与精神因素有关，常伴有神经官能症的其他症状，偏胃热的，取鸭跖草全草

120 g煎剂治疗，效果明显[6]。

5. 治疗先兆流产

6. 治疗前列腺肥大症

实用小方

1. 竹鸡草50 g，车前草50 g。捣汁，入蜜少许，空腹服之，用于治小便不通。

2. 鲜鸭跖草枝端嫩叶200 g。捣烂，加开水一杯，绞汁调蜜内服，每日三次，可治五淋，小便刺痛。体质虚弱者，药量酌减。

3. 蓝姑草，煎汤日服之，治疗赤白下痢效果很好。

4. 治黄疸性肝炎：鸭跖草200 g，猪瘦肉200 g。水炖，服汤食肉，每日一剂，可用于黄疸性肝炎的治疗。

5. 鸭跖草50 g，蚕豆花15 g。水煎，当茶饮每日服用可治疗高血压。

用药禁忌 脾胃虚弱者，用量宜少。

✥ 参考文献

[1] 国家药典委员会. 中华人民共和国药典（一部）[S]. 北京：中国医药科技出版社，2010：265.

[2] 王兴业，李剑勇，李冰，等. 中药鸭跖草的研究进展 [J]. 湖北农业科学，2011，50（04）：652 –655.

[3] 谭志荣，蒋友福，李沛波. 鸭跖草水提取物抗流感病毒的实验研究 [J]. 中国热带医学，2009，9（05）：829 –831.

[4] 袁琦，侯林，刘相文，等. 鸭跖草不同提取方法提取物的体外抗病毒实验研究 [J]. 中华中医药学刊，2017，35（07）：1755 –1758.

[5] 孙淑芝. 国外糖尿病食疗新方 [J]. 科学养生，2005（7）：10 –11.

[6] 相鲁闽，刘添秀. 鸭跖草治疗神经性呕吐 [J]. 中国民间疗法，2001，9（7）：63.

▶ 野 菊 ◀

来 源 始载于《本草汇言》。为菊科植物野菊的干燥头状花序[1]。夏、秋间采收，晒干。

炮制加工 净制，取原药材，除去杂质及梗、叶，筛去灰屑。

性味归经 苦、辛，微寒。归肺、肝、心经。

功效主治 清热解毒，疏风平肝。主治风热感冒、高血压病、肺炎、口疮、痈疖等[2]。

化学成分

1. 挥发油及萜类

野菊挥发油共分析出 18 种化学成分，除 1 种未检索出名称外，其余 17 种都属于萜类物。单萜类物质（通式 $C_{10}H_{16}$）有 3 种，单萜类衍生物 7 种，倍半萜类物质（通式 $C_{15}H_{24}$）6 种，倍半萜类衍生物 1 种。如果将上述 17 种物质按其所含化学官能基团进行划分，可分为萜类物质 9 种，萜酮 4 种，萜醇 3 种，萜酯 1 种[3]。

2. 黄酮类

野菊花中黄酮类化合物主要有木犀黄酮苷、刺槐素苷、金合欢素-7-O-α-L 吡喃鼠李糖基（1→6）-α-D-吡喃葡萄糖苷、金合欢素-7-O-α-L-吡喃鼠李糖基（1→6）[2-0-乙酰基吡喃葡萄糖基（1→2）] -β-D-吡喃葡萄糖苷化合物、木犀草素、洋芹素、野菊花黄酮苷[4]。

3. 其他成分

野菊花尚含有俞酸甘油酯、棕榈酸、多糖[5]、蛋白质、氨基酸、嘌呤、胆碱等成分。

药理作用

1. 抗菌、抗病毒作用

野菊花及水醇提取液在体外对大肠埃希菌、铜绿假单胞菌、粪肠球菌、金黄色葡萄球菌、白色念珠菌 5 种常见细菌都有抑制作用，且野菊花醇提取物对革兰阳性菌的抑菌效果明显优于其水提物[6]。野菊花水煎液对金黄色葡萄球菌、溶血性链球菌、类白喉杆菌、肺炎克雷伯菌、铜绿假单胞菌、大肠埃希菌、福氏志贺菌、表皮葡萄球菌、卡他布兰汉菌、黏液奈瑟菌、普通变形杆菌、草绿色链球菌均有一定的抑制作用，其中对金黄色葡萄球菌、表皮葡萄球菌、类白喉杆菌、肺炎克雷伯杆菌均有很好的抑制作用，其最低抑菌浓度（minimum inhibitory concentration，MIC）均为 3.125 mg（原生药）/mL，但对溶血性链球菌、草绿色链球菌的作用不敏感[7]。

野菊花也具有一定的抑制病毒的作用。其水提取物对呼吸道合胞病毒可以在体外多环节中发挥作用，它既可在与病毒共同温育时直接灭活病毒，又能抑制病毒吸附和穿入细胞膜感染细胞，同时它还能对已经侵入细胞的病毒有一定抑制作用[8]。

2. 抗病原微生物作用

野菊花水提物和挥发油都具有抗菌的活性。野菊花水提物对金黄色葡萄球菌、白喉杆菌、伤寒杆菌、大肠杆菌、变形杆菌、痢疾杆菌、大肠埃希菌、绿脓假单胞菌、福氏志贺菌有较强的抑制作用，但对肺炎双球菌无明显抑制作用。

3. 对心血管系统的作用

花去乙醇提取物的浸膏 6～10 g/kg 腹腔注射或 15 g/kg 灌胃，对正常大鼠有降压作用；16 g/kg 腹腔注射或十二指肠给药亦有降压作用，降压作用可能是通过抗肾上腺素和扩张外周血管以及中枢抑制的结果。花乙醇提取物（包括野菊花内酯、黄酮苷、苦味素等）50 ~ 100 mg/kg 小肠给药，对麻醉猫呈降压作用。100 ~ 200 mg/kg 灌胃，对正常狗及肾型高血压狗均呈降压作用。野菊花注射液 2 g/kg 静脉注射，对犬实验性心肌缺血有保护作用，可使心外膜心电图 ST 段升高的导联数（N-ST）、ST 段升高值的总和（O-ST）均显著减少。

4. 对血小板聚集的影响

取雄性家兔的颈动脉血制备成富血小板血浆，0.9 mL 于聚集管中，加入 0.1 mL 含 1 g（生药）/mL 的野菊花注射液，室温下放置 3 分钟后于 37℃ 搅拌保温 2 分钟，加 ADP5 μL，利用回归法计算对 ADP 诱导的家兔血小板的聚集能力。其抑制作用是丹参的 2.3 倍，党参的 3.2 倍，其 50% 的解聚剂量相当于丹参的 60%，党参的 50% 左右。

5. 抗炎和免疫作用

野菊花多糖能够提高免疫受抑制小鼠的免疫功能，在提升免疫器官指数、提高巨噬细胞活性、增加外周血溶菌酶含量、增强 T 淋巴细胞功能、提高白细胞介素-2（Interleukin-2）的水平和提高 B 淋巴细胞功能等多方面促进机体的免疫功能，是一种良好的免疫调节剂[9]。野菊花水提取液（7 mL/只）给由马血清引起的变态家兔连续灌胃 25 天，可抑制兔血清中可溶性白细胞介素-2 受体（SIL-2R）、白细胞介素-6（IL-6）的升高，但不能下降至造模前水平[10]。

6. 降压作用

野菊花的降压机理不是降低心输出量或阻滞交感神经节，也不是通过迷走神经反射机制，而是通过抗肾上腺素和扩张外周血管，可能还和抑制血管运动中枢有关。

7. 抗病原微生物

野菊花水煎剂对强毒人型结核分枝杆菌的最低抑菌浓度为 2.5 mg/mL，对堪萨斯分枝杆菌的最低抑菌浓度为 10 mg/mL，对胞内分枝杆菌无作用，其抑菌原理是使细菌胞壁发生改变、破坏或消失，并使其超微结构明显破坏。野菊花或野菊花枝叶 1：5 煎剂在试管内有抑制痢疾杆菌的功效，枝叶尚有抑制伤寒杆菌的功效。野菊花煎剂对其他多种致病菌亦有抑制作用，MIC 在 1：10 ~ 1：80，高浓度时对多种皮肤真菌也有不同程度的抑制作用。野菊花全草的抑菌作用强于花，鲜品强于干品，加热（如经高压消毒）则效价降低。

野菊花煎剂还有延缓 ECHO11 病毒、疱疹病毒及流感病毒京科 68 - 1 株所致人胚肾或人胚肺原代单层上皮细胞病变的作用，但对副流感病毒（仙台株）、腺病毒（3 型）及鼻病毒（17 型和 20 型）均无效。此外，野菊花在试管内对钩端螺旋体也有抑制作用，不同菌型无明显区别，而水煎剂强于醇浸制剂。

临床应用

1. 治疗流脑带菌者
2. 治疗病毒性肝炎
3. 治疗高血压病，高脂血症
4. 治疗急慢性感染性疾病
5. 治疗肿瘤

常用制剂

野菊花通络颗粒：野菊花苦、辛、微寒，具有清热解毒功效。水蛭有破血通经、逐瘀消癥作用，败酱草能清热解毒、消痈排脓、祛瘀止毒，皂角刺有消肿托毒、排脓作用。通过中药保留灌肠，使肠壁充分吸收药物，药液的有效成分互相作用于盆腔，改善盆腔微循环，有利于盆腔炎渗出，达到局部治疗的目的[11]。

用法用量 煎服，10～15 g。外用适量。

用药禁忌 脾胃虚寒者及孕妇慎用。

◈ 参考文献

[1] 江苏新医学院. 中药大辞典 [S]. 上海：上海科学技术出版社，1985：2144.

[2] 吴钉红，杨立伟，苏薇薇. 野菊花化学成分及药理研究进展 [J]. 中药材，2004，27 (2)：142－144.

[3] 高致明，喜进安，宋鸿雁. 野菊挥发油成分研究 [J]. 河南农业大学学报，1997，12 (31)：391－393.

[4] 蔡华芳. 野菊花的化学成分及药用研究进展 [J]. 中国医疗前沿，2007，9 (2)：118－120.

[5] 李贵荣. 野菊花多糖的提取及其对活性氧自由基的清除作用 [J]. 中国公共卫生，2002，18 (3)：269.

[6] 方静，王德，周学琴. 野菊花两种提取方式对5种常见细菌的抑菌效果的比较 [J]. 数理医药学杂志，2007，20 (3)：368－369.

[7] 曾帅，王子寿，任永申，等. 野菊花水煎液体外抗菌作用实验研究 [J]. 中国中医急症，2008，17 (7)：971－1032.

[8] 张振亚，方学平，刁志花，等. 野菊花提取物抑制呼吸道合胞病毒作用的体外实验研究 [J]. 解放军药学学报，2006，22 (4)：273－277.

[9] 刘磊. 野菊花多糖对环磷酰胺小鼠免疫功能的调节作用初步研究 [D]. 佳木斯：佳木斯大学医学院，2005.

[10] 张淑萍，李雅玲，郑芳. 中药野菊花对家兔模型 SIL-2R、IL-6、TNF-α 的影响 [J]. 天津中医，2000，17 (2)：34－36.

[11] 疏利珍，毛细云，徐为群. 野菊花通络颗粒灌肠配合 TDP 治护慢性盆腔炎疗效观察 [J]. 中医药临床杂志，2009，8 (21)：342－343.

一枝黄花

来　源　始载于《植物名实图考》，又名黄花柴胡、百条根等。本品为菊科植物一枝黄花的全草或带根全草。

炮制加工　除去杂质，喷淋清水，切段，干燥。

性味归经　味辛、苦，性微温。

功效主治　疏风清热，消肿解毒。治疗感冒、咽喉肿痛、肺热咳嗽、黄疸、热淋、痈肿疮疖、毒蛇咬伤等[1]。

化学成分

全草含槲皮苷、异槲皮苷、芸香苷、紫云英苷、山柰酚-3-芸香糖苷、一枝黄花酚苷、2，6-二甲氧基苯甲酸苄酯、当归酸-3，5-二甲氧基-4-乙酰氧基肉桂酯及2-顺、8-顺-母菊酯。咖啡酸、奎尼酸、绿元酸、矢车菊双苷。含少量挥发油及皂苷、烟酸、乙醇酸，根含挥发油。

药理作用

1. 抗病毒与抗菌作用

杨玉涛等[2]对一枝黄花抗感颗粒抗菌、抗病毒及解热作用研究得出，一枝黄花抗感颗粒各剂量组对金黄色葡萄球菌标准株和临床株、流感病毒 FM1 和流感病毒 B-黔防-252-2001 感染小鼠致死均有不同程度的保护作用，对流感病毒 FM1 致小鼠肺病变有明显抑制作用，即一枝黄花抗感颗粒具有明显的抗菌、抗病毒作用。煎剂对金黄色葡萄球菌、伤寒杆菌有不同程度抑制作用。对红色癣菌及禽类癣菌有极强的杀菌作用，一枝黄花水煎醇提液有抗白色念珠菌作用，其疗效与制霉菌素相当[3]。

2. 平喘作用

煎剂内服，有治疗作用，喘息状态解除、哮鸣音消失、干性啰音减轻。因含皂苷，尚有祛痰功效。

3. 抗消化性溃疡作用

有研究结果显示，一枝黄花提取液能明显降低水浸拘束法、消炎痛诱导法、幽门结扎法建立的3种不同类型溃疡模型溃疡指数，促进溃疡愈合[4]。

4. 近年来有实验表明一枝黄花煎剂对大鼠胃黏膜具有保护作用[5]。

用法用量　内服煎汤，9～15 g（鲜品，20～30 g）。

临床应用

1. 用作清热消炎剂

一枝黄花全草制成注射液，每次 2 mL（相当于干草 2 g），肌肉注射，每日 2～3 次，用于外科各种感染及大手术后预防感染52例，均有效。治疗中未见不良反应，或用全草加工成冲剂，每袋 6 g，每日 2 ~ 3 次，每次 1 袋，小儿酌减，用开水冲服。治疗上呼吸道感染、扁桃体炎、咽喉炎、支气管炎、乳腺炎、淋巴管炎、疮疖肿毒，外科手术后预防感染及其他急性炎症性疾病共 412 例，获得痊愈好转者占 92% 以上。临床上亦常用煎剂口服，每剂用鲜草 100 g 或干草 50 g，每日 1 剂。或与白英同煎，治疗感冒；或与贯众、鲜松针同煎，预防感冒。与一点红配成煎剂，或和白毛夏枯草、甘草配制成胶囊，治疗肺炎、肠炎及上呼吸道感染等。

2. 治疗慢性支气管炎

一枝黄花全草（干）50 g 或（鲜）100 g，水煎服，每天 1 剂，10 日为一疗程，连服 2 ~ 3 个疗程。治疗 184 例，近期控制 16 例，显效 39 例，共占 35.3%。服药后有咽部麻辣等不适感，但大多数可在 30 ~ 60 min 内消失，有些还有恶心、呕吐、头昏、口干、咳嗽、小便灼热等，如服过量可致泄泻，停药后即可自愈。

3. 治疗外伤出血

以一枝黄花晒干研末，撒于伤口；同时内服，每次 3 ~ 6 g。治疗 100 例，均有效。

4. 治疗手足癣

一枝黄花煎液在试管内对红色癣菌有杀灭能力，曾对病程 5 ~ 10 年的 6 例患者，用该药液洗涤 5 ~ 6 次，均获痊愈。

常用制剂

1. 一枝黄花抗感颗粒

抗菌、抗病毒、解热。临床应用多年，具有疏风解表、清热解毒之功效，对于风热感冒发热诸症有较好的治疗效果。

2. 一枝黄花液

口腔护理是临床护理中预防和治疗口腔疾病的一种手段，在日常护理工作中，发现在使用多种抗生素或大剂量抗生素以及禁食的患者中，存在较多口腔感染的病例，不仅使临床治疗复杂化，也给患者带来很大痛苦。我们在临床上运用一枝黄花液进行口腔护理，发现一枝黄花液对口腔感染不仅有明显预防作用，而且有良好的治疗作用。同时，可以治疗口腔溃疡和口臭，预防其他口腔疾病的发生。

用药禁忌 不可久煎，久煎令人作呕。

✧ 参考文献

[1] 国家中医药管理局中华本草编委会. 中华本草, 第 7 册 [M]. 上海：上海科学技术出版社, 1999, 965.

[2] 杨玉涛, 何迅, 王爱民, 等. 一枝黄花抗感颗粒抗菌抗病毒及解热作用研究 [J]. 贵阳医学院学报, 2008 (01): 45–48.

[3] 王玉兰. 中药一枝黄花的药理作用分析 [J]. 中国民族民间医药, 2010, 19 (06): 150.

[4] 蒲海翔, 何文. 一枝黄花抗消化性溃疡的药效学研究 [J]. 宜春学院学报, 2011, 12 (33): 93–94.

[5] 裘名宜, 李晓岚, 刘素鹏, 等. 一枝黄花对消炎痛所致大鼠胃溃疡的影响 [J]. 时珍国医国药, 2005, 16 (12): 1267.

茵 陈

来 源 始载于《神农本草经》。为菊科艾属草本植物茵陈蒿或滨蒿（北茵陈）的地上部分，又名绵茵陈、茵陈蒿，入药用其幼苗。春季采收的称为"绵茵陈"，秋季采割的称为"花茵陈"。

炮制加工 茵陈春季采割后除去杂质和老茎，晒干用[1]。

性味归经 苦、辛，微寒。归脾、胃、肝、胆经。

功效主治 清利湿热，利胆退黄。主治湿热黄疸，湿疮瘙痒等。

化学成分

1. 挥发油类

匙叶桉油烯醇、吉玛烯 D、反式-石竹烯、百里酚、β-红没药烯、2-异丙基-4-甲基-1-甲氧基苯、异百里酚、2-特丁基-4（2，2.4-三甲基戊基）苯酚、β-杜松烯、甲基异丁子香酚、β-荜澄茄油烯醇、β-蒎烯、茵陈二炔、β-石竹萜烯、β-香叶烯、d-柠檬烯、1，2-二甲氧基-4-（2-丙烯基）-苯等。

2. 脂肪酸类

棕酸、硬脂酸、亚油酸、油酸、花生酸、烟酸、水杨酸、壬二酸等。

3. 色原酮类

茵陈色原酮、4′-甲基茵陈色原酮、7-甲基茵陈色原酮、6-去甲氧基-4′-甲基茵陈色原酮等。

4. 黄酮类

异茵陈黄酮、茵陈黄酮、蓟黄素等。

5. 香豆酸

绿原酸和茵陈香豆酸 A、B 等。

6. 醛酮类

三十二烷醇、二十烷酸、二十六醇酯、β-胡萝卜苷等。

7. 艾属香豆精

6，7-二羟基香豆素、7-甲氧基香豆素等。

此外还有水溶性多肽类、苯甲醛、茵陈炔酮、萘甲基丁香酚；钙、磷、铁以及蛋白质、各种维生素等。

药理作用

1. 抗病毒作用

体外实验证明，茵陈水溶性提取物溶液对人巨细胞病毒（HCMV）有较明显的抑制作用，其抗病毒的作用机理有待深入研究[2]。茵陈抗乙肝病毒的作用机制可能与抑制细胞内的 DNA 复制有关。茵陈乙醇提取物对流感病毒有较好的抑制作用。经体外筛选，茵陈蒿对单纯疱疹病毒、脊髓灰质炎病毒、麻疹病毒均有不同程度的抑制作用。研究表明，茵陈蒿内茵陈黄酮、异鼠李黄素、6，7-二羟基香豆素有抑制 H9 淋巴细胞内 HIV 复制的作用[3]。

2. 对其他病原体作用

茵陈具有较强的抗病原微生物的作用，其抗菌成分主要为茵陈炔酮。茵陈蒿对金黄色葡萄球菌有明显的抑制作用，对痢疾杆菌、溶血性链球菌、肺炎双球菌等及某些皮肤真菌具有一定的抑制作用[4]。茵陈蒿水提取物对枯草芽孢杆菌、青霉菌、黑曲霉、金黄色葡萄球菌和大肠杆菌都有抑菌作用，其中对枯草芽孢杆菌和两种霉菌效果特别明显[5]。茵陈蒿煎剂对金黄色葡萄球菌、白喉杆菌、炭疽杆菌、伤寒杆菌、甲型副伤寒杆菌、绿脓杆菌等均有不同程度的抑制作用；对人型结核菌有完全抑制作用。另外，茵陈煎剂也能抑杀波摩那型钩端螺旋体，对猪和人蛔虫都有麻醉作用[6]。茵陈体外具有较强程度的抗泌尿生殖道沙眼衣原体的活性[7]。

3. 解热抗炎作用

此作用的主要成分是蒿属香豆精。6，7-二甲氧基香豆素对正常小鼠体温有明显降温作用，对角叉菜胶引起的大鼠足肿胀有抗炎作用[8]。

4. 对免疫调节的作用

褚明艳等[9]实验证明，茵陈蒿水溶性多肽类具有增加白细胞数量，提高 T 细胞免疫活性，参与机体免疫调节作用；茵陈中的咖啡酸是升高白细胞数目的主要作用成分；而其植物蛋白具有诱生干扰素的作用。

5. 利胆保肝作用

其水浸剂、挥发油、醇提物、6，7-二甲氧基香豆素、绿原酸等均有促进胆汁分泌和利胆作用。茵陈色原酮是强利胆成分，能抑制 β-BD 活性，从而使葡萄糖醛酸不被分解，加强肝脏解毒作用[10]。许多资料表明，茵陈提取物对高脂高糖饲养诱致脂肪肝大鼠模型的肝脏有明显的保护作用。

6. 抗氧化作用

体内外实验均说明茵陈可通过升高 SOD 含量，减少过氧化物自由基等氧化反应物质的产生发挥抗氧化作用[11-12]。

7. 抗肿瘤作用

茵陈甲醇提取物能抑制致癌物的活性，通过直接杀伤肿瘤而发挥抗肿瘤作用。

8. 降糖作用

茵陈蒿提取物具有降低胰岛素抵抗大鼠血糖和血压的作用，其降压作用机理可能与其抗氧化作用、恢复胰岛素敏感性、降低肾素－血管紧张素系统活动和提高一氧化氮水平有关[13]。

9. 利尿作用

茵陈水煎剂或精制水浸液、挥发油、绿原酸、咖啡酸、6，7-二甲氧基香豆素均有不同程度的利尿作用[14]。

10. 治疗高脂血症

11. 治疗面疮

12. 其他作用

▌用法用量▌ 10～30 g。外用适量，煎汤熏洗。

▌临床应用▌

1. 治疗急性黄疸型肝炎

茵陈蒿汤胶囊剂治疗急性黄疸型肝炎250例，治愈率为96%。HBsAg转阴率67%[15]。

2. 治疗急性病毒性肝炎

王氏[16]等选择甲型、乙型、戊型及乙型重叠戊型肝炎，对照组52例采用常规护肝降酶治疗，治疗组56例在对照组治疗基础上用茵陈蒿汤加泽泻、茯苓、赤芍等煎剂，疗程1个月。结果以肝功能指标恢复正常，症状、体征消失为显效，治疗组和对照组总有效率分别为91.6%、57.7%（$P < 0.05$）。两组治疗前后肝功能变化与对照组比较，$P < 0.05$。

3. 治疗婴儿肝炎综合征

用茵陈蒿汤加黄芩、黄柏、龙胆草煎剂，同时配合西药维生素C、肝泰乐保肝及营养支持治疗，黄疸消退，肝功能正常，全身症状消失。

4. 治疗黄疸

茵陈为治疗黄疸之要药。茵陈蒿汤能促进胆红素代谢，对分泌呈紊乱状态的细胞因子有调节作用，具有利胆、退黄及保肝作用。

5. 治疗脂肪肝

6. 治疗胆囊炎

7. 治疗胆结石

常用制剂

1. 茵栀黄口服液

清热解毒，利胆退黄。用于肝胆湿热所致的黄疸，症见面目悉黄、胸胁胀痛、恶心呕吐、小便赤黄；急、慢性肝炎见上述症候者。

2. 复方胆通片

清热利胆，解痉止痛。用于急、慢性胆囊炎，胆管炎，胆囊、胆道结石合并感染，胆囊手术后综合征，胆道功能性疾患等。

3. 茵陈退黄胶囊

清热解毒，利湿退黄。用于急、慢性肝炎肝胆湿热症引起的小便赤红，头晕口苦，食少纳呆等症。

不良反应 茵陈用量过大可引起头晕，恶心，腹泻，上腹部不适，急性肝胆损伤，亦有心律不齐的报道。但是治疗剂量的茵陈一般不会造成严重的损伤。

◈ 参考文献

[1] 国家药典委员会. 中华人民共和国药典（一部）[S]. 北京：化学工业出版社，2010：224.

[2] 王涛，刘修恒，祝恒成，等. 茵陈水溶性提取物体外抗巨细胞病毒效应的实验研究 [J]. 数理医药学杂志，2006，19（5）：483－486.

[3] WU T S, et al. New constituents and antiplatelet aggregationand anti-HIV principles of Artemisia capillaris [J]. Bioorg Med Chem，2001，9（1）：77.

[4] 褚明艳，胡一桥. 茵陈蒿的化学及药理学研究进展 [J]. 中草药，1998，29（8）：564.

[5] 赵良忠，蒋贤玉，段林东，等. 茵陈蒿水溶性抗菌物质提取工艺和抑菌效果研究 [J]. 食品工业科技，2005，10：100.

[6] 谢田，牛孝壳，刘占滨，等. 茵陈的药理作用及临床应用进展 [J]. 黑龙江中医药，2004，4：50.

[7] 李建军，涂裕英，佟菊贞，等. 十二味利水中药体外抗泌尿生殖道沙眼衣原体活性检测 [J]. 中国中药杂志，2000，25（10）：628.

[8] 田代华. 实用中药辞典 [M]. 北京：人民卫生出版社，2002，1279.

[9] 褚明艳，胡一桥. 茵陈蒿的化学及药理学研究进展 [J]. 中草药，1998，29（8）：56.

[10] 王宏霞. 综合治疗新生儿母乳性黄疸 [J]. 实用儿科临床杂志，2003，18（9）：745.

[11] HONG J H, LESS I S. Cytoprotective effect of Artemisia capillaris ethylacetate fraction on oxidative stress and antioxidant enzyme in high-fat diet induced obese mice [J]. Chen Biol Interact，2009，179（2－3）：88－93.

[12] HONG J H, LESS I S. Cytoprotective effect of Artemisia fractions on oxidative stress-induced apoptosis in V79 cells [J]. Biofactors，2009，35（4）：380－388.

[13] 沈飞海，葛文涛，潘竞锵，等. 茵陈蒿提取物对胰岛素抵抗大鼠调脂降压作用及其机制

研究 [J]. 中成药, 2008, 30 (1): 1573 - 1576.

[14] 周建芽. 绵茵陈的采收时节与功效探讨 [J]. 江西中医学院学报, 1996, 8 (4): 30.

[15] 褚明艳, 胡一桥. 茵陈蒿的化学及药理学研究进展 [J]. 中草药, 1998, 29 (8): 564.

[16] 辛平年, 贺小玉. 加味茵陈蒿汤治疗急性黄疸型肝炎 40 例 [J]. 现代中医药, 2009, (4): 31 - 32.

[17] 王志炜, 孟春萍. 加味茵陈蒿汤为主治疗病毒性肝炎重度黄疸 56 例临床观察 [J]. 浙江中医杂志, 2008, 43 (8): 453.

淫羊藿

来源 为小檗科草本植物淫羊藿、箭叶淫羊藿等的地上部分。最早记载于《神农本草经》，列为中品。牧羊人放牧，因发现食藿之羊喜交配、多子，故将此草称为淫羊藿。

炮制加工 淫羊藿：除去杂质，摘取叶片，喷淋清水，稍润，切丝，干燥。炙淫羊藿：取羊脂油加热熔化，加入淫羊藿丝，用文火炒至均匀有光泽，取出，放凉。每 100 kg 淫羊藿，用羊脂油（炼油）20 kg[1]。

性味归经 味辛、甘，性温。归肝、肾经。

功效主治 补肾阳，强筋骨，祛风湿。用于肾阳虚衰，阳痿遗精，筋骨痿软，风湿痹痛，麻木拘挛。

化学成分

1. 黄酮类化合物

（1）粗毛淫羊藿

大花淫羊藿苷 A，2″-O-鼠李糖基淫羊藿次苷 Ⅱ，2-O-鼠李糖基大花淫羊藿 A，大花淫羊藿苷 B，二叶淫羊藿苷 B，朝藿定 C，大花淫羊藿苷 C。

（2）朝鲜淫羊藿

宝藿苷-Ⅰ、淫羊藿次苷-Ⅰ、淫羊藿定 B、淫羊藿苷、金丝桃苷、脱水淫羊藿素、去甲基脱水淫羊藿素、3，5，7，4′-四羟基-8-异戊烯基-7-O-β-D-吡喃葡萄糖苷、8-异戊烯基山奈酚、银杏双黄酮、异银杏双黄酮和去甲银杏双黄酮。

（3）茂汶淫羊藿

（4）黔岭淫羊藿

箭藿苷 A：5，7-二羟基-4′-甲氧基-8-异戊烯基黄酮-3-O-β-吡喃葡萄糖基（1→2）-α-吡喃属李糖苷、淫羊藿次苷 C。

（5）巫山淫羊藿

（6）从淫羊藿地上部分分得一种新的黄酮苷

（7）箭叶淫羊藿

（8）新淫羊藿苷：8，5，7-三羟基-4′-甲氧基-8-（2″，3″-环氧）异戊烯基-3-O-α-L-属李吡喃糖苷。

2. 生物碱类化合物

朝鲜淫羊藿：淫羊藿碱 A、6-羟基-11，12-二甲氧基-2，2-二甲基-1，8-二氧-1，3，4，8-四氢-2H-7-氧杂-2-氮翁-苯并菲、生物碱-木兰花碱。

3. 酚苷类化合物

黔岭淫羊藿：苯酚苷类化合物，为 P-硝基乙基苯酚-β-D-吡喃葡萄糖苷。

4. 其他化合物

胡萝卜苷、齐墩果酸、对羟基苯甲酸、2，4-二羟基苯甲酸、异苷草素、苷草素、黄芪苷、山奈素、山奈素-3-双鼠李糖、木犀草素、大黄素、麦牙酚、肌醇、三十三烷烃、6，22-二羟基何柏烷和3-羟基-2-甲基-吡喃酮等。

药理作用

1. 抗病毒作用

临床研究表明，由淫羊藿和巴戟天制成的喘可治能降低 CVB 病毒血症水平，对婴幼儿哮喘的远期效果和近期效果均较好，尤其对病毒感染引发者有明显效果[3]。Lu Yu 等[4]研究发现，传染性法氏囊病毒的活性可被淫羊藿多糖成分抑制。吕岫华等[5]采用免疫酶的方法，研究淫羊藿多糖对人类疱疹病毒早期抗原激活的抑制作用，结果表明淫羊藿多糖在一定的剂量范围内有抑制作用且呈明显的量效关系。任宇皓等[6]将淫羊藿多糖与新城疫病毒系加入到培养24 h 的鸡胚成纤维细胞中，评价其对新城疫病毒感染细胞的影响。结果表明，淫羊藿多糖在先于病毒加入时对其有抑制作用，提示它有一定的抗病毒作用，且与浓度有相关性。

2. 抗菌、抗炎作用

据报道，淫羊藿苷对汉逊酵母菌、大肠杆菌、金黄色葡萄球菌、枯草杆菌、青霉和黑曲霉6 种常见的食品污染菌均有很强的抑制作用，且淫羊藿苷分别经80℃、100℃和121℃高温处理 15 min 后，仍具有较强的抑菌作用，与未经高温处理的样品对比无明显变化[7]。淫羊藿总黄酮可以显著性抑制炎症渗出物中丙二醛的含量，抑制脂质过氧化，提高过氧化氢酶的活力，是其具有抑制免疫性炎症的重要原因[8]。

3. 免疫调节作用

淫羊藿对巨噬细胞、T 淋巴细胞、B 淋巴细胞，对细胞因子、体液免疫及免疫器官（胸腺、脾脏）均有调节作用。淫羊藿苷对胸腺有免疫激活作用，可以促进小鼠脾脏细胞 IL-3 mRNA、IL-6mRNA 的表达[9]。淫羊藿总黄酮提取液可提高绵羊血红细胞（SRBC）免疫小鼠体内血清溶血素抗体生成水平[10]。

4. 抗氧化、抗衰老作用

衰老是复杂的自然现象，其机制是多方面的。淫羊藿通过减少自由基的产生，增加对自由基的清除，减少蛋白分解，促进细胞增殖，恢复免疫功能，对抗凋亡从而发挥延缓衰老的功效[11]。

5. 抑制破骨细胞、促进成骨细胞生长

淫羊藿苷可以抑制成骨细胞的凋亡，促进骨形成，减少骨吸收，成熟的成骨细胞可以分泌出大量的细胞因子，用于阻止破骨细胞的成熟、分化和融合，促进破骨细胞的凋亡，从而达到治疗骨质疏松的目的[12]。淫羊藿总黄酮可以促进体外培养大鼠成骨细胞的增殖与分化，并促进矿化结节形成[13]。

6. 保护心脑血管系统

7. 抗肿瘤

8. 镇静、抗抑郁

9. 其他

用法用量 6 ~ 10 g[2]。

临床应用

1. 治疗骨质疏松

刘传珍[14]用含淫羊藿的复方制剂治疗老年类风湿性关节炎所致的骨质疏松患者，骨密度测定量明显提高，总有效率达93.1%。

2. 治疗缓慢性心律失常

张瑞华等[15]以中药仙灵脾（淫羊藿）18 ~ 21 g、黄芪为主辨证治疗该病患者42例，1剂/天，45天为1个疗程。结果痊愈8例，均为窦性心动过缓。显效16例，其中病态窦房结综合征7例，窦性心动过缓3例，房室传导阻滞1例。

3. 治疗血管性痴呆

王炎焱等[16]以填精益气守神、补肾养心通脑、活血除痰开窍之法，用淫羊藿补精壮阳，伍用其他中药制成神通胶囊，4粒/次，3次/天，治疗该类患者60例。结果显效27例，有效25例，总有效率86.67%。

4. 治疗类风湿关节炎

沈玉杰等[17]以淫羊藿、仙茅、巴戟天等组方研末水泛为丸，10 g/次，3次/天，饭后服，3个月为1个疗程，连用2个疗程，治疗类风湿性关节炎患者53例，显效率54.7%，总有效率92.4%。

5. 治疗心理性勃起功能障碍

6. 治疗久咳虚喘

7. 治疗肾阳虚型慢性再生障碍性贫血

8. 其他

常用制剂

1. 仙灵脾胶囊

补肾强心，壮阳通痹。用于阳痿遗精，筋骨痿软，胸闷头晕，气短乏力，风湿痹痛等（也用于机能减退的阳痿遗精，也可用于冠心病、更年期高血压、胸闷气短及风湿病）。

2. 仙灵骨葆胶囊

滋补肝肾，活血通络，强筋壮骨。用于肝肾不足，瘀血阻络所致骨质疏松症，症见腰脊疼痛，足膝酸软，乏力。

不良反应 尚不明确。

◈ 参考文献

[1] 国家药典委员会．中华人民共和国药典（一部）[S]．北京：化学工业出版社，2005：229．

[2] 国家药典委员会．中华人民共和国药典（一部）[S]．北京：化学工业出版社，2010：307．

[3] 方凤，徐明玉等．喘可治治疗小儿呼吸道病毒感染的临床和实验研究 [J]．上海中医药杂志，2003，37（8）：37．

[4] LU Y U, WANG D Y, HU Y L, et al. Sulfated modification of epimediumpolysaccharide and effects of the modifiers on cellular infectivity of IBDV [J]. Carbohydr Polym, 2008, 71: 180 – 186.

[5] 吕岫华，刘伟，郝冬梅，等．中药多糖对EB病毒早期抗原激活的抑制作用 [J]．北京工业大学学报，2010，36（1）：92 – 96．

[6] 任宇皓，胡元亮，刘家国，等．黄芪多糖、淫羊藿多糖和淫羊藿总黄酮对新城疫病毒感染细胞的影响 [J]．南京农业大学学报，2001，24（2）：102 – 105．

[7] YAN Z K, QIU H. Antmi icrobial tests of icariin [J]. China Food Additives, 2005, 4: 65 – 68.

[8] ZHANG Y F, YU Q H. The anti-inflammatory effects of total flavonoids of Ep imedium [J]. Journal of Shenyang Pharmaceutical University, 1999, 16（2）: 122 – 124.

[9] CAO Y Y, ZHENG Q Y, ZHANG G Q, CAO YY. Icariin spleen cells in mice IL-3 mRNA and IL-6 mRNA expression [J]. Academic Journal of Second Military Medical University, 1998, 19（2）: 199 – 200.

[10] WANG T R, XING S H, ZHOU J H. Epim edium polysacch aride and the effect of icariin on the role of suppressor T cells [J]. Chinese Journal of Immunology, 1986, 2（2）: 74.

[11] SHEN Z Y, YUAN C H, HUA NG J H. The efficacy of Ep imedium flavonoids on senescence-delaying in drosophila and it sunderlying molecul arm echan isms [J]. Chinese Journal of Gerontology, 2005, 25（9）: 1061 – 1063.

[12] ZHANG L J, LEI T, ZHANG Z H. Effect of icariine on the apoptosis of osteoblast in vitro [J]. Journal of Tong ji University Medical Science, 2008, 29（1）: 30 – 33.

[13] LI Y, JI H. Department of pharmacology effects of Epi medium pubescens flavonoids on osteoblasts invitro [J]. Journal of China Pharmaceutical University, 2002, 33（1）: 48 – 50.

[14] 刘传珍 . 中药治疗老年类风湿性关节炎所致骨质疏松症的临床观察 [J] . 中国骨伤,
    1993, 6 (1): 17.

[15] 张瑞华, 焦增绵 . 仙黄汤治疗缓慢性心律失常的临床疗效观察 [J] . 中国中药杂志,
    1998, 23 (3): 182.

[16] 王炎焱, 路辉, 陈馥, 等 . 神通胶囊治疗血管痴呆临床与实验研究 [J] . 中医杂志,
    2002, 43 (6): 437 – 439.

[17] 沈玉杰, 瞿群威 . 风湿仙丹治疗类风湿性关节炎 53 例临床观察 [J] . 中医杂志, 2002,
    43 (1): 33.

鱼腥草

来 源 为三白草科植物蕺菜的新鲜全草或干燥地上部分。因其全草具有浓厚的鱼腥气味，故名鱼腥草。

鲜鱼腥草：除去杂质；干鱼腥草：除去杂质，迅速洗净，切断，干燥[1]。

性味归经 辛，微寒。归肺经。

功效主治 清热解毒，消痈排脓，利尿通淋。用于肺痈吐脓，痰热咳喘，热痢，热淋，痈肿疮毒。

化学成分 现代研究表明，鱼腥草的主要化学成分有挥发油、黄酮类、有机酸、生物碱及维生素等。挥发油和黄酮类化合物是其主要成分。

1. 挥发油

含奎酰乙醛（即鱼腥草素），鱼腥草的鱼腥气味是由该成分所致。还含甲基正壬酮及月桂醛，月桂烯，α-蒎烯、柠檬烯、甲基正壬酮、莰烯、乙酸龙脑酯、芳樟醇等。

2. 黄酮类

槲皮素-3-O-β-D-半乳糖-7-O-β-D-葡萄糖苷、山奈酚-3-O-β-D-[L-吡喃鼠李糖 (1-6)] 葡萄糖苷，槲皮苷、金丝桃苷、槲皮素-3-O-α-D-鼠李糖-7-O-β-D-葡萄糖苷等。

3. 有机酸

绿原酸、棕榈酸、亚油酸、油酸、硬脂酸、癸酸、十烷酸、门冬氨酸、马兜铃酸、辛酸等多种有机酸，天冬氨酸、谷氨酰胺、丝氨酸、组氨酸、甘氨酸、亮氨酸、异亮氨酸等。

4. 生物碱

含蕺菜碱、顺式 N-（4-羟基苯乙烯基）苯甲酰胺、反式 N-（4-羟基苯乙烯基）苯甲酰胺、阿朴啡类生物碱等。

5. 非挥发性成分

豆甾烷-4-烯-3-酮、豆甾烷-3，6-二酮、N-苯乙基-苯酰胺、2-壬基-5-癸酰基

吡啶、N-甲基-5-甲氧基-吡咯烷-2-酮、琥珀酸、亚油酸甘油酯、正丁基-α-D-吡喃果糖苷、胡萝卜苷。

6. 其他成分

β-谷甾醇、6-甲氧基-7-羟基香豆素、槲皮素、芸香苷、绿原酸、金丝桃苷、胡萝卜素、维生素、钠、钙、磷及微量元素等。

药理作用

1. 抗病毒作用

鱼腥草抗流感病毒作用的有效成分为其挥发油，作用机制是通过干扰病毒包膜而杀灭流感病毒。鱼腥草能保护宿主细胞，抑制流感病毒感染引起的细胞凋亡[2]。鱼腥草能明显降低甲型流感病毒感染小鼠的死亡率、降低肺指数和抑制病毒肺内增殖作用[3]。王健等[4]对鱼腥草不同部位提取物的抗菌抗病毒作用比较得出，鱼腥草不同部位的挥发油对流感病毒均有抑制作用，其中叶的提取液在药物质量浓度达 31.25 mg/mL 时即能抑制病毒的增殖。

2. 增强机体免疫作用

鱼腥草煎剂与癸酰乙醛（鱼腥草素）均能增强白细胞的吞噬功能。合成鱼腥草素用于慢性支气管炎患者，观察到它能提高患者白细胞的吞噬功能，给药 4 日后与给药前比较，患者血清备解素量成倍增长[5]。

3. 解热抗炎作用

鱼腥草注射液有明显的解热作用。下丘脑中 cAMP 含量及腹中隔区 AVP 含量的变化与体温变化之间呈明显正相关。鱼腥草注射液可通过抑制下丘脑中 cAMP 含量的升高及促进腹中隔区 AVP 的释放而发挥解热作用，并存在量效关系[6]。鱼腥草素可明显降低模型大鼠炎症因子 TNF-α、IL-1β、IL-6 的浓度，提高抗炎因子 IL-10 的浓度[7]。

4. 抗病原微生物作用

癸酰乙醛为鱼腥草抗菌的有效成分，体外抑菌试验表明鱼腥草素对卡他球菌、溶血性链球菌、金黄色葡萄球菌、流感杆菌、肺炎球菌有明显的抑制作用；对大肠杆菌、痢疾杆菌、变形杆菌、白喉杆菌、分枝杆菌、孢子丝菌有一定的抑制作用；对伤寒杆菌、钩端螺旋体也有较强的抑制作用；鱼腥草素与 TMP 配伍还有协同作用，抑菌效果显著增强。

5. 抗抑郁作用

鱼腥草黄酮是一种新型的低毒性、高药效的天然抗抑郁药物，值得进一步深入研究。

6. 改善胰岛素抵抗、降糖作用

鱼腥草蒸馏液有较明显的改善糖尿病大鼠胰岛素抵抗和降低尿白蛋白的作用，对糖尿病肾脏组织有明显的保护作用。

7. 改善心室重构作用

8. 抗过敏、镇咳作用

9. 其他作用

用法用量 15 ~ 25 g，不宜久煎；鲜品用量加倍，水煎或捣汁服。外用适量，捣服或煎汤熏洗患处[1]。

临床应用

1. 呼吸系统疾病

李氏等[8]对 35 例老年肺炎患者采用西医常规治疗基础上，加用鱼腥草注射液静脉滴注治疗后总有效率为 94.3%，显著高于对照组仅采用西医常规治疗的83.3%。李京鹤等[9]对 196 例急性上呼吸道感染病例随机分成治疗组和对照组，分别以鱼腥草与病毒唑治疗，结果治疗组疗效优于对照组。

2. 泌尿系统疾病

姜明全等[10]将 60 位肾盂肾炎患者随机分为两组，均用左氧氟沙星针 0.2 g稀释于 5% 葡萄糖或 0.9% 氯化钠溶液 250 mL 中，静脉滴注，2 次/天。治疗组在此基础上加用鱼腥草注射液，有效地提高了治愈率，减少了疾病的复发。

3. 肿瘤性疾病

4. 妇科

常用制剂

1. 鱼腥草注射液

清热，解毒，利湿。用于肺脓肿，痰热咳嗽，白带，尿路感染，痈疖。

2. 复方鱼腥草合剂

清热解毒。用于外感风热引起的咽喉疼痛；急性咽炎、扁桃体炎有风热症候者。

不良反应 含鱼腥草注射液或新鱼腥草素钠的注射液可引起过敏性休克、全身过敏反应和呼吸困难等严重不良反应，甚至可引发死亡。

❖ 参考文献

[1] 国家药典委员会. 中华人民共和国药典（一部）[S]. 北京：化学工业出版社，2010：208 - 209.

[2] 杨慧，李剑琦，杨斌，等. 鱼腥草抗甲 I 型流感病毒诱导细胞程序化死亡的初步研究[J]. 江西医药，2006，41（12）：960 - 961.

[3] 郝莉，杨奎. 鱼腥草注射液抗甲型流感病毒实验研究 [J]. 中国中医急症，2007，16（6）：713 - 714.

[4] 王健，史玉，张永泽，等. 鱼腥草不同部位提取物的抗菌抗病毒作用比较 [J]. 河北工

程大学学报（自然科学版），2010，27（02）：104-106.

[5] 上海第二医学院附属第三人民医院气管炎防治组.合成鱼腥草素治疗慢性气管炎临床疗效及免疫实验观察 [J]. 新医药学杂志，1973，(7)：25.

[6] 王慧玲，崔伟，秦鑫，等.鱼腥草对致热大鼠下丘脑 cAMP 和腹中隔区精氨酸加压素含量的影响 [J]. 中国临床药理学与治疗学，2007，12（1）：78-81.

[7] 李静，陈长勋，高阳，等.鱼腥草素抗炎与抗动脉硬化作用的探索 [J]. 中成药，2010，32（1）：26-29.

[8] 李冰昱，万启南.鱼腥草注射液治疗老年人肺炎的临床观察 [J]. 国际中医中药杂志，2006，28（3）：151.

[9] 李京鹤，李志成，陈雯.鱼腥草注射液治疗急性上呼吸道感染196例疗效观察 [J]. 时珍国医国药，2006，17（3）：404.

[10] 姜明全，周雄根，陈越.鱼腥草注射液佐治急性肾盂肾炎疗效观察 [J]. 江西中医药，2006，37（3）：25.

▶▶ 栀 子 ◀◀

来 源 茜草科植物栀子的干燥成熟果实。

性味归经 苦，寒。归心、肺、三焦经。

炮制加工 除去杂质，碾碎[1]。

化学成分

1. 单萜苷类

栀子苷、京尼平苷、京尼平-1β-龙胆双糖苷、去乙酰车叶草苷酸甲酯、去乙酰基车叶草苷酸、10-乙酰基京尼平苷、京尼平苷酸、6″-对香豆酰基京尼平龙胆双糖苷、山栀苷、栀子酮苷、鸡矢藤次苷甲酯、6-丁氧基京尼平苷、6c-O-E-芥子酰基京尼平苷、6c-O-E-咖啡酰基去乙酰车叶草苷酸甲酯、苦藏红花酸、栀子酮、栀子二醇等。

2. 二萜类化合物

藏红花酸、藏红花素-二-B-D-龙胆二糖苷、藏红花素-B-D-龙胆二糖-B-D-葡萄糖苷、藏红花素-B-D-龙胆二糖苷、藏红花素-二-B-D-葡萄糖苷、藏红花素-B-D-龙胆二糖-B-D-三葡萄糖酯、新西红花苷 A 等。

3. 有机酸酯类

绿原酸、3，4-二-O-咖啡酰基奎宁酸、3-O-咖啡酰基-4-O-芥子酰基奎宁酸、3，5-二-O-咖啡酰基-4-O-（3-羟基-3-甲基）戊二酰基奎宁酸、3，4-二咖啡酰基-5-（3-羟基-3-甲基戊二酰）奎宁酸、欧前胡素、异欧前胡素。

4. 其他

栀子的茎叶及花中还含有芦丁、栀子素 A、栀子素 B、异槲皮苷等黄酮类成分和齐墩果酸、熊果酸、长春藤皂苷元、栀子花酸甲等三萜类成分。

药理作用

1. 抗病毒作用

发现栀子提取物 T9 具有明显的抑制单纯疱疹病毒复制作用，可能与其上调 IFN-CmRNA 表达有关[2]。栀子水浸液在体外可抗埃可病毒。栀子提取物 ZG 对流感病毒致小鼠肺部炎症有明显抑制作用，可明显降低流感病毒感染后小鼠的死亡率、延长存活时间，同时降低小鼠血清中 NO 含量；在体外对流感病毒等 6 种病毒引起的细胞病变有明显抑制作用[3]。张耘实[4]等研究栀子苷对甲型 H1N1 流感病毒的抑制作用，结果显示，栀子苷的细胞毒性小，其 TD_{50} 大于 1 040 μmol/L；栀子苷在预防、直接灭活及治疗给药方式下，对甲型 H1N1 流感病毒感染的 MD-CK 细胞抗病毒 EC_{50} 分别为 91.90、96.25、87.68 μmol/L，对 CPE 有明显抑制作用；栀子苷可显著降低甲型 H1N1 流感病毒感染小鼠的肺指数、减轻肺组织炎症损伤、降低小鼠死亡率、延长生存时间，栀子苷在体外能有效抑制甲型 H1N1 流感病毒对 MDCK 细胞的 CPE，在体内能有效保护甲型 H1N1 流感病毒对小鼠肺部的攻击作用，可能为流感病毒的防治提供一个新的选择。姚干[5]等研究黄芩总黄酮和栀子总环烯醚萜对含药小鼠血清的体外抗病毒作用，结果显示，黄芩总黄酮和栀子总环烯醚萜组合物具有明显的抗病毒效应，其作用机制可能是抑制病毒在细胞内的增殖和对病毒的直接杀灭作用。

2. 抗菌作用

栀子水提物及醇提物均对金黄色葡萄球菌、脑膜炎双球菌、卡他球菌等具有抑制作用。经体外实验，京尼平苷对 LPS 具有直接中和作用，并呈现出较好的剂量效应关系；同时可剂量依赖地抑制 LPS 刺激引起的 RAW26417 细胞活化（TLR4 和 TNFAmRNA）的表达下调，细胞因子 TNF-α 产生减少；在体内可降低 LPS 血症模型动物血中的 LPS 水平；对致死剂量热灭活大肠埃希菌攻击的小鼠具有显著的保护作用，明确了京尼平苷是栀子拮抗细菌脓毒症的有效成分[6]。

3. 抗炎作用

体内的耳肿胀和足肿胀试验证实西红花苷具有抗炎作用，体外实验发现其能抑制 COX-1 和 COX-2 活性，进一步研究发现西红花苷在 RAW26417 细胞中能抑制前列腺素 E2 和 NF-JB[7]。在体大鼠脑部炎症实验显示京尼平可抑制小胶质细胞活性，显示出抗脑部炎症活性[8]。

4. 抗氧化作用

栀子多种成分具有抗氧化作用。建立体外培养的人脐静脉内皮细胞（HU-VEC）氧化应激损伤模型，确认栀子苷能明显提高 H_2O_2 损伤的内皮细胞的存活率，提高细胞内超氧化物歧化酶（SOD）、谷胱甘肽过氧化物酶（GSH-Px）、一氧化氮合酶（NOS）活性，增加培养液中 NO 含量，降低细胞内活性氧簇

（ROS）水平，减少 H_2O_2，恢复血管内皮细胞增殖；显示出较强的抗氧化能力及内皮细胞保护作用[9]。

5. 利胆保肝

栀子苷是栀子利胆的有效成分，以十二指肠给药，明显增加大鼠胆汁流量，改变胆汁成分（降低胆汁内胆固醇含量，增加胆汁内 HCO_3^- 浓度，但对胆汁酸、胆红素、Ca^{2+} 含量无显著影响），可能对阻止胆固醇结石的形成有一定的作用[10]。苷元京尼平对 D-半乳糖胺/脂多糖诱导的肝损伤的保护作用，可能与其抗氧化、抗凋亡、抑制 NF-κB 的核移位和核磷酸化表达相关[11]。

6. 抗肿瘤

7. 对神经系统作用

8. 对心血管系统作用

9. 其他作用

用法用量 6~10 g。外用生品适量，研末调敷[1]。

临床应用

1. 治疗急性病毒性肝炎高胆红素血症

茵陈蒿汤重用栀子、大黄治疗急性病毒性肝炎高胆红素血症疗效满意。基本方：栀子、茵陈各20 g，大黄30 g，恶心或频繁呕吐者酌加半夏、生姜；肝区疼痛者加丹参、赤芍；腹胀纳少者加枳壳、山楂、神曲。日一剂，疗程14天。结果：60例中显效40例，有效16例，有效率93.3%；对照组60例，显效20例，有效28例，有效率为80.0%（$P < 0.05$）。肝炎有关症状随胆红素下降而明显好转，谷丙转氨酶大多伴随下降[12]。

2. 治疗小儿发热

取生山栀9 g，研碎，然后浸入少量的70%酒精或白酒中30~60 min，取浸泡液与适量的面粉和匀，做成4个如5分镍币大小的面饼，临睡前贴压于患儿的涌泉穴（双）、内关穴（双），外包纱布，再用胶布固定，次晨取下，以患儿皮肤呈青蓝色为佳。治疗结果：经1~3次治疗，60例患儿体温均恢复正常。其中外用1次即热退者28例，2次热退者21例，3次热退者11例，总有效率为100%[13]。

3. 治疗食管炎和口疮

拟用栀子汤（伤寒论）治疗食管炎伴口疮患者1名，服药20日后口疮治愈，食管炎自觉症状及腹痛消失。继续服用本方一段时间，食管溃疡完全治愈[14]。

4. 治疗扭挫外伤

5. 治疗冠心病

不良反应 大剂量栀子及其有效成分对肝脏有一定的毒性作用。

❖ 参考文献

［1］国家药典委员会．中华人民共和国药典（一部）［S］．北京：化学工业出版社，2010：232.

［2］SHI Y J, HUANG Y, Cui X L, et al. Effect of the Garden ia Extracts-T9 on Viral Rep lication and IFN-gam mam RNA in Herpes Simplex Virus Type-1 Infected M ice Bra ins［J］. Chinese Journal of Virology, 2009, 25（1）：41－461.

［3］王意忠，崔晓兰，高英杰，等．栀子提取物抗病毒试验研究．中国中药杂志，2006，31（14）：1176－1178.

［4］张耘实，祁贤，卢协勤，刘星，冯旰珠．栀子苷对甲型 H1N1 流感病毒的抑制作用［J］．中国药科大学学报，2016，47（02）：204－209.

［5］姚干，王允，刘毅，陶勇，代文飞，王皓，刘恒．黄芩总黄酮和栀子总环烯醚萜对含药小鼠血清体外抗病毒作用［J］．中成药，2014，36（04）：698－701＋713.

［6］郑新川，杨东，刘鑫，等．栀子拮抗细菌脓毒症有效成京尼平苷的研究［J］．中国药理通讯，2009，26（2）：591.

［7］XU L G, LI G, MA H P, et al. Preventive Effect of Croc in in Inflamed Animals and in LPS-Challenged RAW26417 Cells［J］. J Agric Food Chem, 2009, 57, 8325－8330.

［8］NAM K N, CHOI Y S, JUNG H J, et al. Gen ip in inhibits the inflammatory response of rat brain microglial cells［J］. Int Immunopharm aco, 2010, 10（4）：493－499.

［9］嵩涛，刘洪涛，于超，等．栀子苷对氧化应激损伤血管内皮细胞的保护作用［J］．中国药理学通报，2009，25（6）：725－7291.

［10］朱振家，钱之玉，陆莉华，等．栀子提取物京尼平苷和西红花苷利胆作用的研究［J］．中草药，1999，30（11）：841－843.

［11］KIM S J, KIM J K, LEE D U, et al. Genipin protects lipopo lysacchar ide-induced apoptotic liver damage in dgalactosamine-sensitized mice［J］. Eur J Pharmaco, 2010, 635（1－3）：188－193.

［12］易超文，胡远顺，易林栓．茵陈蒿汤重用栀子，大黄治疗急性病毒性肝炎高胆红素血症疗效分析［J］．新中医，1991，23（8）：24.

［13］阴健，郭力弓．中药现代研究及临床应用［M］．北京：学苑出版社，1993：471.

［14］绪方玄芳．栀子豉汤治疗食管炎和口疮［J］．国外医学中医中药分册，1993，15（2）：30.

❖ 重　楼 ❖

来　源 始载于《神农本草经》。为百合科植物云南重楼或七叶一枝花，入药用其根茎[1]。

炮制加工 除去杂质，洗净，润透，切薄片，晒干[1]。

性味归经 苦、微寒，有小毒。归肝经[1]。

功效主治 清热解毒，消肿止痛，凉肝定惊。用于疗疮痈肿，咽喉肿痛，蛇虫咬伤，跌扑伤痛，惊风抽搐[1]。

化学成分

主要有甾体类、黄酮类成分，以及多糖、脂肪酸酯、氨基酸、肌酸酐、微量元素、鞣质等[2-7]。

1. 甾体类

可分为甾体皂苷、植物蜕皮激素、植物甾醇等，其中甾体皂苷类化合物最多，约占总化合物数目的 80%。甾体皂苷主要为重楼皂苷Ⅰ、重楼皂苷Ⅱ、重楼皂苷Ⅲ、重楼皂苷Ⅳ、重楼皂苷Ⅶ、皂草苷、七叶一枝花皂苷、薯蓣素、纤细薯蓣皂苷、重楼甾酮、孕甾双烯醇酮苷、蚤休皂苷 A，B 等。植物蜕皮激素有 β-蜕皮激素、α-蜕皮激素等。植物甾醇为 β-谷甾醇、豆甾醇及其衍生的苷类。

2. 黄酮类化合物

主要有山奈酚-3-O-β-D-葡萄吡喃糖基（1→6）-β-D-葡萄吡喃糖苷和 7-O-α-L-鼠李吡喃糖基-山奈酚-3-O-β-D-葡萄吡喃糖基（1→6）-β-D-葡萄吡喃糖苷。

药理作用

1. 抗病毒作用

采用细胞病变效应法（CPE）观察重楼克感滴丸提取物对流感病毒甲型 H1N1、H3N2，流感病毒 PR8 株及副流感病毒、鼻病毒 14 型、呼吸道合胞病毒、腺病毒 3 型、柯萨奇病毒 B3 型等病毒宿主细胞的影响。中药复方新药重楼克感滴丸有明显的抗流感病毒 H1N1、H3N2、PR8 株作用；对副流感病毒、鼻病毒 14 型、呼吸道合胞病毒、腺病毒 3 型、柯萨奇病毒 B3 型等病毒也有一定抑制作用。而且重楼克感滴丸可明显降低流感小鼠的死亡率和肺指数[8]。

由大青叶、板蓝根、山豆根、百部、重楼等中药组成的抗病毒口服液能够抑制流感病毒在小鼠肺部的增殖，有效减轻流感病毒感染小鼠肺病变程度，降低其肺重指数，降低流感病毒感染小鼠的死亡率，延长其平均生存天数[9]。晁伟平[10]等研究重楼克感滴丸对 FM1 感染小鼠免疫功能的影响，结果显示，与空白对照组相比，模型组的 CD^{3+}、CD^{4+} T 细胞的比例明显下降，且有统计学差异（$P < 0.05$）；与空白对照组比较，模型组小鼠肺匀浆中细胞因子 IL-10、TNF-α 的含量明显升高，均有显著差异（$P < 0.05$、$P < 0.001$）；与模型组相比，利巴韦林组与重楼克感滴丸各剂量组的吞噬指数均有升高，且有统计学差异（$P < 0.05$）；与空白对照组比较，模型组小鼠血浆内皮素明显升高，且有统计学意义（$P < 0.05$）；与模型组比较，利巴韦林组和重楼克感滴丸中、小剂量组血浆内皮素水平明显下降，且有统计学差异（$P < 0.05$）。重楼克感滴丸对流感病毒感染小鼠具有多方面的免疫炎症调节作用，可恢复机体的抗感染免疫平衡，达到抗病

毒的作用。

2. 镇痛和镇静作用

小鼠醋酸扭体实验结果表明，云南重楼和七叶一枝花粉质及胶质组均有明显的镇痛作用，可明显抑制醋酸引起的扭体反应；两者的粉质及胶质组的镇痛作用差异无统计学意义[11]。

3. 抑菌作用

滇重楼抑菌效果的实验研究发现，滇重楼对金黄色葡萄球菌、伤寒沙门菌、普通变形杆菌、铜绿假单胞菌，具有明显的抑菌作用，并且滇重楼的乙醇提取物的抑菌作用明显优于煎煮法提取物的抑菌作用[12]。近年来研究者发现重楼内生菌也具有较强的抗菌作用，从滇重楼的根中分离得到的无孢菌群菌株 LRF4 对白色念珠菌有较强的抑制作用；华重楼内生菌抗菌肽对许多危害严重的丝状真菌、细菌都表现出很强的抗菌活性[13]。

4. 抗炎作用

重楼总皂苷可以抑制多发性创伤模型大鼠血清 TNF-α、IL-1 及 IL-6 等前炎症因子水平的升高，从而可减轻由它们带来的局部或全身的炎症损害。研究表明，重楼总皂苷对热灭活大肠埃希菌诱导巨噬细胞释放 TNF-α、IL-1β 有显著的抑制作用[14]。

5. 免疫调节作用

重楼皂苷能够引起 ConA 诱导小鼠淋巴细胞增殖效应，并能促进小鼠粒/巨噬细胞克隆形成细胞（GM-CFC）增殖。重楼皂苷 II 是作用较强的免疫调节剂，体内试验能增强 C3H/HeN 小鼠的自然杀伤细胞活性，诱导干扰素产生，并可抑制 S-抗原诱导的豚鼠自身免疫性眼色素层炎（EAU）的发生、发展[15]。

6. 止血作用

重楼甾体总皂苷体内给药能够增强二磷酸腺苷诱导血小板聚集，体外能够直接诱导血小板聚集，并呈剂量效应关系；重楼甾体总皂苷能够直接激活血小板引起变形释放等反应，且肾上腺素能够增强重楼甾体总皂苷诱导的血小板聚集[16]。

7. 心血管作用[17]

8. 肾保护作用[18]

9. 止咳平喘作用[19]

用法用量 3～9 g。外用适量，研末调敷[1]。

临床应用

1. 流行性腮腺炎

重楼 20 g、冰片 6 g、青黛 20 g 研细混合，用白酒调匀外敷肿大的腮腺，每日保持敷料湿润，约 5 日可康复[20]。

2. 胃炎

重楼 30 g，猪胃 1 个，冲净（不要去掉黏膜），把重楼装入猪胃内，放入砂锅内加 3 kg 水，文火煎煮，煎至大约剩 2 L 水时，把猪胃内药倒出，继续煎至大约 0.5 L 水时，把猪胃切碎，同水混合倒入容器内，1 日 3 次，每次饭前半小时 2~3 匙，口服[21]。

3. 流行性腮腺炎

重楼 10 g 与水磨汁成 50% 浓度，加入冰片 10 g，仙人掌、板蓝根（切细研汁）各 10 g 调匀，涂腮腺肿大部位一日 5~6 次。总有效率为 100%。或用重楼研末加食醋搅成浓汁，涂抹于肿胀的腮腺部，一天一次，亦可全部治愈[22]。

4. 治疗外伤及蛇咬伤

用重楼、田七干品各 50 g 捣碎，放入 50% 酒精 500 mL 内浸泡 15 天备用。清洗伤口后，用上液浸泡好的敷料直接盖在伤口上，压迫片刻包扎紧。每天滴上药酒 3~6 次，并据伤情更换敷料可以治疗各种外伤[23]。

常用制剂

1. 云南红药胶囊

功能主治：止血镇痛，活血散瘀，祛风除湿。用于胃溃疡出血，支气管扩张咯血，功能性子宫出血，月经过多，眼底出血，眼结膜出血，鼻衄，痔疮出血，软组织挫伤，风湿性关节炎，风湿性腰腿痛等。

2. 宫血宁胶囊

功能主治：凉血、收涩止血。用于崩漏下血，月经过多，产后或流产后宫缩不良出血及子宫功能性出血属血热妄行者。

3. 三七血伤宁胶囊

功能主治：止血镇痛，祛瘀生新。用于瘀血阻滞、血不归经之各种血证及瘀血肿痛，如胃、十二指肠溃疡出血，支气管扩张出血，肺结核咯血，功能性子宫出血，外伤及痔疮出血，妇女月经不调，经痛，经闭及月经血量过多，产后瘀血，胃痛，肋间神经痛等。

4. 抗病毒冲剂

功能主治：散风解表，清热解毒，利咽消肿。主治时行感冒、风热侵袭或热毒初袭。症见头痛、咽痛、发热、出汗、口渴、舌红、脉数等。用于病毒性感冒、急性支气管炎、病毒性肺炎、大叶性肺炎、急性扁桃体炎等。

5. 小儿退热口服液

功能主治：清热透表，解毒利咽。主治小儿上呼吸道感染，流行性感冒，流行性腮腺炎引起的发热恶风，或表里俱热，头痛目赤，咽喉肿痛，痄腮，喉痹，舌质红，舌苔黄，脉浮数等病症。其他感染引起的发热亦可配合使用此药。

不良反应 重楼中皂苷类成分是其主要毒性成分，用量过大可出现肝损伤。

◈ 参考文献

[1] 国家药典委员会.中华人民共和国药典（一部）[S].北京：化学工业出版社，2010：243 −244.

[2] 徐敦海，毛晓霞，徐雅娟，等.云南重楼中的新甾体皂苷 [J].高等学校化学学报，2007，28（12）：2303.

[3] 康利平，马百平，张洁等.重楼中甾体皂苷的分离与结构鉴定 [J].中国药物化学杂志，2005，15（1）：25 −30.

[4] 徐丽丽，赵亮，夏晖，等.RP-HPLC 法测定重楼中四种甾体皂苷的含量 [J].药学实践杂志，2009，27（3）：201 −204.

[5] 武珊珊，高文远，段宏全，等.重楼化学成分和药理作用研究 [J].中草药，2004，35（3）：344 −347.

[6] 李燕，丁春邦，张利，等.四川不同产地重楼中无机元素的测定 [J].中草药，2009，40（6）：968.

[7] 陈昌祥，张玉童，周俊.滇重楼地上部分的配糖体 [J].云南植物研究，1995，17（4）：473 −478.

[8] 牛亚奇.重楼克感滴丸抗病毒实验研究 [J].北京中医药大学.中医内科学，2012.

[9] 谭家风，黄薇薇，李三红，等.抗病毒口服液药效学研究 [J].中国药科大学学报，2001，32（5）：388 −391.

[10] 晁伟平.重楼克感滴丸对 FM-1 感染小鼠免疫功能影响的研究 [D].北京中医药大学，2012.

[11] 季晓杰.不同种重楼药材的品质研究 [D].延吉：延边大学，2010.

[12] 林逢春.滇重楼抑菌效果研究 [J].健康必读，2010，1（6）：141 −142.

[13] 程媛媛，雍彬，张超，等.华重楼内生菌抗菌肽的分离纯化及其特性 [J].微生物学报，2009，49（4）：498 −503.

[14] 周满红，于红，贺华经，等.重楼总皂苷对热灭活大肠杆菌诱导大鼠腹腔巨噬细胞分泌 TNF-α 及 IL-1β 的影响 [J].四川中医，2008，26（4）：24 −26.

[15] 武珊珊，高文远，段宏泉，等.重楼化学成分和药理作用研究进展 [J]，2004，35（3）：344 −347.

[16] 付亚莉，赵振虎，善亚君，等.重楼甾体总皂苷对血小板聚集的直接诱作用及初步机制研究 [J].军事医学科学院院刊，2007，31（5）：416.

[17] 凌丽，梁昌强，单立婧，等.重楼总皂苷对多发性创伤大鼠血清细胞因子水平的影响 [J].辽宁中医药大学学报，2009，11（6）：243.

[18] 黄谷香，刘瑞洪.重楼对膜性肾病大鼠肾脏核转录因子 NF-κB 活化及Ⅳ型胶原表达的影响 [J].中国中西医结合肾病杂志，2008，9（1）：29 −31.

[19] 张霄霖，陈霭，曾智.重楼对大鼠哮喘模型 IgE 水平及嗜酸性粒细胞的影响 [J].疑难病杂志，2008，7（9）：528 −530.

[20] 张志昆，李永才，杨红梅.重楼、冰片、青黛外敷治疗流行性腮腺炎（附283 例临床观

察）［J］. 2011, 24（7）：4187－4188.

［21］于喜龙，姜林芝. 单味中药重楼治疗胃炎86例临床观察［J］. 中国社区医师，2004，20（23）：40.

［22］张霄霖，刘月婵. 重楼的研究与应用［J］. 中国中医药科技，2000，7（5）：34.

猪　苓

来　源　始载于《神农本草经》。为多孔菌科真菌猪苓，入药用其干燥菌核[1]。

炮制加工　除去杂质，浸泡，洗净，浸润，切厚片，干燥[1]。

性味归经　甘、淡，平。归肾、膀胱经[1]。

功效主治　利水渗湿。用于小便不利，水肿，泄泻，淋浊，带下[1]。

化学成分　猪苓主要化学成分为甾体类、多糖类、非甾体类（除多糖类外）、氨基酸类、维生素类及微量元素等[2,3]。

1. 甾体类化合物

麦角甾醇；猪苓酮A、B、C、D、E、F、G；麦角甾-7，22-二烯-3β，5α，6β-三醇；25-去氧罗汉松甾酮A；25-脱氧-24（28）-去氢罗汉松甾酮A；麦角甾7，22-二烯-3-酮等。

2. 非甾体类

α-羟基-二十四酸、对羟基苯甲醛、二十八碳酸、烟酸、D-甘露醇、尿嘧啶、木栓酮、腺嘌呤核苷、大黄素甲醚和大黄酚等；多糖类含猪苓葡聚糖Ⅰ、水溶性多糖等。

3. 其他

天门冬氨酸、苏氨酸、丝氨酸、谷氨酸、脯氨酸、丙氨酸、半胱氨酸、赖氨酸、色氨酸、苯丙氨酸等氨基酸；维生素A、B_1、B_2、B_3、B_5、B_{12}、C等以及钙、镁、铜、铁、锰、硒、锶、镍、铅等微量元素。

药理作用

1. 抗慢性乙型肝炎病毒作用

四种抗病毒治疗方法治疗慢性乙型肝炎的疗效比较实验研究发现，在猪苓多糖加乙肝疫苗、α-干扰素（IFN-α）、干扰素加猪苓多糖、拉米夫定四种方法中α-干扰素加猪苓多糖组的血清HBeAg阴转及血清抗-HBe转阳率最高，治疗效果最好[4]。张加功[5]对苦参素联合猪苓多糖治疗慢性乙型肝炎的临床分析，治疗组静脉滴注苦参素注射液，结果显示，治疗组HBeAg和HBV-DNA阴转率、抗HBe阳转率分别为45.2%、45.2%、35.7%，均高于对照组9.7%、6.5%、6.5%（$P < 0.01$），而肝功能复常率两组间差异无显著性（$P > 0.05$），苦参素联合猪苓多糖治疗慢性乙型肝炎可提高机体免疫力，有效抑制乙肝病毒（HBV）复制，促进 HBeAg 及 HBV-DNA 阴转，是治疗慢性乙型肝炎安全有效的药物。王志毅[6]等对拉米夫定联合乙型肝炎疫苗和猪苓多糖治疗慢性乙型肝炎，结果显示，联合用药组 ALT 的复常率为 12.5%，HBV-DNA 阴转率为 81.25%，HBV-DNA 的反跳率为 12.5%；单用拉米夫定组 ALT 复常率为 75%，HBV-DNA 的阴转率为 75%，HBV-DNA 反跳率为 12.5%；联合用药组的 HBeAg 阴转率为 50.0%，单用拉米夫定组 HBeAg 阴转率为 12.5%，$P < 0.05$，差异有显著性；HBeAg 血清转换率联合用药组为 18.75%，单用拉米定组为 6.25%，两组均无 HBsAg 阴转未发生与研究药物相关的不良反应。

2. 抗菌与抗炎作用

猪苓醇提取液对金黄色葡萄球菌、大肠杆菌有抑制作用。猪苓中的有效成分具有抗炎、抗血小板聚集的作用；此外，还有治疗慢性肝炎、解热除湿、消水肿等功效。麦角甾醇和麦角甾醇过氧化物具有抑制由 TPA 诱导的耳水肿和肿瘤生长的作用[7]。

3. 增强免疫的作用

猪苓多糖能够下调结直肠癌 Colon26 肿瘤细胞免疫抑制分子分泌，在一定程度上逆转肿瘤细胞的免疫抑制[8]。猪苓多糖可以通过提高巨噬细胞生物活性、淋巴细胞转化能力、T 细胞免疫活性等增强或促进小鼠的非特异性和特异性免疫功能[9]。

4. 利尿作用[10]

5. 抗氧化和自由基清除[11]

6. 抗肿瘤作用[12]

7. 保肝作用[13]

8. 抗辐射作用[14]

用法用量 6～12 g[1]。

临床应用

1. 慢性肾炎

慢性肾炎阴虚水热互结证患者随机分成治疗组和对照组，两组均给予常规治疗，治疗组给予猪苓汤加味治疗，对照组给予阿魏酸哌嗪片联合硝苯地平控释片治疗，观察 3 个月后发现，治疗组治疗后中医证候积分及治疗前后差值明显优于对照组，猪苓汤加味配合西医常规治疗效果显著，同时能减轻激素治疗的不良反应，提高临床疗效[15]。

2. 糖尿病肾病

在常规治疗的基础上加用知柏地黄丸合猪苓汤加减治疗，药物组成为熟地黄 25 g，山药 30 g，茯苓 30 g，泽泻 12 g，黄柏 15 g，知母 15 g，牡丹皮 9 g，山茱黄 20 g，猪苓 15 g，阿胶 15 g，滑石 15 g，赤芍 10 g，玉米须 20 g，水煎，一日一剂，分两次，口服。可以调整糖脂的代谢，减少蛋白尿，改善肾功能，从而起到治疗糖尿病肾病，延缓肾功能减退的作用[16]。

3. 泌尿系感染

将 110 例老年泌尿系感染者分为治疗组 60 例，对照组 50 例，对治疗组采用左氧氟沙星片和猪苓汤加味治疗，而对照组仅适用左氧氟沙星片，结果两个疗程之后治疗组治愈 27 例，好转 29 例[17]。采用加味猪苓汤治疗反复发作性泌尿系感染者 64 例，同时和 50 例服用氟哌酸的对照组对比，其治疗组总有效率92.2%，对照组总有效率 70%，两组对比总有效率存在显著差异（$P < 0.01$）。证明加味猪苓汤治疗反复发作性泌尿系感染可以明显促进疗效[18]。

4. 尿路结石

以猪苓汤（猪苓、茯苓、泽泻、阿胶、滑石各 9 g）为主方，随症加减，共治疗泌尿系结石患者 102 例，治疗 1～4 个疗程后；治愈 42 例，占 41.2%；有效41 例，占 40.2%；无效 19 例，占 18.6%；总有效率 81.4%。可见，猪苓汤加减治疗尿路结石，效果较好。随访 375 例尿路结石患者，其中 103 例西医排石治疗后连续服用加味猪苓汤 3 个月，其余 272 例只采用西医常规处理，比较两组的复发率，结果发现猪苓汤治疗组的复发率（10.68%）显著低于西医常规处理组（20.59%），说明加味猪苓汤对尿路结石的复发也具有一定的疗效[19]。

5. 膀胱癌

使用 ET-SPACE-I 进行全身热疗结合猪苓汤加味治疗，猪苓汤加味（猪苓、茯苓、泽泻各 12 g，阿胶 9 g，滑石 6 g，白花蛇舌草 30 g，半枝莲、半边莲、山慈姑各 15 g）每天 1 剂，水煎早晚分 2 次口服。于热疗前 5 天至热疗后 17 天服用猪苓汤与热疗作用及其继发效应产生协同作用，可促进机体产生 TNF 的能力，提高机体的免疫能力，从而产生抗癌效果[20]。

常用制剂

1. 猪苓多糖注射液

功能主治：调节机体免疫功能，对慢性肝炎、肿瘤有一定疗效。与抗肿瘤化疗药物合用，可增强疗效，减轻毒副作用。

2. 猪苓多糖胶囊

功能主治：清热利湿。用于湿热内蕴型慢性乙型肝炎的辅助治疗。

不良反应

1. 绝大多数患者用药后未见明显不良反应，仅个别患者肌肉注射猪苓 1～4 周后出现皮疹。

2. 猪苓多糖注射液引起的 ADRs 涉及皮肤、肌肉与骨骼、淋巴、胃肠、神经、免疫、血液等多个器官系统，主要症状包括皮肤红肿、皮疹、关节痛、关节炎、过敏性休克、血管神经性水肿、过敏性紫癜、系统性红斑狼疮、阴道出血共9种；伴随症状有淋巴结肿大、发热、结膜充血、过敏性耳鸣、荨麻疹、疱疹共6种；而只有胃肠道反应1种既为主要症状又可为伴随症状。

◇ 参考文献

［1］国家药典委员会．中华人民共和国药典（一部）［S］．北京：化学工业出版社，2010：299．

［2］周微微，郭顺星．猪苓菌核化学成分的研究［J］．药学学报，2007，42（增刊）：259－260．

［3］杨革．担子菌纲8种真菌的营养成分［J］．无锡工业大学学报，2000，19（2）：173－176．2000，19（2）：173－176．

［4］杨令国，闵建荣，田磊，等．四种抗病毒治疗方法治疗慢性乙型肝炎的疗效比较［J］．实用肝脏病杂志．2000，5（3）：167－169．

［5］张加功．苦参素联合猪苓多糖治疗慢性乙型肝炎临床分析［J］．蚌埠医学院学报，2006（02）：169－170．

［6］王志毅，郭树华，赵有蓉，张定凤．拉米夫定联合乙型肝炎疫苗和猪苓多糖治疗慢性乙型肝炎［J］．现代医药卫生，2001（04）：252－253．

［7］赵英永．中药猪苓的化学成分及其药理学研究［D］．西安，西北大学，2010．

［8］崔澂，王润田，支国成，等．猪苓多糖下调Colon26细胞肿瘤免疫抑制的体外研究［J］．免疫学杂志，2009，25（6）：650－654．

［9］李太元，田广燕，许广波，等．猪苓菌丝体多糖对小鼠免疫水平的影响［J］．中国兽医学报，2007，27（1）：88－90．

［10］赵英永，崔秀明，张文斌，等．猪苓的化学成分与药理作用研究进展［J］．2009，32（11）：1785－1787．

［11］NOBUYASU S, HIROAKI H, YOICHIRO N, SAKAKINARA I, NOZAKI K, KOUTA K, SHIMADA Y, TERASAWA K. Inhibitory effects of triterpenes isolated from Chuling（PolyPoros umbellatus FRIES）on free radieal-induced lysis of red blood cells［J］. Biological &pharmaceutical bulletin2005, 28（5）：817－821.

［12］李彩霞，曾星，黄羽，等．猪苓及猪苓多糖对BBN诱导的膀胱癌大鼠外周血T淋巴细胞亚群表达的影响［J］．中药新药与临床药理，2010，21（6）：573－576．

［13］任玉兰，刘娟，涂红云．猪苓多糖治疗慢性乙型肝炎的研究进展［J］．陕西中医学院学报，2006，29（5）：67－69．

［14］刘汉卿，郭勇全，肖萍，等．猪苓的研究与应用［J］．广州化工，2010，38（10）：40－41．

［15］苏修辉．猪苓汤加味治疗慢性肾小球肾炎30例疗效观察［J］．临床合理用药，2010，3（19）：58．

［16］程淑红．知柏地黄丸合猪苓汤治疗糖尿病肾病30例［J］．中医研究，2011，24

（2）：36.

[17] 潘和长. 猪苓汤加味治疗老年复发性泌尿系感染的临床观察［J］. 湖北中医学院学报，2009，11（4）：50.

[18] 赵波. 加味猪苓汤治疗反复发作性泌尿系感染 64 例［J］. 陕西中医，2007，28（5）：529.

[19] 刘云，孙安兵. 猪苓汤加减治疗泌尿系结石 102 例［J］. 现代中西医结合杂志，2009，18（19）：2312.

[20] 丁向东，张沁园. 全身热疗结合猪苓汤加味治疗中晚期膀胱癌 42 例［J］. 中国中西医结合杂志，2007，27（2）：167.

紫 草

来 源 始载于《神农本草经》，为紫草科植物新疆紫草或内蒙紫草，入药用其根[1]。

炮制加工

1. 新疆紫草

除去杂质，切厚片或段。

2. 内蒙紫草

除去杂质，洗净，润透，切薄片，干燥。

3. 新疆紫草切片

为不规则的圆柱形切片或条形片状，直径 1～2.5 cm。紫红色或紫褐色，皮部深紫色。圆柱形切片，木部较小，黄白色或黄色。

4. 内蒙紫草切片

为不规则的圆柱形切片或条形片状，有的可见短硬毛，直径 0.5～4 cm，质硬而脆。紫红色或紫褐色，皮部深紫色。圆柱形切片，木部较小，黄白色或黄色。

性味归经 甘、咸，寒。归心、肝经[1]。

功效主治 清热凉血，活血解毒，透疹消斑。用于血热毒盛，斑疹紫黑，麻疹不透，疮疡，湿疹，水火烫伤[1]。

化学成分 紫草主要化学成分为脂溶性成分和水溶性成分[2-5]。

1. 脂溶性成分

以紫草素及其衍生物为主，主要有乙酰紫草、去氧紫草素、异丁基紫草素、异戊酰紫草素、β-二甲基丙烯酰紫草素、β-羟基-异戊酰紫草素、紫草烷、紫草红、α-甲基-正丁酰紫草素、吡咯里西啶生物碱类、酚酸类、三萜酸类、酸性多糖类和黄酮类等。

2. 水溶性成分，主要为多糖，含量较低约为 2%。

药理作用

1. 抗病毒作用

（1）抗人乳头瘤病毒（HPV）

采用荧光定量聚合酶链反应（FQ-PCR）技术对紫草提取物进行体外抗 HPV 的实验研究，发现紫草水提物具有体外抑制 HPV-DNA 作用[6]。

（2）抗人类疱疹病毒作用

采用原代兔肾细胞培养方法对紫草水煎液抗单纯疱疹病毒 2 型（HSV-2）的作用进行研究，结果发现其有效抑制浓度 3.125 mg/mL，中毒浓度为 6.25 mg/mL，并对单纯疱疹病毒的感染有预防作用[7]。

（3）抗肝炎病毒作用

紫草对肝炎病毒所致的湿热内蕴、热毒郁结、肝功异常、ALT 升高等症，也有很好的疗效。这与紫草的清热解毒、收缩血管作用相吻合[8]。

（4）抗副流感病毒作用

采用血细胞凝集反应及细胞病变法研究紫草提取物中左旋紫草素的抗副流感病毒作用，结果显示其在实验所用的质量浓度范围内毒性较低，且具有一定的体外抗副流感病毒活性及直接杀灭副流感病毒的作用[9]。

（5）抗人类免疫缺陷病毒（HIV）作用

20 世纪 90 年代，Kashiwada 等[10]发现新疆紫草干燥根的含水丙酮提取物在急性感染 Hg 细胞中有对抗 HIV 活性的作用，其有效成分为咖啡酸四聚体的钠、钾盐。国外筛选新疆紫草的含水丙酮提取物在急性感染的 Hg 细胞中，显示出具有抗 HIV 活性。

2. 抗菌作用

紫草提取物对金黄色葡萄球菌、白色葡萄球菌、绿脓杆菌、大肠杆菌、伤寒杆菌、甲型链球菌等均有明显的抑菌作用[11]。10% 的生理盐水紫草浸液对絮状表皮癣菌、羊毛状小芽孢癣菌有抑制作用，紫草水煎液对小鼠结核病也有一定疗效。紫草不同溶剂提取物抑菌活性研究的实验采用多种不同溶剂提取紫草有效成分，并测定了其对常见食品污染微生物的抑菌活性，结果表明紫草提取物具有广谱、高效的抑菌效果[12]。另外，紫草提取物对白色念珠菌有一定的抑制作用，其中以水提物的抑制作用最强[13]。

3. 抗炎及镇痛作用

紫草的水提物及醇提物均有一定的抗炎作用，可降低二甲苯所致小鼠耳肿胀，其抗炎作用在一定浓度范围内与给药浓度呈正相关，且紫草醇抗炎效果好于水提物[14]。

4. 抗氧化作用[15]

5. 保肝作用[16]

6. 抗妊娠[17]

用法用量 5~10 g。外用适量，熬膏或用植物油浸泡涂擦[1]。

临床应用

1. 治疗尖锐湿疣

用电离子或电灼治疗，局部用胸腺肽封闭，再用紫草等中药湿敷或外洗，结果发现有效率高达97%。紫草治疗尖锐湿疣还可加速皮肤损伤愈合，减少复发[18]。

2. 治疗烧烫伤

先用醋酸洗必泰溶液清洗创面后，将复方紫草油（紫草、虎杖、麻油等煎煮）均匀涂抹于创面上，一天两次，疗效确切[19]。

3. 急性乙型肝炎

用豆根紫草散加味（山豆根、紫草、白花蛇舌草、丹参、赤芍、白茅根、五味子、虎杖、黄芩、黄芪、灵芝、板蓝根、柴胡、郁金、厚朴、建曲）治疗急性乙型肝炎，疗效较好[20]。

4. 念珠菌性阴道炎

用5%的碳酸氢钠冲洗阴道，然后用浸透紫草油（制法：干紫草根50 g，食用香油500 g，装入瓶中置放，在100℃流通蒸汽中消毒30 min，冷却后过滤去渣）的纱布塞入阴道后穹隆处，第二天取出，七天为一疗程，疗效较好[21]。

常用制剂

1. 紫草膏

功能主治：化腐生肌，可用于疮疡、痈疽已溃。

2. 复方紫草油

功能主治：清热凉血，解毒止痛。用于轻度水火烫伤。

3. 紫草油

功能主治：功用凉血解毒，化腐生肌。主治水火烫伤、冻疮溃烂、久不收口等症。

4. 紫草素

功能主治：用于急性黄疸型或无黄疸型肝炎、慢性肝炎、扁平疣等的治疗，有较好疗效。对肝硬化（腹水）、寻常疣也有效。

不良反应

未见报道。

❖ 参考文献

[1] 国家药典委员会．中华人民共和国药典（一部）[S]．北京：化学工业出版社，

2010：320.

[2] 傅善林．几种国产药用紫草中萘醌色素的分析 [J]．药学学报，1984，19（12）：92.

[3] 肖培根．新编中药志 [M]．北京：化学工业出版社，2002：976 - 986.

[4] 陈发奎．常用中草药有效成分含量测定 [M]．北京：人民卫生出版社，1997：732.

[5] 怡悦．紫草中的糖成分 [J]．国外医学中医（中药分册），2005，27（2）：10.

[6] 符惠燕，邓远辉，冯怡，等．紫草抗人乳头瘤病毒作用的研究 [J]．中药新药与临床药理，2005，7（4）：260.

[7] 谢长才，范瑞强，朱宇同，等．紫草抗 2 型单纯疱疹病毒的实验研究 [J]．岭南皮肤性病科杂志，2000，7（3）：4 - 6.

[8] 韦月娥．紫草的临床应用 [J]．陕西中医，2002，23（12）：1132.

[9] 罗学娅，李明辉，伦永志，等．左旋紫草素抗副流感病毒作用 [J]．中草药，2005，36（4）：568.

[10] 郑肖莹．新藏假紫草咖啡酸四聚体钠钾盐的抗艾滋病病毒作用 [J]．中成药，1996，18（7）：49.

[11] 韦新成，赵国君，安明，等．紫草药理作用及有效成分提取研究进展 [J]．包头医学院杂志，2011，27（3）：125 - 126.

[12] 侯美珍，韦红群，潘英明．紫草不同溶剂提取物抑菌活性研究 [J]．食品工业科技，2006.27（11）：52 - 57.

[13] 李治建，周凡，斯拉甫·艾白，刘发．紫草药理作用研究进展 [J]．Chinese Journal of Information on TCM. 2010，11：110 - 111.

[14] 赵雪梅，王桂玲，费洪荣，等．紫草有效成分的提取及其抗炎作用研究 [J]．中药药理与临床研究，2008.31（5）：753 - 756.

[15] 艾庆波，刘玉璇，等．中药紫草的研究进展 [J]．齐鲁药事.2010，29（10）.

[16] 买尔旦·马合木提，刘燕，等．新疆紫草提取物对 D-氨基半乳糖致小鼠急性肝损伤的保护作用 [J]．中国中药杂志，2006，31（19）：1646 - 1649.

[17] 李雅娟，黄小萍．紫草在治疗妇产科疾病中的药理作用和临床应用进展 [J]．安徽医药，2011，15（6）：661 - 663.

[18] 王君善，陈改元．中药外用为主治疗尖锐湿疣 100 例 [J]．陕西中药，2005，26（6）：511.

[19] 王珠劳，祝丽琴，高志军，等．复方紫草油治疗烧烫伤 305 例 [J]．新中医，2001，33（12）：53.

[20] 刘鱼海，刘桂芳．豆根紫草散加味治疗急性乙型肝炎 46 例 [J]．陕西中医，2003，24（7）：596 - 597.

[21] 王晶．紫草油治疗念珠菌性阴道炎 50 例疗效观察 [J]．中国现代药物应用.2009，3（13）：9495.

紫花地丁

来 源 始载于《本草纲目》。为堇菜科植物紫花地丁，全草入药[1]。

炮制加工 除去杂质，洗净，切碎，干燥[1]。

性味归经 苦、辛，寒。归心、肝经[1]。

功效主治 清热解毒，凉血消肿。用于疔疮肿毒，痈疽发背，丹毒，毒蛇咬伤[1]。

化学成分

从紫花地丁中分离得到的单体化合物主要为黄酮类、有机酸、肽类、香豆素和多糖。黄酮-C-苷元化合物主要为木犀草素和芹菜素；糖类主要为葡萄糖、阿拉伯糖和木糖。有机酸主要为软脂酸、β-谷甾醇、对羟基苯甲酸、反式对羟基桂皮酸、丁二酸、山奈酚-3-O-鼠李吡喃糖苷；6，7-二羟基香豆素、正三十醇、硬脂酸、软脂酸甲酯；肽类为环肽，此外还分离得到磺化多聚糖等成分[2]。

药理作用

1. 抗病毒与抑菌作用

通过利用紫花地丁总生物碱在鸡胚试验中对紫花地丁的抗病毒及抗菌活性进行研究，结果发现紫花地丁总生物碱对鸡新城疫病毒（NDV）有较强的抗病毒效果，其对大肠埃希杆菌和金黄色葡萄球菌也有较好的抑制作用[3]；紫花地丁水浸出物抗乙型肝炎病毒（HBV）作用的试验结果表明紫花地丁的实验浓度对HBsAg、HBeAg都有一定的抑制作用。体内试验表明 6 mg/kg/d 紫花地丁水浸出物具有抑制 DHBV 复制作用，且紫花地丁在体内、外试验中均有抗 HBV 活性作用[4]。此外，紫花地丁的二甲亚砜提取物具有较强的抗 HIV-I 病毒作用[5]。

2. 抗炎作用

紫花地丁对二甲苯所致的小鼠皮肤毛细血管通透性亢进有显著的抑制作用，而且对小鼠棉球肉芽增生有很强的抑制作用[6]。

3. 对免疫系统作用

紫花地丁可显著增强小鼠血清溶菌酶的活力，对白细胞数量影响不大，可不同程度地使中性粒细胞减少而使淋巴细胞增加；紫花地丁可促进小鼠脾脏溶血空斑的形成，作用极其显著，提示其对机体非特异性免疫功能有增强作用[7]。体内试验研究发现紫花地丁煎剂通过调控小鼠巨噬细胞活性而下调小鼠的免疫功能[8]。

4. 抗内毒素作用

体外试验证明，紫花地丁提取液对细菌内毒素有拮抗作用[9]。

5. 抗氧化作用

紫花地丁对羟基自由基的清除率为60.8%，说明紫花地丁有较强的抗氧化活性[10]。

用法用量 15～30 g[1]。

临床应用

1. 治疗牙周炎

由黄芩、金银花、紫花地丁等组成的黄金消炎膏有较好的消炎抑菌作用，对牙周袋深度、牙酿指数、齿尺沟出血指数有明显改善；局部用药可缓解患者急性炎症和减轻患者痛苦，临床应用疗效满意，有利于之后的洁治术和刮治术的顺利进行[11]。

2. 乳腺增生病

由木香、川芎、紫花地丁等组成的方剂具有疏肝解郁、化痰散结、活血通络、消肿止痛等功效，用于治疗乳腺增生病[12]。

3. 急性扁桃体炎

以五味消毒饮加减方治疗。组成为紫花地丁、蒲公英各 30 g，金银花20 g，连翘12 g，青黛、蝉蜕、乌梅各 10 g，马勃 8 g，甘草 6 g，加水 500 mL 浸泡 20 min，煎成200 mL 药液，再加水煎成200 mL 药液，将两次煎出的药液混匀，分 2 次口服，时间间隔不少于 6 h。咽部有梗阻感者加苏梗、厚朴各 10 g；咽痒者加橘红、枳实各 10 g，治疗总有效率为 94.7%[13]。

4. 治疗蜂窝组织炎

清洗患部后，取鲜嫩的紫花地丁，放于容器内捣烂，见有绿色汁溢出，便可将捣烂的紫花地丁敷于患处，总有效率可达 100%[14]。

常用制剂

1. 二丁冲剂

功能主治：清热解毒，利湿退黄。用于热疖痈毒，湿热黄疸，外感风热，咽喉肿痛，风热火眼等症。

2. 芩花胶囊

功能主治：清热宣肺，化痰止咳等功效，用于风热犯肺之咳嗽。

3. 男康片

功能主治：补肾益精，活血化瘀，利湿解毒。用于治疗肾精亏损，瘀血阻滞，湿热蕴结引起的慢性前列腺炎。

4. 消炎片

功能主治：抗菌消炎之功。用于上呼吸道感染，对发热、肺炎、支气管炎等有显著疗效。

5. 骨炎灵片

功能主治：补益气血，清热解毒，消肿止痛。用于骨髓炎、开放骨折感染及虚人痈疡等。

不良反应 未见报道。

❖ 参考文献

[1] 国家药典委员会. 中华人民共和国药典（一部）[S]. 北京：化学工业出版社，2010：317.

[2] 陈胡兰，董小萍，等. 紫花地丁化学成分研究 [J]. 中草药，2010，41（6）：874.

[3] 杨佳冰，丁大旺，赵金香，等. 紫花地丁总生物碱抗病毒与抑菌试验 [J]. 中兽医医药杂志，2011，4：8-9.

[4] 王玉，吴中明，敖弟书. 紫花地丁抗乙型肝炎病毒的实验研究 [J]. 中药药理与临床. 2011，27（5）：70-73.

[6] 李培锋，关红，贺春阳. 四种中草药的抗炎作用 [J]. 内蒙古农牧学院学报，1990，11（1）：36-39.

[5] NGAN F，CHANG R S，TABBA H D，et al. Isolation，purification and partial characterization of an active anti-HIV-compound from the Chinese medicinal herb viola yedoensis [J]. Antiviral Res. 1988，10（1-3）：107-116.

[7] 李海涛，赵红，顾定伟，等. 紫花地丁水煎剂调节小鼠免疫细胞分泌 IL-2、TNF-α 的体外研究 [J]. 山东中医杂志，2004，23（10）：617-619.

[8] 李海涛，杨琳，章广玲，等. 紫花地丁煎剂调节小鼠巨噬细胞功能的体内试验研究 [J]. 华北煤炭医学院学报，2004，6（5）：553-554.

[9] 肖培根. 新编中药志 [M]. 北京：化学工业出版社，2001：12.

[10] 瞿鹏，李贯良，徐茂田. 催化动力学荧光法测定中草药对羟基自由基的清除率 [J]. 光谱学与光谱分析，2004，24（11）：1407-1409.

[11] 成爱武. 黄金消炎膏在治疗牙周疾病中的临床应用 [D]. 郑州：郑州大学，2010.

[12] 张鹤凤，祁剑海. TLC 鉴别乳脐散中的木香、川芎、紫花地丁、栀子和金银花 [J]. 西北药学杂志. 2005，20（4）：3.

[13] 姚惠青. 五味消毒饮加减治疗急性扁桃体炎 42 例 [J]. 陕西中医，2006，27（8）：914-915.

[14] 叶春芝. 紫花地丁治疗蜂窝组织炎 [J]. 浙江中医杂志，2006，41（3）：170.

》》 紫 苏 《《

来源 ||| 始载于《名医别录》。为唇形科植物紫苏的全草。其叶、梗、果实均可入药。又名苏子、香苏、红苏。

炮制加工 [1]

1. 紫苏梗

除去杂质，稍浸，润透，切厚片，干燥。

2. 紫苏子

除去杂质，洗净，干燥。

3. 紫苏叶

除去杂质及老梗；或喷淋清水，切碎，干燥。

性味归经 辛，温。入肺、脾经。

功效主治

1. 紫苏梗

理气宽中，止痛，安胎。用于胸膈痞闷，胃脘疼痛，嗳气呕吐，胎动不安。

2. 紫苏子

降气化痰，止咳平喘，润肠通便。用于痰壅气逆，咳嗽气喘，肠燥便秘。

3. 紫苏叶

解表散寒，行气和胃。用于风寒感冒，咳嗽呕恶，妊娠呕吐，鱼蟹中毒。

化学成分

紫苏地上部分主要含有挥发油、黄酮及其苷类、萜类、类脂类等成分。紫苏果实中主要是脂肪油。

1. 挥发油

挥发油是紫苏叶中的主要化学成分，是紫苏具有特异香气并可作为香辛料的成分。挥发油中主要为紫苏醛，柠檬烯，β-丁香烯及芳樟醇等。紫苏醛含量可占50%以上，其含量随生长季节变化[2]。

2. 黄酮

紫苏黄酮是其抗氧化、抗炎、抗过敏和抑菌的主要活性成分。紫苏叶中黄酮主要为芹菜素和木犀草素，黄酮苷主要是芹菜素和木犀草素的糖苷，含量较多的是芹菜素-7-咖啡酰葡萄糖苷和木犀草素-7-咖啡酰葡萄糖苷及花色素等[3]。

3. 苷类化合物

紫苏中还含有一定的苷类化合物，其主要包括紫苏苷 A-E、苯甲醇葡萄糖苷、野樱苷、接骨木苷、苯戊酸 3-吡喃葡萄糖苷、3-β-D-吡喃葡萄糖基-3-表-2-异西葫芦子酸、癸烯酸 5-吡喃葡萄糖苷、5′-β-D-吡喃葡萄糖氧基茉莉酸、胡萝卜苷、苦杏仁苷等[4]。

4. 其他成分

齐墩果酸、乌苏酸、熊果酸，阿魏酸和咖啡酸及其酯类衍生物、迷迭香酸、迷迭香酸甲酯、丁香酚、脂肪酸以及甾醇类等成分[5,6]。

药理作用

1. 抗病毒作用

紫苏叶提取物有抗 HIV-1 和 HIV-2 病毒的作用[7]。近年来有学者采用酶联免疫吸附检测技术，将 HBsAg 浓度 P（阳性）/N（阴性）比值为 8.5 的病毒与受试药物接触，结果紫苏水提物 P/N 为 3.02，提示紫苏水提物具有抗乙肝病毒作用，属于中效药物[8]。

据有关报道，紫苏的成分之一（迷迭香酸）对人类免疫缺陷病毒（HIV）、疱疹病毒[9]、日本脑炎病毒[10]有一定的抑制作用。而且，迷迭香酸的硝基化衍生物抗 HIV 有较高的活性[11]。迷迭香酸还具有较高的抗病毒性神经氨酸酶（NA）抑制活性[12,13]，并且其抗病毒的活性高于利巴韦林。姚梅悦[14]等对白芷、防风、紫苏叶配伍的体外抗病毒追踪，结果显示，白芷、防风、紫苏叶的抑毒指数分别为 2.66、6.10、13.54，配伍后防风和紫苏叶的抑毒指数为 20.63，其他效果均不明显，白芷、防风、紫苏叶配伍中，防风和紫苏叶共同作用效果最为理想。

2. 抗菌作用

紫苏抗菌活性成分主要集中在挥发油、黄酮、酚、有机酸、香豆素内酯等化合物[15,16]。紫苏叶挥发油对金黄色葡萄球菌、大肠杆菌、红色毛癣菌、石膏样小孢子癣菌、絮状表皮癣菌均有抑制作用，以对金黄色葡萄球菌的抑制作用最强；紫苏醇提取物能抑制枯草芽孢杆菌、酵母菌及大肠杆菌的生长；抗菌活性研究结果表明：紫苏叶的醋酸乙酯萃取物，对革兰阳性菌金黄色葡萄球菌和革兰阴性菌大肠杆菌的抑菌活性最强[17]。

紫苏叶水煎剂对大肠杆菌、痢疾杆菌、葡萄球菌等有抑制作用[18]，挥发油对自然污染的霉（酵母）菌的抑制力明显优于尼泊金乙酯和苯甲酸。紫苏醛、蒎烯、苧烯等具有抗绿脓杆菌的活性。

紫苏所含有的迷迭香酸具有广谱抗微生物活性，对细菌和真菌均有抑制作用。迷迭香酸对枯草杆菌、藤黄细球菌、大肠杆菌、金黄色葡萄球菌及立枯丝球菌等细菌有明显的抑制作用。研究发现，迷迭香酸通过抑制龋齿链球菌、变异链球菌的生长和生物膜形成，降低它们的葡萄糖基转移酶活性，从而对口腔疾病起到预防和治疗的作用[19]。

3. 抗炎作用和抗过敏作用

紫苏叶中的挥发油具有抗炎作用，能够抑制 TNF-α 内皮细胞黏附因子的表达，阻止血管内皮细胞与白细胞黏附，抑制白细胞向血管外移动[20]。英国学者发现紫苏茎叶提取物除去紫苏醛和分子量 1 万以上的部位，可抑制小鼠体内 TNF 的产生达 1/3，增强免疫抑制作用，改善人类过敏性疾病[21]。

研究表明，紫苏迷迭香酸的抗炎作用优于吲哚美辛。而且迷迭香酸还能抑制肾小球系膜细胞的增殖及系膜增多，表明其具有抗肾小球肾炎的作用[22]。

紫苏中的紫苏子有一定的抗过敏作用，其作用机理为：紫苏子中的 α-亚麻酸在体内代谢过程中，通过竞争酶系统，抑制亚油酸向花生四烯酸的转化，降低花生四烯酸的水平，同时，α-亚麻酸转化的 EPA 和 DNA 可直接抑制花生四烯酸向二十碳物质（致敏物质的代谢）的转化[23]。

4. 抗肿瘤作用

紫苏中富含 β-胡萝卜素，它能激活免疫功能，提高机体的免疫力，抑制癌症[24]。紫苏提取物可抑制由 7，12-二甲基苯蒽及 12-氧-14-烷酰佛波醇-13-乙酸酯诱导所致的小鼠皮肤肿瘤形成，其抗肿瘤活性与提取物中迷迭香酸的含量相关[25]。

5. 止咳平喘作用

紫苏叶中的丁香烯对离体豚鼠气管有松弛作用，对丙烯醛或枸橼酸所致的咳嗽有明显的镇咳作用。芳樟醇也有平喘作用；紫苏籽油也有明显的止咳平喘作用，其机制可能通过抑制过敏介质的致敏作用来发挥其平喘作用，并且能明显抑制外周血和肺组织中炎性细胞的聚集反应[26]。

紫苏中的石竹烯（β-丁香烯）对豚鼠离体气管有松弛作用，对丙烯醛或枸橼酸引起的咳嗽亦有明显的镇咳作用，而且运用浓氨水喷雾法、毛细玻管法、喷雾致喘法发现紫苏子的水提取物、醇提取物、米提取物均显示了不同程度的镇咳作用。炒紫苏子水提物和醚提物的小剂量组对用 2% 氯化乙酰胆碱和 0.1% 磷酸组胺的等量混合液诱喘的哮喘模型都显示出显著的平喘效果[20]。

6. 中枢神经作用

研究表明，紫苏叶提取物中紫苏醛与豆甾醇协同具有镇静、镇痛活性。4 g 野苏水提取物和 100 mg/kg 紫苏醛可以明显延长受环乙烯巴比妥钠影响的小鼠睡眠时间。另外，野苏水提取和紫苏醛对猫的喉咙反射有明显抑制作用；对离体蜗牛神经元和青蛙坐骨神经纤维的可兴奋细胞膜有抑制作用[20]。

7. 其他作用

紫苏还具有抗氧化、清除氧自由基[27]、降血脂[28]等作用。

用法用量 煎服，5～9 g，不宜久煎。

临床应用

1. 治风寒感冒

紫苏叶 5 g，陈皮、香附各 4 g，荆芥、秦艽、防风、蔓荆子、炙甘草各 3 g，川芎 2 g，生姜 9 g。共研为粗末，水煎服，每日一剂，盖被取微汗，一般 2～3 剂可愈。又方：紫苏叶 3 g，葱白、生姜适量。紫苏叶研为细末，与葱姜共捣为泥状，涂敷于脐部，外盖无菌纱布，胶布固定，热水袋外敷，每日 2 次，每次 10～20 分钟。1～2 日后可获明显疗效[29]。

2. 治胃炎、萎缩性胃炎及食管炎等

紫苏梗 12 g，柴胡、枳壳、青皮、陈皮、藿香各 10 g，川黄连、佛手各 6 g，吴茱萸、生甘草各 3 g。水煎服，每日一剂，10 日为一疗程。本方可舒肝行气，和胃止痛。

3. 治鱼蟹中毒，吐泻、腹痛

紫苏叶 30～60 g，水煎频饮。1～2 剂后症状可消失至痊愈[29]。

4. 治咳嗽痰喘

紫苏子、白芥子、莱菔子各 9 g，水煎 2 次，将药液混匀，分为 2～3 次温服。每日一剂，连用数日即可见效[29]。

5. 习惯性流产

紫苏梗、桑寄生各 12 g，黄芩 3 g，白术 6 g，续断 9 g。水煎服，每日一剂[29]。

6. 治胸腹胀闷、恶心呕吐

紫苏梗、陈皮、香附、莱菔子、半夏各 9 g，生姜 6 g。水煎 2 次，早晚温服。每日一剂[30]。

常用制剂

1. 小儿清肺化痰泡腾片

功能主治：清热化痰，止咳平喘。用于小儿肺热感冒引起的呼吸气促，咳嗽痰喘，喉中作响。

2. 藿香正气口服液

功能主治：解表化湿，理气和中。用于外感风寒、内伤湿滞或夏伤暑湿所致的感冒，症见头痛昏重、胸膈痞闷、脘腹胀痛、呕吐泄泻；胃肠型感冒见上述症候者。

3. 复方紫苏油软胶囊

功能主治：去脂化浊，解毒散结。用于粉刺湿浊毒瘀证，症见丘疹，色微红，白色粉刺或有痒痛，皮肤油腻。

不良反应 温病及气弱表虚者忌服。

◈ 参考文献

［1］国家药典委员会. 中华人民共和国药典（一部）［S］. 北京：化学工业出版社，2010：224.

［2］管日新，李小君，彭焕玉等. 紫苏梗挥发油的 GC-MS 定性分析［J］. 中国药房. 2008，19（9）：683.

［3］胡晓丹，孙爱东，张德权. 超声波提取紫苏叶黄酮的工艺研究［J］. 安徽农业科学，2009，37（05）：2046－2048.

［4］王玉萍，杨峻山，赵杨景，等. 紫苏类中药化学和药理的研究概况［J］. 中国药学杂志，2003，38（4）：250.

［5］雒盛勤，刘坤，陈武. 紫苏不同部位中乌索酸和齐墩果酸的含量比较［J］. 食品工业科技，2008，29（4）：284.

［6］KIM K S, PARK S H, CHOUNG M G. Nondestructive determination of oil content and fatty acid composition in perilla seeds by near-infrared spectroscopy［J］. J Agric Food Chem. 2007, 55（5）：1679.

［7］KAWAHATA T, OTAKE T, MORIH, et al. A novel substance purified from Perilla frutescens-

Britton inhibits an early stage ofHIV-1 replication withoutblocking viral adsorption ［J］. AntivirChem Chemother. 2002, 13（5）：283.

［8］ 徐燕萍, 郑民实, 李文. 酶联免疫吸附技术筛选300种中草药抗乙型肝炎病毒表面抗原的实验研究. 江西中医学院学报, 1995, 7（1）：20.

［9］ DUBOISM, BAILLY F, MBEMBA G, et al. Reaction of rosma rinic acidwith nitrite ions in acidic conditions：discovery ofnitro and dinitrorosmarinic acids as new anti-HIV-1 agents ［J］. JMed Chem, 2008, 51（8）：2575 – 2579.

［10］ REICHLING J, NOLKEMPER S, STINTZING F C, et al. Impact of ethanolic lamiaceae extracts on herpesvirus infectivity in cell culture ［J］. ForschKomplementmed, 2008, 15（6）：313 – 320.

［11］ SWARUP V, GHOSH J, GHOSH S, et al. Antiviral and anti-in-flammatory effects of rosmarinic acid in an experimentalmurine model of Japanese encephalitis ［J］. Antimicrob Agents Chemother, 2007, 51（9）：3367 – 3370.

［12］ LIU A L, WANGHD, LEE S M, et al. Structure-activity relation-ship of flavonoids as influenza virus neuraminidase inhibitors and theirin vitroanti-viral activities ［J］. BioorgMed Chem, 2008, 16（15）：7141 – 7147.

［13］ LIU A L, LIU B, QIN H L, et al. Anti-influenza virus activitiesof flavonoids from themedicinal plantElsholtzia rugulosa ［J］. Plan-taMed, 2008, 74（8）：847 – 851.

［14］ 姚梅悦, 周长征, 陈飞, 张霞. 白芷、防风、紫苏叶配伍的体外抗病毒追踪 ［J］. 世界中西医结合杂志, 2015, 10（06）：782 – 784.

［15］ 郭群群, 杜桂彩, 李荣贵. 紫苏全草抗菌活性的研究 ［J］. 精细化工, 2004, 21（1）：33.

［16］ 黄丹, 刘达玉. 紫苏提取物抑菌特性研究 ［J］. 食品工业, 2007,（3）：11.

［17］ 刘娟, 雷焱霖, 唐友红, 等. 紫苏的化学成分与生物活性研究进展 ［J］. 时珍国医国药, 2010, 21（7）：1768 – 1769.

［18］ 陈新俊. 紫苏的临床应用 ［J］. 时珍国药研究, 1998, 9（2）：131.

［19］ NEUSA L F, SARA R A, QUELMM A, PEDRO L F, et al. The inhibitory effect of Plectranthus barbatus and Plectranthus ecklonii leaves on the viability, glucosyltransferase activity and biofilm formation of Streptococcus sobrinus and Streptococcus mutans ［J］. Food Chem, 2010, 119（2）：664 – 668.

［20］ 顾文娟, 朱陈珏, 张建梅. 紫苏的药理作用研究进展 ［J］. 黑龙江畜牧兽医, 2008, 8：26 – 28.

［21］ 赵静漪. 紫苏提取物对TNF的生成具有抑制作用 ［J］. 国外医药·植物药分册, 1996, 11（6）：280.

［22］ 李林, 黄松明, 赵三龙. 迷迭香酸对大鼠肾小球系膜细胞增殖中氧化应激及炎症介质分泌的影响 ［J］. 实用诊断与治疗杂志, 2007, 21（12）：888 – 89.

［23］ 郑君. 紫苏子的研究 ［J］. 中国中医药咨询, 2011, 19（3）：44 – 46.

［24］ 张卫明, 刘月秀, 王红. 紫苏叶的成分分析与利用初探 ［J］. 中国野生植物资源, 1998, 17（2）：32 – 33.

[25] OSAKABE N, YASUDA A, NATSUME M, et al. Rosmarinic acid inhibits epidermal inflammatory responses: anticarcinogenic effect of Perilla frutescens extract in the murine two-stage skin model [J]. Carcinogenesis, 2004, 2 (4): 549-557.

[26] 尹洪萍, 华启洪, 陈小因, 等. 紫苏籽油对小鼠哮喘模型嗜酸性粒细胞的抑制作用 [J]. 杭州师范学院学报, 2007, 27 (4): 21.

[27] 刘宁, 仇农学, 田玉霞. 超声辅助提取紫苏叶黄酮及其清除自由基作用研究 [J]. 西北林学院学报, 2008, 23 (1): 158.

[28] 朱建明, 魏艳. 紫苏油的研究现状及应用前景 [J]. 中国中医药信息杂志, 2001, 8 (10): 33.

[29] 孟昭群. 紫苏治病验方, 家庭医学, 2007, 7: 57.

[30] 任永欣, 沈映君. 紫苏叶的现代药理及应用研究 [J]. 四川生理科学杂志, 2002, 24 (2): 51-53.

》 紫 菀 《

来 源 始载于《神农本草经》。为菊科植物紫菀, 入药用其根和根茎[1]。

炮制加工 除去杂质, 洗净, 稍润, 切厚片或段, 干燥[1]。

性味归经 辛、苦, 温。归肺经[1]。

功效主治 润肺下气, 消痰止咳。用于痰多喘咳, 新久咳嗽, 劳嗽咯血[1]。

化学成分

主要含有萜类及其皂苷、黄酮类、肽类、甾醇类、有机酸类、多酚类、香豆素类、蒽醌类等。

1. 萜类

其主要成分为单萜和三萜及其皂苷。单萜为紫菀酮苷 A、紫菀酮苷 B 和紫菀酮苷 C; 三萜类成分极其丰富, 有紫菀酮、表紫菀酮、木栓酮、表木栓醇、β-香树脂、β-香树脂醇乙酸酯、蒲公英萜醇、蒲公英醇醋酸酯等。

2. 黄酮类

槲皮素、木犀草素、芦丁、山奈酚、3-甲氧基山奈酚、橙皮苷、芹菜素、黄酮醇等; 香豆素类为东莨菪素等; 甾醇类有豆甾醇、β-谷甾醇和胡萝卜苷等。

3. 肽类

紫菀中较有特色的化学成分, 包括六个寡肽、一个二肽、六个非环状五肽、十个环状五肽、一个卤代环状五肽等。

4. 有机酸

苯甲酸、对羟基苯甲酸、咖啡酸、阿魏酸、齐墩果酸、对羟基肉桂酸十六烷酯、二十六烷酯、二十二碳酸等; 酚类为 3-O-阿魏酰基奎尼酸甲酯和异落叶松酯素-9-β-D-吡喃葡萄糖苷。

5. 其他

大黄酚、大黄素、大黄素甲醚和芦荟大黄素、挥发油。

药理作用

1. 抗菌作用

紫菀乙醇提取物水溶液和紫菀脂溶性总生物碱对金黄色葡萄球菌、猪巴杆菌、链球菌、沙门杆菌、大肠杆菌等均具有较强的抑制效果[15]。

2. 抗肿瘤、抗病毒作用

紫菀中的表木栓醇对小鼠的艾氏腹水癌及 P388 淋巴细胞、白血病细胞均有较明显的抑制作用[16]。紫菀的水提取液能选择性抑制荷 S180 小鼠肿瘤生长，其抗肿瘤活性有选择性，对荷 S180 小鼠的肿瘤增殖有较好的抑制作用[17]。紫菀多糖能够抑制胃癌细胞 SGC-7901 的增殖和生长[18]。段凤娟[19]对苓花口服液抗新城疫和传染性支气管炎病毒的研究，结果显示苓花口服液在体内有很好的抗雏鸡新城疫和传染性支气管炎病毒感染的作用。闫晓慧等[20]对 18 种入侵植物的抗烟草花叶病毒活性研究，结果显示钻叶紫菀对 TMV 有不同程度的抑制活性，抑制率在 59. 15% ~93.06%，具有抗病毒活性的入侵植物具有开发植物源农药的潜在价值。

3. 抗氧化作用

紫菀中的山柰酚和槲皮素对细胞溶血、脂质过氧化物和超氧化自由基的产生均有很高的抑制作用[21]。

4. 镇咳祛痰作用

紫菀水煎液具有很明显的祛痰作用，但镇咳效果稍差，紫菀水煎液的正丁醇提取物及其分离得到的丁基-D-核酮糖苷有祛痰效果。紫菀中的紫菀酮和表木栓醇均具有明显的祛痰作用[22]。

5. 钙拮抗作用[23]

6. 平喘作用[24]

用法用量 5 ~ 10 g。

临床应用

1. 慢性支气管炎

由黄芪 15 g、麻黄 10 g、杏仁 10 g、当归 10 g、桂枝 10 g、五味子 6 g、茯苓 15 g、半夏 10 g、党参 15 g、紫菀 10 g、陈皮 6 g、甘草 6 g 组成方剂来治疗慢性支气管炎，总有效率为 95.24%，治疗慢性支气管炎疗效显著，起效迅速，能缩短病程，减少复发[24]。

2. 咳嗽

取紫菀 50 g（小儿 15 ~30 g），加冰糖 50 ~100 g，水煎代茶频服，治疗干咳无痰，对百余例患者进行临床验证，均获满意效果[25]。紫菀、杏仁、百部、半夏、橘红、代赭石、蜈蚣、甘草组成，水煎，每日 1 剂，治疗百日咳患者 20 例，其中 18 例服 3 剂而愈，2 例服 12 剂而愈[26]。

3. 小儿肺炎

由紫菀、荆芥、桔梗、百部、白前、陈皮、杏仁、贝母、甘草组成，治疗小儿肺炎 30 例，临床均治愈[27]。

4. 治疗感冒后咳嗽

以止嗽散为主方进行治疗，其药物组成：荆芥 10 g，紫菀 10 g，制半夏 10 g，杏仁 10 g，桔梗 6 g，白前 10 g，甘草 6 g。每日 1 剂，早晚水煎服，儿童酌减，治疗效果较好[28]。5 剂为 1 个疗程。

常用制剂

1. 橘红丸

功能主治：清肺，化痰，止咳。用于咳嗽痰多，痰不易出，胸闷口干。

2. 止咳橘红丸

功能主治：清肺润燥，止嗽化痰。用于肺热燥咳，痰多气促，口苦咽干。

3. 冬菀止咳颗粒

功能主治：祛风散寒，宣肺止咳。用于急性支气管炎，慢性支气管炎急性加重期，慢性阻塞性肺炎急性加重期等各种呼吸系统疾病引起的气喘，咳嗽，咳痰稀薄色白，咽痒，恶寒，发热等。

不良反应 未见报道。

❖ 参考文献

[1] 国家药典委员会. 中华人民共和国药典（一部）[S]. 北京：化学工业出版社，2010：322.

[2] 房慧勇，单高威，秦桂芳，等. 紫菀的化学成分及其药理活性研究 [J]. 医学研究与教育，2012.10. 73-77.

[3] 卢艳花，王峥涛，徐珞珊，等. 紫菀中的多元酚类化合物 [J]. 中草药. 2002, 33 (1)：17-18.

[4] HUANG X N, CAI J Z, NU Y G. et al. Phytochemical study on lysimachia fortune [J]. Zhongguo zhongyao zazhi, 2007, 32, (7)：596-599.

[5] 金晶，张朝凤，张勉，等. 紫菀的化学成分研究 [J]. 中国现代中药，2008, 10 (6)：20-22.

[6] 刘可越，张铁军，高文远，等. 紫菀化学成分的研究 [J]. 中草药，2006, 37 (1)：31-33.

[7] 卢艳花，王峥涛，叶文才，等. 紫菀化学成分的研究 [J]. 中国药科大学学报，1998, 29 (2)：97-99.

[8] LU Y H, WANG ZH T, XU L S, et al. Three anthraqinones Isolated from Astertataricus L. f [J]. J Chin Pharmaceu Sci, 2003, 12 (2): 112 – 113.

[9] 王国艳, 林平川, 等. 紫菀酚类化合物成分的研究 [J]. 中国中药杂志, 2003, 28 (10): 946 – 948.

[10] 王国艳, 吴弢, 林平川, 等. 紫菀三萜类化学成分的研究 [J]. 中草药, 2003, 34 (10): 875 – 876.

[11] 刘可越, 张铁军, 高文远, 等. 紫菀中多酚类化合物的研究 [J]. 中草药, 2007, 38 (12): 1793 – 1795.

[12] 杨滨, 肖永庆, 梁日欣, 等. 紫菀挥发油中去谈活性化学成分研究 [J]. 中国中药杂志, 2008, 33 (3): 281 – 283.

[13] 邹澄, 张荣平, 赵碧涛, 等. 紫菀活性酰胺研究 [J]. 云南植物研究, 1999, 21 (1): 121 – 124.

[14] 金晶, 张朝凤, 张勉, 等. 紫菀的化学成分研究 [J]. 中国现代中药, 2008, 10 (6): 20 – 22.

[15] 唐小武, 刘湘新, 唐宇龙, 等. 紫菀有效成分分析及生物碱的提取于体外抑菌研究 [J]. 中兽医医药杂志, 2006, 25 (1): 16 – 19.

[16] 徐诺, 巢志茂. 紫菀中有细胞毒的三萜 [J]. 国外医学, 中医中药分册, 1998, 20 (03): 52.

[17] 贺志安, 马兴科, 白素平. 紫菀水提取物体内抗肿瘤作用 [J]. 新乡医学院学报, 2006, 23 (4): 332 – 334.

[18] ZHANG Y X, WANG Q S, WANG T, et al. Inhibition of human gastric carcinoma cell growth in vitro by a polysaccharide from Aster tataricus [J]. Int J Biol Macromol, 2012, 51 (4): 509 – 513.

[19] 段凤娟. 芩花口服液抗新城疫和传染性支气管炎病毒研究 [D]. 东北农业大学, 2014.

[20] 闫晓慧, 唐贵华, 李亚婷, 胡世俊. 18种入侵植物的抗烟草花叶病毒活性研究 [J]. 现代农业科技, 2013 (09): 122 – 123.

[21] NG T B, LIU F, LU Y H, et al. Antioxidant activity of compounds from the medicinal herb Astertataricus [J]. Comp Biochem Phys C, 2003, 136 (2): 109 – 115.

[22] 卢艳花, 戴岳, 王峥涛, 等. 紫菀祛痰镇咳作用及其有效部位和有效成分 [J]. 中草药, 1999, 30 (5): 360 – 362.

[23] 王本祥. 现代中药药理与临床 [M]. 天津: 天津技术翻译出版社, 2004, 1299.

[24] 吴厚友. 慢性支气管炎42例临床分析 [J]. 中国民族民间医药. 2012, 14: 123 – 124.

[25] 涂建中. 紫菀露治干咳 [J]. 四川中医, 1986 (7): 15 – 16.

[26] 姜润林. 痉咳方治疗小儿百日咳 [J]. 江苏中医杂志, 1984, 5: 41 – 42.

[27] 暴桂秦. 止咳散加减治疗小儿肺炎30例 [J]. 吉林中医药, 1995 (04): 26 – 27.

[28] 于瑞萍, 李新民, 马慧. 止嗽散加减治感冒后咳嗽80例 [J]. 长春中医药学报, 2009, 25 (4): 524.

第二章　以免疫调节为主要活性的抗病毒中药

>> 当 归 <<

来　源 始载于《神农本草经》。为伞形科植物当归，入药用其根[1]。

炮制加工 当归：除去杂质，洗净，润透，切薄片，晒干或低温干燥。酒当归：取净当归片，照酒炙法炒干。

性味归经 甘、辛，温。归肝、心、脾经。

功效主治 补血活血，调经止痛，润肠通便。用于血虚萎黄，眩晕心悸，月经不调，经闭痛经，虚寒腹痛，风湿痹痛，跌扑损伤，痈疽疮疡，肠燥便秘。酒当归活血通经，用于经闭痛经，风湿痹痛，跌扑损伤。

化学成分 化学成分研究表明，当归中主要含有挥发油、有机酸、糖类等化学成分。

1. 挥发油

挥发油是当归的重要组成成分，含量约为0.4%[2]，包括酚性油、中性油和酸性油三种，其中中性油含量最高，约占总油的88%，主要有藁本内酯、正丁烯基内酯、川芎内酯、亚丁基苯酞、当归酮、新当归内酯、松柏醇阿魏酸酯、邻羧基苯正戊酮、佛手柑内酯、α-蒎烯、β-罗勒烯、别罗勒烯、月桂烯、苯乙烯、异菖蒲二烯、菖蒲二烯、花侧柏烯等；酚性油成分主要有苯酚、邻甲苯酚、对甲苯酚、愈伤木酚、2，3-二甲苯酚、对乙苯酚、间乙苯酚、4-乙基间苯二酚、5-甲氧基-2，3-二甲苯酚、2，4-二羟基苯乙酮、香荆芥酚、异丁香酚、香草醛等；酸性油成分主要有樟脑酸、壬二酸、邻苯二甲酸、肉豆蔻酸、癸二酸等[3]。

2. 有机酸

当归中的有机酸成分主要包括阿魏酸、丁二酸、邻苯二甲酸酐、香草酸、棕榈酸、烟酸等。其中，阿魏酸是较早被分离和鉴定出的当归有效成分，也是当归有机酸部分的主要活性成分。

3. 糖类

当归中所含的糖类主要有果糖、蔗糖和酸性多糖，其中多糖占8%，当归多糖主要由葡萄糖、阿拉伯糖、半乳糖、鼠李糖和木糖组成，其摩尔比值为17.8：5.8：12：1：2.2[4]。

4. 其他

当归中含有丰富的氨基酸,其中 7 种为人体必需但不能合成的,精氨酸含量比其他种类氨基酸高出 1 倍。当归还含有 23 种微量元素,其中 16 种为人体必需成分。此外,当归中还含有黄酮类成分,如查尔酮衍生物、木犀草素-7-O-β-D-葡萄糖苷以及木犀草素-7-O-芦丁糖苷等[5]。除上述成分之外,当归还含有香豆素、维生素、尿嘧啶、腺嘌呤、胆碱等多种化学成分。

药理作用

1. 抗病毒、抑菌作用

(1)抗乙肝病毒

当归多糖可以促进乙肝病毒(HBV)转基因小鼠树突状细胞(DC)的成熟,上调其表面协同刺激分子 CD86 的表达,增强了其促淋巴细胞增殖和分泌 IL-12、IFN-r 的能力,在 HBV 转基因小鼠抗病毒免疫中可能发挥一定的作用[6]。

(2)抗人类免疫缺陷病毒

当归多糖硫酸酯(APS)不仅具有一定的抗病毒作用,而且对免疫功能有一定的调节作用,提示其对获得性免疫缺陷综合征(AIDS)可能有一定的治疗作用。APS 与抗 AIDS 药物双汰芝有协同作用,提示 APS 可以与抗病毒药物联合用于 AIDS 的治疗。APS 具有抗细胞氧化损伤的作用,这可能是其抗 AIDS 作用的机理之一[7]。

(3)抗人巨细胞病毒

当归多糖在体外对抑制人巨细胞病毒(HCMV)感染的巨核系细胞有一定的保护作用;在一定程度上能抑制 HCMV 体外感染诱导的巨核系细胞凋亡,且呈剂量依赖性[8]。

(4)抗单纯疱疹病毒

当归与贯众、白花蛇舌草、板蓝根等药物配伍治疗单纯疱疹病毒,总有效率为 92.5%[9]。

(5)抗新城疫病毒

当归多糖能够促进鸡胚成纤维细胞增殖,抵抗新城疫病毒的感染[10]。用氯磺酸-吡啶法修饰后的当归硫酸化多糖抗新城疫病毒感染鸡胚成纤维细胞的能力显著提高[11]。张帆[12]对当归多糖的硫酸化修饰及其体外抗病毒活性进行比较,结果显示,硫酸化修饰能使当归多糖获得本来不具备的抗病毒活性。取代度为 3.22 的硫酸化当归多糖具有显著的抗 NDV 感染鸡胚成纤维细胞的作用,有效浓度在 0.195 4 ~ 0.781 3 μg/mL 范围内。

(6)抗法氏囊病毒

当归多糖能抑制鸡传染性法氏囊病毒感染细胞,且有一定的量效和时效关系[13]。

（7）抑菌作用

当归（尤其是东当归）其正丁醇萃取物有明显的抗菌作用，并且正丁醇萃取物，对金黄色葡萄球菌和鼠伤寒沙门菌的抗菌作用要强于对枯草芽孢杆菌和大肠杆菌的作用，但石油醚、乙酸乙酯萃取物则无显著作用[14]。

2. 对免疫系统的作用

乙醇提取纯化后的总当归内酯能明显促进小鼠脾细胞、胸腺细胞的增殖，增强 IL-2 诱导的 LAK 细胞杀伤活性，对环磷酰胺引起的小鼠免疫功能抑制有明显的拮抗作用，恢复和增强小鼠脾细胞产生 IL-2 的能力[15]。当归多糖可以活化巨噬细胞和 T 细胞，剂量依赖性地增加细胞上清液中白细胞介素-2 和 IFN-γ 的浓度[16]，还可以激活 B 淋巴细胞，形成浆细胞，进而产生抗体，提高血清抗体效价，发挥免疫调节作用[17]。

当归多糖可以促进巨噬细胞释放 NO、TNF-α 及活性氧等细胞效应因子[18]，能提高小鼠腹腔巨噬细胞的吞噬能力和脾脏自然杀伤细胞的杀伤活性[19]。当归内酯对免疫抑制小鼠免疫功能的重建作用，是通过提高 NK 和 CTL 细胞活性发挥效应的[20]。

3. 抗炎作用

当归活性部位的剂量，与抑制二甲苯所致的小鼠耳郭肿胀和角叉菜胶所致的大鼠足趾肿胀有依赖性关系，可显著增加离体大鼠子宫环氧化酶-2 mRNA 和蛋白表达水平[21]。当归对多种致炎剂引起的急性毛细血管通透性增高、组织水肿及慢性炎性损伤均有抑制作用，还能抑制炎症后期肉芽组织增生[22]。

4. 抗氧化作用

当归多糖可抑制脂质过氧化物 MDA 及 NO 生成、减少谷胱甘肽清除作用、拮抗 CCl_4 诱导的氧化性肝损伤，表现出抗氧化作用[23]。

5. 平喘作用

当归成分正丁烯夫内酯和藁本内酯对气管平滑肌具有松弛作用；并能对抗组胺-乙酰胆碱引起的支气管哮喘。

用法用量 6 ~ 12 g。

临床应用

1. 治疗类风湿性关节炎

复方当归注射液治疗类风湿性关节炎具有明显的优势，且不良反应比非甾体类抗炎药低[24]。

2. 治疗老年难治性胃溃疡

生黄芪30 g，当归6 g，生白术12 g，生蒲黄10 g，黄连3 g，陈皮9 g，枳实6 g，大枣6 g，麦芽15 g，生姜2 片。每日1 剂，水煎服。治疗老年难治性胃溃疡的临床疗效显著[25]。

3. 治疗皮肤病

当归配以炙黄芪等药物治疗斑秃、瘙痒症、带状疱疹后遗神经痛、局限性硬皮病等皮肤病，有较好效果[26]。

4. 治疗慢性气管炎

以 5% 当归注射液注入膻中、肺俞、定喘、孔最等穴，每次每穴 0.5 ~ 1 mL。针刺入（深约 1.5 cm）后，用摇动针管及轻度提插的手法，使针下产生酸胀感觉，然后缓缓注入药液。治疗 50 岁以上的患者 93 例，结果痊愈 5 例，显著好转26 例，好转 52 例，无效 10 例，总有效率为 89.3%。

5. 治疗慢性盆腔炎

用当归组织液行穴位注射治疗 5 例，经 1 ~ 2 个疗程，患者症状及体征显著改善或消失，腹痛减轻，月经正常，均在治疗后 6 个月内再次受孕。

6. 治疗月经病

将当归 20 g，红花 10 g 分别浸于 50% 酒精 50 mL 中，48 小时后过滤，混匀，加酒精至 100 mL。每日 3 次，饭后服，每次 3 mL，经期停服。用于治疗月经不调、痛经、子宫发育不全等 54 例，服药 60 ~ 600 mL，除 7 例无进步外，其余均有效果。

7. 治疗高血压病

用 20% 复方当归注射液（当归、红花、川芎等量）2 mL 加入 10% 葡萄糖液2 mL 内，或 75% 复方当归注射液 1 mL 加 10% 葡萄糖液 3 mL，于两侧曲池及足三里交替注射，每穴 2 mL，10 次为一疗程。一般用 4 个疗程。初步观察 7 例，用药后均有不同程度的血压下降，其中收缩压下降 16 ~ 56 mmHg，舒张压下降2 ~ 30 mmHg；头晕、耳鸣、眼花、失眠等症状也有改善或消失，个别病例还显示出心率减慢的作用。

8. 治疗带状疱疹

将当归研粉，依年龄大小每服 0.5 g 或 1 g，4 ~ 6 小时 1 次。治疗儿童带状疱疹 54 例，服药后 1 天止痛的有 22 例；2 天止痛的有 32 例。带状疱疹一般在服药第 3 天有部分枯萎，未再发生新疹，第 4 天结痂。又有用 0.5 g 当归浸膏片内服，每次 2 ~ 4 片，4 小时 1 次，治疗成人患者 23 例，亦取得相似效果。

9. 治疗鼻炎

常用制剂

1. 复方当归注射液

功能主治：活血通经，祛瘀止痛。用于痛经，经闭，跌扑损伤，风湿痹痛等。

2. 当归苦参丸

功能主治：凉血，祛湿。用于血燥湿热引起的头面生疮，粉刺疙瘩，湿疹刺痒，酒糟鼻。

3. 当归补血丸

功能主治：补养气血。用于身体虚弱，气血两亏。

4. 当归片

功能主治：补血活血，调经止痛。用于血虚引起的面色萎黄，眩晕心悸，月经不调，痛经。

5. 养血当归糖浆

功能主治：补气血，调经。用于月经不调，行经腹痛，贫血虚弱，产后体虚，萎黄肌瘦，产后血虚。

不良反应

1. 用量过大

口服常规用量的当归煎剂、散剂偶有疲倦、嗜睡等反应，停药后可消失。当归挥发油穴位注射可使患者出现发热、头痛、口干、恶心等反应，可自行缓解。大剂量给药，可使实验动物血压下降，剂量加大则血压骤降，呼吸停止。当归乙醚提取物毒性较强，少量即可造成实验动物死亡。临床使用当归不可过量，服药后也应注意有无不良反应。

2. 过敏反应

有报道复方当归注射液穴位注射引起过敏性休克。

✛ 参考文献

[1] 国家药典委员会. 中华人民共和国药典（一部）[S]. 北京：化学工业出版社，2010：124.

[2] 刘国生. 13 种中药的挥发油的初步分析 [J]. 中国医学科学院 1956 年论文报告摘要，1956，20.

[3] 陈耀祖. 当归化学成分分析研究：毛细管气相色谱 - 质谱法鉴定当归挥发油成分 [J]. 高等学校化学学报，1984，5（1）：124 - 128.

[4] 刘娟，彭仁琇，乐江，等. 当归多糖的分离纯化及其部分理化性质的研究 [J]. 华西药学杂志，2004，9（6）：412.

[5] PARK J，CHO Y S. Isolation of Flavone-7-O-glycocidesfromthe Aerial Parts of Angelica keiskei and Antihyperlipidemic Effects [J]. Saengyak Hakhocchi，1995，26（4）：337.

[6] 李声方，王兮，桂希恩，等. 当归多糖对乙肝病毒转基因小鼠树突状细胞功能影响的实验研究 [J]. 实用诊断与治疗杂志. 2005，19（5）：313 - 314，317.

[7] 贾敏. 当归多糖硫酸酯抗艾滋病作用及其机制的研究 [D]. 陕西西安，第四军医大学硕士学位论文，2003 - 2005：1 - 87.

[8] 张萍萍，王清文，陈惠芹，等. 当归多糖在体外抑制 HCMV 感染所致巨核系细胞凋亡中的作用探讨 [J]. 中国实验血液学杂志，2009，17（1）：193 - 197.

[9] 盛玲燕，刘家泉．中药治疗单纯疱疹病毒感染分析 [J]．黑龙江医药，2008，21（4）：103－104．

[10] 胡元亮，孔祥峰，李祥瑞，等．10 种中药成分对 CEF 的增殖和抵抗 NDV 感染的影响 [J]．畜牧兽医学报，2004，35（3）：301－305．

[11] 王君敏，胡元亮，张帆，等．8 种硫酸化多糖对新城疫病毒感染鸡胚成纤维细胞能力的影响 [J]．南京农业大学学报 2011，34（1）：118－122．

[12] 张帆．当归多糖的硫酸化修饰及其体外抗病毒活性的比较 [D]．南京农业大学，2009．

[13] 胡元亮，刘家国，陈玉库，等．中药成分对传染性法氏囊病毒感染细胞的影响 [J]．畜牧与兽医，2003，35（12）：8－10．

[14] 孙仁文等．东当归化学成分及其抗菌作用研究 [D]．吉林省延吉市，延边大学，延边大学硕士学位论为，2008：1－79．

[15] 李健蕊，柳钟勋，左增艳．当归内酯对小鼠细胞免疫功能的影响 [J]．中药药理与临床，2004，20（5）：13－14．

[16] 杨铁虹，贾敏，梅其炳．当归多糖组分促进淋巴细胞增殖及对 IL-2 和 IFN-γ 的诱生作用 [J]．中药材，2005，28（5）：405－407．

[17] 储岳峰，颜新敏，胡元亮，等．几种中药成分的免疫增强活性及其作用效果 [J]．中国兽医科技，2005，35（1）：67－70．

[18] 扬兴斌，梅其炳，周四元，等．当归多糖对小鼠腹腔巨噬细胞释放细胞效应分子的诱导作用 [J]．细胞与分子免疫学杂志，2004，20（6）：747－749．

[19] 储岳峰，李祥瑞，胡元亮．9 种中药成分对小鼠免疫细胞活性的影响 [J]．南京农业大学学报，2004，27（1）：97－100．

[20] 龙锐，杨芳，杜俊蓉，等．当归内酯对免疫抑制小鼠免疫功能的重建作用 [J]．天然产物研究与开发，2010，22（3）：398－402．

[21] 沈建芬，肖军花，王嘉陵．当归 A3 活性部位的抗炎作用及其对大鼠离体子宫环氧化酶-2 表达的影响 [J]．中草药，2006，37（9）：1371－1374．

[22] 陈慧珍．当归的研究进展 [J]．海峡药学，2008，20（8）：83－85．

[23] 许莹，丁虹．当归多糖对糖尿病小鼠抗氧化功能的影响 [J]．中华现代内科学杂志，2004，1（3）：196－198．

[24] 李娅玲，翟新贵，王喜梅．复方当归注射液治疗类风湿性关节炎的疗效观察 [J]．中国煤炭工业医学杂志，2012，15（7）：1026－1027．

[25] 李素娟．当归补血加味汤治疗老年难治性胃溃疡临床观察 [J]．中医学报，2012（12）：1657－1658．

[26] 黄丹，陈明岭，赵金凤，等．当归补血汤在皮肤病中的应用 [J]．河南中医，2013，33（1）：130－132．

蜂 胶

来源 本品为蜜蜂科昆虫中华蜜蜂所分泌的黄褐色或黑褐色黏性物质。

炮制加工 酒制蜂胶：取蜂胶粉碎，用乙醇浸泡溶解，滤过，溶液回收乙醇，晾干。

性味归经 苦、辛，寒。归脾、胃经。

功效主治 内服补虚弱，化浊脂，止消渴；外用解毒消肿。内服用于体虚早衰、高脂血症、消渴；外治用于皮肤皲裂、烧烫伤。

化学成分 20 多种黄酮化合物、芥子酸、咖啡酸、异阿魏酸、白杨素等成分。

此外尚含有萜类、脂肪酸、氨基酸、维生素、微量元素等。

药理作用

1. 抗病毒作用

陈明之[1]指出蜂胶抗病毒的机理主要是通过影响病毒的被膜起作用，活性成分主要是一些溶于乙酸乙酯的成分如黄酮衍生物和咖啡酸衍生物，且蜂胶中的咖啡酸苯乙酯（CAPE）对疱疹病毒有功效，被蜂胶中组分所抑制的其他病毒还有腺病毒、流感病毒。李广德[2]指出蜂胶的乙醇或乙醚提取物对 A 型流感病毒、单纯疱疹病毒、疱疹性口炎病毒有很强的抑制作用，与干扰素合用其抗病毒活力增强。林志彬[3]对蜂胶的药理作用进行研究，得知其水提液对牛痘病毒、狂犬病病毒也有明显的抑制作用。马霞[4]对蜂胶和硫酸化多糖的增强免疫和抗病毒活性研究测定了蜂胶体外对猪细小病毒感染细胞能力的影响，结果显示蜂胶在 31.2 ~ 250 $\mu g/mL$ 范围内的细胞 A570 值均显著高于病毒对照组（$P < 0.05$），细胞中的 PPV 含量均显著低于病毒对照组（$P < 0.05$），表明蜂胶可以增强 PK-15 细胞抵抗和清除 PPV 感染；这种作用与其剂量和给药方式有相关性，在安全浓度范围内，蜂胶浓度越高效果越好，以先加蜂胶后接种病毒的作用最好。郭振环等[5]研究蜂胶黄酮对宿主细胞抗病毒能力的影响，结果表明，蜂胶黄酮可显著提高宿主细胞抗病毒能力，这种活性与其剂量呈正相关，即剂量越大作用越好，而且蜂胶黄酮提高宿主细胞抗有囊膜病毒 NDV 和 TGEV 作用主要体现在病毒感染的前期，而提高宿主细胞抗无囊膜病毒 IBDV 和 PPV 作用主要体现在病毒感染的后期，提示蜂胶黄酮可用于 NDV 和 TGEV 的预防以及 IBDV 和 PPV 的治疗。

2. 增强免疫功能

蜂胶无明显的抗原性，但它与一些抗原混合免疫动物时，能起免疫增强作用。蜂胶能增加免疫动物的血清总蛋白和 γ-球蛋白的含量，并能增强巨噬细胞的吞噬功能，增强机体的免疫性和非特异性免疫功能。黄建平[6]用清洁级 ICR 近交系雌性小鼠，以不同剂量组用大豆油溶剂为对照组，按体重经口灌胃，分别测定蜂胶对小鼠免疫功能的影响因素变化，结果表明，与对照组相比，蜂胶能明显促进抗体生成细胞的生成，增强 NK 细胞活性，具有增强免疫的作用。

3. 抗细菌及抗炎作用

蜂胶中含有多种抑制金黄色葡萄球菌的成分，其对金黄色葡萄球菌的作用是多种成分协同作用的结果。蜂胶对于牙周致病菌也有明显的抑制作用，对主要致病菌 ATCC 的抑菌浓度相当于 0.1% 甲硝唑。对健康志愿者研究表明，蜂胶能减少口中链球菌的感染。申慧婷等[7]利用琼脂挖沟法与琼脂绝对浓度法，考察了蜂胶对临床常见病原菌与条件致病菌的抗菌活性，结果表明，蜂胶对链球菌、金黄色葡萄球菌、结核杆菌、铜绿假单胞杆菌、肺炎球菌、伤寒杆菌、甲型副伤寒杆菌、丙型副伤寒杆菌、白色葡萄球菌、大肠埃希菌、变形杆菌等有抑制作用。

4. 调节血脂作用

不同的蜂胶提取液能有效抑制高脂血症小鼠血清甘油三酯、总胆固醇、低密度脂蛋白的升高，蜂胶醇提液能显著提高血清高密度脂蛋白的浓度。王娜等[8]研究表明，蜂胶能显著降低高血脂小鼠血清总胆固醇、甘油三酯的浓度，并能升高高密度脂蛋白胆固醇的浓度。

5. 保肝作用

李宗友[9]研究表明，蜂胶提取物给小鼠腹腔注射，对醋氨酚引起的肝小叶坏死具有保护作用，能抑制肝损伤小鼠谷丙转氨酶升高，明显提高 GSH 的含量，且具有剂量依赖性。曹苇等[10]研究了蜂胶对氧自由基和甲氧嘧啶导致的小鼠肝损伤的保护作用，结果表明，蜂胶能抑制氧自由基在体外引发的小鼠肝微粒体脂质过氧化反应，而起到有效抑制小鼠肝脏自由基的升高，保护四氧嘧啶所致的小鼠肝脏损伤的作用。

6. 抗肿瘤作用

抗肿瘤作用为蜂胶最引人注目的生理活性之一，不影响正常细胞，抑制癌症细胞，其最关键的作用是蜂胶的消除活性氧作用以及免疫抑制作用。高寅飞等[11]研究证实蜂胶的超临界 CO_2 萃取物（SE-P）对体外培养的肿瘤细胞有较强的生长抑制作用。

7. 促皮肤愈合

王天元等[12]通过制备大鼠深二度烫伤模型，观察蜂胶对烫伤创面愈合的影响，结果表明蜂胶外用能显著提高烫伤大鼠创面愈合率，显著提高大鼠血清中 SOD、HYP 含量，有明显促进烫伤创面愈合的作用。

8. 镇痛作用

张波等[13]通过对蜂胶总黄酮镇痛作用及其机制研究得出，蜂胶总黄酮具有明显的镇痛作用，其机制可能与抑制前列腺素-2 和脂质过氧化及减少脑组织一氧化氮释放有关。

用法用量 外用：适量，制成酊剂或软膏涂敷。内服：制成片剂或醇浸液，1~2 g。

临床应用

1. 在外科的应用

由于蜂胶抗菌消炎作用强，局部止痛快，能促进上皮增生和肉芽生长，减轻疤痕形成程度，改善血液和淋巴循环，所以治疗慢性下肢溃疡、肛裂等外科疾病应用较多且效果较好。

2. 在皮肤科的应用

蜂胶制剂可用于治疗鸡眼、带状疱疹、扁平疣、寻常疣、毛囊炎、汗腺炎、晒斑、射线皮炎、皮裂、湿疹、瘙痒症、神经性皮炎、银屑病、寻常痤疮、斑秃等皮肤病。有医院用蜂胶制剂治疗化脓性皮肤病，治愈率为 75%。用蜂胶制剂治疗 1 000 例各种皮炎患者，其中浸润性秃发病有效率 100%，斑秃有效率为 82%；用蜂胶治疗脚鸡眼治愈率达 90%。

3. 在耳、鼻、咽喉科的应用

用蜂胶制剂（油膏剂或滴剂）治疗中耳炎或鼻炎，一般用药 3~4 次，10~15 天可痊愈，个别 3~4 天可痊愈。另外，用蜂胶浸膏治疗急性和慢性鼻炎、萎缩性鼻炎、鼻窦炎、咽炎、扁桃体炎、上呼吸道感染、外耳炎、中耳炎、听力障碍等都有较好的效果。

4. 在口腔科的应用

早在 20 世纪 50 年代，国外就应用蜂胶软膏成功地治疗了复发性口疮、口腔糜烂、溃疡等口腔疾病。

5. 在内科的应用

胃及十二指肠溃疡是比较顽固的慢性病，临床实践证明，用蜂胶酊治疗胃及十二指肠溃疡，其中 90% 以上的患者 3~5 天就有明显好转，胃酸趋于正常，胃分泌功能恢复正常。蜂胶片治疗高脂血症有明显的降血脂作用，治疗冠心病也收到良好的效果。

✥ 参考文献

[1] 陈明之. 蜂胶的药用研究进展 [J]. 广西轻工业，2010，26 (10)：3-4.

[2] 李广德. 蜂胶制剂的临床应用近况与研制开发建议 [J]. 中国中医药信息杂志，1996，3 (01)：18.

[3] 林志彬. 蜂胶的药理作用和临床应用 [J]. 中国药学杂志，1982，17 (04)：34-37.

[4] 马霞. 蜂胶和硫酸化多糖的增强免疫和抗病毒活性研究 [D]. 南京农业大学，2011.

[5] 郭振环，马霞，王恬，等. 蜂胶黄酮对宿主细胞抗病毒能力的影响 [J]. 中国畜牧兽医，2016，43 (08)：2190-2195.

[6] 黄建平，吴克勤，陈润，等. 蜂胶对小鼠免疫功能影响的实验研究 [J]. 海峡预防医学杂志，2012，18 (06)：49-51.

[7] 申慧婷, 靳月琴. 蜂胶抗菌作用的实验室研究 [J]. 长治医学院学报, 2005, 19 (4): 253 – 254.

[8] 王娜, 张建新, 叶萌祺, 等. 蜂胶超微粉对高血脂小鼠脂质代谢的作用 [J]. 营养学报, 2010, 32 (1): 52 – 54.

[9] 李宗友. 蜂胶提取物对醋氯酚引起小鼠肝损伤的肝保护作用 [J]. 国外医学 (中医中药分册), 1995, 17 (03): 41 – 42.

[10] 曹炜, 尉亚辉, 杨建雄. 蜂胶对氧自由基和四氧嘧啶致小鼠肝脏损伤的保护作用 [J]. 中草药, 2001, 32 (11): 1012 – 1015.

[11] 高寅飞, 马海乐, 王振斌, 等. 蜂胶的超临界 CO_2 萃取物的体外抗肿瘤作用 [J]. 食品研究与开发, 2006, 127 (7): 1 – 3.

[12] 王天元, 黄云英, 杜娟等. 蜂蜜、蜂胶对深二度烫伤大鼠创面愈合的影响 [J]. 天津中医药大学学报, 2012, 31 (3): 154 – 155.

[13] 张波, 王东风, 王爽. 蜂胶总黄酮镇痛作用及其机制研究 [J]. 中国药房, 2005, 16 (19): 1458 – 1460.

茯苓

来源 始载于《神农本草经》，为多孔菌科真菌茯苓的干燥菌核。

炮制加工 茯苓：用水浸泡，洗净，润后稍蒸，及时切取皮和块或切厚片，晒干。

朱茯苓：取茯苓块以清水喷淋，稍闷润，加朱砂细粉撒布均匀，反复翻动，使其外表粘满朱砂粉末，然后晾干。

性味归经 甘、淡、平。归心、肺、脾、肾经。

功效主治 利水渗湿，健脾补中，宁心安神。

化学成分 茯苓菌核含有多种成分，主要成分茯苓糖，为茯苓中的主要化学成分，含量约为84.2%，包括 β_2 茯苓聚糖、葡萄糖、蔗糖及果糖。茯苓素以酸的形式存在于植物中，包括茯苓酸、齿孔酸、松苓酸、松苓新酸。其他成分如麦角甾醇、硬烷、纤维素，还有三萜类、辛酸、月桂酸、十二酸、组氨酸、胆碱、蛋白质、脂肪、酶、腺嘌呤等成分。

药理作用

1. 抗菌、抗病毒作用

孙博光等[1]对茯苓的体外抑菌作用进行研究，得出100%茯苓浸出液滤纸片对金黄色葡萄球菌、白色葡萄球菌、绿脓杆菌、炭疽杆菌、大肠杆菌、甲型链球菌、乙型链球菌均有抑制作用。吕丁等[2]研究茯苓素对小鼠腹腔巨噬细胞的作用得出茯苓素体内诱导的小鼠腹腔巨噬细胞在体外抗病毒作用加强。

2. 增强免疫作用

金琦等[3]通过研究大剂量茯苓的药理作用及临床应用得出，茯苓多糖具有增强免疫功能的作用，还有抗胸腺萎缩、抗脾脏增大和抑瘤生长的作用。既可增强细胞免疫，又可增强体液免疫。羧甲基茯苓多糖还具有免疫调节、保肝降酶、间接抗病毒、诱生和抗诱生白细胞调节素等多种生理活性，无不良反应；茯苓多糖确有针对性地保护免疫器官、增强细胞免疫的功能，从而改善机体状况，增强抗感染能力，茯苓多糖在一定程度上加快造血机能的恢复，并可改善老年人免疫功能，增强体质，保护骨健，减轻和预防化疗的不良反应。

3. 抗肿瘤作用

仲兆金等[4]从茯苓中分离得到三萜类成分及其衍生物，发现其对 K 细胞抑制作用明显，可影响小鼠 T 淋巴细胞增殖。许津、李电东等[5,6]研究发现茯苓素对艾氏腹水癌、肉瘤 S180 有显著抑制作用，对小鼠 Lewis 肺癌的转移也有一定作用，茯苓素与环磷酰胺等抗癌药合用有明显的增效及免疫增强作用。

4. 利水消肿作用

宁康健等[7]取雄性家兔制备药理模型，观察茯苓水煎醇沉液对兔的利尿作用，结果发现，静注茯苓水煎醇沉液 1.5 g/kg、2.5 g/kg 剂量组利尿作用明显，表明茯苓对兔具有明显的利尿作用，并且存在一定程度的正向量效关系。

5. 镇静、催眠作用

赵天国[8]经实验表明茯苓多糖有一定的镇静、催眠作用，且随剂量的升高其镇静和催眠作用均有增强趋势。

6. 抗氧化及抗疲劳作用

程水明等[9]通过对羧甲基茯苓多糖的抗氧化活性研究得出，化学发光法及体内实验评估，羧甲基茯苓多糖的抗氧化作用均显示羧甲基茯苓多糖具有较强的还原能力，对超氧阴离子、羟基自由基和过氧化氢具有较好的清除作用，CMP 可以减少小鼠体内肝组织和血清中 MDA（生物膜中脂质过氧化产物）的生成，提高血清和肝脏中超氧化物歧化酶（SOD）的活性。

7. 抗炎作用

日本学者神长知宏[10]对茯苓的抗炎作用与新的三萜衍生物的结构进行研究，得出茯苓三萜类化合物和茯苓提取物对 TPA 引起的雌鼠炎症有抑制作用。

用法用量 内服：煎汤，10~15 g，或入丸散。宁心安神用朱砂拌。

临床应用

1. 治疗水肿

2. 治疗急性肾炎

3. 治疗肿瘤

4. 婴幼儿腹泻

5. 肝病

常用制剂 苓桂术甘汤、四君子汤、四苓汤等均是有茯苓配伍的常用方剂。

✧ 参考文献

[1] 孙博光, 邱世翠, 李波清, 等. 茯苓的体外抑菌作用研究 [J]. 时珍国医国药, 2003, 14 (07): 394.

[2] 吕丁, 许津, 蒋景宜. 茯苓素对小鼠腹腔巨噬细胞的作用 [J]. 中国医学科学院学报, 1987, 9 (06): 433−438.

[3] 金琦, 曹静, 王淑华. 大剂量茯苓的药理作用及临床应用概况 [J]. 浙江中医杂志, 2003, 38 (9): 410−411.

[4] 仲兆金, 许先栋, 周京华, 等. 茯苓三萜成分的结构及其衍生物的生物活性 [J]. 中国药物化学杂志, 1998 (04): 8−13.

[5] 许津, 吕丁, 钟启平. 茯苓素对小鼠白血病 L_{1210} 细胞的抑制作用 [J]. 中国医学科学院学报, 1988, 10 (01): 45−49.

[6] 李电东, 明秀英, 甄永苏. 茯苓素对抗癌药的增效作用 [J]. 中国抗生素杂志, 1990, 15 (01): 63−74.

[7] 宁康健, 杨靖松, 石萍萍. 茯苓对家兔利尿作用的观察 [J]. 安徽科技学院学报, 2012, 26 (4): 1−3.

[8] 赵天国. 茯苓多糖对小鼠镇静、催眠作用的研究 [J]. 畜牧与饲料科学, 2017, 38 (04): 73−74.

[9] 程水明, 刘莹, 梅光明, 等. 羧甲基茯苓多糖的抗氧化活性研究 [J]. 食品研究与开发, 2013, 34 (3): 1−5.

[10] 神长知宏. 茯苓的抗炎作用与新的三萜衍生物的结构 [J]. 国外医学中医中药分册, 1998, 20 (3): 56.

⟫ 海 参 ⟪

来 源 始见于《食物本草》。为棘皮动物门海参纲楯手目动物。

炮制加工 春、秋两季捕捞，捕后从腹面剖一裂口，取出内脏，置沸海水内煮一下，捞出加盐搅拌，腌藏 5~20 日，再把腌海参的卤汁倒入锅内，进行第二次煮，1~2 小时，捞出，放入拌灰槽内，加松木炭火揉拌，放日光下晒干备用。

性味归经 甘、咸，温。归心、肾经。

功效主治 补肾益精，养血润燥，止血消炎，和胃止渴。主治精血亏损、阳痿、梦遗、小便频数、肠燥便秘等症。

化学成分

1. 海参多糖

①刺参酸性黏多糖，该多糖含有氨基半乳糖、己糖醛酸、岩藻糖和硫酸酯，其分子组成为1：1：1：4，是一种硫酸黏多糖；②海参体壁多糖，该多糖为海参糖胺聚糖或黏多糖，是由D-N-乙酰氨基半乳糖、D-葡萄糖醛酸和L-岩藻糖组成的分支杂多糖；③海参岩藻多糖，是由L-岩藻糖构成的直链多糖；④岩藻糖化硫酸软骨素，海参糖胶聚糖。

2. 海参皂苷

①海参烷型：苷元为18（20）-内酯环，海参甾烷醇；②非海参烷型：苷元有18（16）-内酯环或无内酯环，非海参甾烷醇三萜类苷元；刺参中刺参苷A、A1、C；海参素A、B。

3. 海参胶原蛋白

精氨酸、甘氨酸、亮氨酸、脯氨酸、丝氨酸、羟脯氨酸、羟赖氨酸、多肽、生物活性肽、蛋白聚糖。

此外，海参富含营养成分、各类脂肪酸，还含有其他活性成分包括神经苷酯、脑苷酯、凝集素、神经肽、糖肽、糖蛋白及活性钙等，又含钙、磷、铁及碘等。

药理作用

1. 抗菌、抗病毒作用

海参提取物三萜糖苷具有广谱抗菌作用，其抗菌能力呈剂量依赖性，分离出的三硫酸化三萜糖苷A、B对单纯疱疹病毒（HSV-1）具有治疗作用[1]，海参皂苷对真菌有强烈的抑制作用，从刺参中提取分离的海参皂苷A、B已用于临床治疗脚气病和白癣菌感染。从海参体壁中提取出一种神经节苷脂分子，有促神经生长活性[2]。

2. 增强免疫功能

海参能提高机体的细胞免疫功能，海参黏多糖具有提高机体细胞免疫功能，改善和增强因荷瘤或使用抗癌药物引起的动物机体免疫功能低下状况[3]，能使人白细胞悬浮物中的E花环数量增加，具有增强细胞免疫作用[4]。

3. 抗凝血作用

刺参黏多糖有抗凝血作用，能抑制血栓形成[5]。具有降低全血黏度及血浆黏度的作用，同时显示出具有调节血脂的功能[6]，降低血清胆固醇和甘油三酯水平，海参糖胺聚糖（GAG）和岩藻糖化硫酸软骨素（FCS）具有抗凝血活性，可诱导血管内皮细胞膜糖胺聚糖活性的改变，一定剂量下其抗凝效果比肝素强烈[7]。

4. 抗肿瘤作用

多种海参皂苷具有显著的抗肿瘤活性及免疫调节作用[8]，海参皂苷A对多种肿瘤细胞均具有很强的抑制活性，同时刺参酸性黏多糖（SJAMP）对多种动物移植肿瘤有效，有一定的抗肿瘤血管生成的作用，其本身具有抗肿瘤、抗转移和增强免疫功能的作用，故有望成为一种具有特色的抗肿瘤药物或生物反应调节剂[9]。SJAMP 有利于正常肝细胞的增殖，对荷瘤小鼠肿瘤细胞和正常细胞有一定的选择作用[10]。

5. 抗衰老作用

药理研究表明花刺参提取物能显著提高小鼠红细胞 SOD 活性，具有延缓衰老作用。同时，海参可以延长果蝇的寿命，增加小鼠免疫器官胸腺和脾脏的重量[11]。海参多肽的抗氧化性优于天然抗氧化剂维生素 C，其抗氧化性与分子量大小密切相关[12]。

6. 降血脂作用

黏多糖有一定的降血脂的作用。总胆固醇和 LDL 会显著降低，而 HDL 则有了显著增加[13]。海参中的黏多糖在防止动脉粥样硬化疾病方面有着广阔的发展前景。

7. 其他作用

研究发现海参肽具有明显的抗疲劳功效[14]，有增加小鼠运动耐力、促进糖原储备、加速机体的尿素氮代谢的作用，低剂量海参肽的抗疲劳效果最好，海参肽虽作为一种补益食品，但与其他食物一样也不宜过量服用。大多数海参皂苷能够与生物膜上甾体化合物结合形成复合物，而导致生物膜溶解，起溶血作用，溶血活性强弱取决于海参皂苷上的糖苷基的位置及糖基的侧链结构[15]。海参皂苷与生物细胞膜结合形成的复合物，有利于增强平滑肌细胞膜的 Ca^{2+} 通透性，对平滑肌产生收缩作用，并对 $Na^+ - K^+ - ATP$ 酶的活性产生抑制作用。

用法用量 视病情适量用。

临床应用

1. 再生障碍性贫血

鲜海参 100 g，当归 15 g，黄芪 30 g，枸杞子 15 g，熟地 30 g，水煎，饮汤食海参。每日 1 次。

2. 产后乳汁不足

鲜海参 100 g，猪蹄 200 g，王不留行 20 g，当归 15 g，黄芪 30 g，水煎，饮汁食海参与猪蹄，每日 1 次。

3. 阴虚肠燥之便秘

海参 30 g，黑木耳 30 g，猪大肠 150 g，同煮汤，用食盐、味精调味食用。

4. 用于癌症术后、放化疗中贫血者

海参 150 g，鲍鱼 50 g，冬瓜半只，蹄筋 100 g，冬笋 100 g，冬菇 20 g，火腿 30 g，青豆 10 粒，精盐 4 g，味精 1.5 g，油 50 g，米酒 20 mL，上汤 500 mL。先

去掉冬瓜瓤；将鲍鱼、蹄筋、冬笋、香菇、海参、火腿均切成约 1 cm 见方的碎丁，海参、冬笋、蹄筋用开水烫，捞出控干。上述原料用油稍炒后一起放入冬瓜盅内，再把冬瓜放入大碗内，加上味精、盐、米酒、上汤。蒸熟取出，淋上麻油即可佐膳服用。

5. 用于癌症术后、放化疗中肝肾虚弱贫血者

水发海参 200 g，荸荠 200 g，火腿 60 g，香油少许，鸡蛋清 25 g，味精 5 g，米酒 15 g，湿淀粉 50 g，精盐、干面粉少许，姜水、清汤 25 mL。将海参一片两半，用开水烫一下，抖去水分，内面朝上，撒上少许干面粉。将荸荠洗净去皮，砸成细泥，放入碗内，加入鸡蛋清、姜水、味精、米酒、盐、湿淀粉少许，搅在一起，并用汤匙抹在海参上面，将火腿切成小片，排在上面，放入盘内，上屉蒸熟取出。勺内加清汤、精盐、味精、米酒煮开后，撇去浮沫，用水淀粉勾芡，加上麻油，浇在海参内即成。

6. 精血亏损、阳痿、遗精、遗尿

水发海参 50 g，猪胰 1 条，猪肝 100 g，切成长块，放入开水中烫一下（去腥气），放入砂锅内，加入海参、鸡清汤、酱油、米酒、白糖、姜片、葱、盐、猪油炖熟食用。每日 1 次。

常用制剂

1. 海参猴桃液

由海参、中华猕猴桃等组成，是良好的免疫增强剂，能协同少量白细胞介素-2 刺激机体免疫系统，增强机体的细胞免疫功能，提高机体的免疫力。

2. 升柏和味海参口服液

升柏和味海参口服液用于恶性肿瘤化疗后，具有升高白细胞、减少化疗不良反应的作用。治疗组白细胞、血红蛋白和血小板升高明显，与化疗前比较，差异均有非常显著性意义（$P < 0.01$）。

不良反应

海参不宜与甘草、醋同食。患急性肠炎、菌痢、感冒、咳痰、气喘及大便溏薄、出血兼有瘀滞及湿邪阻滞的患者忌食。

❖ 参考文献

［1］ MAIER M S, ROCCATAGLIATA A J, KURISS A, et al. Two new cytotoxic and virucidal trisul-fated triterpene glycosides from the Antarctic sea cucumber Staurocucumis liouvillei ［J］. J Nat Prod. 2001, 64（6）：732.

［2］ 邱鹏新，黎明涛，唐孝礼，等. 黑海参多糖对 β-淀粉样蛋白诱导的皮质神经元凋亡的保护作用 ［J］. 中草药. 2000, 31（4）：271 – 274.

［3］ 张伟伟，陆茵. 海参的抗肿瘤作用研究进展 ［J］. 中华中医药杂志，2010, 25（1）：

105 – 107.

［4］ 闫冰，李玲，易杨华．海参多糖的生物活性研究概况［J］．药学实践杂志，2004，22
（2）：101 – 103.

［5］ WU M, et al. Free-radical depolymerization of glycosaminogly-can from sea cucumber Thelenata
ananas by hydrogen peroxide and copper ions ［J］. Carbohydr Polym, 2010, 80：1116 – 1124.

［6］ FONSECA R J, SANTOS G R, MOURAO P A. Effects of polysaccha-rides enriched in2, 4-di-
sulfated fucose units on coagulation, thrombosis and bleeding. Practical and conceptual implica-
tions ［J］. J Thromb Haemost, 2009, 102：829 – 836.

［7］ 马天舒，葛迎春．海参活性物质的药理研究进展［J］．特产研究，2003，1（5）：
57 – 60.

［8］ 周湘盈，徐贵发．东海刺海参冻干粉对荷瘤小鼠的抑瘤作用及其免疫指标的影响［J］．
卫生研究，2008，37（1）：30 – 32.

［9］ 胡人杰，于苏萍．SJAMP 与可的松合用对肿瘤血管生成的抑制作用［J］．中国药理学会
通讯，1996，13（4）：20.

［10］ 巫军，易杨华，吴厚铭，等．黑乳海参皂苷 nobiliside A 的体外抗真菌及抗肿瘤活性
［J］．中国药理学通报，2007，23（1）：139 – 140.

［11］ 吴萍茹，陈粤，方金瑞，等．二色桌片参的化学成分的研究 IV 二色桌片参糖蛋白的分
离性质及抗肿瘤活性的研究［J］．中国海洋药物．2000，（5）：4 – 6.

［12］ 王静，张京楼，王铎喜，等．海参多肽的抗氧化性能研究［J］．营养与功能，2010，26
（2）：67 – 71.

［13］ LIU H H, KO W CH, HU ML. Hypolipidemic effect of glycosaminoglycans from the cucumber
Metriatyla scabra in rats fed a cholesterol-supplemented diet ［J］. J Agric Food Chem, 2002,
50（12）：3602.

［14］ 王洪涛，尹花仙，金海珠，等．海参肽对小鼠的抗疲劳作用的研究［J］．食品与机械，
2007，23（3）：89 – 91.

［15］ 黄日明，王宾，刘永宏．海参的化学成分及其生物活性的研究概况［J］．中成药，
2009，31（8）：1263 – 1267.

》》 黄 精 《《

来 源 黄精始载于《名医别录》，为百合科植物黄精、多花黄精或滇黄
精的干燥根茎。

炮制加工 除去杂质，洗净，略润，切厚片，干燥。

性味归经 甘，平。归脾、肺、肾经。

功效主治 补气养阴，健脾，润肺，益肾。用于脾胃气虚，体倦乏力，胃
阴不足，口干食少，肺虚燥咳，劳嗽咯血，精血不足，腰膝酸软，须发早白，内
热消渴。

化学成分

1. 黄精多糖

糖类是黄精含量最多的成分，经鉴定其组分主要是黄精多糖和黄精低聚糖（按结构差异分为甲、乙、丙3种）。黄精多糖甲、乙、丙由葡萄糖、甘露糖和半乳糖醛酸（6:26:1）组成[1]。

2. 甾体皂苷

甾体皂苷为中性皂苷，在单子叶百合科植物中分布较多。百合科黄精属植物主要含有甾体皂苷，黄精中的皂苷主要有薯蓣皂苷元、洋地黄糖苷、菝葜皂苷元等[2]。黄精总皂苷（PTS）400 mg/kg对东莨菪碱所致小鼠记忆获得障碍有明显改善作用[3]。甾体皂苷具有去痰止咳之功效，很多皂苷还具有抗炎、抗肿瘤、抗真菌等作用[4]。

3. 木脂素

木脂素的生物活性广泛而且显著，具有抗肿瘤、抗病毒作用，以及肝保护和抗氧化作用。孙隆儒[5]等首次发现并从黄精中分离出木脂素类成分。

4. 黄酮类

王易芬[6]等对滇黄精的活性部位进行了研究，从中分离得到13个化合物，其中有4个黄酮类化合物，分别为：甘草素、异甘草素、4′,7-二羟基-3′-甲氧基异黄酮、（6aR，11aR）-10-羟基-3，9-二甲氧基紫檀烷。

5. 生物碱、蒽醌类

根据研究，黄精中还含有新生物碱和多种蒽醌类化合物。其乙醇提取物中分离到一种新的生物碱：3-乙氧甲基-5，6，7，8-四氢-8-吲哚里嗪酮[7]。

药理作用

1. 抗病毒作用

曾庆毕[8]用0.2%黄精多糖滴眼液、2 mg/mL黄精多糖注射液及0.5%黄精多糖口服液三种制剂治疗家兔实验性单纯疱疹病毒性角膜炎，结果黄精多糖制剂组比氯霉素组的疗效更明显。徐宇等[9]对黄精凝集素抗病毒活性与结构的关系研究表明，黄精凝集素的抗人类单纯疱疹病毒活性以及抗乙型肝炎病毒活性显示其特殊的生物学活性，研究发现黄精凝集素能有效防止人类免疫缺陷病毒（HIV-I/Ⅱ）对正常细胞的感染。

2. 抗菌作用

黄精对多种病原微生物均有抑制作用，黄精水提液在体外对伤寒杆菌、金黄色葡萄球菌有较强的抑制作用，对多种致病真菌亦有抑制作用[10]。

3. 抗衰老作用

夏晓凯[11]等研究了黄精多糖的体外抗氧化作用，结果显示其在体外能抑制自发的和诱导的脂质过氧化产物丙二醛（MDA）的生成，对氧自由基具有直接清除作用，表明黄精多糖在抗氧化及防衰老方面具有一定作用。

4. 降血糖作用

黄精多糖对正常小鼠血糖水平无明显影响，但可显著降低肾上腺素诱发的高血糖小鼠的血糖值，同时降低肾上腺素模型小鼠肝脏中环磷酸腺苷（cAMP）的含量[12]。黄精甲醇提取物可以明显降低血糖，但不改变血清胰岛素水平。

5. 调节免疫作用

张庭廷等[13]研究黄精多糖对小鼠腹腔巨噬细胞吞噬功能、小鼠溶血素生成和迟发型超敏反应（DTH）的影响。黄精多糖不但能增强小鼠体液免疫功能，还可增强小鼠细胞免疫的功能。

6. 抗炎作用

彭成[14]通过家兔眼结膜、角膜炎症模型给予黄精多糖眼药水考察黄精多糖的抗炎作用，结果黄精多糖眼药水能消除兔模型结膜充血、水肿、分泌物增加、角膜混浊、睫状体充血等局部症状。

7. 其他

据报道，黄精还有抗疲劳、调血脂等作用。

临床应用

1. 增强哮喘患儿的红细胞免疫

王红玲[15]试验法对哮喘患儿（包括 PSP 组和生理盐水组）及健康儿童进行红细胞 C3b 受体花环率及免疫复合物（IC）花环率检测。通过试验可见，PSP 可增强哮喘患儿的红细胞免疫功能，这是其预防哮喘复发的机制之一。

2. 升高白细胞

金长娟[16]将患者随机分为中西药两组：甲组应用黄精等五味中药治疗，乙组采用西药输血、输入白细胞和激素治疗作为对照组。结果发现，中西药在显效率及有效率上相差不大，有各自优势。

3. 糖尿病

用益气养阴活血之法，自拟糖尿康方（人参、黄芪、山药、黄精、木瓜、猪苓、水蛭等）治疗 2 型糖尿病 41 例，临床治愈 21 例。总有效率 64.5%[17]。

4. 治疗低血压

5. 治疗冠心病

6. 治疗近视

7. 治疗中毒性耳聋

✧ 参考文献

[1] 王冬梅，朱玮，张存莉，等. 黄精化学成分及其生物活性 [J]. 西北林学院学报，2006，

21 (2)：142 – 145.

[2] 陈兴荣，王成军，李立星．滇黄精的化学成分及药理研究进展 [J]．时珍国医国药，2002，13 (9)：560 – 561.

[3] 孙隆儒，李铣，郭月英，等．黄精改善学习记忆障碍等作用的研究 [J]．沈阳药科大学学报，2001，18 (4)：286 – 289.

[4] 庞玉新，赵致，袁媛，等．黄精的化学成分及药理作用 [J]．山地农业生物学报，2003，22 (6)：547 – 550.

[5] 孙隆儒，李铣．黄精化学成分的研究 (Ⅱ) [J]．中草药，2001，32 (7)：586 – 588.

[6] 王易芬，穆天慧，陈纪军，等．滇黄精化学成分研究 [J]．中国中药杂志，2003，28 (6)：524 – 526.

[7] 孙隆儒，王素贤，李铣．中药黄精中的新生物碱 [J]．中国药物化学杂志，1997，7 (2)：129.

[8] 曾庆毕，于晓林．黄精多糖制剂治疗家兔单纯疱疹病毒性角膜炎的实验观察 [J]．成都中医眼科杂志，1998，8 (1)：7.

[9] 徐宇．黄精凝集素抗病毒活性与结构的关系研究 [A]．中国生物物理学会．第十次中国生物物理学术大会论文摘要集 [C]．中国生物物理学会，2006：1.

[10] 吕小迅，周玉珍，林圣远，等．黄芩黄精联合抗真菌实验研究 [J]．中国皮肤性病学杂志，1996，10 (2)：80.

[11] 夏晓凯，张庭廷，陈传平．黄精多糖的体外抗氧化作用研究 [J]．湖南中医杂志，2007，22 (4)：90 – 96.

[12] 王红玲，张渝侯，洪艳，等．黄精多糖对小鼠血糖水平的影响及机理初探 [J]．儿科药学杂志，2002，8 (1)：14 – 15.

[13] 张庭廷，夏晓凯，陈传平，等．黄精多糖的生物活性研究 [J]．中国实验方剂学杂志，2006，12 (7)：42 – 45.

[14] 彭成，曹小玉．角结膜炎模型建立及黄精多糖眼药水抗炎药理研究 [J]．中药新药与临床药理，1996，17 (4)：48.

[15] 王红玲，张渝侯，洪艳，等．黄精多糖对哮喘患儿红细胞免疫功能影响的体外实验研究 [J]．中国当代儿科杂志，2002，4 (3)：233 – 235.

[16] 金长娟，徐振晔，廖美琳．黄精五味方升高白细胞作用临床初步观察 [J]．上海中医药杂志，1993 (01)：30 – 31.

[17] 于淑芬，郭建民．糖尿康方治疗糖尿病Ⅱ型 41 例．陕西中医，1993，14 (10)：435 – 436.

绞 股 蓝

来 源 始载于《救荒本草》。为葫芦科植物绞股蓝的干燥地上部分。秋季花期采集地上部分，晒干。

炮制加工 除去杂质，切断，干燥[1]。

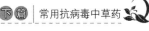

性味归经 苦，寒。归肺，脾，肾经。

功效主治 清热解毒，止咳祛痰，生津安神。用于慢性气管炎，传染性肝炎，肾盂肾炎，胃肠炎，心血管病。

化学成分

1. 皂苷类

含84种皂苷类化学物质，其中Ⅲ、Ⅳ、Ⅷ、Ⅻ、Ⅰ分别与人参皂苷 Rb_1、Rb_3、Rd、F_2、K 为同物异名，同一结构皂苷Ⅷ含量是人参皂苷 Rd 的 8 倍，总皂苷含量是人参的 3 倍。这些皂苷的苷元有：人参二醇、2α-羟基人参二醇（20R，5S）-12β，25-环氧-20，6-环达玛烷-2α，3β-二醇、绞股蓝苷元Ⅱ即（20R）-21，24-环-3β，25-二羟基-23（24）-达玛烯-21-酮。

2. 甾醇类

含 5，24-葫芦二烯醇、24，24-二甲基-5α-胆甾-8-烯-3β-醇、（24R）-5α-豆甾-7-烯-22-炔-3β-醇、24，24-二甲基-5α-胆甾-7-烯-22-炔-3β-醇、24，24-二甲基-5α-胆甾-7，25-二烯-22-炔-3β-醇、菠菜甾醇、α-菠菜甾醇、24，24-二甲基-5α-胆甾-7-烯-3β-醇、（22E）-24，24-二甲基-5α-胆甾-7，22-二烯-3β-醇、24，24-二甲基-5α-胆甾-7，25-二烯-3β-醇、14α-甲基-5α-麦角甾-9（11），24（28）-二烯-3β-醇、24，24-二甲基-5α-胆甾-3β-醇、24α-乙基-5α-胆甾-3β-醇、14α-甲基-5α-麦角甾-9（11）-烯-3β-醇的（24R）和（24S）的差向异构体、4α，14α-二甲基-5α-麦角甾-7，9（11），24（28）-三烯-3β-醇、异岩藻甾醇、β-谷甾醇等。

3. 黄酮类

芸香苷，商陆苷，商陆黄素等。

4. 氨基酸类

绞股蓝含有 17 种氨基酸，其中有些是人体必需的氨基酸。主要有天门冬氨酸、苏氨酸、丝氨酸、谷氨酸、脯氨酸、甘氨酸、丙氨酸、胱氨酸、蛋氨酸、异亮氨酸、亮氨酸、酪氨酸、苯丙氨酸、组氨酸、赖氨酸、鸟氨酸、精氨酸。

5. 糖类

含有果糖、葡萄糖、半乳糖和低聚糖等糖类成分。

6. 微量元素

含有 23 种以上微量元素，其中铁、锌、铜、锰、硅、钼、钴、硒、铬、钒、镍等为人体必需的微量元素；钙、磷、钾、钠、镁等为人体必需的宏量元素。

7. 维生素类

维生素 D_3、维生素 E、维生素 K_3、维生素 B_1、维生素 B_2、维生素 B_6、维生素 B_{12}、维生素 C、维生素 PP 等。其他成分有萜类、磷脂，另含甜味成分即叶甜素。

药理作用

1. 抗菌、抗病毒作用

研究表明绞股蓝对不同种细菌呈不同程度的体外抗菌活性，对金黄色葡萄球菌、藤黄八叠球菌抗菌活性最高，具有杀菌作用，而对其他细菌如短小芽孢杆菌、痢疾杆菌等在同样浓度下则为抑菌作用[2]。同时具有清热解毒，清理体内毒素的作用。

2. 免疫调节作用

绞股蓝在免疫系统方面的功效也是研究热点之一，有研究表明[3]，绞股蓝可非常明显地增强非特异性免疫功能，作用强度呈剂量依赖关系。不同剂量绞股蓝灌胃小鼠，14 天后可通过促进腹腔巨噬细胞内酸性磷酸酶和乳酸脱氢酶的活性，增强巨噬细胞的吞噬功能而显著提高正常机体非特异性免疫能力，且存在一定剂量效应。张海燕等[4]研究发现绞股蓝可以加强正常小鼠淋巴细胞的增殖，提高免疫器官指数，提高小鼠血清溶血素含量，说明其对细胞免疫和体液免疫有促进作用。周俐[5]等用绞股蓝总苷作为免疫增强剂治疗免疫低下小鼠模型，观察非特异性免疫功能的变化。结果显示：模型小鼠血清指数明显下降，对照组及绞股蓝高、中剂量组非特异性免疫功能指标明显增强，作用强度相似。

3. 对血液系统的作用

绞股蓝可显著降低高血脂兔的全血黏度及血浆黏度、红细胞压积，提高红细胞变形能力，提示绞股蓝对血瘀兔的血液流变学有明显的改善作用[6]。王树桂等[7]观察复方绞股蓝胶囊对实验性高脂血症小鼠的降血脂作用和机理。结果显示：大、小剂量复方绞股蓝胶囊均能提高高血脂小鼠的 SOD 活性和降低 MDA 含量，降低高血脂小鼠体重，对血清总胆固醇（TC）、甘油三酯（TG）、低密度脂蛋白胆固醇（LDL-C）的含量有明显降低作用，对高密度脂蛋白胆固醇（HDL-C）有升高作用，说明复方绞股蓝胶囊有调节高血脂小鼠脂质紊乱的作用。

绞股蓝有较强的降血糖作用。冯金辉等[8]应用复方绞股蓝降糖胶囊治疗 2 型糖尿病，发现其不但能降低血糖，而且有显著的抗疲劳、改善口渴多饮等方面的作用。

4. 抗衰老及抗氧化作用

机体细胞在代谢过程中不断产生自由基，具有极强的氧化能力，引起机体细胞结构和功能的破坏，导致机体的衰老。因此加强自由基清除能力在抗衰老方面有重要意义。张慧丽等[9]研究发现，分别静脉给予绞股蓝总皂苷 40、50 mg/kg，每日 1 次，连续 20 天，两剂量组均能明显升高老龄大鼠红细胞 SOD 活力，证明绞股蓝总皂苷能通过提高 SOD 活性增强老龄大鼠机体的抗氧化能力。同时，绞股蓝多糖具有很好的抗氧化作用[10]。

5. 对心脑血管系统的作用

昆明种小鼠腹腔内注射绞股蓝总皂苷（GP）后，小鼠耳郭血管、脑膜血管的血流速度及流量明显增加，微循环微镜下可见小动脉血管交通支开放数明显增多，证明绞股蓝增加组织血流量与加快血流速度及增加脑动脉侧支循环有关，对缺血性脑损伤可呈现较好的防治作用[11]。

绞股蓝皂苷静脉注射家兔 3 天后，夹闭肠系膜上动脉复制肠缺血再灌注心肌损伤模型，利用 Medlab U/4c 生物信号采集处理系统采集并分析，发现与静脉注射生理盐水的对照组比较，绞股蓝皂苷组左心室收缩峰压（LVSP）、室内压最大上升速率（+ dp/dtmax）、室内压最大值（Vpm）均显著升高，室内压最大下降速率（-dp/dtmax）明显降低，表明绞股蓝皂苷可明显改善心肌的收缩功能，对损伤的心肌有保护作用[12]。

6. 对消化系统的作用

大鼠醋酸性胃溃疡在给予冻干幽门螺旋杆菌（HP）后，胃黏膜溃疡面积明显加大，胃黏膜组织内白细胞介素-8（IL-8）、前列腺素 E2（PGE2）和 MDA 生成明显增多，SOD 含量明显下降；而再给予绞股蓝后，结果显示，黏膜内 MDA 生成抑制，IL-8、PGE2 水平平行下降，SOD 活性提高，溃疡面积、溃疡面积百分率明显减小，有明显促进溃疡愈合作用[13]。

绞股蓝在肝脏疾病中的应用也得到了广泛的推广。肝纤维化是多种慢性肝病发展至肝硬化的必由之路，在肝脏的纤维化发生机理中，自由基起着重要的作用。自由基清除剂能有效预防肝纤维化的形成，是一种高效的自由基清除剂。陈几香等[14]绞股蓝总皂苷对大白鼠急性肝损伤具有降酶作用，能促进肝细胞再生，再生度为 40%。

7. 对呼吸系统的作用

绞股蓝在体外可减轻由石英（SiO_2）粉尘所致大鼠肺纤维化的肺泡巨噬细胞线粒体过氧化脂质（LPO）、谷胱甘肽过氧化物酶（GSH-Px）以及肺泡巨噬细胞死亡率，减轻石英所致的肺纤维化[15]。

8. 对中枢神经系统的作用

有实验表明，模型组大鼠海马区存在大量神经细胞凋亡，而复方绞股蓝总苷胶囊高、低剂量组神经细胞凋亡与模型组比较明显减少，说明复方绞股蓝总苷胶囊均具有抑制神经细胞凋亡、保护神经细胞的作用[16]。

9. 对泌尿系统的作用

用绞股蓝对单侧输尿管结扎（UUO）大鼠灌胃后，经测定发现与用标准饲料喂养的大鼠相比，肾组织结缔组织生长因子（CTGF）、转换生长因子 β1（TGF-β1）、a-平滑肌肌动蛋白（a-SMA）及肾小管间质损伤指数明显降低，表明 GP 能够抑制肾纤维化的进展从而保护肾功能[17]。

10. 抗肿瘤作用

绞股蓝皂苷可使腹水癌小鼠寿命由 15 天延长至 23 天。对摩利斯肝癌、子宫癌、肺癌和黑色素肉瘤等癌细胞的增殖有显著抑制作用，抑制率为20%～80%，但绞股蓝对正常细胞无毒性作用[18]。

11. 其他

具有抑制肥胖，抗紧张，对抗糖皮质激素的不良反应，镇静镇痛等作用。

【用法用量】 3～5 g。

【临床应用】

1. 治疗病毒性肝炎

2. 治疗高脂血症

杜长欣等[19]运用健脾调脂饮（含黄精、绞股蓝等）治疗原发性高脂血症45例，总有效率为95.60%。绞股蓝总苷分散片治疗高脂血症，能有效降低血脂中的TC，且其降低LDL-C和升高HDL-C的作用明显，总有效率达95%[20]。

3. 治疗糖尿病

谢麦棉[21]自拟降糖方，运用绞股蓝补元气、生津安神、固精、清热解毒、止咳化痰等功用，作为佐药治疗糖尿病。治疗组35例中显效19例，有效13例，总有效率为91.30%。

4. 治疗慢性胃肠炎

5. 治疗慢性气管炎

6. 治疗白细胞减少症

7. 其他：肾病综合征、皮脂溢出症等

【常用制剂】

1. 绞股蓝总苷片

养心健脾，益气和血，除痰化瘀，降血脂。用于高脂血症，见有心悸气短、胸闷肢麻，眩晕头痛，健忘耳鸣，自汗乏力或脘腹胀满等心脾气虚、痰阻血瘀者。

2. 绞股蓝总苷软胶囊

养心健脾，益气和血，除痰化瘀，降血脂。用于高脂血症，见有心悸气短、胸闷肢麻，眩晕头痛，健忘耳鸣，自汗乏力或脘腹胀满等心脾气虚、痰阻血瘀者。

3. 复方绞股蓝降糖胶囊

治疗2型糖尿病。

4. 绞股蓝总苷颗粒

益气健脾，祛痰降脂。用于高脂血症。

5. 灵芝绞股蓝口服液

益气，健脾，安神。用于心气虚证，可改善心悸、气短、失眠。

6. 绞股蓝口服液

清热泻火解毒，生津利咽化痰。主治风热乳蛾，风热喉痹，热毒型天行赤眼。

7. 绞股蓝茶

消炎，抗胃、十二指肠溃疡和肿瘤，消除激素类药物的不良反应，健脾胃、解疲劳，有催眠、镇静、抗紧张作用，治疗偏头痛，抑制血栓形成，抗动脉硬化，治疗心血管疾病。降血脂，降血糖，降血压。

8. 绞股蓝交藤饮

用于气虚、心阴不足，心悸失眠，烦热不宁。

不良反应 少数患者服药后，出现恶心呕吐、腹胀腹泻（或便秘）、头晕、眼花、耳鸣等症状。

❖ 参考文献

[1] 山东省药品监督管理局. 山东省中药材标准［S］. 济南：山东友谊出版社，2002：169.

[2] 曾晓黎. 绞股蓝的体外抗菌活性试验［J］. 中成药，1999，21（6）：308.

[3] 段炳南，陈庆林. 绞股蓝总皂苷对小鼠腹腔巨噬细胞内酶活性及吞噬功能的影响［J］. 江西医学院学报，2007，47（3）：38 – 39.

[4] 张海燕，郭强，温伟业. 绞股蓝总皂苷对小鼠免疫功能的影响［J］. 中国兽医学杂志，2006（2）：13 – 15.

[5] 周俐，叶开和，任先达. 绞股蓝总苷对免疫低下小鼠非特异性免疫功能的影响［J］. 中国基层医药，2006，13（6）：979.

[6] 马平勃，朱全红，黄中伟. 绞股蓝泡服对实验性高脂血症及血液流变学的影响［J］. 中国现代应用药学杂志，2005，22（6）：454.

[7] 王树桂，潘莹. 复方绞股蓝胶囊对高脂血症小鼠血脂的影响［J］. 广西中医药，2005，28（3）：54 – 55.

[8] 冯金辉，史培圣，程合福. 复方绞股蓝降糖胶囊治疗2型糖尿病临床研究［J］. 中华实用中西医杂志，2001，14（10）：2283.

[9] 张慧丽，宋有涛，辛如，等. 超声提取绞股蓝总皂苷及抗氧化作用的研究［J］. 辽宁大学学报：自然科学版，2006，33（4）：346 – 348.

[10] WANG Z J，LUO D H. An-tioxidant activities of different fractions of polysaccharide purified from Gynostemma pentaphyllum Makino［J］. Carbohydr Polym，2007，68（1）：54 – 58.

[11] 史以菊，邢国庆，邱玉芳，等. 绞股蓝对小鼠脑血流量及耐氧能力的影响［J］. 现代康复，2001，5（5）：117.

[12] 葛君，朱好捷，吴军，等. 绞股蓝皂苷对家兔肠缺血再灌注致心肌损伤的保护作用［J］. 蚌埠医学院学报，2006，31（4）：347.

[13] 潘峰，刘迪，黄翠霞，等. 绞股蓝皂苷的药理与临床研究［J］. 现代中西医结合杂志，

2006, 15 (5)：674.

[14] 陈几香, 张建国, 张莉, 等. 绞股蓝总皂苷保肝作用实验研究 [J]. 中国药业, 2007, 16 (13)：7.,

[15] 潘峰, 刘迪, 黄翠霞, 等. 绞股蓝皂苷的药理与临床研究 [J]. 现代中西医结合杂志, 2006, 15 (5)：674.

[16] 彭跃钢, 黄立武. 复方绞股蓝总苷胶囊对血管性痴呆大鼠海马神经细胞凋亡的影响 [J]. 广西医科大学学报, 2005, 22 (3)：368.

[17] 张永, 丁国华, 张建鄂, 等. 绞股蓝总皂苷防治单侧输尿管结扎大鼠肾间质纤维化的实验研究 [J]. 中国中西医结合肾病杂志, 2005, 6 (7)：382.

[18] 何显忠, 邱江沁. 绞股蓝化学成分和药理作用研究进展 [J]. 中国中医药信息杂志, 2008 (S1)：84 – 86.

[19] 杜长欣, 陈宗民, 刘菲. 健脾调脂饮治疗原发性高脂血症 45 例疗效观察 [J]. 四川中医, 2007, 25 (1)：56 – 57.

[20] 任贵英. 绞股蓝总苷治疗高脂血症 80 例疗效观察 [J]. 四川医学, 2006, 27 (6)：606 – 607.

[21] 谢麦棉. 自拟降糖方治疗 2 型糖尿病 35 例 [J]. 中国中西医结合杂志, 2000, 20 (5)：375.

桔 梗

来 源 本品为桔梗科植物桔梗的干燥根。

炮制加工 除去杂质, 洗净, 润透, 切厚片, 干燥。

性味归经 苦、辛, 平。归肺经。

功效主治 宣肺, 利咽, 祛痰, 排脓。用于咳嗽痰多, 胸闷不畅, 咽痛音哑, 肺痈吐脓[1]。

化学成分

1. 皂苷类

桔梗的皂苷类成分均属于齐墩果烷型五环三萜衍生物[2]。桔梗皂苷早期分离鉴定出的单体包括桔梗皂苷 D、桔梗皂苷 A、远志苷 D、远志苷 D_2、桔梗皂苷 D_3 等[3]。其中的苷元有桔梗皂苷元、远志酸及桔梗酸等[4]。

2. 甾醇类

桔梗含有菠菜甾醇, α-菠菜甾醇-β-D-葡萄糖苷, 豆甾烯醇, 白桦脂醇以及 β-谷甾醇等[5]。

3. 多聚糖

桔梗含有大量由果糖组成的桔梗聚糖, 已鉴定结构的有桔梗聚糖 $GF_2 \sim GF_9$。

4. 黄酮类

从日本产桔梗种子中分离出飞燕草素二咖啡酰芦丁醇糖苷和 5 种黄酮类化合

物，从波兰产桔梗的地上部分检测到 4 种黄酮，这些黄酮类化合物主要为二氢黄酮、黄酮及其苷类[6]。

药理作用

1. 免疫调节作用

桔梗多糖具有增强免疫的作用，能显著提高多克隆抗体 IgM 的产生和 B 细胞的增殖[7]。桔梗多糖在体外能够清除羟基自由基和超氧阴离子自由基，在细胞水平上具有一定的免疫调节作用[8]。

2. 保肝作用

徐丽萍[9]用雄性 Wistar 大鼠进行动物实验，桔梗总皂苷高剂量组能显著降低高脂血症大鼠的 TG、TC 水平，增加高脂血症大鼠 HDL-C 水平，降低 LDL-C 水平。栾海艳[10]等发现桔梗总皂苷能明显降低 TZDM 大鼠空腹血糖、谷草转氨酶、肝脏指数和 $TGF-\beta_1 mRNA$ 的表达，明显降低谷丙转氨酶和 Smad-4 mRNA 的表达。

3. 抗肿瘤

桔梗中皂苷类成分能抑制肿瘤坏死因子的表达[11]。李伟[12]等采用 MTT 法研究桔梗皂苷 PD、桔梗皂苷 PD_3、远志皂苷 D 对人肝癌 Bel-7402、胃癌 BGC-823、乳腺癌 MCF-7 细胞株的体外增殖的抑制作用，结果显示桔梗皂苷具有良好的体外抗肿瘤活性。

4. 抗氧化

桔梗石油醚部分具有抑制脂质过氧化，清除强氧化剂 1，2-二苯基-2-苦肼基自由基（DPPH）、超氧化物和 NO 自由基的抗氧化作用[13]。

用法用量 3～10 g。

临床应用

桔梗用于镇咳祛痰，疗效确切，现代临床还被用于治疗咽喉疾病，急性腰扭伤等；桔梗苍耳煎剂可用于治疗鼻渊；以桔梗为主的常春茶具有益气养颜、活血化瘀、理气运脾的功效，用于保健和抗衰老。

❖ 参考文献

［1］国家药典委员会．中华人民共和国药典（一部）［S］．北京：化学工业出版社，2010：260.

［2］郭丽，张村，李丽，等．中药桔梗的研究进展［J］．中国中药杂志，2007，32（3）：181－185.

［3］CHANDEL R S. and RASTOGI R P. Triterpenoid Saponins and Sapogenins. Phytochemistry. 1980, 19（9）：1885.

［4］何美莲，程小卫，陈家宽，等．桔梗皂苷类成分及其质量分析［J］．中药新药与临床药理，2005，16（6）：457.

[5] 舒变，高山林．桔梗研究进展 [J]．中国野生植物资源，2001，20（2）：4－6，23.

[6] 付文卫，窦德强，裴月湖．桔梗的化学成分和生物活性研究进展 [J]．沈阳药科大学学报，2006，23（3）：184－191.

[7] 尹若熙，俞腾飞，李中燕．桔梗的药理学研究进展 [J]．中国医药科学，2012，2（19）：36－38.

[8] 张莲姬，南昌希，张丽霞，等．桔梗多糖的提取及其抗氧化作用研究 [J]．食品与机械，2008，24（3）：60－63.

[9] 徐丽萍．桔梗总皂苷降血脂作用的研究 [J]．食品工业科技，2007，8：224－263.

[10] 栾海艳，欧芹，赵晓莲，等．桔梗总皂苷对 2 型糖尿病大鼠肝脏并发症的治疗作用 [J]．中国老年学杂志，2011，31（17）：3322－3323.

[11] KIM J Y, KIM D H, KIM H G, et al. Inhibition of tumor necrosis factor-alpha-induced expression of adhesion molecules in human endothelial cells by the saponins derived from roots of Platycodon grandiflorum [J]. Toxicol Appl Pharmacol, 2006, 210 (1－2): 150－156.

[12] 李伟，齐云，王梓，等．桔梗皂苷体外抗肿瘤活性研究 [J]．中药药理与临床，2009，25（2）：37－40.

[13] 吴敬涛．桔梗皂苷的抗氧化及脂质调节作用研究 [D]．山东师范大学，2011.

罗布麻叶

来源 本品为夹竹桃科植物罗布麻的干燥叶。

炮制加工 夏季采收，除去杂质，干燥[1]。

性味归经 甘、苦，凉。归肝经。

功效主治 平肝安神，清热利水。用于肝阳眩晕，心悸失眠，浮肿尿少。

化学成分

1. 黄酮类

金丝桃苷、白麻苷、芦丁、山奈酚、异槲皮苷、槲皮素、槲皮素-3-O-β-D-吡喃葡萄糖苷、三叶豆苷、紫云英苷、异槲皮苷-6′-O-乙酰基、三叶豆苷-6′-O-乙酰基。

2. 儿茶素

表儿茶素、表没食子儿茶素、儿茶素、没食子儿茶素、表没食子儿茶素（4β-8）-没食子儿茶素等儿茶素。

3. 有机酸和甾醇类

延胡索酸、琥珀酸、氯原酸、长链脂肪酸、β-谷甾醇、羽扇豆醇、正三十醇、中肌醇、白竖皮醇、叶绿醇。

4. 苷类和脂肪酸醇酯

棕榈酸蜂花醇酯、棕榈酸十六醇酯、羽扇醇棕榈酸酯。

5. 挥发油类

2，6-二叔丁基对甲酚、氧化石竹烯6，10，14-三甲基-2-十五烷酮、7-甲基-6，9-二烯-含氧杂环十二烷-2-酮、3-叔丁基-4-羟基茴香醚、高胡椒乙胺、2-甲基-6-对甲基苯基-2-庚烯、肉豆蔻醛、香叶基丙酮、棕榈酸及其甲酯。

此外还有鞣酸、罗布麻甲素等。

药理作用

1. 抗病毒、增强免疫功能作用

临床试验发现，罗布麻叶水溶醇不溶物与其所含水溶性成分，可显著减轻免疫抑制剂环磷酰胺对小鼠脾脏的萎缩作用；另有临床观察结果表明，坚持饮用罗布麻茶，免疫球蛋白含量多有不同程度上升[2,3]。

2. 对心血管系统作用

罗布麻根对增强心肌收缩力、减慢心率、使心跳停止、心电图 P-P 间期延长、T 波变平坦乃至倒置等均有明显的影响，而且它还能够略增加冠状动脉血流量和心肌耗氧量[4,5]。

3. 对血小板解聚作用

试验表明，大花罗布麻叶提取物，在体外或体内给药对用凝血酶或 ADP 诱导的大鼠及人体血小板的聚集性均有抑制作用，且药物浓度与抑制效果呈正相关[6]。

4. 抗氧化作用

罗布麻叶中的活性成分金丝桃苷具有抑制脂质过氧化作用；罗布麻叶水提物及其成分具有抑制低密度脂蛋白氧化的作用，其中氯原酸抑制作用最强；另罗布麻叶中各成分也能明显延后共轭二烯的形成时间，表明其对自由基的形成也有抑制作用；罗布麻叶提取物可加速衰老小鼠谷胱甘肽减少并趋于正常，肝脏中超氧化物歧化酶等以及肾脏中 SOD 活性明显升高，MDA 含量具有下降趋势，表明罗布麻叶提取物具有增强机体抗氧化的能力[7-9]。

5. 降血脂作用

对以腹腔注射75%的蛋黄乳液方式建立的小鼠急性高血脂模型，运用复方钩藤片治疗并观察其降血脂作用，实验证明复方钩藤片可明显降低高血脂小鼠血清中胆固醇和甘油三酯水平[10]。以高脂血症模型大鼠研究罗布麻茶降血脂功效发现，受试样品组大鼠血清胆固醇、甘油三酯、高密度脂蛋白胆固醇含量均低于高脂对照组，差异非常显著[11]。

6. 神经保护作用

罗布麻叶含有的槲皮素-3-O-槐糖苷和黄酮富集物，能够减轻 MPTP 型帕金森症（PD）小鼠模型的多巴胺能（DA）神经损伤，并能提升 MPTP 型 PD 小鼠的运动能力，提高纹状体中多巴胺含量，减轻黑质神经的损伤，增加酪氨酸羟化酶

（TH）阳性细胞表达数量从而实现对 PD 小鼠的 DA 神经保护作用[12]。

　　7. 脑组织损伤保护作用

　　临床实验发现，罗布麻叶中黄酮类成分具有抑制一氧化氮合酶（NOS）活性的作用，说明罗布麻叶中的黄酮类成分具有潜在的保护脑组织损伤的作用[13]。

用法用量 ▎ 6 ~ 12 g。

临床应用 ▎

　　高血压病：临床实践发现，以复方罗布麻和硝苯地平配合治疗原发性高血压效果良好[14,15]。另以罗布麻叶、葛根、山楂、杜仲等制片剂，对收缩压和舒张压的下降均有一定作用[16]。

常用制剂 ▎

　　复方罗布麻片：用于高血压病。

不良反应 ▎

　　不宜过量和长期服用，孕妇慎用。

❖ 参考文献

[1] 国家药典委员会. 中华人民共和国药典（一部）[S]. 北京：化学工业出版社，2010：224.

[2] 杭秉茜. 罗布麻叶成分肌醇对环磷酰胺毒性的影响 [J]. 中国药科大学学报，1988，19（4）：263 - 263.

[3] 刘力夫. 罗布麻茶对免疫功能和血小板解聚的临床观察 [J]. 中药通报，1987，12（9）：54 - 55.

[4] 钱学射，朱凤鹃，张卫明，等. 罗布麻红麻根的药理作用研究进展 [J]. 中国野生植物资源，2005，24（5）：1.

[5] 邵以德，李常春，张昌绍. 罗布麻根强心作用的初步研究 [J]. 药学学报，1962，9（7）：413.

[6] 顾振纶，钱曾年，王兆钺. 大花罗布麻叶的药理学研究对血小板聚集性的影响 [J]. 中成药，1989，11（11）：28 - 30.

[7] SANDEI N, MICHIKO M, CHISAKO C, et al. Flavonoid contentin Apocynum and Poacnum leaves and lipid-peroidation-inhibiting effect of flavonoids [J]. NatMed, 1994, 48（4）: 322.

[8] KIM D W, YOKOZAWA T, HATTORI M, et al. Inhibitory effects of anaqueous extract of Apocynum venetum leaves and its constituents on Cu^{2+}-induced oxidative modification of low density lipoprotein [J]. PhytotherRes, 2000, 14（7）: 501.

[9] 翁小刚. 罗布麻对加速衰老小鼠抗氧化防御能力降低的改善作用 [J]. 国外医学中医中药分册，2002，24（3）：178.

[10] 徐惠波，史艳宇，纪凤兰，等. 复方钩藤片降压、降脂作用的实验研究 [J]. 中国中医药科技，2008，15（3）：182 - 183.

[11] 韩彦彬，杨俊峰，赵鹏，等. 罗布麻茶对高脂血症模型大鼠降血脂作用的实验研究 [J]. 中国卫生检验杂志，2009，19（9）：2154－2156.

[12] 马成，马龙. 大花罗布麻对MPTP型小鼠的多巴胺能神经保护作用研究 [J]. 中国药理学通报，2010，26（3）：397－400.

[13] 韩利文，郑新元，赵亮，等. 罗布麻叶不同成分群对一氧化氮合酶的抑制活性研究 [J]. 中国医院药学杂志，2009，29（1）：14－16.

[14] 黄健华，谭华芬. 成本－效果分析在3种原发性高血压治疗方案中的应用 [J]. 现代食品与药品杂志，2006，16（3）：85－87.

[15] 许瑛. 复方罗布麻片联合硝苯地平治疗原发性高血压77例疗效观察 [J]. 实用心脑肺血管病杂志，2010，18（10）：1479－1480.

[16] 高峰，张琨，宋昕恬，等. 罗布麻对高血压人群辅助降血压功能的试验研究 [J]. 职业与健康，2010，26（23）：2766－2767.

❱❱ 牡 丹 皮 ❰❰

来 源 始载于《神农本草经》，为毛茛科植物牡丹的干燥根皮。

炮制加工 秋季采挖根部，除去细根和泥沙，剥取根皮，晒干或刮去粗皮，除去木心，晒干。前者习称连丹皮，后者习称刮丹皮[1]。

性味归经 苦，辛，微寒。归心、肝、肾经。

功效主治 清热凉血，活血化瘀。用于热入营血，温毒发斑，吐血衄血，夜热早凉，无汗骨蒸，经闭痛经，跌扑伤痛，痈肿疮毒。

化学成分

含丹皮酚、丹皮酚苷、丹皮酚原苷、芍药苷、羟基芍药苷、氧化芍药苷、苯甲酰芍药苷、β-谷甾醇、牡丹酮、牡丹缩酮、3-0-甲基牡丹缩酮、芍药苷元酮、苯甲酰芍药苷、苯甲酰氧化芍药苷、2，4-二羟基苯乙酮、2，3-二羟基-4-甲氧基苯乙酮、2，5-二羟基-4-甲氧基苯乙酮、3-羟基-4-甲氧基苯乙酮、乙酰香草酮、乙酰异香草酮、齐墩果酸、6-羟基香豆素等。

药理作用

1. 抑菌作用

牡丹皮中有多种抑菌药效成分，如丹皮酚、总苷、多糖等，体外抑菌实验发现，牡丹皮总苷和丹皮酚对大肠埃希菌、肺炎克雷伯菌、铜绿假单胞菌、粪肠球菌均有不同程度抑制作用，而多糖仅对粪肠球菌及铜绿假单胞菌有抑菌效果[2]；另有实验显示，丹皮酚对金黄色葡萄球菌、表皮葡萄球菌、阴沟肠杆菌、白色念珠菌、热带念珠菌、光滑球拟酵母菌等均有很强的抗菌活性，尤是对致病性真菌效果更好[3]。

2. 降血压、降血糖作用

取麻醉状态的大鼠，静脉注射牡丹皮萃取物发现，平均在注射药物后 30 s 内实验动物平均动脉血压会明显下降并在一定时间内持续，且相对血流阻力值也有一定程度下降，证实牡丹皮萃取物具有降血压之功效[4]。通过 T2DM 大鼠模型连续 4~5 周测定各实验动物体重、空腹血糖等发现，丹皮多糖可能对 T2DM 及其并发症有一定的治疗作用[5]。

3. 提高免疫功能

体外实验发现，牡丹皮中含有的活性成分丹皮多糖 PSM2b 能促进小鼠脾细胞增殖，对小鼠腹腔巨噬细胞亦有激活作用，并可增强其吞噬作用[6]。低浓度丹皮酚可以增加 T 淋巴细胞在血液循环中的比例，还能使 T 淋巴细胞发挥更强的淋巴因子分离功能[7]。

4. 对缺血再灌注损伤的作用

丹皮酚能显著降低心肌缺血组织 MDA 的含量及血中 CPK 浓度，保护心肌组织 SOD 活性和心肌细胞超微结构作用明显。提示丹皮酚保护心肌作用与抗膜脂质过氧化作用有关[8]。

5. 抗心肌缺血作用

用法用量 6~12 g。

临床应用

1. 糖尿病

临床研究发现，牡丹皮可以降低糖尿病患者的血糖和血脂，降低患者血中 CRP、TNF、IL-6 的含量，改善血液流变状态[9,10]。

2. 慢性盆腔炎

以炒大黄、牡丹皮、桃仁、薏苡仁等组成的大黄牡丹皮汤为基本方，加减金银花、山药等治疗多种慢性盆腔炎均有较好疗效[11]；另以大黄、牡丹皮、桃仁、冬瓜仁共研为末，用时拌入芒硝，置布袋内放锅内蒸热，趁热敷于小腹，早晚各敷 40 分钟[12]。

3. 急性阑尾炎及周围脓肿

以大黄牡丹皮汤为基本方加减金银花、川楝子、蒲公英等治疗瘀滞型、蕴热型、热毒型急性阑尾炎有较好疗效[13]。对阑尾附近脓肿患者采用口服大黄牡丹皮汤加大承气汤灌肠治疗周围脓肿疗效显著[14]。

4. 高血压病

制丹皮水煎液，一日三次，一般服药 5 天左右血压即有明显下降，症状明显改善[15]。

5. 过敏性鼻炎

以 10% 牡丹皮煎剂治疗过敏性鼻炎有良效[15]。

常用制剂

1. 复肾宁片

清热解毒，渗湿利尿。用于肾盂肾炎和急慢性尿路感染。

2. 复方乌鸡颗粒

补气血，益肝肾。主治妇科病，气血两虚或肝肾两虚的月经量少、后错，脾虚或肾虚带下。症见面色㿠白、五心烦热、腰酸膝软。

3. 利心丸

养心安神。用于风湿性心脏病，心动过速，心律不齐，心力衰竭等见心血不足之证者。

不良反应

牡丹皮属无毒类物质，对皮肤无刺激性，无致微咳作用。

✥ 参考文献

[1] 国家药典委员会. 中华人民共和国药典（一部）[S]. 北京：化学工业出版社，2010：224.

[2] 杜凡，李惠芬，王宇歆，等. 牡丹皮中丹皮酚、总苷、多糖单用及合用后的协同抑菌作用考查 [J]. 天津药学，2008，20（2）：10-12.

[3] VASILIKI P, PROKOPIOS M, IOANNA C, et al. Volatiles with antimicrobial activity from the roots of Greek Paeoniataxa [J]. Jethnopharmacol, 2002, 81 (1)：101.

[4] 温小娟，罗俊光，黄国圣. 运用高压萃取牡丹皮之有效成分并验证其降血压特性 [C]. 第六届海峡两岸心血管科学研讨会：68.

[5] 洪浩，王钦茅，赵帜平，等. 丹皮多糖-2b对2型糖尿病大鼠的抗糖尿病作用 [J]. 药学学报，2003，38（4）：255.

[6] 简秀梅. 牡丹皮的药理研究与临床新用 [J]. 中国误诊学杂志，2008，8（22）：5521-5522.

[7] 李逢春，周晓玲，磨红玲，等. 丹皮酚注射液增强免疫功能的实验研究 [J]. 中国中西医结合杂志，1994，14（1）：37.

[8] 张卫国，张志善. 丹皮酚抗大鼠心肌缺血再灌注损伤与抗脂质过氧化作用 [J]. 药学学报，1994，29：145-148.

[9] 闵存云. 牡丹皮对糖尿病患者 CRP、TNF、IL-6 的影响 [J]. 中药材，2009，32（9）：1490-1492.

[10] 闵存云，刘和强. 牡丹皮对糖尿病患者的影响 [J]. 中医药学刊，2006，24（10）：1850-1851.

[11] 祁跃明. 大黄牡丹皮汤加减治疗慢性盆腔炎 100 例临床观察 [J]. 云南中医中药杂志，2011，32（4）：53-54.

[12] 安莲英. 大黄牡丹皮汤热敷治疗慢性盆腔炎 [J]. 山东中医杂志，2008，27（2）：127.

[13] 黄建国，王敏. 大黄牡丹皮汤治疗急性阑尾炎疗效分析 [J]. 中国误诊学杂志，2008，8（33）：8153-8154.

[14] 邹隙南，何宜斌，何军明，等. 大黄牡丹皮汤加大承气汤保留灌肠治疗阑尾周围脓肿36例疗效观察 [J]. 新中医，2009，41（1）：59.

[15] 江苏新医学院编. 中药大辞典（上册）[M]. 上海：上海科学技术出版社，1986：1.

薏苡仁

来　源　始载于《神农本草经》。为草本科植物禾本科薏苡属植物薏苡，又名薏米、六各米和胶念珠等[1]。入药用其仁。其变种同供药用。

炮制加工　薏苡仁：除去杂质。麸炒薏苡仁：取净薏苡仁，照麸炒法炒至微黄色。

性味归经　甘、淡，微寒。归脾、胃、肾经。

功效主治　健脾补肾，清热、消痛[3]。具有健脾利湿、除痹止泻、清热排脓的功效，可用于水肿、脚气、小便不利、湿痹拘挛、脾虚泄泻、肺痈、肠痈、扁平疣等的治疗[4]。

化学成分

薏苡仁含有多种活性成分。薏苡仁酯，薏苡素，薏苡多糖 A、B、C，淀粉（50%~90%），蛋白质（16%~19%），脂肪油（2%~7%），α-单亚麻脂，棕榈酸，亚油酸等。有学者认为薏苡仁油中还含有具有很强的抗癌活性的奇数碳链脂肪酸[5]。

药理作用

1. 解热、镇痛、抗炎作用

现代药理研究表明，薏苡仁油低浓度对平滑肌有兴奋作用，高浓度有抑制作用，薏苡仁素的解热镇痛作用与氨基比林相似。在用薏苡仁治疗重度功能性痛经的实验中，显效率90%。并明显优于口服吲哚美辛（消炎痛）加皮下注射阿托品组[6]。

2. 增强免疫作用

薏苡仁水提液对机体免疫功能具有较好的增强作用，主要表现为体液免疫、细胞免疫和非特异免疫功能的改变。

3. 抗肿瘤作用

薏苡仁主要的活性成分薏苡仁酯、薏苡仁油等有着很强的抗肿瘤作用。有研究表明，在临床症状的改善及生活质量方面，薏苡仁冰纯提取物不仅能明显减轻患者肝区疼痛症状，而且还能减轻肿瘤药物对机体一般状况的损害[7]。同时有研究表明其有抑制肿瘤血管生成的作用。肿瘤血管的形成又要受多种因子的调控，血管内皮生长因子（VEGF）和碱性成纤维细胞生长因子（bFGF）就是其中重要的调控因子。VEGF可通过自分泌或旁分泌途径促进肿瘤细胞的生长和间质中血管的形成。采用主动脉无血清培养模型检测康莱特（KLT）对血管生成的作用，结果证明：KLT对肿瘤血管的生成有显著的抑制作用，并认为抑制血管生成是KLT抗肿瘤的途径之一[8]。通过建立动物肿瘤模型，免疫组化实验显示：KLT大、中剂量均可下调S180瘤体内VEGF、bFGF的表达，说明KLT对肿瘤血管的形成有明显抑制作用，降低VEGF、bFGF的表达可能是其抑制肿瘤血管形成的主要机制之一[9]。

4. 降糖作用

对薏苡仁水溶性提取物的实验研究中，发现薏苡仁多糖对小鼠有显著降血糖作用，其活性成分为3种多糖。薏苡仁多糖主要是通过提高机体内超氧化物歧化酶的活性、保护β细胞的作用来抑制四氧嘧啶性糖尿病的发生[10]。用薏苡仁喂食的糖尿病SD大鼠，其血糖浓度、总胆固醇、甘油三酯水平显著降低，此外，还能显著降低低密度脂蛋白和极低密度脂蛋白，提示：薏苡仁对链左霉素诱导的糖尿病大鼠的血糖和血脂代谢有重要的调控作用[11]。45例糖尿病患者的临床实验发现：薏苡仁醇提物的疗效优于对照组降糖消渴胶囊[12]。

5. 抑制胰蛋白酶作用

薏苡仁麸皮中含有一种热稳定的蛋白酶抑制剂，这种蛋白酶抑制剂是一种简单的蛋白质，其活性在pH为2~11和高温100℃的某些情况下是稳定的，但抑制活性的热稳定性程度主要依赖于溶剂的种类。

用法用量　煎煮或煮食9~30 g。健脾止泻宜炒用，清利湿热宜生用。

临床应用

1. 治疗扁平疣

取新收之苡仁米100 g，与大米混合煮饭或粥吃，每日1次，连续服用，痊愈为止。治疗23例，经服药7~16天，11例痊愈，6例效果不明，6例无效。患者在服药后至皮疹消失前，多数有治疗反应：损害病灶增大变红，炎症加剧；继续坚持服药数日后，损害病灶渐趋干燥脱屑，以至消退。

2. 治疗多种恶性肿瘤

对鼻咽癌、喉癌、肺癌、胃癌、肝癌、膀胱癌、宫颈癌、绒毛膜癌等均有较好疗效。张芝兰应用薏苡仁提取液治疗晚期恶性肿瘤64例，收到一定的临床效果，其中男45例，女19例；平均年龄56岁（27~81岁）。材料和方法均采用薏苡仁提取液，所有病例治疗除支持及对症处理外，均未应用其他抗肿瘤药物。经治疗后，病程缓解率达18.8%，半数病情稳定[13]。

临床上用薏苡仁治疗晚期肺癌也取得较好的效果。单用薏苡仁治疗晚期肺癌21例，在未加其他化疗方案下，1个疗程后发现原发灶未行手术摘除8例，肺内均为新生病灶，且病灶缩小25%以上[14]。

3. 治疗急性咽喉炎

生薏苡仁15～30 g，水煎至发黏后，先饮汁液，再食薏苡仁。连用3～5天后则咽喉肿痛消失。

常用制剂

康莱特注射液：目前临床应用较多的抗肿瘤药康莱特注射液的主要成分即是薏苡仁脂肪油，现已作为一种较为理想的抗肿瘤药物广泛应用于胃癌、肺癌、肝癌、胰腺癌、鼻咽癌、乳腺癌等的治疗或辅助治疗。

不良反应 内服：煎汤，10～30 g；或入丸、散，浸酒，煮粥。

用药禁忌

1. 据前人经验，妇女怀孕早期忌食；另外汗少、便秘者不宜食用。

2. 本品力缓，宜多服久服，多服需在医生指导下进行。脾虚无湿，大便燥结及孕妇慎服。

3. 津液不足者慎用。

4. 薏米性寒，不适合长期大量食用，一般不要超过一周。长期大量单独食用，会导致肾阳虚，体质下降，抵抗力降低，严重会导致不育不孕。

❖ 参考文献

[1] 刘雨晴，梁婧，杨梓晨，等. 薏苡仁的药理作用研究进展 [J]. 安徽农业科学，2010，38 (20)：10678 – 10689.

[2] 陈国宏，王克华，王金玉，等. 中国禽类遗传资源 [M]. 上海科学技术出版社，2004，18.

[3] 国家药典委员会. 中华人民共和国药典（一部）[S]. 北京：化学工业出版社，2010：224.

[4] 吴岩，原永芳. 薏. 苡仁的化学成分和药理活性研究进展 [J]. 华西药学杂志，2010，25 (1)：111 – 113.

[5] 回瑞华，侯冬岩，郭华，等. 薏米中营养成分的分析 [J]. 食品科学，2005，26 (8)：375.

[6] 刘晓梅. 薏苡仁的药理研究与临床新用 [J]. 中国医药指南，2010，1 (8)：36 – 37.

[7] 胡少华，肖小年，易醒，等. 薏苡仁的研究新进展 [J]. 时珍国医国药，2009，20 (9)：1059 – 1060.

[8] 姜晓玲，张良，徐卓玉，等. 薏苡仁注射液对血管生成的影响 [J]. 肿瘤，2000，20 (4)：313 – 314.

[9] 冯刚，孔庆志，黄冬生，等. 薏苡仁注射液对小鼠移植性S180肉瘤血管形成抑制的作用 [J]. 肿瘤防治研究，2004，31 (4)：229 – 230.

[10] 徐梓辉，周世文，黄林清. 薏苡仁多糖对四氧嘧啶致大鼠胰岛β细胞损伤的保护作用

[J].中国药理学通报，2000，16（6）：639－642.

[11] YEH P H, CHIANG W, CHIANG M T. Effects of dehulled adlay on plasmaglucose and lipid concentrations in streptozotocin-induceddiabetic rats fed a diet enriched in cholesterol [J]. Vitam NutrRes, 2006, 76 (5): 299－305.

[12] 张云霞，张丽微，孙晶波．薏苡仁醇提物的降糖作用研究［J］．中国中医药杂志，2007，5（8）：65－66.

[13] 张芝兰．薏苡仁提取液治疗晚期癌症64例近期疗效观察［J］．肿瘤，2000，20（1）：79.

[14] 郭正恒，陈宏明．薏苡仁治疗晚期肺癌21例疗效观察［J］．实用肿瘤杂志，2000，15（6）：425－426.

郁 金

来源 始载于唐·《药性论》。为姜黄科植物温郁金，或蓬莪术，或姜黄，或广西莪术，入药用其块根。

炮制加工 洗净，润透，切薄片，干燥。本品呈椭圆形或长条形薄片。外表皮灰黄色、灰褐色至灰棕色，具不规则的纵皱纹。切面灰棕色、橙黄色至灰黑色。角质样，内皮层环明显[1]。

性味归经 辛、苦，寒。归心、肝、胆、肺经。

功效主治 活血止痛，行气解郁，凉血清心，利胆退黄。用于胸胁刺痛，胸痹心痛，经闭痛经，乳房胀痛，热病神昏，癫痫发狂，血热吐衄，黄疸尿赤。

化学成分

1. 挥发油类

温郁金挥发油以姜烯、莪二酮为主；黄丝郁金挥发油的主要成分为姜黄烯、姜黄酮、芳姜酮；绿丝郁金挥发油中主要含有吉马酮、芳姜酮。

2. 姜黄素类

温郁金姜黄素类成分主要为姜黄素，去甲氧基姜黄素，二去甲氧基姜黄素。

3. 其他

郁金还含有 β-谷甾醇，胡萝卜苷，微量元素等成分。

药理作用

1. 免疫调节作用

通过观察发现单味郁金水煎剂对四氯化碳（CCl_4）所致急性肝损伤小鼠肝细胞具有免疫调节作用，据推测可能通过抑制肝组织细胞因子 IL-1β、IL-18 和 TNF-α 的表达，调节小鼠肝脏免疫功能而减轻 CCl_4 所致的急性肝损伤[2]。

2. 抗炎作用

郁金水浸醇提物对实验性过敏性豚鼠脑脊髓炎具有良好的抑制效果，可明显降低豚鼠发病率和死亡率。郁金二醇具有较好的抗炎活性,其机制为抑制 IKK 和 MAPKs 的磷酸化,进而钝化 NF-κB 通路,最终抑制了 NOS、COX-2 和原炎性细胞因子的表达[3]。

3. 抗癌作用

姜黄素具有体外抑制肝癌细胞的作用,可以显著抑制肝脏腺癌细胞 CL125 的入侵。Chen 等[4]发现姜黄素可以抑制某些与入侵相关基因的表达,包括基质金属蛋白酶 14(MMP14),神经元细胞结合分子,以及整合素 Alpha6 和 Alpha4;且可在 mRNA 和蛋白水平上降低 MMP14 的表达和 MMP12 的活性。

4. 利胆保肝作用

汪龙德等[5]发现单味郁金水煎液可抑制离体兔奥狄括约肌的位相性收缩,但可使胆囊和十二指肠纵行肌具有兴奋作用,使其收缩作用增强。郁金的利胆排石功效可能与其收缩胆囊平滑肌、抑制奥狄括约肌的收缩活动有关。兰凤英等[6]利用四氯化碳复制小鼠急性肝损伤病理模型,观察不同剂量郁金对急性肝损伤的治疗作用,发现郁金对四氯化碳所致小鼠急性肝损伤具有一定的防治作用。

用法用量 3~10 g。

临床应用

1. 治疗肝胆系统疾病

治疗急性肝炎:张晶[7]用郁金、茵陈、大青叶以 1∶2∶1 比例研末,蜜丸重 10 g,1 次 1 丸,日服 3 次;或取郁金、大青叶各 15 g,茵陈 30 g,水煎服,治疗急性病毒性肝炎 1004 例,治愈率达 85%。

治疗胆囊炎:谢海南[8]用五金汤(郁金、鸡内金、金铃子各 10 g,金钱草 20 g,马蹄金 15 g)治疗慢性胆囊炎患者 60 例,每日 1 剂,水煎服,1 个月为一疗程,2 个疗程后显效 23 例,27 例有效,无效 10 例,总有效率为 83.3%。

2. 治疗心血管疾病

童燕龄[9]采用桃仁郁金汤治疗高脂血症 62 例,并与鱼油降脂丸组 42 例作对照,结果治疗组显效 46 例,有效 11 例,无效 5 例,总有效率为 91.9%;对照组显效 18 例,有效 16 例,无效 8 例,总有效率为 80.9%。两组总有效率比较,$P < 0.01$。

3. 治疗慢性胃炎

刘秀宁[10]采用佛手郁金汤(佛手 15 g,郁金 15 g,黄连 8 g,半夏 9 g,木香 12 g,陈皮 12 g,白芷 8 g,白术 12 g,蒲公英 30 g,炒白芍 18 g,乌贼骨 15 g)治疗慢性浅表性胃炎 68 例,结果临床治愈 42 例,显效 14 例,有效 8 例,无效 4 例,总有效率为 94.1%;胃镜复查 64 例,治愈 26 例,显效 17 例,有效 15 例,无效 6 例,总有效率为 90.6%。

4. 治疗肿瘤

王平[11]用扶正消瘤丸（郁金、鸡内金、山慈姑、莪术、血竭等）治疗恶性肿瘤 100 例，缓解 38 例，稳定 52 例，恶化 10 例，总有效率为 90%。经随访，治疗组 1 年生存率达 90%，3 年生存率达 53.7%。明显优于单纯应用化疗、放疗、免疫治疗等。

5. 治疗玫瑰糠疹和银屑病

6. 治疗脑部疾病

7. 治疗软组织挫伤

8. 治疗结石性疾病

9. 治疗乳癖

10. 其他应用

常用制剂

1. 抗病毒口服液

清热祛湿，凉血解毒。用于风热感冒，流感。

2. 郁金银屑片

疏通气血，软坚消积，清热解毒，燥湿杀虫。用于银屑病（牛皮癣）。

不良反应 尚不明确。

❖ 参考文献

［1］国家药典委员会．中华人民共和国药典（一部）［S］．北京：化学工业出版社，2010：194.

［2］韩向北，朱彤彤，郭亚雄．郁金对 CCl4 所致急性肝损伤小鼠肝脏的免疫调节作用［J］．吉林大学学报，2010，36（5）：934－937.

［3］WOONG C，JOO W N，HYUN J K，et al. Zedoarondiol isolated from the rhizoma of Curcuma heyneana is involved in the inhibition of iNOS，COX-2 and proinflammatory cytokines via the downregulation of NF-κB pathway in LPS-stimulated murine macrophages［J］．Int Immunopharmacol，2009，9（9）：1049.

［4］CHEN H W，YU S L，CHEN J J，et al. Anti invasive gene expression profile of curcumin in lung adenocar cinoma based on a high through put microarray analysis［J］．Mol Pharmacol，2004，65（1）：99－110.

［5］汪龙德，李红芳．单味郁金对离体兔奥狄括约肌、胆囊和十二指肠平滑肌活动的影响［J］．甘肃中医学报，2002，19（2）：14－15.

［6］兰凤英，何静春，赵颖，等．郁金抗四氯化碳致小鼠急性肝损伤的作用［J］．中国康复理论与实践，2007，13（5）：444－446.

［7］张晶．茵陈郁青丸治疗急性肝炎［J］．吉林中医药，1992，12（4）：22.

［8］谢海南．五金汤治疗胆胃综合征 60 例［J］．实用中西医结合志，1992，5（9）：522.

［9］童燕龄．桃仁郁金汤治疗高脂血症 62 例临床观察［J］．浙江中西医结合杂志，2001，11（6）：372．

［10］刘秀宁．佛手郁金汤治疗慢性浅表性胃炎 68 例［J］．中国中西医结合杂志，1998，18（7）：410．

［11］王平．扶正消瘤丸治疗恶性肿瘤［J］．中医文献杂志，2003，(4)：5．

云 芝

来 源 为多孔菌科真菌彩绒革盖菌的子实体。

炮制加工 除去杂质，洗净，干燥[1]。

性味归经 甘，平。归心、脾、肝、肾经。

功效主治 健脾利湿，清热解毒。用于湿热黄疸，胁痛，纳差，倦怠乏力。

化学成分

1. 糖类

云芝多糖等。

2. 糖肽类

云芝糖肽等。

3. 有机酸

4-羟基苯甲酸、3-甲氧基-4-羟基苯甲酸、3，5-二甲氧基-4-羟基苯甲酸、2-呋喃酸、烟酸和草酸。

4. 葡糖醇

2，3，4，6-四-O-甲基、2，4，6-三氯乙烯-O-甲基、2，3，4-三氯乙烯-O-甲基、2，3，6-三氯乙烯-O-甲基、2，4-二氯苯磺胺-O-甲基、2，3-二氯苯磺胺-O-甲基-D-葡糖醇等。

5. 甾体类物质

麦角甾醇-7，22-二烯-3β-棕榈酸酯、麦角甾醇-7，22-二烯-3β-醇、麦角甾醇-7-烯-3β，5α，6β-三醇、麦角甾醇-7，22-二烯-3β，5α，6β-三醇、麦角甾醇过氧化物等。

6. 蛋白质类

草酸盐脱羧酶、血蛋白、胞外过氧化物酶、漆酶、多酚氧化酶、木质素过氧化物酶、聚半乳糖醛酸酶、超氧化物歧化酶等。

7. 其他类化合物

云芝还含有 2-氰乙基甲酰胺、白桦脂酸、1，2，3-三油酸、胞外黏性物质（ECMM）、胃蛋白酶抑制剂、真菌激发子、铁黏合螯合剂、环肽、18 种人体所需的氨基酸和维生素 B_1、B_2、B_6 及铜、铁、钾、锌等 10 多种人体所需的活性微量元素。

药理作用

1. 抗病毒

云芝胞内多糖能激活机体免疫系统，激活巨噬细胞、NK 细胞，使其吞噬能力增强，促进淋巴细胞分泌干扰素以及 IL-1、IL-2 等细胞因子，激活补体活性，促进病毒抗体提前产生，从而发挥抗病毒作用。还可直接与病毒结合，使病毒结构破坏，起到直接灭活作用。陈氏等[2]给小鼠口服或腹腔注射云芝胞内多糖，发现可显著保护流感病毒静脉感染所致死亡和肝脏病理损伤。

2. 抗菌作用

云芝胞内多糖对金黄色葡萄球菌、大肠杆菌、宋氏痢疾杆菌及绿脓杆菌感染具有非特异抵抗力[3]。研究云芝多糖在 3 种浓度下（0.1%，0.5% 和 1%）的体外抑菌、抗病毒活性以及对新城疫强毒感染鸡的保护作用，结果表明在 0.1% 的低浓度情况下，云芝多糖对金黄色葡萄球菌、大肠杆菌、沙门菌，绿脓杆菌 4 种细菌无抑菌作用；在 1% 的浓度下，云芝多糖则对大肠杆菌、沙门菌具有一定的抑菌作用[4]。

3. 镇痛作用

云芝对体表疼痛和急性炎症性内脏疼痛都有明显的镇痛作用。Ng 等[5]研究表明，在小鼠电热镇痛试验中，云芝表现出镇痛作用，且并未对小鼠的胚胎发育造成不良反应。刘远嵘等[6]研究了云芝糖肽及其镇痛作用机制，他们用电刺激鼠尾 – 嘶叫法测定痛域，观察 PSP 对痛域的影响，同时测定 PSP 对下丘脑内侧基底部白介素-2 和白介素-2 受体表达的影响。结果表明，PSP 有中枢性镇痛作用，机制可能与 PSP 刺激 T 细胞分泌 IL-2，IL-2 进入脑内并与 MBH 中的 IL-2 受体结合有关。

4. 抗氧化活性作用

莫永炎等[7]研究了云芝多糖对脑、肝组织的抗氧化作用，结果表明，云芝多糖有提高脑组织超氧化物歧化酶（SOD）、SeGPx 和非硒谷胱甘肽过氧化物酶（non-SeGPx）抗氧化酶活性，增加 SeGPx mRNA 表达，降低脑、肝组织 $Fe-H_2O_2$ 引发的脂质过氧化反应和黄嘌呤氧化酶体系产生的 O_2。从而说明云芝多糖可提高鼠大脑皮层及肝组织的抗氧化作用。

5. 抗衰老作用

张氏等[8]通过研究云芝、灵芝、柱状田头菇 3 种食药用真菌胞外多糖及复合多糖对黑腹果蝇寿命的影响，发现 5 g/L 云芝多糖对果蝇平均寿命延长率达 36.38%。南凤仙等[9]采用常规抗衰老方法考察了云芝多糖对小鼠（每只鼠日剂量 100 mg/kg）的抗衰老作用，结果证明云芝多糖具有抗衰老作用，其作用机制与提高机体免疫应答和增强机体清除脂质过氧化物有关。

6. 降血脂和抗动脉粥样硬化作用

7. 保肝作用

8. 其他作用

用法用量 \\\\\ 9~29 g。

临床应用 \\\\\

于淑琴等[10]对 150 例慢性乙肝患者分别以云芝多糖和肝冲剂治疗 3 个月，进行疗效观察分析。云芝多糖组显效 36 例，有效 47 例，无效 15 例，总有效率为 84.16%，优于对照组（$P < 0.05$）。说明云芝多糖为治疗慢性乙肝疗效较好且无不良反应的中药制剂。

常用制剂 \\\\\

1. 云芝菌胶囊

调整免疫功能。用于慢性病毒性肝炎，也可用于早期肝硬化。

2. 云芝肝泰颗粒

免疫调节剂。主要用于治疗急慢性活动性肝炎。

3. 云芝丹参胶囊

补益精气，健脾养心。对细胞免疫功能和血细胞有一定的保护作用。用于食管癌、胃癌及原发性肺癌患者放、化疗所致的气血两虚、心脾不足证。

不良反应 \\\\\ 尚不明确。

✧ 参考文献

［1］国家药典委员会．中华人民共和国药典（一部）［S］．北京：化学工业出版社，2010：299.

［2］陈鸿珊，李壮，蒋建东，李金河，捧玉川，甄永苏．云芝多糖在小鼠体内的抗病毒和免疫促进作用［J］．抗生素，1986，11（5）：390-395.

［3］邓文龙，叶尚钧，王文烈，刘家玉，徐家红．云芝胞内多糖对特异性免疫功能的影响及其与免疫抑制剂合用时的免疫药理效果研究［J］．抗生素，1985，10（1）：47-52.

［4］张秀峰．云芝多糖的体外抗微生物活性研究［J］．吉林畜牧兽医，1994（增刊）：137-139.

［5］NG T B，CHAN W Y. Polysaccharopeptide from the mushroom Coriolus versicolor possesses analgesic activity but does not produce adverse effect s on female reproduct ive or embryoni c developmentin mice［J］. General Pharmacology：The Vascular System，1997，29（2）：269-273.

［6］刘远嵘，顾振纶，印其章．白介素-2 参与云芝糖肽镇痛作用的研究［J］．浙江中医药大学学报，2009，33（6）：881-882.

［7］莫永炎，陈玫，周瑗，姜勇．云芝多糖对脑、肝组织的抗氧化作用研究［J］．中国药理学通报，2001，17（6）：628-631.

［8］张峰源，张松，曾剑锋，罗炜杰．云芝、灵芝和柱状田头菇胞外多糖对果蝇寿命的影响 ［J］．生命科学研究，2007，11（2）：130－133.

［9］南凤仙，邵伟．云芝多糖对小鼠抗衰老作用的研究［J］．宁夏大学学报，2005，26（3）：264－267.

［10］于淑琴，闫淑新，刘宁东．云芝多糖对慢性乙肝的疗效观察［J］．辽宁药物与临床．1999，2（3）：12－13.

第三章　以炎性控制为主要活性的抗病毒中药

》》半　夏《《

来　源 始载于《神农本草经》。为天南星科植物半夏的干燥块茎。夏、秋二季采挖，洗净，除去外皮和须根，晒干。

性味归经 辛、温，有毒。归脾、胃、肺经。

功效主治 燥湿化痰，降逆止呕，消痞散结。

炮制加工 生半夏用时捣碎。

化学成分 半夏淀粉、生物碱（左旋盐酸麻黄碱等）、β-谷甾醇、葡萄糖苷、胡萝卜苷、草酸钙、半夏蛋白、氨基酸、脂肪酸、无机元素、半夏胰蛋白酶抑制物、胆碱等[1]。

药理作用

1. 抗炎和抗病毒作用

清半夏 5 g/kg 和 15 g/kg 对小鼠腹腔毛细血管通透性的影响，表明半夏能显著抑制腹腔毛细血管通透性亢进和对角叉菜胶致小鼠足跖肿胀的影响，清半夏 5 g/kg 和 15 g/kg 在 1 小时就有显著而持久的抑制小鼠足跖肿胀的作用[2]。单靖珊等[3]对复方半夏水提取物药理作用研究，结果显示复方半夏水提取物可剂量依赖性地减小致敏后皮肤的蓝斑直径并显著降低蓝斑光密度，对小鼠耳肿胀度、胸腺指数和脾指数无明显影响，对大鼠棉球肉芽肿重量系数无显著影响。复方半夏水提取物对白葡萄球菌、金黄色葡萄球菌、大肠杆菌、甲型和乙型溶血链球菌无明显杀菌作用，可抑制呼吸道合胞病毒的生长。复方半夏水提取物具有抗病毒、抗被动皮肤过敏反应作用，但无抗菌、抗炎作用，对迟发性变态反应也无影响。

2. 对呼吸系统的作用

主要为镇咳、祛痰作用，以半夏生品、新老法制品粉末混悬液灌胃，对小鼠氨熏所致咳嗽有不同程度的抑制作用[4]。另有学者[5]实验证明，大鼠腹腔注射半夏水煎剂 30 mL/kg，可明显抑制硝酸毛果芸香碱 5 mg/kg 对唾液的分泌作用。

3. 对神经系统的抑制作用

鼠腹腔注射对自主活动有明显影响，15 g/kg 或 30 g/kg 可显著增加阈下剂量戊巴比妥钠的睡眠率，并有延长戊巴比妥钠睡眠时间的趋势[6]。

4. 对消化系统的作用

主要为镇吐[7]、镇痛[8]、抗腹泻[9]、抗溃疡[10]作用。

5. 对心血管系统的作用[11]

6. 抗早孕作用[12]

7. 致突变的作用[13]

8. 抗血栓形成的作用[14]

9. 抗肿瘤作用[15]

用法用量 内服一般炮制后使用，3~9 g。外用适量，磨汁涂或研末以酒调敷患处。

临床应用

1. 损伤性闭合性气胸

采用半夏配苏子、陈皮、五味子等，每日 1 剂。治疗 15 例，结果治愈 13 例，无效 2 例[16]。

2. 治疗萎缩性胃炎

采用延年半夏汤（半夏、炙鳖甲、柴胡、索罗子、青皮、桔梗、枳实、槟榔）治疗肝胃不和为主的萎缩性胃炎 42 例中，痊愈 4 例，显效 18 例，有效 20 例，总有效率达 100%[17]。

3. 治疗老年性痴呆

采用四七汤（制半夏、茯苓、石菖蒲、枳实、郁金等）加味治疗老年性痴呆 30 例，比对照组服用脑复新疗效显著，对老年痴呆、中风合并痴呆有良好的治疗作用[18]。

4. 治疗缺血性中风

采用化痰通络汤（清半夏、生白术、天麻、胆南星、丹参、香附、酒大黄等）治疗缺血性中风 46 例，总有效率 95.6%[19]。

5. 治疗癫痫

采用鲜半夏浸入冷水中半个月，每日换水 1 次，去除上浮之泡沫，然后置砂锅内煮沸。立即取出以冷水冲洗淘净，连续煮沸 3 次，晒干研末后装入胶囊，共治疗 12 例，痊愈 5 例，显效 5 例，无效 2 例。

6. 治疗肾病综合征

采用半夏竹茹汤（半夏、竹茹、茯苓、陈皮、枳壳、佩兰、虎杖、益母草、崩大碗、丹参、蚕砂）内服配合中药灌肠治疗肾病综合征 62 例，总有效率 85.8%[20]。

7. 治疗产后尿潴留

将生半夏及大蒜 2 瓣，加水少许，敷于脐中及关元穴，治疗 11 例，结果均获治愈，其中治疗 1 次痊愈者 7 例。

8. 治疗女性肥胖闭经

采用祛痰化瘀软坚汤治疗女性肥胖闭经 52 例，总有效率 88.5%[21]。

9. 治疗突发性音哑

用制半夏 15 g，加水 400 mL 煎 20 min 去渣，加苦酒（醋）20 mL，待半冷时再加鸡子清 2 个，搅匀，徐徐含咽，每日 1 剂。治疗痰火互结，咽部充血水肿之实证失音患者 33 例，服药 2 ~ 3 天痊愈。

10. 预防造影剂不良反应

半夏 250 g，生姜 250 g，加水 5 000 mL，文火煎 1 小时，煎成 2 500 mL，供 25 个患者服用[22]。

常用制剂 常用经典组方：半夏白术天麻汤源自《医学心悟》，可健脾祛湿，化痰熄风。临床上常用于梅尼埃病眩晕，急性脑血管病等。半夏泻心汤出自张仲景《伤寒论》，为治痞证要方。功用和胃降逆，开结散痞，调和肠胃，是临床治疗脾虚湿热型"心下痞""胃脘痛"等消化道疾患的主要方剂之一[23]。

不良反应 半夏的急性中毒症状主要由半夏的刺激性作用引起，中毒后会口舌麻木、咽喉干燥、胃部不适等，继而出现喉舌肿胀、灼痛充血、流涎、呼吸迟缓、声音嘶哑、言语不清、吞咽困难、剧烈呕吐、腹痛腹泻、头痛发热、出汗心悸、面色苍白、脉弱无力、呼吸不规则等，严重者出现抽搐、喉部痉挛症状，最后可因呼吸麻痹而死亡。半夏超量服用或长期服用可引起慢性中毒，引起肾脏代偿性增大，其他中毒的靶器官主要是肝、肠，病理学检查未见明显病理形态学改变。此外，半夏对妊娠大鼠和胚胎均有显著的毒性[24]。

❖ 参考文献

[1] 杜贵友，方文贤. 有毒中药现代研究与合理应用 [M]. 北京：中国中医药出版社，2000：413.

[2] 沈雅琴. 半夏的抗腹泻和抗炎作用 [J]. 中药药理与临床，1998，14（2）：29.

[3] 李仪奎. 中药药理学 [M]. 北京：中国中医药出版社，1992：157.

[4] 刘继林. 水半夏与半夏部分药理作用的对比研究 [J]. 都中医学院学报，1989，12（2）：41.

[5] 郑虎占. 中药现代研究与应用 [M]. 北京：学苑出版社，1997：1670.

[6] 沈雅琴，张明发. 半夏的镇痛抗溃疡和抗血栓作用的形成 [J]. 中国生化药物杂志，1998，19（3）：141.

[7] 单靖珊，李军霞，闫彩珍，等. 复方半夏水提取物药理作用研究 [J]. 中国药师，2010，13（05）：651 – 653.

[8] 沈雅琴. 半夏的抗腹泻和抗炎作用 [J]. 中药药理与临床，1998，14（2）：29.

[9] 刘守义，尤春来，王义明. 半夏抗溃疡作用机理的实验研究 [J]. 辽宁中医杂志，1992，

（10）：42－45.

[10] 刘继林. 水半夏与半夏部分药理作用的对比研究［J］. 成都中医药学院学报，1989，12（2）：41.

[11] 杨守业，何民. 半夏对大白鼠妊娠及胚胎的毒性研究［J］. 中西医结合杂志，1989，9（8）：481－483.

[12] 王华江，扬宝华，吴勃岩，等. 姜半夏的致突变性研究［J］. 癌变·畸变·突变，1993，5（6）：20－22.

[13] 施永蕾，梁子钧，步燕芳，等. 对50种中药体外抗凝血作用的观察［J］. 中草药，1981，12（6）：26－27.

[14] 周金黄. 中药药理学［M］. 上海：上海科技出版社，1986：125－126.

[15] 赵洪普. 半夏治疗气胸临床新用［J］. 中医骨伤科杂志，1986，2（2）：35.

[16] 汤云龙，史恒军，赵建斌. 延年半夏汤加减治疗萎缩性胃炎42例［J］. 人民军医，1993，9：46－47.

[17] 刘积庆. 四七汤加味治疗老年性痴呆30例［J］. 陕西中医，1996，17（3）：112.

[18] 李衍滨. 化痰逐瘀汤治疗缺血性中风30例［J］. 陕西中医，1999，20（11）：504.

[19] 马文玲. 半夏竹茹汤配合中药灌肠治疗肾病综合征62例［J］. 陕西中医，1997，18（14）：151.

[20] 袁泉. 半夏治疗尿潴留新用［J］. 中医杂志，2001，42（2）：75.

[21] 张宽智. 祛痰化瘀软坚汤治疗女性肥胖闭经52例［J］. 陕西中医，1997，18（11）：487.

[22] 鲁西. 脑CT增强扫描应用姜半夏预防造影剂副作用［J］. 中国中西医结合杂志，1992，12（5）：299.

[23] 姜元云. 浅谈半夏泻心汤的临床应用［J］. 陕西中医函授，1997，（5）：18.

[24] 张伯礼，翁维良. 中药不良反应与合理用药［M］. 北京：清华大学出版社，2007：374－376.

侧柏叶

来源 始载于《神农本草经》，为柏科植物侧柏的干燥枝梢和叶[1]。

炮制加工 多在夏、秋二季采收，阴干。采用炒炭法炒至表面黑褐色，内部焦黄色。

性味归经 苦、涩，寒。归肺、肝、脾经。

功效主治 凉血止血，化痰止咳，生发乌发。用于吐血，衄血，咯血，便血，崩漏下血，肺热咳嗽，血热脱发，须发早白[1]。

化学成分

1. 挥发油类

挥发油中主要含有 α-蒎烯、雪松醇、柏木脑、α 侧柏酮、小茴香酮、丁香烯、β-蒎烯、乙酸松油酯、异石竹烯、α-石竹烯等。

2. 黄酮类化合物

侧柏叶黄酮类化合物中有香橙素、槲皮素、槲皮苷、杨梅黄素、山奈酚、扁柏双黄酮、新柳杉双黄酮、穗花杉双黄酮等，其中槲皮苷的含量最高。

3. 鞣质

药理作用

1. 抗病毒及抑菌作用

侧柏叶挥发油对金黄色葡萄球菌、四联球菌、大肠杆菌和产气杆菌都有明显的抑制作用，并且表现出不同程度的剂量依赖关系。侧柏叶挥发油对供试真菌均具有较强的抑菌效果[2]。张庆云等[3]发现侧柏叶的提取物含酚性物质，具有抗念珠菌活性的作用。王国霞[4]对中草药抗 H9N2 亚型禽流感病毒的研究，结果显示，侧柏叶能够直接灭活病毒且能够降低病毒滴度。

2. 抗炎作用

侧柏总黄酮具有较强的抗炎作用，其对中性粒细胞花生四烯酸代谢产物 LTB4、5-HETE 生物合成及 β-葡糖苷酸酶释放的抑制作用可能与其抗炎作用有关[5]。

3. 抗肿瘤作用

分析其原因可能是侧柏叶和种子挥发油成分中还有其他成分具有较高的抗肿瘤活性，且与雪松醇具有协同抗肿瘤活性[6]。

4. 抗疲劳作用

侧柏叶黄酮能显著降低小鼠肝组织中 MDA 的含量，且肝组织中 SOD 含量显著升高，表明侧柏叶黄酮抗疲劳作用有可能是通过降低机体中自由基的产生而实现的[7]。

5. 对毛发生长的影响

侧柏叶清热凉血，为治疗血燥脱发之佳品。

6. 止血作用

除侧柏叶黄酮具有止血的作用外，侧柏叶鞣质亦有收缩微血管和促凝血的作用[6]。

用法用量 6 ~ 12 g。外用适量。

临床应用

侧柏叶被广泛用于治疗各种内出血，胃、十二指肠溃疡出血和便血等，止血效果确切，被视为中医临床止血要药。常用于治疗风湿痹痛、高血压、咳喘烫伤等症[3]。临床对崩漏、百日咳、烧伤等也有较好的疗效[8]。

不良反应 《药性论》：与酒相宜。《本草述》：多食亦能倒胃。

✧ 参考文献

［1］国家药典委员会 . 中华人民共和国药典（一部）［S］. 北京：化学工业出版社，2010：224.

［2］陈兴芬，单承莺，马世宏，等 . 侧柏叶挥发油抑制真菌实验研究［J］. 食品研究与开发，2012，33（6）：198－201.

［3］黄彦，梁志忠，张毅 . 侧柏叶的药理学研究及其在皮肤科的运用［J］. 云南中医中药杂志，2007，28（3）：42－44.

［4］王国霞 . 中草药抗 H9N2 亚型禽流感病毒的研究［D］. 华中农业大学，2005.

［5］陈兴芬 . 侧柏叶化学成分提取及活性功能研究［D］. 南京师范大学，2011.

［6］李伟，刘霞 . 侧柏叶中黄酮的抗疲劳作用研究［J］. 湖北农业科学，2012，51（19）：4342－4344.

［7］陈兴芬，单承莺，马世宏 . 侧柏叶化学成分、生理活性及防脱发功能研究进展［J］. 中国野生植物资源，2010，29（3）：1－5.

［8］曹雨诞，曾祥丽，单鸣秋，等 . 侧柏叶的研究进展［J］. 江苏中医药，2008，40（2）：86－88.

≫ 地 骨 皮 ≪

来 源 本品为茄科植物枸杞或宁夏枸杞，入药用根皮[1]。

炮制加工 春初或秋后采挖根部，洗净，剥取根皮，晒干。

性味归经 甘，寒。归肺、肝、肾经。

功效主治 凉血除蒸，清肺降火。用于阴虚潮热，骨蒸盗汗，肺热咳嗽，咯血，衄血，内热消渴[1]。

化学成分

地骨皮中主要含有生物碱类、有机酸及其酯类、肽类、蒽醌类、黄酮类等。

1. 生物碱类

酚酰胺、环戊烷并吡咯烷型生物碱、莨菪烷型生物碱、甜菜碱、胆碱、色氨酸衍生物等其他类生物碱[2,3]。

2. 有机酸及其酯类

亚油酸、亚麻酸、蜂花酸、肉桂酸、棕榈酸、硬脂酸、油酸、香草酸及具有抗血管紧张素 I 转化酶活性的 9-羟基-10，1-十八碳二烯酸、9-羟基-10，12，15-十八碳三烯酸等。

3. 肽类

枸杞素 A、枸杞素 B。

4. 蒽醌类

2-甲基-1，3，6-三羟基-9，10-蒽醌和 2-甲基-1，3，6-三羟基-9，10-蒽醌-3-O-（6′-O-乙酰基）-α-鼠李糖基（1→2）-β-葡萄糖苷木脂素类。

5. 黄酮类

芹菜素、蒙花苷[4]。

药理作用

1. 抑菌作用

地骨皮的乙醇提取物（尤其是其中的黄酮类化合物）对金黄色葡萄球菌、表皮葡萄球菌、白色念珠菌、大肠杆菌等 12 种供试菌均有一定抗菌活性，尤其是对甲型溶血性链球菌、肺炎双球菌、铜绿假单胞菌更为明显[5]。地骨皮的水煎液对皮肤癣菌具有较强的抑制作用[6]。地骨皮的提取物与内毒素的活性中心类脂A（LipidA）有一定的结合活性，可抑制内毒素诱导的 RAW264.7 细胞活化，并对致死剂量热灭活的 E. coil 攻击的小鼠有保护作用[7]。地骨皮的 B、C、D、E 组分对细菌脓毒症的主要病原分子 PGN、CpGDNA 及 lipid 均有较高的活性[8]。

2. 解热镇痛抗炎作用

地骨皮具有明确的促进小鼠烫伤皮肤创面愈合、抑制皮肤炎症反应的作用[9]。地骨皮对皮下注射角叉菜胶所致的大白鼠体温升高都有明显的控制作用，解热作用较强，药效持久，强度可与解热镇痛药阿司匹林相当[10]。地骨皮可明显抑制小鼠扭体反应次数，提高小鼠热致痛及家兔电刺激致痛的痛阈值，具有镇痛作用[11]。

3. 免疫调节作用

地骨皮水煎剂对正常小鼠脾细胞产生白细胞介素-2（IL-2）有抑制作用，对环磷酰胺所致小鼠脾细胞 IL-2 的降低有显著提高增强作用，对硫唑嘌呤所致 IL-2 产生超常呈现抑制作用[12]。

4. 降血糖的作用

地骨皮的有效成分之一牛磺酸对四氧嘧啶糖尿病小鼠有降血糖的作用[13]；灌服地骨皮的水煎剂后，糖尿病小鼠的空腹血糖明显下降，超氧化物歧化酶（SOD）活性明显升高，丙二醛（MDA）水平降低，提示地骨皮的降血糖作用与抑制体内氧自由基的产生、增强抗氧化的能力、加速自由基的清除有关[14]。

5. 抗自由基作用

地骨皮的水提取液对超氧自由基有一定的清除作用，尤其是在其质量浓度为 3.3 mg/mL 时，对超氧自由基有明显的清除作用[15]。

6. 调血脂作用

地骨皮浸膏按每日灌服 10 g/kg（生药），连续 3 周，可使实验性兔血清总胆固醇含量下降 36.9%，与对照组相比有显著差别，对甘油三酯含量影响不大，对肝脏脂肪含量则无明显影响[3]。

7. 其他药理作用

地骨皮中所含有的褪黑色素可通过改变生物节律，有效地促进生理性睡眠冲动，改善睡眠质量[17]。此外，地骨皮注射液能显著兴奋未孕大鼠与小鼠的离体子宫，加强其收缩功能，具有潜在的抗生育作用[3]。

用法用量 煎服，6～15 g。

临床应用

1. 治疗发热

以单味地骨皮饮治疗功能性低热[18]，临床中使用银柴胡、地骨皮、胡黄连、鳖甲、生地等药，治疗外科术后持续性发热，效果佳[19]。

外用治疗疮疡表面[20]或者用生地骨皮炒成黄色地骨皮磨成粉治疗一次性溃疡及化脓性溃疡[21]，其效果颇佳。

2. 治疗咳嗽

地骨皮、苏子、苏梗、桑白皮、生甘草、桔梗等配伍使用，此方具有清肺化痰、下气平喘止咳之功效[22]。

3. 治疗皮肤病

地骨皮 50 g，徐长卿 15 g 煎服治疗慢性荨麻疹、过敏性紫癜以及接触性皮炎[23]。

常用制剂

1. 复童康合剂

功能主治：该制剂对幼女性早熟，初见乳有硬结，触之疼痛，有良好的散结止痛作用。

2. 山地柏搽剂

功能主治：具有清火凉血、散瘀消肿的功效，用于杨梅状血管瘤及混合瘤病变有较好的疗效。

3. 糖渴清片

功能主治：具有滋阴补气、清热化瘀之功效。用于治疗非胰岛素依赖型糖尿病。

4. 连黄口服液

功能主治：具有清热燥湿、泻火解毒、止咳平喘的功用。主要用于治疗外感风热引起的发热头痛、目眩、咽喉疼痛等症。

5. 糖宁片

功能主治：具有益气养阴、健脾温肾、活血祛浊等功效。用于治疗非胰岛素依赖型糖尿病。

6. 甘露消渴胶囊

功能主治：具有降低血糖、改善血脂代谢、滋阴补肾、健脾生津的功效，目前普遍用于非胰岛素依赖型糖尿病。

7. 小儿清解颗粒

功能主治：除瘟解毒，清热。用于小儿外感风热或时疫感冒引起的高热不退，汗出热不解，烦躁口渴，咽喉肿痛，肢酸体倦。

8. 妇乐颗粒

功能主治：具有滋阴清热功能，用于治疗更年期综合征阴虚内热证。

9. 苦丁降压液

功能主治：具有清肝熄风，涤痰利湿，活血通络，滋补肝肾等作用，适用于肝肾亏虚，痰湿瘀血内阻型高血压病。

不良反应 未见报道。

✿ 参考文献

[1] 国家药典委员会. 中华人民共和国药典（一部）[S]. 北京：化学工业出版社，2010：115.

[2] LEE D G, PARK Y, KIM M R, et al. Anti-fungal effects of phenolic amindes isolated from the root bark ofLycium chinese [J]. Biotechnol Lett, 2004, 26 (14): 1125-1130.

[3] 郑军义，赵万州. 地骨皮的化学与药理研究进展 [J]. 海峡药学，2008，20 (5): 62-65.

[4] 魏秀丽，梁敬钰. 地骨皮化学成分研究 [J]. 中草药，2003，34 (7): 580-581.

[5] 杨凤琴，陈少平，马学琴. 地骨皮的醇提取物及体外抑菌活性研究 [J]. 宁夏医学杂志，2007，29 (9): 787-789.

[6] 邱莹，于腾. 20 味中药及其成分复方抗真菌试验研究 [J]. 济宁医学院医学报，2007，30 (3): 237-238.

[7] 付建锋，曹红卫，龙宇鹏，等. 地骨皮提取物 CL-5 拮抗内毒素的试验研究 [J]. 创伤外科杂志，2008，10 (3): 260-263.

[8] 龙宇鹏. 拮抗细菌主要病原分子中药的筛选及地骨皮抗炎组分的制备与活性研究 [J]. 第三军医大学西南医院综合实验研究中心，硕士学位论文. 2007，5.

[9] 李志勇，刘洪超，周凤琴. 地骨皮治疗小鼠皮肤烫伤的药效学研究 [J]. 中药材，2011，34 (8): 1266-1270.

[10] 黄小红，周兴旺，王强. 3 种地骨皮类生药对白鼠的解热和降血糖作用 [J]. 福建农业大学学报，2000，29 (2): 292-231.

[11] 卫琮玲，阎杏莲，柏李. 地骨皮的镇痛作用 [J]. 中草药，2000，31 (9): 688.

[12] 熊晓玲，李文. 部分扶正固本中药对小鼠脾细胞 IL-2 产生的双向调节作用 [J]. 中国实验临床免疫学杂志，1991，3 (4): 37-40.

[13] 魏智清，于洪川，樊瑞军．地骨皮降血糖有效成分的初步研究 ［J］．时珍国医国药，2009，20（4）：848-850.

[14] 卫琼玲，石渊渊，任艳彩，等．地骨皮的降血糖机制研究 ［J］．中草药，2005，36（7）：1050-1052.

[15] 陈忻，周建平，李玉红．大黄等中药抗自由基损伤研究 ［J］．北京中医，1995（5）：48-49.

[17] WATANABE H，KOBAVASHI T，TOMII M. Effects of Kampoherbal medicine on plasma melatonin concentrarion in pations ［J］. Am J Chin Med，2002，30（1）：65.

[18] 赵新泉．单味地骨皮饮治疗功能性发热 ［J］．医学创新研，2007，4（23）：30.

[19] 王少波，史国号，黄桂林．清骨散加减治疗外科术后持续性发热 ［J］．湖北中医杂志，2011，33（11）：53.

[20] 徐建华．单味地骨皮治疗疮疡 ［J］．山东中医杂志，1996，15（4）：185.

[21] 孟祥文．地骨皮治疗化脓性溃疡30例 ［J］．中医外治杂志，1996，（3）：22.

[22] 吴鬲镗，李守然，米逸颖．米逸颖治疗肺癌的临床经验 ［J］．北京中医药，2011，30（10）：744-746.

[23] 曹静，王淑华．不同剂量地骨皮的药理作用及应用 ［J］．临床和实验医学杂志，2002，1（4）：262-263.

红 花

来源 始载于《图经本草》。为菊科植物红花的干燥花，别名草红花。

炮制加工 5~6月当花瓣由黄变红时采摘管状花，拣净杂质，除去茎叶、蒂头，晒干、阴干或烘干。

性味归经 辛、温。归心、肝经。

功效主治 活血通经、散瘀止痛。用于经闭、痛经，恶露不行，癥瘕痞块，胸痹心痛，瘀滞腹痛，胸胁刺痛，跌扑损伤，疮疡肿痛。

化学成分

1. 黄酮类化合物

（1）查尔酮类

红花黄色素、红花黄色素 A、红花黄色素 B、红花黄色素 C、羟基红花黄色素 A、红花红色素。

（2）其他黄酮类

6-羟基山奈酚-3-O-葡萄糖苷、山奈酚-3-O-葡萄糖苷、山奈酚-3-O-芸香糖苷、6-羟基山奈酚-7-O-葡萄糖苷、山奈素、山奈酚、槲皮素、6-羟基山奈酚、黄芩苷、槲皮素苷、山奈酚-3-芸香糖苷和芦丁、槲皮树-3-葡萄糖苷、槲皮素-6-葡萄糖苷、杨梅素、芹黄素、木犀草素、木犀草素-7-O-β-D-葡萄糖苷。

2. 脂肪酸

棕榈酸、肉豆蔻酸、月桂酸、二棕榈酸、油酸、亚油酸等。

3. 其他

包括多炔类、甾体类、挥发油、红花多糖及微量元素等。

药理作用

1. 对心血管系统的作用

红花有轻度兴奋心脏、降低冠脉阻力、增加冠脉血流量和心肌营养性血流量的作用，扩张冠状动脉、改善心肌缺血。红花对实验性心肌缺血、心肌梗死或心律失常等动物模型均有不同程度的对抗作用，可使心肌缺血程度减轻、范围缩小，心率减慢，尤其对梗死区的边缘有明显的保护作用；能增加冠状动脉血流量和降低冠状动脉阻力，增加心肌营养性血流量。红花注射液亦有明显的扩张血管作用。

2. 对血液系统的作用

红花有降低冠脉阻力、增加冠脉流量和心肌营养性血流量的作用，可改善微循环，使哮喘大鼠气管的微血管增粗、流速加快、流态恢复正常[1]。郑为超等[2]指出红花能阻止血栓进一步发展且可逐步缓解血栓、降低胆固醇，能较好地改善心肌及脑组织的微循环障碍，起到治疗冠状动脉粥样硬化性心脏病及脑血栓的作用。红花水煎剂能抑制血小板聚集，有效成分红花黄色素亦能抑制血小板聚集[3]，显著提高血浆纤溶酶原激活剂的活性，使局部血栓溶解，从而起到治疗心脑血管疾病的作用。金鸣等[4]实验证明，羟基红花黄色素 A（HSYA）通过抑制血小板活化因子所致血小板黏附、释放及血小板内游离 Ca^{2+} 浓度升高而使血小板活化受到抑制，缓解了血栓形成、炎症反应等病理变化，减轻了血液循环障碍。

3. 对神经系统的作用

药理研究表明，羟基红花黄色素 A（HSYA）有良好的抗脑缺血及神经细胞保护作用，同时 HSYA 能明显降低脑缺血大鼠脑线粒体丙二醛（MDA）含量、升高超氧化物歧化酶（SOD）活性、抑制 Ca^{2+} 过多摄入[5]，红花提取物有 Ca^{2+} 拮抗作用，可防止脑缺血致神经内 Ca^{2+} 浓度超负荷而造成的脑损伤，对神经元细胞有很强的保护作用。

4. 对子宫平滑肌的作用

红花对子宫平滑肌有较强的选择性兴奋作用。红花水煎剂对小白鼠、豚鼠、家兔、狗、猫之离体和在位子宫均有显著作用，使子宫活性能力明显增强。刘仁俊[6]指出这种作用与兴奋子宫平滑肌上 H_1 受体和 α 受体有关，表明红花具有活血通经之效，小剂量可使之发生节律性收缩，大剂量则使其自动收缩加强，甚至痉挛。

5. 抗氧化作用

红花水提液可清除羟自由基，抑制小鼠肝匀浆脂质过氧化，其抗氧化药效可能与这些酚羟基的作用有关[7]。红花注射液能拮抗氧自由基，还能有效地减少 IL-8 的含量，从而阻断 IL-8 与炎症反应及氧自由基之间的恶性循环及连锁反应[8]。HSYA 可清除羟自由基、抑制脂质过氧化反应、保护细胞膜，其抗氧化效应对其活血化瘀的作用具有一定的贡献。

6. 抗肿瘤作用

肿瘤的生长需要血管为之提供营养和排出代谢产物。红花黄色素对血管平滑肌细胞的增殖具有抑制作用[9]，HYSA 能显著抑制鸡胚尿囊膜新生血管的生成，其作用机理之一是通过抑制 bGF、VEGF 及 VEGF-R（flt-1）的 mRNA 表达来实现[10]。

7. 抗炎作用

红花中的长链赤型 6，8-双醇化合物是抗炎活性的主要有效成分。红花中的多种有效成分可影响免疫功能，拮抗血小板活化因子（PAF）受体，提高体内一氧化氮（NO）水平，清除氧自由基，还能拮抗多种炎症因子，有较好的抗炎作用。牛膝、红花均能增大毛细血管的直径和开放数，有抗炎作用，且合用均较单用增强[11]。

8. 其他作用

红花黄色素具有镇痛、镇静、保护神经元等中枢神经系统药理作用，对小鼠热板刺激及醋酸扭体均有抑制作用，对锐痛（热刺痛）及钝痛（化学性刺痛）均有效[12]。红花能解除血管平滑肌的痉挛并增强耐缺氧能力。红花黄色素有显著的耐缺氧、抗疲劳作用，能明显延长动物的存活时间[13]，同时红花黄色素对免疫系统功能具有抑制作用。红花还具有抑癌作用及保护肝脏作用。

用法用量 3～10 g。

临床应用

1. 血滞经闭、痛经，产后瘀滞腹痛

红花辛散温通，为活血祛瘀、通经止痛之要药，是妇产科血瘀病症的常用药，常与当归、川芎、桃仁等相须为用。

2. 冠心病

动物实验表明，红花素能缩小兔实验性心肌梗死的范围与程度，改善损伤及坏死型心电图变化。红花注射液静脉注射能使犬在位心脏冠脉流量增加 60.4%。有人用红花注射液治疗 62 例冠心病患者，心绞痛改善总有效率 76.7%。心电图改善总有效率 65%。

3. 脑栓塞

红花注射液静脉注射治疗脑栓塞，可使肌力恢复时间缩短，症状明显改善。

有人用红花注射液治疗脑栓塞 137 例，总有效率 94.7%。

4. 预防动脉粥样硬化

通过抑制动脉平滑肌细胞增殖抗动脉粥样硬化：血管平滑肌细胞增殖是动脉粥样硬化的基本病理特征，SY 能够通过对抗血管紧张素 Ⅱ、抑制酪氨酸蛋白激酶（TPK）活性、清除氧自由基而预防动脉粥样硬化。

5. 治疗皮肤病和外伤消肿

红花及其制剂对治疗神经性皮炎、牛皮癣、红斑性狼疮、斑秃、瘀滞性皮炎、结节性痒疹、泛发性湿疹均有一定疗效，对瘀滞性皮炎疗效尤为明显。红花浸膏治疗 1~3 度褥疮患者也有较好效果。红花酊剂用于外伤性砸伤和扭伤所引起的皮下充血、肿胀有明显疗效，严重患者敷药后 3~5 天可使充血消失、肿胀减轻，轻者 2~3 天恢复，疗效显著。

常用制剂

1. 红花注射液、红花针剂

临床应用于治疗冠心病、心肌梗死、脑出血、脑血栓、脑梗死等闭塞性心血管疾病及糖尿病、中风等老年疾病。

2. 红花葡萄糖注射液

可治疗非终末端尿毒症。

3. 红花甘草散

治疗注射引起的静脉炎，疗效显著。

不良反应 孕妇忌服。

❖ 参考文献

[1] 魏忠霞. 红花的现代药学研究 [J]. 中国社区医师（医学专业），2010，12（03）：14.

[2] 郑为超，陈铎葆，张雷，等. 红花黄色素对缺血心肌的影响及机制研究 [J]. 中国药理学通报，2005，21（8）：978-980.

[3] 顾洪璋，赵春，施南萍. 中药红花煎剂对血小板聚集功能的影响 [J]. 中国血液流变学杂志，1994，（2）：48.

[4] 金鸣，高子淳，王继峰. 羟基红花黄色素 A 抑制 PAF 诱发的家兔血小板活化的研究 [J]. 北京中医药大学学报，2004，37（9）：696.

[5] 田京伟，傅风华，蒋王林，等. 羟基红花黄色素 A 对脑缺血所致大鼠脑线粒体损伤的保护作用 [J]. 药学学报，2004，39（10）：774.

[6] 刘仁俊. 红花化学成分及药理作用研究 [J]. 中外健康文摘，2011，8（27）：419-420.

[7] 张纪宁，丁善玲，姜媛媛. 红花的化学成分及药理作用研究概况 [J]. 黑龙江科技信息，2009，9：158.

[8] 陈志强，王万强，叶秀云，等. 红花注射液对脑缺血/再灌注损伤家兔血清白细胞介素 IL-

8 的影响 ［J］. 中国急救医学，2005，25（2）：118.

［9］ 陆梁，胡书群，张光毅. 黄色素抑制血管平滑肌细胞增殖与 3 种蛋白激酶的关系 ［J］.
药学学报，2000，35（3）：169.

［10］ 张前，牛欣，闫妍，等. 羟基红花黄色素 A 抑制新生血管形成的机制研究 ［J］. 北京中
医药大学学报，2004，27（3）：25.

［11］ 陈辉，毛小健，毛小平，等. 牛膝与红花配伍的实验研究 ［J］. 云南中医学院学报，
2001，24（1）：9.

［12］ 沈映君，徐秋萍，陈奇，等. 中药药理学 ［M］. 北京：人民卫生出版社，2006：675.

［13］ 金鸣，朴永哲，吴伟. 红花黄色素缓解心肌缺血大鼠心功能下降作用的研究 ［J］. 北京
中医药大学学报，2005，28（2）：43.

厚　朴

来　源　来源于木兰科植物厚朴或凹叶厚朴的干燥皮、树皮和枝皮。

炮制加工　刮去粗皮，洗净，润透，切丝，干燥。

性味归经　苦、辛，温。归脾、胃、肺、大肠经。

功效主治　燥湿消痰，下气除满。用于湿滞伤中，脘痞吐泻，食积气滞，
腹胀便秘，痰饮喘咳[1]。

化学成分

1. 木脂素类

木脂素类成分是厚朴中分离出来的最多的一类化合物，迄今为止已分离出
20 多种木脂素类化合物[2]。从厚朴的乙酸乙酯提取液中分离出三羟基厚朴酚，
三羟基厚朴醛，去氧三羟基厚朴酚，聚厚朴酚甲、丙。其中含量最多同时起主要
药效作用的是厚朴酚及和厚朴酚[3]。

2. 挥发油类成分

李玲玲[4]应用毛细管气象色谱－质谱联用法对厚朴中挥发油进行研究，从中
鉴定出 48 种成分，其中主要成分为桉叶油醇及其异构体，占挥发油总量的
40% ~55%；其次是聚伞花素，占挥发油总量的 10% ~20%。同时鉴定出的还有
香桧烯、D-柠檬烯、桉叶油素、氧化芳樟醇 B、（±）-芳樟醇、萜品烯醇-4、香
芹醇、香芹酮、薄荷酮、丁香酚、甲基丁香酚、乙酸肉桂酯、白菖烯、去氢白菖
烯、雅槛蓝烯、十四烷酸、油酸、十六烷酸和 9，12-十八碳二烯醛等化合物。

3. 生物碱类成分

王洪燕[5]等采用离子交换树脂法对凹叶厚朴中的生物碱进行提取，并用硅胶
柱层析法进行分离纯化，得到 9 个异喹啉类生物碱。

药理作用

1. 抗病毒、抗肿瘤作用

厚朴中的厚朴酚、和厚朴酚及单萜木兰醇是 TPA 诱导 Epstein-Barr 病毒早期抗原（EBV-EA）活化作用的拮抗剂。厚朴的早醇提取物及厚朴酚对体内二期致癌试验引起的小鼠皮肤肿瘤有明显的抑制作用[3]。

2. 抗菌作用

厚朴有较强的抗菌作用，抗菌性质稳定。对金黄色葡萄球菌、肺炎双球菌、大肠杆菌、绿脓杆菌、痢疾杆菌、伤寒杆菌、副伤寒杆菌、霍乱弧菌、变形杆菌、百日咳杆菌、枯草杆菌、溶血性链球菌、炭疽杆菌等均有较强的抑制作用，并对常见致病性皮肤真菌有抑制作用[6]。

3. 抗溃疡作用

厚朴挥发油具有驱风健胃作用，其煎液对家兔、豚鼠、小鼠离体肠管活动低浓度兴奋，高浓度抑制。厚朴生品、姜炙品煎液均可对抗大鼠幽门结扎型溃疡和应激型溃疡，姜炙后抗溃疡作用增强，一般认为其抗应激型溃疡的本质是在中枢抑制的基础上产生的应激反应缓解作用[7]。

4. 抗炎作用

厚朴酚对小鼠体内 A23187 引起的胸膜炎具有很好的抗炎疗效，其抗炎机理可能是厚朴酚是一种环氧酶和脂肪氧化酶的双重酶抑制剂，其抑制效果是通过在炎症位置减少花生酸中间体的形成而实现的[8]。

5. 抗痉挛作用

厚朴乙醚提取物可使握力降低，对士的宁、印防己毒素、戊四唑等药物诱发的痉挛有强烈的抑制作用。

6. 抗氧化

以 DPPH 自由基法、硫巴比妥酸法、$Na_2S_2O_3$-I_2 滴定分析法考察厚朴不同提取物的抗氧化作用，结果显示：所有提取物对 DPPH 自由基均有清除作用，以乙醇提取物活性最高[9]。

临床应用

1. 治慢性咽炎

与半夏、川厚朴、甘草等共同入药，每日 1 剂，2 次水煎服。服药后咽部充血消失，后壁淋巴滤泡增生消退[10]。

2. 防龋

龋病是一种多因素的慢性细菌性疾病，口腔内主要致龋细菌为变形链球菌，厚朴的有效成分为厚朴酚，厚朴酚是抗菌的有效活性成分，对革兰阳性菌、耐酸性菌、丝状真菌有显著的抗菌活性，对变形链球菌有更加显著的抗菌作用[54]。

3. 治疗颈部淋巴结肿大

半夏厚朴汤行气解郁，化痰散结，与夏枯草、连翘、香附共同入药可增强其软坚散结、消炎解毒的功效[12]。

4. 防治炎症及恶性肿瘤

厚朴具有抗氧化作用，可以消除人体有氧代谢中产生的内源性活性氧自由基，阻断过多自由基对人体细胞膜及大分子（如蛋白质、DNA）的损伤，从而防止炎症和恶性肿瘤的发生。

❖ 参考文献

［1］国家药典委员会. 中华人民共和国药典（一部）［S］. 北京：化学工业出版社，2010：235.

［2］殷帅文，何旭梅，郎锋祥，等. 厚朴化学成分和药理作用研究概况［J］. 贵州农业科学，2007，35（6）：133－135.

［3］王承南，夏传格. 厚朴药理作用及综合利用研究进展［J］. 经济林研究，2003，21（3）：80－81.

［4］李玲玲. 厚朴挥发油化学成分研究［J］. 中草药，2001，32（8）：686－687.

［5］王洪燕，周先礼，黄帅，等. 凹叶厚朴中生物碱成分的研究［J］. 华西药学杂志，2007，22（1）：30－33.

［6］陈笈，王伯初. 厚朴的药理研究进展［J］. 重庆大学学报（自然科学版），2005，28（9）：136－139.

［7］张永太，吴皓. 厚朴药理学研究进展［J］. 中国中医药信息杂志，2005，12（5）：96－98.

［8］WANG J P，HO T F，CHANG L C，et al. anti-inflammatroy effect of magnolol，isolated from magnolia of ficinalis on A23187-induced pleurisy in mice［J］. J Pharm Pharmacol，1995，47（10）：857－860.

［9］MENG J，HU Y F，HU B，et al. Study on antioxidant effect of Magnolia officinalis［J］. Zhongguo Youzhi，2000，25（4）：30－32.

［10］毛智荣. 厚朴、半夏汤加减治疗慢性咽炎96例［J］. 江西中医药，2001，32（1）：33.

［11］景向东，王改玲. 厚朴防龋作用浅析［J］. 新中医，2000，32（12）：50.

［12］李志亮，宋聚栋. 半夏厚朴汤临床新用［J］. 现代中西医结合杂志，2000，（14）：1373.

❯❯ 姜 黄 ❮❮

来 源 始载于《唐本草》。为姜科植物姜黄的干燥根茎。又名黄姜、毛姜黄、宝鼎香、黄丝郁金。冬季茎叶枯萎时采挖，洗净，煮或蒸至透心，晒干，除去须根。

炮制加工 除去杂质，略泡，洗净，润透，切厚片，晒干[1]。

性味归经 辛、苦，温。归脾、肝经。

功效主治 破血行气，通经止痛。用于胸胁刺痛，闭经，癥瘕，风湿肩臂疼痛，跌扑肿痛。

化学成分

1. 姜黄素类化合物

姜黄素，对-二羟基二桂皮酰甲烷，即双去甲氧基姜黄素；对-羟基桂皮酰阿魏酰基甲烷，即去甲氧基姜黄素；二氢姜黄素。

2. 倍半萜类化合物

姜黄新酮，姜黄酮醇A、B，大牻牛儿酮-13醛，4-羟基甜没药-2，10-二烯-9-酮，4-甲氧基-5-羟基甜没药-2，10-二烯-9-酮，2，5-二羟基-甜没药-3，10-二烯，原莪术二醇，莪述双环烯酮，去氢莪述二酮，（4S，5S）-大牻牛儿酮-4，5-环氧化物，α-姜黄酮，甜没药姜黄醇，莪述烯醇，异原莪述烯醇，莪述奥酮二醇，原莪述烯醇，表原莪述烯醇，4，5-二羟基-甜没药-2，10-二烯。挥发油（4.2%），其主要成分有姜黄酮，芳香-姜黄酮，姜黄烯，大牻牛儿酮，芳-香姜黄烯，桉叶素，松油烯，莪术醇，莪述呋喃烯酮，莪述二酮，α-蒎烯，β-蒎烯，柠檬烯，芳樟醇，丁香烯，龙脑等。

3. 酸性多糖

姜黄多糖A、B、C、D。

4. 甾醇类

菜油甾醇，豆甾醇，β-谷甾醇，胆甾醇等。

5. 微量元素

金属元素钾、钠、镁、钙、锰、铁、铜、锌等多种微量元素。

此外还含有脂肪酸、单烯酸及二烯酸等。

药理作用

1. 抗病原微生物作用

体外试验，姜黄素百分之一浓度时，对细球菌有抑制作用。挥发油有强力抗真菌作用。姜黄能延长接种病毒小鼠的生存时间。姜黄素具有抗人类免疫缺陷病毒（HIV）活性[2]，主要通过抑制HIV长末端重复序列活性、抑制病毒复制的相关酶（逆转录酶、蛋白酶和HIV-1整合酶）及对细胞因子的影响，进一步证实其能抑制HIV-1整合酶的蛋白复制，对HIV-1和HIV-2具有抑制作用。

Hergenhahn等[3]报道姜黄素通过抑制BZLF1基因的转录而达到抑制EB病毒的效果。同时，Ranjan等[4]报道，环孢菌素是器官移植中常用的免疫抑制剂，但它能增强EB病毒引起的器官移植后淋巴细胞增长的紊乱，产生永生型B细胞，姜黄素能阻断环孢菌素A和过氧化氢产生永生型B细胞，并呈现剂量依赖性，20 μmol/L浓度时能抑制永生型B细胞产生。

2. 抗菌、抗炎作用

炎症是个复杂过程，是由细胞感染或组织损伤引发的一系列连锁反应最终导致某些慢性疾病快速发展。在急慢性炎症中，姜黄素在体内能起到很好的防护作用[5]。炎症发生时姜黄素可以抑制能够产生活性氧簇酶类的活性，如脂肪氧化酶（LOX）、环氧化酶（COX）、黄嘌呤脱氢酶和诱导型一氧化氮合酶（iNOS）[6]。

姜黄素能抑制皮肤炎症和相关 c-Fos、c-Jun 基因的表达以及过氧化氢的形成。鉴于姜黄素的抗炎特性，可以用于治疗各种因炎症引起的疾病，近年来其在自身免疫性疾病方面的治疗研究颇受关注[7]。

姜黄素对急性、亚急性和慢性炎症具有抗炎作用。1984 年姜黄素作为有效的非甾体消炎药进入Ⅱ期临床试验阶段，对 18 个风湿性关节炎和骨关节炎患者做短期、双盲、交叉试验，显示了令人满意的结果[8]。

3. 抗氧化作用和清除自由基作用

氧化作用每时每刻都影响着生物体内病理生理过程，不仅外源性氧化剂可以引起细胞内活性氧（ROS）的堆积，在细胞本身的有氧代谢过程中亦有 ROS 产生。体内自由基累积过多时，ROS 对细胞具有高度毒性，超氧化物和过氧化物与金属离子反应又能促进其他基团的产生，尤其羟基的产生。羟基能与细胞的所有成分反应，包括类脂膜、DNA 和蛋白[9]。近几年国外学者对姜黄素抗氧化作用研究较多，发现姜黄素及其衍生物是一种新型抗氧化剂，具有抑制金属离子 Fe^{2+}、Cu^{2+} 诱导脂质过氧化、抑制细胞氧化修饰低密度脂蛋白和保护 DNA 免受过氧化脂质损伤等作用。

姜黄素虽能保护生物膜免受氧化应激的损伤，但姜黄素有时却表现出促氧化作用。Sandur 等[10]报道姜黄素这种双向作用是由浓度调控的，从而使姜黄素的效应能在抗氧化和促氧化之间相互转换。Hatcher 等[11]也指出姜黄素是一个自由基清除剂和氢供体，显示出了亲氧化剂和抗氧化剂双重活性。

4. 免疫调节作用

李新建等[12]探讨了姜黄素对小鼠免疫功能的调节作用及其可能机制。在实验研究中显示，姜黄素在 0 ~ 6.25 μmol/L 时能够显著上调 ConA 诱导的 T 淋巴细胞增殖，6.25 μmol/L 时达到高峰；在 12.5 μmol/L 后就开始逐步减弱，到 100 μmol/L时几乎完全抑制；在该实验中也显示姜黄素在 12.5 ~ 200 μmol/L 范围能够明显地抑制 NF-κB 的活化。证实姜黄素具有调节机体免疫功能的作用，且与剂量相关，可能的机制与抑制 NF-κB 的活性有关。

5. 抗肿瘤作用

1985 年印度的 Kuttan 等[13]首次提出姜黄和姜黄素具有抗肿瘤作用的可能性。自此以后，众多学者对姜黄素抗肿瘤作用及其机制做了大量的研究，证实姜黄素可以抑制多种肿瘤细胞系的生长。姜黄素的抑瘤作用机制普遍认为可能与诱导肿瘤细胞凋亡有关，它通过调控抑癌基因、癌基因及其蛋白的表达，诱导细胞周期停滞及调控细胞凋亡信号等途径实现。研究表明，姜黄素可抑制体内外多种肿瘤细胞的产生、增殖和转移，在防治肿瘤方面具有明显的作用。

姜黄素可以抑制多种肿瘤细胞系的生长，预防化学性和放射性诱导的肺癌、食管癌、胃癌、肝癌、大肠癌、胰腺癌和乳腺癌等多种肿瘤的形成，美国国立肿瘤研究所已将其列为第三代癌化学预防药[14]。研究表明，姜黄素可明显抑制MCF-7人乳腺癌细胞[15]、Ehrlich 腹水瘤细胞 IS-CC-25[16]、人口腔鳞状细胞癌细胞[17]、人结肠癌细胞 Co-lo320[18]、UMUC 人膀胱癌细胞[19]等多种肿瘤细胞的增殖。从体外、体内、临床前和临床研究证明姜黄素能够有效预防和治疗癌症。

6. 对心脏功能的作用

姜黄素在保护心肌、抑制血管重构及抗动脉粥样硬化方面也有一定疗效。姜黄素能抑制 Na^+-K^+-ATP 酶活性、抑制 MMP-9 表达和抗炎、抗氧化作用，还可以增加肌质网 Ca^{2+}-ATP 酶（钙依赖性 ATP 酶，即钙泵）的活性，从而起到发挥正性肌力、改善心室重构、改善心功能等作用。与其他治疗心力衰竭的药物相比，姜黄素具有更多的药理作用[20]。此外，血管平滑肌细胞的迁移、增殖以及胶原的合成是心血管疾病发病机制的主要方面。姜黄素可以通过抑制血小板源性生长因子（PDGF）的信号传导，减少 PDGF 受体磷酸化，抑制其与受体结合，阻滞 PDGF 所诱导的血管平滑肌细胞再生[21]。同时也有研究表明，小剂量的姜黄素可以通过非脂类代谢途径治疗动脉粥样硬化[22]。

7. 抗肝损伤及纤维化作用

肝纤维化是多种病因所致慢性肝病的共同病理过程，如不及时控制最终将发展为肝硬化，目前尚无有效的抗肝纤维化的药物。大量研究证实，姜黄素可通过多种途径发挥抗肝纤维化作用。姜黄素有抗炎、抗脂质过氧化作用，保护肝细胞免受损伤。刘永刚等[33]研究表明姜黄素在体内、体外对 CCl_4 造成的肝损伤具有明显的保护作用，可以明显降低 CCl_4 损伤所致原代培养的大鼠 ALT、LDH、丙二醛（MDA）水平，提高超氧化物歧化酶（SOD）、谷胱甘肽过氧化物酶（GSH-PX）的水平，从而减轻氧自由基对机体细胞的攻击，提高机体清除自由基的能力[23]。

8. 肾功能方面的作用

姜黄素在抗肾损伤，保护肾功能方面也能起到一定的作用。研究表明，姜黄素可通过显著的抗氧化活性和良好的血流动力学效应减缓环孢霉素 A（CsA）对肾脏产生的毒性作用，减轻肾功能障碍，提高经 CsA 处理的大鼠体内抗氧化物酶的水平，恢复肾脏的形态学改变[24]。

9. 其他作用

姜黄素可以拮抗多种诱发糖尿病微血管并发症的因素，而且对糖尿病微血管并发症的靶器官有保护作用；姜黄素与青蒿素合用可增强抗疟效果；具有降血浆总胆固醇、β-脂蛋白和甘油三酯，增加纤溶活性等作用。

用法用量　3～10 g。外用适量。

临床应用

1. 治疗风湿性关节炎

风湿性关节炎（RA）是一种慢性全身性炎症，0.8% 的世界人口患有此病，早期研究表明姜黄素是一种人类抗风湿活性剂。近期研究发现，姜黄素可以抑制关节软骨细胞中 MAPKs AP-1、NF-κB 信号通路来抑制炎症细胞因子和基质金属蛋白酶的活性，从而对风湿性关节炎起到一定的疗效[25]。

2. 治疗炎症性肠道疾病

炎症性肠道疾病（IBD）以肠道克罗恩病和溃疡型大肠炎最为典型。研究也发现姜黄素能够减轻患者的 IBD 临床症状，而作用机制尚不明确[26]。

3. 治疗高脂血症和动脉粥样硬化

姜黄素具有明显降低血脂作用，动物试验证明姜黄素能有效降低血清以及肝脏组织内的总胆固醇和甘油三酯，并增加血浆中的脂代谢相关酶类活性。

4. 治疗心肌缺血、心肌梗死

姜黄素具有较强的抗自由基、抗脂质过氧化和稳定细胞膜活性的作用，并可抑制黄嘌呤脱氢酶向黄嘌呤氧化酶的转化，从而减少自由基的产生，因此可以对缺血心肌起到保护作用，还可以治疗缺血再灌注损伤。

5. 治疗缺血性脑血管病

6. 治疗脑出血

国内外对姜黄素用于脑出血治疗的研究目前还比较少。

7. 治疗 1 型糖尿病

8. 治疗癫痫持续状态

9. 其他

姜黄素是防治眼科一些增殖性疾病的优良天然药物。

常用制剂

1. 姜黄消痤搽剂

具有清热解毒，散风祛湿，活血消肿的功效。用于湿热郁肤所致的粉刺（痤疮）。

2. 四味姜黄汤

清热，利尿。用于尿道炎，尿频，尿急。

3. 姜黄散

子脏久冷，月水不调，以及瘀血凝滞，脐腹刺痛。

4. 葛根姜黄汤

活血行气、化痰利湿、健脾。治疗非酒精性脂肪肝。

5. 姜黄清脂胶囊

活血化瘀。用于瘀血阻络所致的高脂血症。

6. 复方姜黄浸膏

治疗皮肤癣菌病。

不良反应 临床应用本品，尚未见到姜黄引起不良反应的报告。

✧ 参考文献

［1］国家药典委员会. 中华人民共和国药典（一部）［S］. 北京：化学工业出版社，2010：247.

［2］ARAUJO C A C, LEON L L. Biological activities of curcuma longa L［J］. Memnst Oswaldo Cruz, 2001, 96（5）：723 − 728.

［3］HERGENHAHN M, SOTO U, WENINGER A, et al. The chemopre-ventive compound curcumin is an efficient inhibitor of epstein-barr virus BZLF1 transcription in Raji DR-LUC cells［J］. Mol Carcinog, 2002, 33（3）：137 − 145.

［4］RANJAN D, SIQUIJOR A, JOHNSTON T D, et al. The effect of curcumin on human B-cell im-mortalization by epstein-barrvirus［J］. Am Surg, 1998, 64（1）：47 − 51.

［5］MAEZUREK A, HAGER K, KENKLIES M, et al. Lipoic acid as an anti-inflammatory and neu-roprotective treatment for Alzhei-mer's disease［J］. Adv Drug Deliv Rev, 2008, 60（13 − 14）：1463 − 1470.

［6］MENON V P, SUDHEER A R. Antioxidant and anti-inflamatory properties of curcumin［J］. Adv Exp Med Biol, 2007, 595（8）：105 − 125.

［7］余美荣，蒋福升. 姜黄素的研究进展［J］. 中草药，2009，40（5）：828 − 831.

［8］鲍华英，陈荣华. 姜黄素的研究进展［J］. 国外医学儿科学分册，2003，30（5）：254 − 256.

［9］SHARMA R A, GESCHER A J, STEWARD W P. Curcumin：The story so far［J］. Eur J Cancer, 2005, 41（13）：1955 − 196.

［10］SANDUR S K, ICHIKAWA H, PANDEY M K, et al. Role of prooxidants and antioxidants in the anti-inflammatory and apoptotic effects of curcumin（diferuloylmethane）［J］. Free RadBiol Med, 2007, 43（4）：568 − 580.

［11］HATCHER H, PLANALP R, CHO J, et al. Curcumin：Fromancient medicine to current clini-cal trials cell［J］. Cell MolLife Sci, 2008, 65：1631 − 1652.

［12］李新建，刘晓城. 姜黄素调节小鼠免疫功能的实验研究［J］. 中国组织化学与细胞化学杂志，2005，14（2）：132 − 135.

［13］KUTTAN R, KUTTAN G. Inhibition of lung metastasis in mice induced by B16F10 melanoma cells by polyphenolic compounds［J］. CancerLett, 1985, 29：197.

［14］韩锐主编，抗癌药物研究与实验技术［M］. 北京：北京医科大学中国协和医科大学联合出版社，1997，13.

[15] SHAO Z M, SHEN Z Z, LIU C H. Curcumins exerts multiple suppressive effects on human breast carcinoma cells [J]. Int J Cancer, 2002, 98 (2): 234.

[16] PAL S, CHOUDLURI T, CHATTOPADHYAY S, et al. Mechanisms of curcumin induced apoptosis of Ehrlich's ascites carcinoma cells [J]. Biochem Biophys Res Commun, 2001, 288 (3): 658.

[17] ELATTAR T M, VIRJI A S. The inhibitory effect of curcumin, genistein, quercetin and cisplatin on the growth of oral cancer cells in vitro [J]. Anticancer Res, 2000, 20 (3A): 1733.

[18] MORI H, NIWA K, ZHENG Q, et al. Cell proliferation in cancer prevention: effects of preventive agents on estrogen related endometrial carcinogenesis model and on an in vitro model in human colorectal cells [J]. Mutat Res, 2001, 480-481: 201.

[19] SINDHWANI P, HAMPTON J A, BAIG M M, et al. Curcumin prevents intravesical tumor implantation of the MBT-2-tumor cell line in C3H Mice [J]. H Urol, 2001, 166 (4): 149.

[20] 王勇, 高大中. 姜黄素防治心力衰竭的研究现状 [J]. 中国药房, 2007, 18 (33): 2624-2626.

[21] YANG XP, THOAMS P, ZHANG X C, et al. Curcumin inhibits platelet derived growth factor-stimulated vascular smooth muscle cell function and injury-induced neointima formation [J]. Arterioscler Thromb Vasc Biol, 2006, 26 (1): 85-90.

[22] OLSZANECKI R, JAWIEN J, GAJDA M, et al. Effect of curcumin on atherosclerosis in apoE/LDLR-double knockout mice [J]. Physiology and Pharmacology, 2005, 56 (4): 627-635.

[23] 舒建昌, 潘洁. 姜黄素抗肝纤维化作用及其机制的研究进展 [J]. 国际消化病杂志, 2007, 8 (4): 239-241.

[24] TIRKEY N, KAUR G, YIJ G, et al. Curcumin, a diferuloylmethane, attenuates cyclosporine-induced renal dysfunction and oxidative stress in rat kidneys [J]. BMC Pharmacol, 2005, 5: 15-25.

[25] 余美荣, 蒋福升, 丁志山. 姜黄素的研究进展 [J]. 中草药, 2009, 40 (5): 828-831.

[26] HOLT P R, KATZ S, KIRSHOFF R. Curcumin therapy in inflammatory bowel disease, a pilot study [J]. Dig Dis Sci, 2005, 50: 2191-2193.

金钱草

来源 金钱草为报春花科植物过路黄的干燥全草。

炮制加工 除去杂质, 抢水洗, 切段, 干燥。

性味归经 味苦、酸, 微寒。归肝、胆、肾、膀胱经。

功效主治 利湿退黄, 利尿通淋, 解毒消肿。用于湿热黄疸, 胆胀胁痛, 石淋, 热淋, 小便涩痛, 痈肿疔疮, 蛇虫咬伤[1]。

化学成分

1. 黄酮类

金钱草中主要含黄酮类成分[2]。沈联德[3]等对金钱草乙醇提取物进行分离纯化，得到六个黄酮类化合物，分别为槲皮素，槲皮素-3-O-葡萄糖苷，山奈素，山奈素-3-O-半乳糖苷，山奈素-3-O-三糖苷及 3，2′，4′，6′-四羟基-4，3′-二甲氧基查耳酮。赵世萍[4]等也对金钱草的乙醇浸膏进行分离纯化，得到四种黄酮类化合物，分别为山奈酚-3-葡萄糖苷，山奈酚-3-芸香糖苷，鼠李柠檬素-3′，4′-二葡萄糖苷及山奈酚-3-鼠李糖苷-7-鼠李糖基（1→3）鼠李糖苷。王宇杰[5]等用 70% 的乙醇回流提取 3 次，浓缩后用石油醚萃取 3 次，水层上大孔树脂柱，分别用蒸馏水，质量分数 10%、70%、95% 洗脱，最后得到 7 个化合物，分别为山奈酚、山奈酚 3-O-β-D-吡喃葡萄糖苷，山奈酚 3-O-α-L-鼠李糖-（1→6）-β-D-吡喃葡萄糖苷、山奈酚 3-O-α-L-鼠李糖（1→2）-β-D-吡喃葡萄糖苷、槲皮素、β-谷甾醇、胡萝卜苷。

2. 挥发油类

周凌波[6]采用气相色谱 – 质谱分析方法从中药材金钱草的挥发油样品中分离出 48 个色谱峰，鉴定出其中 38 个组分，占挥发油总含量的 86.63%，其中包括 β-蒎烯，正戊基 2-呋喃酮，柏木醇，广藿香醇等。

药理作用

1. 抗结石作用

金钱草中主要药效成分是黄酮，黄酮类成分中羟基及酚羟基可以与尿液中的钙离子络合，降低钙离子的浓度，减少草酸钙的过饱和度，从而抑制草酸钙晶体的生长[7]。

2. 抗炎作用

顾丽贞[8]等通过试验证明，金钱草对组织胺引起的小鼠血管通透性增加、巴豆油所致的小鼠耳部炎症、新鲜蛋清所致的大鼠关节肿胀及棉球肉芽肿均有显著抑制作用。

3. 抗氧化作用

酚羟基结构是黄酮类物质抗氧化作用的主要活性基团，通过形成氢键达到稳定并降低自由基活性的目的，从而产生抗氧化作用[9]。

4. 对免疫系统作用

金钱草对细胞免疫有抑制作用，能增强小鼠巨噬细胞的吞噬功能。金钱草作为脏器移植或自我免疫疾病的免疫抑制剂是有益的[10]。在兔甲状腺颈前肌肉移植试验中，金钱草组可见大部分滤泡完整，间质有少量淋巴细胞浸润、水肿，纤维组织不多，炎性细胞浸润少，与地塞米松组对照，二者皆可对抗兔甲状腺移植的排斥反应[11]。

5. 对体内铅的促排作用

6. 抗血栓作用

7. 抑菌作用

8. 镇痛作用

用法用量 15~60 g。

临床应用

1. 治疗胆结石

金钱草对肝胆结石、肾结石等均有显著作用，在诸多排石方剂中金钱草均为主药，如以金钱草、茵陈、虎杖、丹参等为主药治疗胆囊结石合并胆囊炎患者2例，结果发现服药一周后疼痛明显减轻，服药两周后B超显示强光团变小[12]。

2. 治疗急性黄疸型肝炎

以金钱草、大青叶、茵陈、虎杖等为基础方对黄疸患者进行疗效观察，以症状、黄疸消退时间、肝功能改善等作为疗效评价指标。结果表明治疗急性黄疸型肝炎效果良好[12]。

3. 治疗胆道感染

李家珍[13]用金钱草冲剂对非细菌性胆道感染52例患者进行治疗，结果发现有效40例，总有效率76.9%，无不良反应。

4. 治疗慢性前列腺炎

5. 治疗肾盂积水

6. 治疗肛肠病术后尿潴留

不良反应 偶见接触性皮肤过敏。过敏体质患者应在用药上引起重视。

❖ 参考文献

[1] 国家药典委员会. 中华人民共和国药典（一部）[S]. 北京：化学工业出版社，2010：204.

[2] 刘隽，邹国林. 金钱草的研究进展 [J]. 唐山师范学院学报，2002，24（2）：8-10.

[3] 沈联德，等. 金钱草化学成分的研究 [J]. 华西药学杂志，1988，3（2）：1.

[4] 赵世萍，林平，薛智. 大金钱草化学成分的研究 [J]. 中草药，1988，19（6）：5-8.

[5] 王宇杰，孙启时. 金钱草的化学成分研究 [J]. 中国药物化学杂志，2005，15（6）：357-359.

[6] 周凌波. 金钱草挥发性化学成分分析 [J]. 广西科学院学报，2010，26（3）：221-222.

[7] 王萍，沈玉华，谢安建，等. 金钱草提取液对尿液中草酸钙晶体生长的影响 [J]. 安徽大学学报（自然科学版），2006，30（1）：80-84.

[8] 顾丽贞，等. 四川大金钱草与广金钱草抗炎作用的研究 [J]. 中药通报，1988，13（7）：40.

[9] 董良飞，高云涛，杨益林，等．金钱草提取物体外清除活性氧及抗氧化作用研究 [J]．云南中医中药杂志，2006，27（3）：47–48．

[10] 潘维，周卓．金钱草药用价值及研究 [J]．中国民族民间医药，2010，19（09）：11–12．

[11] 王学，沈文律，谭建三，等．中药对兔移植甲状腺组织结构的保护作用 [J]．中国修复重建外科杂志，1995，9（4）：233–235．

[12] 俞仑青．金钱草的药理作用及临床应用概况 [J]．中国现代药物应用 2011，5（14）：131–132．

[13] 李家珍．中药金钱草冲饮治疗非细菌性胆道感染52例疗效观察的体会 [J]．北京中医杂志，1985，（1）：26．

荆 芥

来　源 本品为唇形科植物荆芥的干燥地上部分。

炮制加工 除去杂质，喷淋清水，洗净，润透，于50℃烘1小时，切段，干燥。

性味归经 辛，微温。归肺、肝经。

功效主治 解表散风，透疹，消疮。用于感冒，头痛，麻疹，风疹，疮疡初起[1]。

化学成分

荆芥所含化学成分种类较多，主要是挥发油类、单萜类、单萜苷类、黄酮类和酚酸类等，其中以挥发油的报道最多。因其分布较广泛，且存在产地、生长环境、采收时间等的差异，故其所含的挥发油的种类和含量也各不相同[2]。《中国药典》（2010年版）中规定荆芥含挥发油不得少于0.60%（mL/g），作为指标性成分的胡薄荷酮（$C_{10}H_{16}O$）在荆芥干燥品中含量不得少于0.020%；荆芥穗挥发油不得少于0.40%（mL/g），胡薄荷酮不得少于0.080%[1]。张援虎[3]等对荆芥的化学成分进行了研究，分离鉴定了8个化合物，其中2，6-二甲氧基苯醌、2α-羟基齐墩果酸首次从荆芥中分离得到。

药理作用

1. 抗炎作用

解宇环等[4]用3种急性非特异性炎症模型研究荆芥挥发油的抗炎作用，发现高、中、低3个剂量组对二甲苯致小鼠耳郭肿胀、小鼠腹腔毛细血管通透性亢进有显著的抑制作用，高和低剂量组对角叉菜胶导致的大鼠足肿胀也有显著抑制作用。

2. 抗病毒作用

倪文澎[5]等对荆芥穗总提取物、荆芥穗水提物和荆芥油的抗甲型流感病毒作用进行了研究，发现荆芥油和荆芥穗总提取物对小鼠甲型流感病毒感染具有一定的预防作用。郝莉萍[6]用荆芥等进行抗流感病毒实验，结果显示，荆芥及其复方有很强的抑制流感病毒 A3 的能力，提示其在预防和治疗上都有一定作用。

3. 解热镇痛作用

张丽等[7]将荆芥内酯制备成荆芥内酯聚乳酸乙醇酸纳米粒（SCH-PLGA-NP）冻干粉末，用于醋酸致痛和酵母致热小鼠模型，结果发现 SCH-PLGA-NP 具有较好的镇痛和解热作用。

4. 抗氧化作用

荆芥甲醇提取物中含有能抑制大鼠脑匀浆脂质过氧化物（LPO）生成的物质，在这些物质中，迷迭香酸相关化合物的作用较强，并在甲酯化后活性增强[8]。

5. 止血作用

6. 发汗作用

用法用量 5~10 g。

临床应用

荆芥为解表、散风主药，长于发汗、解热，能镇痰、祛风、凉血。从古至今，荆芥在流行性感冒，头痛寒热，呕吐，皮肤病，妇科病等疾病中广泛应用[9]。单海军[10]等将柴胡、青蒿、薄荷、连翘、荆芥、牛蒡子、川芎等粉碎煎煮，对小儿外感发热进行药浴，确定出最优治疗方案。梁振利[11]用荆芥特有的清香气浓的味道配合甘草、蒲公英、薄荷油等 15 种中药制成中草药驱蚊液，具有安全性高，无耐药性，驱蚊效果好，消肿止痒、止痛的功效。

❖ 参考文献

[1] 国家药典委员会. 中华人民共和国药典（一部）[S]. 北京：化学工业出版社，2010：216.

[2] 吴婷. 荆芥现代研究概况 [J]. 江苏中医药，2004，25（10）：64-67.

[3] 张援虎，胡峻，石任兵，等. 荆芥化学成分的研究 [J]. 中国中药杂志，2006，31（13）：1118-1119.

[4] 解宇环，沈映君. 荆芥挥发油抗炎作用的实验研究 [J]. 中国民族民间医药，2009，11：1-2.

[5] 倪文澎，朱萱萱，张宗华. 荆芥穗提取物对甲型流感病毒感染小鼠的保护作用 [J]. 中医药学刊，2004，22（6）：1151-1152.

[6] 国家中医药管理局《中华本草》编委会. 中华本草 [M]. 上海：上海科学技术出版社，1998：1675.

[7] 张丽，张敏，孙娥，等. 荆芥内酯聚乳酸乙醇酸纳米粒的抗炎、镇痛及解热作用 [J].

中国药科大学学报，2008，39（5）：433－436.

[8] 周丽娜. 荆芥的化学成分及药理作用研究 [J]. 中医药学刊，2004，22（10）：1935，1945.

[9] 赵立子，魏建和. 中药荆芥最新研究进展 [J]. 中国农学通报，2013，29（04）：39－43.

[10] 单海军，田春贤，任玉梅，等. 影响药浴疗法对小儿外感发热退热效果的因素分析 [J]. 中医学报，2012，27（164）：83－84.

[11] 梁振. 一种中草药驱蚊液 [P]. 中国专利：CN101953763A，2011－01－26.

蔓 荆 子

来　源　为马鞭草科植物单叶蔓荆或蔓荆的干燥成熟果实。

炮制加工　秋季果实成熟时采收，除去杂质，晒干[1]。

性味归经　辛、苦，微寒。归膀胱、肝、胃经。

功效主治　疏散风热，清利头目。用于风热感冒头痛，齿龈肿痛，目赤多泪，目暗不明，头晕目眩。

化学成分

1. 黄酮类

桃苷元、艾香素、毛地黄黄酮、5，3-二羟基-6，7，4′-三甲氧基黄酮、紫花牡荆素、木犀草素、牡荆葡基黄酮、山奈酚 3-O-β-D-吡喃葡萄糖苷、猫眼草酚。

2. 萜类

半日花烷型萜、克罗烷型萜、α-蒎烯、1-乙酰氧基-对-薄荷烷-4（8）-烯、β-水芹烯、1，8-桉油精、桧烯、甲酸芳樟酯、间－聚伞花素、外乙酸冰片、酯松香烷型萜、非半日花烷型萜。

3. 甾类

胡萝卜苷、β-谷甾醇。

此外还有穗花牡荆苷、木脂素等。

药理作用

1. 抗炎、抑菌作用

蔓荆子含紫花牡荆素是其起消炎作用的有效成分，以小鼠腹腔内色素渗出为指标进行毛细管透过性试验，证实其具有抑制腹腔内色素渗出的功效[2]。蔓荆子水煎剂在体外对枯草杆菌、蜡样芽孢杆菌、表皮炎葡萄球菌等均有抑制作用[3]。

2. 抗癌作用

体外培养 Hela 细胞，以蔓荆子醇提物中提取的有效成分艾香素研究对细胞的作用，其机制为艾香素以剂量依赖性方式抑制 Hela 细胞活性并诱导细胞凋亡，呈剂量依赖性[4]；另对木犀草素和半日花烷型二萜进行活性研究，证实二者能够抑制人骨髓白血病细胞 HL-60 的增殖并诱导其凋亡[5]。

3. 镇痛作用

蔓荆子中有效成分紫花牡荆素、木犀草素等黄酮类化合物是止痛的有效成分，药理研究发现，其水煎液、醇浸液均能延长小鼠热板法痛阈潜伏期，且对眶上神经痛、肌肉神经痛以及高血压头痛等均有一定作用[6,7]。

4. 降压作用

麻醉猫静脉注射蔓荆子醇浸液，能引起麻醉猫血压明显下降，并最终导致动物死亡[8]。

5. 祛痰、平喘作用

蔓荆子水煎液或醇浸液对小鼠进行酚红法试验，实验证实有显著祛痰作用；其挥发油灌胃和腹腔注射给药对实验性哮喘均有显著的保护作用[9]。

用法用量 5～10 g。

临床应用

1. 风热感冒，头痛头风

（1）采用蔓荆子、党参、茯苓、紫苏叶等益气固表类中药制成加味香苏散，因具有益气固表、扶正祛邪的功效，治疗体虚感冒疗效显著[10]。

（2）偏头痛：以蔓荆子配合傣药生藤、山奈、孔雀尾等制成药条，具有化湿祛痰，醒脑开窍，辛香走窜等功效，用此药条对百会、印堂、率谷穴进行熏灸，对治疗偏头痛疗效显著[11]；另以柴胡、白芍、防风等配合蔓荆子制成散偏止痛汤水煎剂，每日 1 剂，早晚分服[12]。

2. 鼻窦炎

临床证明，采用由辛夷、藁本、黄芪、蔓荆子等组成的加味辛夷饮为基础方治疗慢性鼻窦炎，有较好的疗效[13]。

3. 各种痹症

临床采用蔓荆子、刺桐皮以及大力王皮等共捣细拌匀后外敷患处，对风湿性关节炎、类风湿性关节炎、项背筋膜炎、肩关节周围炎、痛风、强直性脊柱炎等症状均有不同程度改善，效果良好[14]。

常用制剂

1. 黄连上清丸

用于上焦风热所致的头昏脑涨，牙龈肿痛，口舌生疮，咽喉红肿，耳痛耳鸣，暴发火眼，大便干燥，小便黄赤。

2. 妇科养神丸

疏肝理气，养血活血。用于血虚肝郁所致的月经不调，痛经，经期头痛。

不良反应

无不良反应，孕妇慎用。

❖ 参考文献

[1] 国家药典委员会.中华人民共和国药典（一部）[S].北京：化学工业出版社，
2010：224.

[2] 藤木康雄.蔓荆子的抗炎活性研究 [J].国外医学（中）.中医中药分册，1989，
(6)：33.

[3] 黄敬耀，徐彭，朱家谷，等.牡荆子平喘作用的药理实验研究 [J].江西中医学院学报，
2002，14（4）：13-14.

[4] 杨小红，田莉，曹建国，等.艾香素的提取、分离与体外抗人宫颈癌活性测定.中南药
学，2010，8（8）：568-571.

[5] SINGH V, DAYAL R, BARTLEY J P. Chemical constituents of Vitexnegundo leaves [J]. J
Med Arom Plant Sci, 2003, 25 (1)：94-98.

[6] 曹晖，李富保.蔓荆子炮制的初步研究 [J].中药通报，1988，13（5）：24-26.

[7] 孙蓉，郭长强，高洪常，等.蔓荆子的炮制药学研究 [J].中草药，1997，28（1）：
32-34.

[8] 陈奇，连晓媛，毕明，等.蔓荆子药理作用研究 [J].江西中医药，1991，21（1）：47.

[9] 黄敬耀，徐彭，朱家谷，等.牡荆子平喘作用的药理实验研究 [J].江西中医学院学报，
2002，14（4）：13-14.

[10] 张春.香苏散加味治疗体虚感冒60例 [J].陕西中医，2009，30（4）：405-406.

[11] 思治兰.傣药加灸治疗偏头痛75例 [A].中国民族医药学会等.2005国际傣医药学术
会议论文集 [C].2005：1.

[12] 贾琦，薛志德.散偏止痛汤治疗偏头痛60例 [J].陕西中医，2010，31（11）：1472.

[13] 张超武.加味辛夷饮治疗慢性鼻窦炎75例 [J].四川中医，2006，24（9）：89.

[14] 王庆国，曹泽民，方丽，等.傣药吗碧色配合针灸治疗痹证96例 [J].云南中医学院
学报，2006，29（S1）：128-129.

▶▶ 天 冬 ◀◀

来 源 始载于《神农本草经》。为百合科天门冬属植物天门冬的干燥块根，又名大当门根、天冬。秋、冬二季采挖，洗净，除去茎基和须根，置沸水中煮或蒸至透心，趁热除去外皮，洗净，干燥。以条粗壮、色黄白、半透明者为佳。

炮制加工 取原药材，除去杂质，迅速洗净，闷润12~16 h，切长段（9~15 mm），干燥。

性味归经 甘、苦，寒。归肺、肾经。

功效主治 养阴润燥，清肺生津。用于肺燥干咳，顿咳痰黏，咽干口渴，肠燥便秘。

化学成分

天冬块根含有多种氨基酸成分，主要有天冬酰胺、谷氨酸、缬氨酸、苯丙氨酸、瓜氨酸、丝氨酸、苏氨酸、脯氨酸等 19 种氨基酸。寡糖类成分有新酮糖等 7 种。多糖类成分有天冬多糖 A、B、C、D 等。徐从立等[1]报道，从中药材天冬氯仿提取物中分离得到了 8 种化合物，通过化学分析或波谱测定方法，鉴定为 β-谷甾醇、胡萝卜苷、正-三十二碳酸、棕榈酸、9-二十七碳烯、菝葜皂苷元、薯蓣皂苷元、菝葜皂苷元-3-O-［a-L-吡喃鼠李糖基（1-4）］-β-D-吡喃葡萄糖苷，除 β-谷甾醇外，其余化合物均为首次从天冬中分离得到。沈阳等[2]又从中药材天冬的乙醇提取物中分离得到薯蓣皂苷元-3-O-β-D-吡喃葡萄糖苷、异菝葜皂苷元、26-O-β-D-吡喃葡萄糖基-呋甾-3β，2α，26-三醇-3-O-β-D-吡喃葡萄糖基（1→2）-O-β-D-吡喃葡萄糖苷、26-O-β-D-吡喃葡萄糖基-呋甾-5-烯-3β，2α，26-三醇-3-O-［α-α-吡喃鼠李糖基（1→2）］-［α-α-吡喃鼠李糖基（1→4）］-β-D-吡喃葡萄糖苷、26-O-β-D-吡喃葡萄糖基-呋甾-3β，26-二醇-22-甲氧基-3-O-α-L-吡喃鼠李糖基（1→4）-O-β-D-吡喃葡萄糖苷等化合物。此外，天冬还含有多糖蛋白。

药理作用

1. 抗肿瘤作用

国外研究者已从天冬中分离得到了 10 多种化合物，并发现其中的有效成分对各种癌细胞（人骨肉瘤细胞 HOG. R5、人肺癌细胞 Lu-1 等）有中度细胞毒作用，抑制 50% 癌细胞生长浓度（IC$_{50}$）在 4~12 mg/L[3,4]。我国学者研究也表明，从天冬中提取分离出的菝葜皂苷元-3-O-［a-L-吡喃鼠李糖基（1-4）］-β-D-吡喃葡萄糖苷具有抗肿瘤活性，在浓度为 10.4 mol/L 和 10.6 mol/L 时，对 MDA-MB-468（人乳腺癌细胞株）72 h 的抑制率分别为 99.4% 和 99.3%；同时还发现在浓度为 10.5 mol/L 和 10.6 mol/L 时，对 HL-60（人白血病细胞株）48 h 的抑制率分别为 100% 和 41.9%[5]。另外，薯蓣皂苷元也是天冬的抗肿瘤活性成分，能抑制乳腺癌的生存和增殖[6]。

2. 抗炎作用

李婷欣等[7]对天冬水提取液的抗炎作用进行了研究，结果显示，连续 3 天灌服浓度为 0.8、2.5 和 5.0 g/kg 的天冬水提取液，都可以明显抑制蛋清所致的大鼠足跖肿胀，持续作用时间可在 6 h 以上，其中以 2.5 g/kg 的天冬水提取液作用效果最佳，使急性炎症持续作用时间明显缩短，症状显著减轻。Kim 等[8]研究表明，天冬水提取物浓度依赖性（0.1~1 000 mL）对抗 P 物质增强脂多糖，刺激小鼠星形细胞分泌肿瘤坏死因子（TNF-α）和白介素-1（IL-1），提示天冬水提取物通过促进 IL-1、TNF-α 的分泌而产生抗炎作用。

3. 抗衰老作用

赵玉佳等[9]对天冬水提取液及其纳米型中药对衰老模型小鼠血清中一氧化氮合酶（NOS）、一氧化氮（NO）、肝组织中脂褐素（LPF）的影响进行了研究，发现天冬水提取液及其纳米型中药均能显著增强小鼠血清中的 NO，提高 NO 含量，降低 LPF 含量，且纳米型中药的药效强于天冬水提取液的药效，说明天冬具有抗氧化、延缓衰老的作用。李敏等[10]研究发现，长期服用天冬水提取液高剂量组能延缓小鼠由 D-半乳糖引起的衰老，总多糖提取液高剂量组表现出一定的延缓衰老作用。熊大胜等[11]研究也表明，天冬块根多糖是提高小鼠血浆和肝组织 SOD 活性、降低 MDA 含量的主要因素，是抗氧化、延缓衰老的第一要素。

4. 降血糖作用

俞发荣等[12]将单味中药天冬提取物饲喂患四氧嘧啶糖尿病大鼠，用量分别为 5、10、20 g/kg，连续喂药 20 天后，测定喂药组和模型组的血糖水平，结果：喂药组血糖水平比模型组分别降低了 69.3%、78.8%、92.4%，表明天冬提取物具有明显的改善糖尿病症状、降低高血糖作用。陈红艳等[13]发现天冬降糖胶囊可显著降低血糖，并能对抗四氧嘧啶诱发的各种生化指标变化，说明天冬降糖胶囊具有明显抗试验性糖尿病作用。此外，天冬水提取液还具有镇咳、祛痰及平喘、抗溃疡、抗腹泻、抗血栓形成等作用。

5. 其他作用

研究表明：天门冬具有升高外周血白细胞、增强网状内皮系统吞噬功能，有利于抗体形成、增强体液免疫力等功效。以甲胎球蛋白作抗原免疫家兔的实验中，天冬有延长抗体存在时间的作用。

用法用量 内服：煎汤，6～12 g；熬膏或入丸、散。

临床应用

1. 治疗燥热咳嗽

天冬味甘、苦，性寒，可清肺热、润肺燥，常用于治燥热伤肺，症见干咳无痰或者痰少而黏、脉数，甚则胸痛咯血者[14]。《本草纲目》也记载单用天冬熬膏可以治疗燥热咳嗽。

2. 治疗燥热口渴

天冬滋阴生津而清热，常用于治疗热病后期热退阴伤，症见咽燥、口干渴、舌红少苔、脉细者，可单用或与麦冬同用。若气阴两伤、咽干口渴、气短神疲者，常与人参、干地黄同用，共奏益气养阴生津之功。也为治疗燥热阴虚消渴之佳品，因其主归肺、肾二经，故以治上清、下消尤佳。

3. 治疗乳腺增生

王海萍等[15]报道，用天冬单品 30～50 g，煎服，连服 7～10 天，可以治疗乳腺小叶增生。钟小军等[16]用医院自制天冬合剂治疗乳腺增生 200 例，取得了良好效果。

4. 降血压

吕波等[17]研究发现，单味天冬还具有明显的降压作用。治疗方法是在晚餐后，将天冬 10～20 g 用开水 50 mL 浸泡，1 小时后再加开水 50 mL，啜饮约 80 mL，并慢慢咀嚼一半天冬至睡前咽下；次日清晨将剩余的天冬及浸泡液加开水 50 mL，啜饮，咀嚼剩余的天冬。每日 1 剂，10 日为 1 个疗程。

5. 用于人工流产

张晓丰等[18]发现中药天冬可用于人工流产前进行宫颈软化扩张处理，效果较好，而且使用方便。天冬扩张宫颈的有效率达 90%，由于宫口自然开大，无需强力扩张宫口，避免了机械性扩张所致的损伤，并明显减轻了疼痛，减少了人工流产综合征的发生。

常用制剂

1. 乳安片

理气化瘀，软坚散结。用于乳腺增生、面部色素沉着、子宫肌瘤、卵巢囊肿、痛经、月经不调及乳房萎缩、乳房下垂等属气滞血瘀证者。

2. 消渴平片

益气养阴，清热泻火，益肾缩尿。用于糖尿病。

不良反应

虚寒泄泻及外感风寒致嗽者，皆忌服。

✿ 参考文献

[1] 徐从立，陈海生，谭兴起，等. 中药天冬的化学成分研究 [J]. 天然产物研究与开发，2005，17（2）：128－130.

[2] 沈阳，陈海生，王琼. 天冬化学成分的研究（Ⅱ）[J]. 第二军医大学学报，2007，28（11）：1241－1244.

[3] CORBIERE C, LIAGRE B, BIANCHI A, et al. Different contribution of apoptosis to the anti-proliferative effects of diosgenin and other plant steroids, hecogenin and tigogenin on human1547 osteosarcoma cells [J]. Int J Oncol, 2003, 22（4）：899－905.

[4] LIAGRE B, BERTRAND J, LEGER D Y, et al. Diosgenin, aplantsteroid, induces apoptosis in COX-2 deficient K562 cells with activation of the p38 MAP kinase signalling and inhibition of NF-κB binding [J]. Int J Mol Med, 2005, 16（6）：1095－1101.

[5] ZHANG H J, SYDARA K, TAN G T, MA C, et al. Bioactive constituents from Asparagus Cochinchinensis [J]. J Nat Prod, 2004, 67（2）：194－200.

[6] LI J, LIU X, GUO M, et al. Electrochemical study of breast cancer cells MCF-7 and its applica-

tion in evaluating the effect of diosgenin [J]. Anal Sci, 2005, 21 (5)：561-564.

[7] 李婷欣，李云．天门冬提取液对大鼠的急性和慢性炎症的影响 [J]．现代预防医学，2005，32 (9)：1051-1052.

[8] KIM H, LEE E, LIM T, et al. Inhibitory effect of Asparagus cochinchinensis on tumor necrosis factor-alpha secretion from astrocytes [J]. Int J Immunopharmacol, 1998, 20 (4-5)：153-162.

[9] 赵玉佳，孟祥丽，李秀玲，等．天门冬水提液及其纳米中药对衰老模型小鼠 NOS、NO、LPF 的影响 [J]．中国野生植物资源，2005，24 (3)：49-51.

[10] 李敏，费曜，王家葵．天冬药材药理实验研究 [J]．时珍国医国药，2005，16 (7)：580-582.

[11] 熊大胜，许云香，郭春秋．天冬块根药用成分对小鼠抗氧化延缓衰老的影响 [J]．湖南文理学院学报，2009，21 (4)：41-43.

[12] 俞发荣，连秀珍，郭红云．天门冬提取物对血糖的调节 [J]．中国临床康复，2006，10 (27)：57-59.

[13] 陈红艳，杨新波，王建华，等．天冬降糖胶囊对四氧嘧啶小鼠血液生化指标的影响 [J]．中国中医药信息杂志，2005，12 (11)：22-23.

[14] 罗俊，龙庆德，李诚秀，等．地冬与天冬的镇咳、祛痰及平喘作用比较 [J]．贵阳医学院学报，1998，23 (2)：132-134.

[15] 王海萍，陈雪芬．中药材天门冬的鉴别及其临床应用 [J]．中国现代药物应用，2008，2 (8)：39-40.

[16] 钟小军，李亿忠．天冬合剂治疗乳腺增生病 200 例疗效观察 [J]．云南中医中药杂志，2005，26 (4)：21.

[17] 吕波，刘卫中．天门冬治疗维持性血液透析伴高血压患者 22 例 [J]．光明中医，2004，19 (3)：43-44.

[18] 张晓丰，杨燕．中药天冬在人流中的作用观察 [J]．中医中药，2007，4 (23)：161.

天 南 星

来 源 始载于《本草纲目拾遗》。为天南星科植物天南星、异叶天南星或东北天南星的块茎。天南星主产于河南、河北、四川等地；异叶天南星主产于江苏、浙江等地；东北天南星主产于辽宁、吉林等地。秋、冬二季采挖。

炮制加工 除去须根及外皮，晒干，即生南星；用姜汁、明矾制过，为制南星。

性味归经 苦、辛，温；有毒。归肺、肝、脾经。

功效主治 燥湿化痰，祛风止痉，散结消肿。用于顽痰咳嗽，风痰眩晕，中风痰壅，口眼歪斜，半身不遂，癫痫，惊风，破伤风。生用外治痈肿，蛇虫咬伤。

化学成分

天南星化学成分复杂，其中的生物碱类、氨基酸类、苷类等物质种类繁多，且都已经得到广泛证实，目前又有研究发现更多其他的化学成分。

1. 黄酮类

杜树山等[1]从天南星根茎的乙醇提取物中分离得到 7 个化合物，经理化常数测定和光谱分析鉴定了其中的 6 个化合物，分别为：夏佛托苷、异夏佛托苷、芹菜素-6-C-半乳糖-8-C-阿拉伯糖苷、芹菜素-6-C-半乳糖-8-C-阿拉伯糖苷、芹菜素-6，8-二-C-吡喃葡萄糖苷、芹菜素-6，8-二-C-半乳糖苷，并且均为首次从本属植物中得到。

2. 脂肪酸和甾醇类

近年来，李绪文等[2]采用气相色谱－质谱联机技术从东北天南星根中鉴定出 16 种脂肪酸，其中主要成分为饱和脂肪酸，不饱和脂肪酸如亚油酸、亚麻酸也占有一定比例。杜树山等[3]从天南星乙醇提取物的石油醚部位得到 7 个化合物，经理化常数测定和光谱分析分别鉴定为：三十烷酸、β-谷甾醇、没食子酸乙酯、四十烷烃、胡萝卜苷、没食子酸、二十六烷酸，其中没食子酸乙酯为首次从本属植物中得到。汪晓莉等[4]应用气相色谱－质谱法测定天南星中的脂肪酸类成分，所得 27 种脂肪酸中主要为饱和脂肪酸，占脂肪酸总量的 66.45%，其中以软脂酸（36.06%）和油酸（17.32%）为主；不饱和脂肪酸含量较少，占 33.55%，且主要为亚油酸（32.05%）。

3. 挥发油类

天南星的非挥发性成分研究已有报道[5]，而挥发性成分未见报道。杨嘉等[6]采用水蒸气蒸馏法从天南星植物根茎中提取了挥发油，并用气相色谱－质谱联用系统对天南星根挥发油化学组成进行了定性、定量研究，分析鉴定出天南星块茎中含有间位甲酚、芫荽醇、2-糠基-5-甲基呋喃、苯乙烯、2-烯丙基呋喃、2-呋喃甲醇乙酸酯等 52 种挥发油成分。

4. 凝集素与微量元素

近年来有报道天南星块茎中的凝集素体外具抗肿瘤活性。2005 年，印度学者 Dhuna V 等[7]从 A. tortuosumSchott 中分离纯化了 ATL 凝集素；2006 年，印度学者 KaurM 等[8]从 A. jacquemontiiBlume 中分离到 AJL 凝集素，对多种癌细胞株的增殖有抑制作用。除此之外，天南星中还含有镁、铝、锌、铜、硒、钴、钒等 20 多种微量元素[9]。

药理作用

1. 镇静、镇痛、抗惊厥作用

天南星煎剂有明显的镇静、镇痛作用，并能明显延长戊巴妥钠对小鼠的催眠作用；天南星的复方三生针镇静、镇痛作用明显，镇痛作用小于吗啡，但作用持久，并对戊巴比妥钠的催眠有协同作用[10]；胆南星制品（发酵法、混合蒸馏法）的混悬液灌胃，水浸液腹腔注射，醇提取物腹腔注射小鼠均可增强戊巴比妥钠的催眠作用，混合蒸馏法醇提取物腹腔给药作用较发酵法明显增强[11]。天南星有一定的抗惊厥作用，并因品种及提取方法的不同而不同。抗士的宁的惊厥实验表明，抗惊强度为东北天南星和虎掌南星 > 天南星 > 异叶天南星 > 螃蟹七。小鼠腹腔注射天南星水浸剂 3 g/kg 可明显对抗士的宁、五甲烯四氮唑及咖啡因引起的惊厥；腹腔注射天南星煎剂，能提高兔的电惊厥阈，降低戊四氮、咖啡因和士的宁引起的惊厥及士的宁的死亡率[12]；小鼠口服一把伞南星 60% 乙醇提取物 10.5 g 生药/kg，能对抗戊四唑惊厥[13]；而秦彩玲在实验中对虎掌南星、一把伞南星、天南星进行研究，除小鼠口服一把伞南星 60% 乙醇提取物的 10.5 g 生药/kg 能对抗戊四唑惊厥外，其余各品种无论是口服还是腹腔给药对戊四唑惊厥和士的宁惊厥均未表现出对抗作用[14]。

2. 抗心律失常作用

大鼠口服天南星和一把伞南星的 60% 乙醇提取物，对乌头碱诱发的心律失常有明显的拮抗作用，可延缓心律失常出现的时间和缩短心律失常的持续时间[13]；天南星中生物碱 3，6-二异丙基-2，5-二酮哌嗪对犬离体的心房和乳头肌收缩力及窦房节频率均有抑制作用，其作用随剂量的增强而增强，并能拮抗异丙肾上腺素对心脏的作用，其拮抗作用与普萘洛尔相似，但对冠状动脉血流量及阻力无明显影响[15]。

3. 抗炎、祛痰作用

天南星的复方三生针对组织水肿、炎性渗出及毛细血管通透性增高均有抑制作用，并可通过提高垂体 – 肾上腺系统功能而间接发挥抗炎作用[10]。天南星煎剂给家兔灌胃能显著增加呼吸道黏膜分泌，具有祛痰作用。这是因为天南星中的皂苷对胃黏膜有刺激性，口服可反射性地增加气管、支气管的分泌液。天南星的炮制品无祛痰作用[11]。

4. 抗凝血作用

近年来从天南星中分解得到一种外源性凝集素能凝聚家兔的红细胞。另外，杨中林等[16]在凝血实验中表明，胆南星除外的各南星炮制品的水浸液有延长小鼠凝血时间的显著性作用。从东北天南星中分离得到的凝集素能提高因急性失血而导致贫血的家兔的恢复能力[17]。

5. 抗肿瘤作用

从鲜天南星中提取的 D-甘露醇有抑瘤活性作用。鲜天南星水提取液经醇沉淀后浓缩制剂，体外对 Hela 细胞有抑制作用，对小鼠实验性肿瘤，包括肉瘤 S180、HCA 实体瘤、鳞状上皮型子宫颈癌都有明显抗癌作用[18]。天南星的复方三生针对小鼠 Lewis 肺癌、肝癌、艾氏腹水癌等多种移植性肿瘤有抑制作用，对

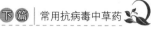

体外培养人胃癌、肺癌及肝癌细胞有杀伤和抑制作用[19]。β-谷甾醇对肉瘤 S180 有明显抑制作用[20]。

6. 其他

另有报道，天南星还有毒性及刺激性[12,21,22]、催吐、泻下等作用[23]。

【用法用量】 煎服，3～10 g，多制用。外用适量。

【临床应用】

1. 肿瘤的治疗

宫颈癌：将天南星制成剂型内服局部用药治疗宫颈癌 105 例，总有效率为 78%，对溃疡型、结节型效果最好[24]。

食管癌：生南星复方治疗不能手术的晚期食管癌吞咽梗阻 73 例，总有效率为 95.8%[24]。

肺癌：含生南星的复方三生针注射液肌注或静脉滴注治疗 166 例原发性肺癌，缓解、稳定率达 67%～70%[25]。

胃癌：生南星复方治疗不能手术的晚期胃癌 30 例，显效 23 例，总有效率为 58.9%[25]。

其他：生南星对颅内肿瘤[26]、恶性淋巴瘤、肉瘤、皮肤鳞癌、鼻咽癌也有效[18]。

2. 冠心病的治疗

胆南星复方治疗冠心病 45 例，心电图显效率为 42.3%，有效率为 38.46%，总有效率为 81.51%[27]；生南星复方治疗劳力性心绞痛、心律失常 50 例，心电图改善率为 30.8%，心绞痛显效率为 38.7%，总有效率为 71%。

3. 癫痫及内耳眩晕病的治疗

生南星复方治疗顽固性癫痫 35 例，治愈 22 例，有效 9 例[28]。生南星治疗内耳眩晕病 5 例，均有一定效果[29]。

4. 其他

对痰喘[30]、肋软管炎、牙周炎[31]、蝮蛇咬伤[32]等也有一定的治疗作用。

【常用制剂】

1. 千金止咳丸

宣肺化痰，止咳平喘。用于风寒咳嗽，痰热内蕴。

2. 骨刺丸

疏风胜湿，散寒通痹，活血通络，消肿止痛。用于损伤后期及骨刺疼痛。风寒湿痹；关节疼痛，身体沉重，肌肉窜痛，或遍身麻木；肩背上肢酸痛麻木，关节活动不利，腰痛，下肢酸麻疼痛，或足跟疼痛，走路加重等症。西医诊断为风湿性关节炎、骨质增生可用本剂。

3. 骨刺消痛胶囊

温经散寒，祛湿除痹，消肿止痉。用于肢体经络为风寒湿热之邪所闭塞，导致气血不通，经络受阻，引起肌肉、关节、筋骨发生疼痛、酸痛、麻木、重着、灼热、屈伸不利、甚至关节肿大变形等。治疗骨质增生、风湿性关节炎、风湿痛、颈椎病、腰椎病、肩周炎、足跟骨刺、坐骨神经痛、类风湿性关节炎、骨性关节炎、颈肩腰腿风湿痛。

不良反应

天南星对皮肤、黏膜均有强刺激性，口嚼生天南星，可使舌、咽、口腔麻木和肿痛，出现黏膜糜烂、音哑、张口困难、甚至呼吸缓慢、窒息等[33]。皮肤接触可致过敏瘙痒，尚有报道长期使用天南星可引起智力发育障碍[34]。

✦ 参考文献

[1] 杜树山，徐艳春. 天南星化学成分研究（2）[J]. 中国药学杂志，2005，40（19）：45.

[2] 李绪文，刘松艳，闫江红，等. 东北天南星根脂肪酸成分的研究 [J]. 白求恩医科大学学报，2000，27（2）：143.

[3] 杜树山，徐艳春，魏璐雪. 天南星化学成分研究（Ⅰ）[J]. 中草药，2003，34（4）：310.

[4] 汪晓莉，王祝举，唐力英，等. 天南星中脂肪酸成分研究 [J]. 中国实验方剂学杂志，2010，16（7）：33.

[5] 汪蕾，张继振. 天南星属植物研究进展 [J]. 延边大学学报（自然科学版），2004，30（1）：66.

[6] 杨嘉，刘文炜，霍昕，等. 天南星挥发性成分研究 [J]. 生物技术，2007，17（5）：53.

[7] DHUNA V，BAINS J S，KAMBOJ S S，et al. Purification and characterization of a lectin from Arisaema tortuosum Schott having in-vitro anticancer activity against human cancer cell lines [J]. Biochem Mol Biol，2005，38（5）：526.

[8] KAUR M，SINGH K，RUP P J，et al. A tuber lectin from Arisaema helleborifolium Schott with anti-insect activity against melon fruit fly，Bactrocera cucurbitae（Coquillett）and anticancer effect on human cancer cell lines [J]. Arch Biochem Biophys，2006，445（1）：156.

[9] 黄泰康，丁志遵，赵宁训. 现代本草纲目（上）[M]. 北京：中国医药科技出版社，2001：372.

[10] 刑蜀林，李谷霞，丁建新，等. 复方三生针的药理研究 [J]. 中药通报，1987，12（9）：47.

[11] 郝炎，吴连英，王孝涛. 胆南星不同炮制品的药效和毒性实验研究 [J]. 中药材，1997，20（9）：459-461.

[12] 中国医学科学院药物研究所. 中药志 [M]. 北京：人民出版社，1982：32.

[13] 毛淑杰，吴连英，程丽萍. 天南星（虎掌南星）生、制品镇静抗惊厥作用比较研究

[J]. 中国中药杂志，1994，19（4）：218－220.

[14] 秦彩玲，胡世林，刘君英，等. 有毒中药天南星的安全性和药理活性的研究 [J]. 中草药，1994，25（10）：527－530.

[15] 王义雄，苗小春. L-缬氨酸酐对血液灌流犬离体窦房节和乳头状肌的作用 [J]. 中国药理学报，1986，7（5）：435－438.

[16] 杨中林. 天南星各种炮制品的药效学初步研究 [J]. 中国药科大学学报，1998，29（5）：342－344.

[17] CHUNG W. A phospholipase A2 inhibiter from Arisaema amurense Max. Var. Serratum Nakai [J]. Arch Pharmacal Res，1995，18（4）：293－294.

[18] 王庆才. 生南星生半夏在肿瘤临床中的应用 [J]. 辽宁中医杂志，1993（03）：37－38.

[19] 曾昭贤，肖逸，张廷华，等. 复方三生针注射液抗癌作用机制的初步研究 [J]. 中药通报，1987，12（11）：45－46.

[20] 季申. GC 测定天南星中 β-谷甾醇的含量 [J]. 中成药，2000，22（2）：160－161.

[21] 秦彩玲，胡世林，刘君英，等. 有毒中药天南星的安全性和药理活性的研究 [J]. 中草药，1994，25（10）：527－530.

[22] 吴连英，程丽萍，毛淑杰，等. 天南星（虎掌南星）生、制品毒性比较研究 [J]. 中国中药杂志，1997，22（2）：90－92.

[23] 秦文娟，孔庆芬，范志同，等. 掌叶半夏化学成分的研究（Ⅰ）[J]. 中草药，1981，12（3）：5－9.

[24] 上海第一医学院. 全国肿瘤工作简报，1972，（17）：8.

[25] 罗本清，侯跃东. 温化扶正治疗后发性肺癌 66 例疗效观察 [J]. 重庆医药，1984，13（5）：35－36.

[26] 刘春安，彭明. 抗癌中草药大辞典 [M]. 湖北：湖北科学技术出版社，1994：145.

[27] 张庆顺，张新娜，王春妮，等. 强力消炎胶囊临床 187 例疗效观察 [J]. 中成药研究，1986，（6）：21－22.

[28] 林武. 胡建华教授治疗顽固性癫痫经验 [J]. 福建中医药，1995，26（4）：3.

[29] 王留顺. 生南星汤治疗内耳眩晕病 [J]. 中医杂志，1988（04）：22.

[30] 吴自强，尤菊松. 天南星在外治法中的应用 [J]. 中医外治杂志，1997（04）：35－36.

[31] 李笔怡. 张士觐临床应用生南星、生半夏 [J]. 上海中医药杂志，1987（06）：30－32.

[32] 贺菊乔. 蛇伤消肿散外敷治疗蝮蛇咬伤 59 例 [J]. 湖南中医学院学报，1994，14（1）：21－22.

[33] 夏丽英. 中药毒性手册 [M]. 赤峰：内蒙古科学技术出版社，2006：72.

[34] 于智敏，王克林，李玉海，等. 常用有毒中药的毒性分析与配伍宜忌 [M]. 北京：科学技术文献出版社，2005：200.

豨莶草

来源　始载于《新修本草》。为菊科植物豨莶、腺梗豨莶或毛梗豨莶的干燥地上部分[1]。

性味归经 辛、苦，寒。归肝、肾经。

功效主治 祛风湿，利关节，解毒。用于风湿痹痛，筋骨无力，腰膝酸软，四肢麻痹，半身不遂，风疹湿疮。

炮制加工 除去杂质，洗净，稍润，切段，干燥。

化学成分

豨莶主要含萜和苷类，如豨莶糖苷、豨莶精醇、异豨莶精醇、豆甾醇、豨莶萜内酯、豨莶萜醛内酯等[2]。

药理作用

1. 抗炎作用

豨莶草生品和炮制品在抗特异性炎症和抗免疫性炎症方面具有明显抑制作用，并显示炮制品有更好的活性[3]。豨莶草可以通过抑制 NO 及 TNF-α 两种途径发挥其抗风湿作用[4]。

2. 抗菌、抗病毒、对免疫系统作用[5]

豨莶草对多种细菌及疟原虫有抑制作用。对金黄色葡萄球菌高度敏感，对大肠杆菌、宋氏痢疾杆菌、绿脓杆菌、伤寒杆菌轻度敏感，对卡他球菌、白色葡萄球菌、肠炎杆菌、猪霍乱杆菌有抑制作用。腺梗豨莶可显著抑制 HIV-I 蛋白酶。水提取物可能通过稳定肥大细胞膜阻止组织胺的释放，起到抑制过敏反应的作用。

3. 抗血栓形成及对肠系膜微循环的影响

静脉注射豨莶草水煎醇沉液对家兔血栓形成有明显抑制作用，作用强度与维脑路通相当。豨莶草液对小鼠肠系膜微循环障碍后恢复有显著促进作用[6]。

4. 其他作用

降压、扩张血管以及抗早孕的作用。

用法用量 内服：煎汤，9~12 g，大剂量 30~60 g；捣汁或入丸、散。外用：适量，捣敷；或研末撒；或煎水熏洗。

临床应用

1. 治疗风湿性关节炎

常规用量 9~12 g。在临床上发现豨莶草小剂量使用祛风除湿疗效较好，而大剂量则活血作用较强。

2. 治疗黄疸型传染性肝炎

与紫草、鱼腥草、金钱草、龙胆草配伍使用，水煎服。

3. 治疗痛风性关节炎

用豨莶草止痛散外敷治疗能够迅速改善症状、体征，这是治疗急性痛风性关节炎比较有效的方法之一，无不良反应[2]。

常用制剂

1. 豨莶丸

用于手足麻木、腰腿疼痛、风湿性关节炎。

2. 复方豨莶草胶囊

能降低血清尿酸水平并对肾损害具有保护作用；治疗反复性痛风性关节炎，治疗急性痛风性关节炎。

3. 豨莶通栓胶囊

活血祛瘀，祛风化痰，舒筋活络，醒脑开窍。用于急性期和恢复期缺血性中风（脑梗死）中经络，脑栓塞，风痰瘀血、痹阻脉络证引起的半身不遂、偏身麻木、口舌歪斜，语言蹇涩等症。

4. 豨莶风湿胶囊

祛风除湿，通络止痛。用于四肢麻痹，腰膝无力，骨节疼痛及风湿性关节炎。

5. 豨莶风湿片

祛风除湿，通络止痛。用于四肢麻痹，腰膝无力，骨节疼痛及风湿性关节炎等。

不良反应

豨莶草对免疫系统及生长发育有抑制作用，孕妇和少年儿童应慎用。

✧ 参考文献

[1] 国家药典委员会. 中华人民共和国药典（一部）[S]. 北京：化学工业出版社，2010.

[2] 张超，吴素香，苏璇，等. 豨莶草 [J]. 安徽医药，2011，15（3）：274－276.

[3] 胡慧华，李小猛，汤鲁霞，等. 豨莶草生品和炮制品抗炎、抗风湿作用的实验研究 [J]. 中国中药杂志，2004，29（6）：542－545.

[4] 赵凯华，刘珂，赵烽. 腺梗豨莶拮抗前炎症因子活性成分的研究 [D]. 烟台：烟台大学，2009.

[5] 王发辉，冯起校，黄超文. 豨莶草药理研究进展 [J]. 辽宁中医药大学学报，2011，13（10）：102－104.

[6] 金莲花. 豨莶草的药理作用与临床应用 [J]. 吉林中医药，2006，26（10）：68.

❀ 辛 夷 ❀

来 源 始载于《神农本草经》，列为上品。为木兰科植物望春花、玉兰或武当玉兰的干燥花蕾[1]。

性味归经 味辛，性温。归肺、胃经。

功效主治 发散风寒，宣通鼻窍。主治外感风寒，头痛鼻塞，鼻渊，鼻流浊涕，不闻香臭。

炮制加工 拣净枝梗杂质，捣碎用；入药微炙，已开者劣，谢者不佳。

化学成分

辛夷花蕾中化学成分主要包括挥发油中的枸橼醛、丁香油酚、乙酸龙脑酯、1，8-桉叶素、桉油精、乙酸龙脑酯、β-桉油醇、1，8-桉叶素、樟脑、β-蒎烯以及木脂体和辛夷木脂体等木脂素类成分。

药理作用

1. 抗炎作用

辛夷油有较强的抗炎作用，对炎症组织毛细血管的通透性有一定的降低作用，能减轻水肿、坏死和炎细胞浸润等炎性反应，辛夷抗炎作用的机理是对白细胞介素、肿瘤坏死因子和磷脂酶 A2 这几种炎症介质的抑制作用[2]。《中药大辞典》中辛夷的抗炎作用机理是新木质素类化合物选择性地抑制肉芽肿组织的形成。

2. 抗组织胺作用

辛夷油能直接对抗慢反应物质（Srs-a）对肺条的收缩，以及拮抗组织胺和乙酰胆碱诱发的回肠过敏性收缩和过敏性哮喘，起作用的物质主要是：芳樟醇，香叶醇，柠檬醛，丁香油酚，香豆素类，木脂素类，它们可以抑制释放组胺的活性[3]。

3. 局部收敛作用

辛夷治疗鼻部炎症时能产生收敛作用而保护黏膜表面，并由于微血管扩张，局部血液循环改善，促进分泌物的吸收，以致炎症减退鼻畅通，症状得以缓解或消除[4]。

4. 平滑肌舒张作用

辛夷二氯甲烷提取物 CEF 有舒张血管作用，该作用可能与抑制外钙内流和胞质内钙释放干扰胞质内钙离子平衡有关，但其详细机制还不完全明确。

5. 抗病原微生物作用

体外抑菌实验证明，辛夷的挥发油和极性较大的提取部位有较强的抑菌作用。

6. 抗氧化作用

研究证实，一些木质素类化合物有潜在的清除自由基的活性，并且在体外有抑制老鼠晶状体糖醛还原酶的活性[5]。

用法用量 内服：煎汤，3～10 g，宜包煎；或入丸、散。外用：适量，研末搐鼻；或以其蒸馏水滴鼻。

临床应用

1. 治疗过敏性鼻炎

过敏性鼻炎是一种常见病、多发病，利用辛夷挥发油制剂或者辛夷中药制剂、辛夷制剂联合西药以及含辛夷的汤剂治疗过敏性鼻炎均有较好的效果。

2. 治疗萎缩性鼻炎

采用辛夷挖小孔后填塞前鼻，结合稀释的蜂蜜滴鼻，治疗萎缩性鼻炎，并用温热生理盐水定期冲洗鼻腔，是一种简单易行的治疗萎缩性鼻炎的方法。

3. 治疗鼻窦炎

辛夷对鼻窦炎也有较好的治疗效果。采用中药辛夷苍耳散（由辛夷、苍耳子等组成）治疗鼻窦炎，具有疗程短、治疗总有效率高的优点。说明辛夷复方制剂或含辛夷的中药汤剂治疗鼻窦炎均有较好的作用效果[6]。

常用制剂

1. 辛夷鼻炎丸

祛风，清热，解毒。用于鼻炎。

2. 十三味辛夷滴鼻剂

芳香通窍。用于缓解鼻腔炎症引起的鼻塞及鼻塞所致的头痛等症状。

3. 辛夷清肺饮

风热郁滞肺经，致生鼻痔。鼻内息肉，初如榴子，渐大下垂，闭塞鼻孔，气不通者。

4. 辛夷藿香散

过敏性鼻炎。

不良反应

不宜多服，有时会引起目赤头昏。

❖ 参考文献

[1] 国家药典委员会．中华人民共和国药典（一部）[S]．北京：化学工业出版社，2010．

[2] 王文魁，王一鸣，张映，等．辛夷油抗炎机理探讨 [J]．山西农业大学学报，2000，4（3）：324–324．

[3] 于培明，田智勇，许启秦，等．辛夷研究的新进展 [J]．时珍国医国药，2005，16（7）：652–653．

[4] 张涛．复方辛夷滴鼻剂的研制及应用 [J]．中国医院药学杂志，1996，16（1）：3–3．

[5] JUN L, DONGHO L, DAE S J, et al. Two new stereoisomers oftetrahydrofuranoid lignans from the flower buds of Magnoliafargesii [J]. ChemPharmBull, 2007, 55 (1): 137–139.

[6] 王永惠，叶方，张秀华．辛夷药理作用和临床应用研究进展 [J]．中国医药导报，2012，9（16）：12–14．

玄 参

来　源　玄参又名元参、黑参、浙玄参。始载于《神农本草经》，列为中品。为玄参科玄参属植物玄参，用其根。

炮制加工　除去残留根茎和杂质，洗净，润透，切薄片，干燥；或微泡，蒸透，稍晾，切薄片，干燥。

本品呈类圆形或椭圆形的薄片，外表皮灰黄色或灰褐色，切面黑色，微有光泽，有的具裂隙。气特异似焦糖，味甘、微苦[1]。

性味归经　苦、甘、咸，微寒。归肺、胃、肾经。

功效主治　凉血滋阴，泻火解毒[2]。用于热病伤阴、舌红绛烦渴、温毒发斑、津伤便秘、骨蒸劳嗽、目赤、咽痛、白喉、痈肿疮毒等症[3]。

化学成分

含环烯醚萜类（哈帕俄苷）、6-对甲基-梓醇、玄参苷甲。苯丙素苷、三铁皂苷、有机芳酸、黄酮类、脂肪酸及挥发油等。此外还含微量发油、生物碱、氨基酸、L-天冬酰胺、甾醇、熊果酸等化学成分以及铜、锰、镉等多种微量元素。

药理作用

1. 抗炎作用

对从玄参含量高的水溶性成分分离出的苯丙素苷进行的药理实验表明，从安哥拉苷及玄参水溶性部分中分得的麦角甾苷在 0.5 mmol/L 时对大鼠腹腔注射，对中性粒细胞中花生四烯酸（AA）代谢产物白三烯 B4（LTB4）能产生较强的抑制作用；环烯醚萜苷、哈帕脂苷、哈帕苷在相同条件下作用较弱[4]。

经研究表明，环烯醚萜类物质并非为主要的抗炎活性物质[5]。玄参色素提取物能提高热板致痛小鼠的痛阈值及减少冰醋酸刺激致痛小鼠的扭体次数；对二甲苯致小鼠耳郭肿胀、冰醋酸致腹腔毛细血管通透性增高均有明显的抑制作用，其中以玄参高剂量的作用尤其显著，玄参色素提取物具有显著的抗炎镇痛活性[6]。

玄参可用于治疗脉管炎、慢性咽炎、急性咽炎、复发性口疮，特别是对慢性单纯性咽炎疗效更佳。

2. 抗菌作用

在试管内，玄参对须疮癣菌、絮状表皮癣菌及羊毛状小芽孢癣菌有抑制作用。玄参水浸剂（1∶3）在试管内对奥杜盎小芽孢癣菌也有抑制作用。实验表明：玄参叶的抑菌效力比根强，其中对金黄色葡萄球菌尤为明显。

3. 降血糖作用

家兔皮下注射玄参浸液 5 g/kg，可引起血糖轻度降低，但效果不及地黄。玄参对正常人红细胞胰岛素总结合率及最高结合率略有升高，但无统计学意义。另有资料表明：5-O-β-羟基-8-O-β-反式-肉桂酰基-8α-甲基-1，6，7，9-四氢-2-oxaind-3-烯-1-O-β-D-吡喃葡糖苷、土可玄参苷-D 均具有显著的抗糖尿病作用[7]。

4. 保肝作用

有文献资料报道[7]，通过 D-氨基半乳糖造成体内外肝细胞损伤，观察苯丙素苷对肝细胞存活率、LDH、ALT 和 AST 的影响作用，结果表明，苯丙素苷在体外能提高肝原代培养细胞的存活率，降低 LDH 水平；在体内能降低肝衰竭大鼠 ALT 和 AST 水平。

5. 对心血管系统的影响

扩张冠状动脉作用：玄参醇浸膏水溶液能显著增加离心兔冠脉流量，同时对心率、心肌收缩力有轻度抑制；此外还有降血压作用，抗血小板聚集作用，促进纤溶作用，改善血液流变性，抗脑缺血损伤作用。

6. 对血压的作用

流浸膏给麻醉兔静脉注射，小量能使血压先略有上升，继则下降；大量则仅使血压下降。水浸出液、乙醇-水浸出液、乙醇浸出液及煎剂，对麻醉犬、猫、兔有显著的降压作用。健康犬及"肾型高血压"犬，口服煎剂 2 g/kg，每日 2 次，均表现降压作用，对后者的降压作用较前者更显著，剂量减少时，降压作用的出现则延缓。

用法用量　内服：10～15 g。煎服；或入丸，散。外用：捣敷或研末调敷。

临床应用

1. 用于温热病热入营血、口渴舌绛、烦躁、夜寐不安、神志不清或身发斑疹等症。温邪热入营血，伤阴劫液则口渴舌绛，内陷心包则烦躁神昏。玄参能清热凉血，并有养阴生津作用，常和鲜生地、麦冬、黄连、连翘、银花、竹叶卷心等用于以上诸症。

2. 用于咽喉肿痛、目赤、瘰疬痰核等症，咽喉肿痛由外感风热所致者，或阴虚、虚火上炎所致者，玄参皆可治疗。感受风热者须配辛凉解表药如薄荷、牛蒡子等；虚火上炎者配养阴药如鲜生地、麦冬等同用，故玄参为喉科常用之品，尤以治虚火上炎者为佳。至于目赤而有阴虚火旺的症候，可用该品配生地、石决明、夏枯草、青葙子、密蒙花等。治疗瘰疬痰核，可与贝母、牡蛎等同用。

3. 玄参为咸寒之品，质润多液，功能滋阴降火、解毒、利咽。配鲜生地、丹皮、赤芍等，则清热凉血；配大生地、麦冬等，则滋阴增液；配牛蒡子、板蓝根等，则解毒利咽；配大生地、石决明、密蒙花、蝉蜕等，则明目退翳；配牡蛎、贝母、夏枯草等，则散结消瘰；配银花、当归、甘草，则解毒消肿。

4. 玄参滋养肾阴的功效，与地黄相近，故两药常配合使用。但玄参苦泄滑肠而通便，泻火解毒而利咽，临床应用范围较为广泛，一般不作长服的滋补之剂；地黄则功专补肾养阴，可作为久用的滋阴药品。

常用制剂

1. 玄参口服液

对蛋清致炎引起的大鼠足跖肿胀、巴豆油致炎引起的小鼠耳壳肿胀以及对小鼠肉芽肿的形成均有明显的抑制作用，对小鼠的扭体反应也有明显的抑制作用，且其作用与剂量有一定的依赖关系，显示玄参口服液具有明显的抗炎消肿作用[8]。

2. 玄参甘菊茶

能抑制角叉菜胶引起的非特异性渗出性炎症反应，且最大耐受量测定表明其急性毒性低，说明玄参甘菊茶具有抗炎且毒性低的特点。可清热利胆，解痉止痛。用于急、慢性胆囊炎，胆管炎，胆囊、胆道结石合并感染，胆囊手术后综合征，胆道功能性疾患等。

用药禁忌 脾胃有湿及脾虚便溏者忌服玄参。

❖ 参考文献

[1] 国家药典委员会. 中华人民共和国药典（一部）[S]. 北京：中国医药科技出版社，2010：108－109.

[2] 张建春，朱建美. 玄参的化学成分与药理活性研究进展 [J]. 2003，22（1）：25.

[3] 肖培根主编新编. 中药志（第一卷）[M]. 北京：化学工业出版社，2002：336.

[4] 张建春，朱建美. 玄参的化学成分与药理活性研究进展 [J]. 山东医药工业，2003，22（1）：25－26.

[5] AHMED B. 荒漠玄参中新的环烯醚萜苷及其抗糖尿病和抗炎活性 [J]. Biol Pharm Bull，2003，26（4）：462－467.

[6] 翁东明，李黄彤，李亚伦，等. 玄参口服液的药效学研究 [J]. 海峡药学，1995，7（4）：14－15.

[7] AHMED B. 荒漠玄参中新的环烯醚萜苷及其抗糖尿病和抗炎活性 [J]. Biol Pharm Bull，2003，26（4）：462－467.

[8] 孙奎，姜华. 玄参中苯丙素苷对肝细胞损伤保护作用的研究 [J]. 药学实践杂志，2002，20（4）：234－235.